CW00839138

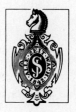

S. Seeber J. Schütte (Hrsg.)

Therapiekonzepte
Onkologie

Mit 49 Grafiken/Schemata

Springer-Verlag
Berlin Heidelberg New York
London Paris Tokyo
Hong Kong Barcelona
Budapest

Prof. Dr. med. Siegfried Seeber

Priv.-Doz. Dr. med. Jochen Schütte

Innere Klinik und Poliklinik (Tumorforschung)
Westdeutsches Tumorzentrum Essen
Universitätsklinikum Essen
Hufelandstraße 55
45122 Essen

ISBN 3-540-56872-7 Springer-Verlag Berlin Heidelberg New York

Die Deutsche Bibliothek – CIP-Einheitsaufnahme

Therapiekonzepte Onkologie / S. Seeber ; J. Schütte (Hrsg.). –
Berlin ; Heidelberg ; New York ; London ; Paris ; Tokyo ;
Hong Kong ; Barcelona ; Budapest : Springer, 1993
  ISBN 3-540-56872-7
NE: Seeber, Siegfried [Hrsg.]

Einbandgestaltung: W. Eisenschink, Heddesheim
Satzarbeiten: Fotosatz Cicero, Augsburg
Druck- und Bindearbeiten: Clausen & Bosse, Leck
23/3145/5 4 3 2 1 0 – Gedruckt auf säurefreiem Papier

Vorwort

Dies Buch soll denjenigen Kollegen/-innen, die mit der Betreuung von Tumor-patienten befaßt sind, einen kurzen Überblick über aktuelle Therapiekonzepte internistischer Onkologie ermöglichen. Noch immer kursieren leider zahlreiche „Schemata"- und „Protokoll"-Sammlungen, die einer fachgerechten Behandlung der Patienten abträglich sind. Hauptanliegen dieses Buches ist es, dem Leser zu ermöglichen, kurative und palliative Therapieansätze erkennen und unterscheiden zu können, damit bei Patienten/-innen, bei denen ein kuratives Behandlungskon-zept möglich erscheint, Heilungschancen nicht versäumt werden und diese früh-zeitig in onkologischen Fachabteilungen vorgestellt bzw. in enger Absprache mit diesen behandelt werden können. Neue Medikamente sowie teilweise intensivierte Therapieverfahren (z. B. Hochdosistherapien mit nachfolgender peripherer Stammzell- oder Knochenmarkrefusion oder neoadjuvante Therapiekonzepte) scheinen heute möglicherweise bei einzelnen Patientengruppen kurative Chancen zu eröffnen, die vor einigen Jahren noch nicht existierten. Die Indikationsstellung hierzu sollte rechtzeitig nach Diagnosestellung in onkologischen Fachabteilungen geprüft werden. Von ebenso großer Bedeutung ist aber auch die Beachtung aktueller, therapiebezogener Qualitätsstandards in der palliativen Behandlungs-situation. Eine nicht selten fälschlich gut gemeinte nihilistische Einstellung zur Therapie beruht häufig auf mangelnder Fachkenntnis und Erfahrung. Ebenso wichtig ist aber auch die Fähigkeit erkennen zu können, in welcher Situation eine unnötige „Überbehandlung" vermeidbar ist. Nur so kann den Patienten/-innen ein maximaler Gewinn an Lebenszeit und Lebensqualität gesichert werden.

Um den beabsichtigten Taschenbuchcharakter dieses Buches zu realisieren, wurde bewußt auf die gesonderte Darstellung einzelner, spezieller Themen (z. B. regionale Chemotherapieverfahren, Knochenmarktransplantation, periphere Stammzellseparation, etc.) verzichtet, da Indikationsstellung und Durchführung solcher Verfahren grundsätzlich in entsprechenden onkologischen Fachabtei-lungen erfolgen. Auch wurde bewußt auf die Darstellung allgemeiner supportiver Therapiemaßnahmen (z. B. antimikrobielle Therapie, Blutzellersatzverfahren, antiemetische Therapie) sowie symptombezogener Behandlungsverfahren (z. B. Schmerztherapie, Behandlung von tumor- oder therapieinduzierten Komplikatio-nen) verzichtet, da dies sowohl den geplanten Umfang wie auch die Intention dieses Buches überschritten hätte. Hierzu wird auf die aktuelle Fachliteratur bzw. die konsiliarische Beratung und Fortbildung durch onkologische Zentren verwiesen.

Die in den jeweiligen Kapiteln aufgeführten Therapien stellen eine Selektion sei-tens der Autoren dar und erheben nicht den Anspruch auf Vollständigkeit. Trotz großer Sorgfalt bei der Durchsicht der Manuskripte seitens der Autoren und Herausgeber können Fehler in den Angaben zu Dosierungen und Applikationsweisen nicht ausgeschlossen werden. Bei Unkenntnis der entsprechenden Literatur sollten diese Angaben im Zweifelsfall immer mit Hilfe der entsprechenden Referenzen überprüft werden.

Unser Dank gilt allen, die an der Realisierung dieses Buches beteiligt waren: den Autoren, Herrn Dr. Eisenbarth, der an der Konzeption dieses Buches wesentlich mitgewirkt hat, den verantwortlichen Mitarbeitern des Springer-Verlags, besonders Herrn Dr. Dr. V. Gebhardt, den Kollegen/-innen unserer Klinik für die Übersetzung englischsprachiger Manuskripte sowie Frau G. Cönenberg für ihre ausgezeichnete organisatorische Mithilfe an diesem Buch.

S. Seeber · J. Schütte   Essen, September 1993

Inhaltsverzeichnis

Allgemeines

Tumordefinitionen/Remissionskriterien
J. Schütte, S. Seeber

Antineoplastisch wirksame Substanzen
J. Schütte, S. Seeber

Therapeutische Konzepte

Hämatologische bzw. lymphatische Erkrankungen

Akute Leukämien

Myelodysplastische Syndrome

Autorenverzeichnis

Y. Abubakr, Dr.
Wayne State University, Div. of Hematology/Oncology-Head+Neck Section,
PO Box 02143, Detroit, Michigan 48201, USA

A. Akhtar, Dr.
Wayne State University, Div. of Hematology/Oncology-Head+Neck Section,
PO Box 02143, Detroit, Michigan 48201, USA

S. Al Enzawi, Dr.
Klinik und Poliklinik für Urologie, Universitätsklinikum Essen, Hufelandstr. 55,
45122 Essen

Tel.: 0201/723-3210, Fax: 0201/723-5902

M. Al-Sarraf, Prof. Dr.
Wayne State University, Div. of Hematology/Oncology-Head+Neck Section,
PO Box 02143, Detroit, Michigan 48201, USA

Fax: 001-313-993-0559

M. Bamberg, Prof. Dr.
Universitäts-Strahlenklinik, Universität Tübingen, Hoppe-Seyler-Str. 3,
72076 Tübingen

G. Bastert, Prof. Dr.
Klinikum der Universität Heidelberg, Frauenklinik, Voßstr. 9, 69115 Heidelberg

Tel.: 06221-56-7901, Fax: 06221-56-5712

R. S. Benjamin, Prof. Dr.
The University of Texas, MD Anderson Cancer Center, Department of Medical
Oncology, 1515 Holcombe Boulevard, Houston, TX 77030, USA

G. Benker, Prof. Dr.
Firma E. Merck, Abt. ZWD H, Frankfurter Str. 250, 64293 Darmstadt

Tel.: 06151-72-0, Fax: 06151-72-2000

F. Berthold, Prof. Dr.
Universitäts-Kinderklinik, Joseph-Stelzmann-Str. 9, 50931 Köln

Tel.: 02 21-4 78-43 80, Fax: 02 21-4 78-46 89

R. Bussar Maatz, Dr.
Krankenhaus Am Urban, Abt. für Urologie, Dieffenbachstr. 1, 10967 Berlin

S. D. Costa, Dr.
Klinikum der Universität Heidelberg, Frauenklinik, Voßstr. 9, 69115 Heidelberg

G. H. Blijham, Prof. Dr.
Academisch Ziekenhuis Utrecht, Department of Internal Medicine,
Heidelberglaan 100, NL-3508 GA Utrecht, The Netherlands

Fax: 00 31-30-51 83 28

F. M. J. Debruyne, Prof. Dr.
University Hospital Nijmegen, Department of Urology, Geert Grooteplein 16,
NL-6500 HB Nijmegen, The Netherlands

Fax: 00 31-80-54 10 31

P. W. P. Delcourt, Dr.
University Hospital Nijmegen, Department of Urology, Geert Grooteplein 16,
NL-6500 HB Nijmegen, The Netherlands

V. Diehl, Prof. Dr.
Medizinische Universitätsklinik I, Abt. Hämatologie/Onkologie,
Joseph-Stelzmann-Str. 9, 50931 Köln

Tel.: 02 21-4 78-0, Fax: 02 21-4 78-4 55

P. Drings, Prof. Dr.
Thoraxklinik Heidelberg-Rohrbach, Abt. Innere Medizin-Onkologie,
Amalienstr. 5, 69126 Heidelberg

Tel.: 0 62 21-3 96-2 57, Fax: 0 62 21-3 96-5 41

B. G. M. Durie, Prof. Dr.
UCLA Division of Hematology/Oncology, Department of Medicine,
Cedars-Sinai Medical Center, 8700 Beverly Bvd., Los Angeles,
CA 90048-1869, USA

Fax: 0 01-3 10-6 57-61 85

B. Eriksson, Prof. Dr.
Uppsala Universitet, Department of Internal Medicine, S-75185 Uppsala,
Sweden

T. Fregene, Dr.
Wayne State University, Div. of Hematology/Oncology-Head+Neck Section,
PO Box 02143, Detroit, Michigan 48201, USA

M. Freund, Prof. Dr.
Abteilung Hämatologie und Onkologie, Medizinische Hochschule Hannover,
Konstanty-Gutschow-Str. 8, 30625 Hannover

Tel.: 05 11-5 32-36 10, Fax: 05 11-5 32-36 11

C. Garbe, Priv.-Doz. Dr.
Universitäts-Hautklinik und Poliklinik, Klinikum Steglitz der FU Berlin,
Hindenburgdamm 30, 12203 Berlin

A. D. H. Geboers, Dr.
University Hospital Nijmegen, Department of Urology, Geert Grooteplein 16,
NL-6500 HB Nijmegen, The Netherlands

F. J. Giles, Dr.
UCLA Division of Hematology/Oncology, Department of Medicine,
Cedars-Sinai Medical Center, 8700 Beverly Bvd., Los Angeles,
CA 90048-1869, USA

Fax: 0 01-3 10-6 57-61 85

K. Havemann, Prof. Dr.
Klinikum der Philipps-Universität, Zentrum für Inn. Med. – Med. Klinik,
Hämatologie, Onkologie, Immunologie, Baldingerstr., 35034 Marburg

Tel.: 0 64 21-28 27 08, Fax: 0 64 21-282 700

W. Havers, Prof. Dr.
Universitätsklinikum Essen, Zentrum für Kinderheilkunde, Abt. für Pädiatrische
Hämatologie und Onkologie, Hufelandstr. 55, 45122 Essen

Tel.: 02 01-7 23-24 53, Fax: 02 01-723-59 42

P. Heußner, Dr.
Abteilung Hämatologie und Onkologie, Medizinische Hochschule Hannover,
Konstanty-Gutschow-Str. 8, 30625 Hannover

W. Hiddemann, Prof. Dr.
Medizinische Universitätsklinik und Poliklinik, Abt. Hämatologie und Onkologie,
Robert-Koch-Str. 40, 37075 Göttingen

Tel.: 05 51-39-0, Fax: 05 51-39-29 14

G. N. Hortobagyi, Prof. Dr.
MD Anderson Cancer Center, The University of Texas, Texas Medical Center,
1515 Holcombe Boulevard, Houston, TX 77030, USA

Fax: 0 01-7 13-7 94-43 85

H. Jürgens, Prof. Dr.
Universität Münster, Klinik und Poliklinik für Kinderheilkunde,
Pädiatrische Hämatologie/Onkologie, Albert-Schweitzer-Str. 33,
48129 Münster

Tel.: 02 51-83-1, Fax: 02 51-83-78 28

W. Kamanda, Dr.
Wayne State University, Div. of Hematology/Oncology-Head+Neck Section,
PO Box 02143, Detroit, Michigan 48201, USA

J. Klastersky, Prof. Dr.
Service de Médicine Interne et laboratoire, d'Investigations Clinique H. Tagnon,
Institut Jules Bordet − Centre des tumeurs, d'Université Libre de Bruxelles,
Rue Héger-Bordet 1, B-1000 Brussels, Belgium

Fax: 00 32-2-5 37-66 25

K. Kotz, Dr.
Dept. of Medical Oncology, Fox Chase Cancer Center,
Temple University School of Medicine, Philadelphia, PA, USA

P. Krauseneck, Prof. Dr.
Nervenklinik Bamberg, Neurologische Klinik, St. Getreustr. 14–18,
90049 Bamberg

Tel.: 09 51-5 01-2 01, Fax: 09 51-5 27 22

R. L. Krigel, Prof. Dr.
The Lankenau-Hospital, Dept. of Hematology and Medical Oncology, Member,
Fox Chase Cancer Center, Temple University School of Medicine,
100 Lancaster Ave., Winnewood, Pennsylvania 19096, USA

Fax: 001-215-645-2536

B. Lathan, Priv.-Doz. Dr.
Medizinische Universitätsklinik I, Abt. Hämatologie/Onkologie,
Joseph-Stelzmann-Str. 9, 50931 Köln

B. Müller, Dr.
Neuroonkologie, Klinik Bavaria, Dresdner Str. 12, 01731 Kreischa

N. Niederle, Prof. Dr.
Medizinische Klinik III, Städtisches Krankenhaus, Dhünnberg 60,
51307 Leverkusen

Tel.: 02 14-13 26 71, Fax: 02 14-13 21 98

K. Öberg, Prof. Dr.
Uppsala Universitet, Department of Internal Medicine, S-75185 Uppsala,
Sweden

Fax: 00 46-18-51 01 33

C. E. Orfanos, Prof. Dr.
Universitäts-Hautklinik und Poliklinik, Klinikum Steglitz der FU Berlin,
Hindenburgdamm 30, 12203 Berlin

Tel.: 0 30-7 98-27 69, Fax: 0 30-7 98-41 14

T. Otto, Dr.
Klinik und Poliklinik für Urologie, Universitätsklinikum Essen, Hufelandstr. 55,
45122 Essen

R. Patel, Prof. Dr.
The University of Texas, MD Anderson Cancer Center, Department of Medical
Oncology, 1515 Holcombe Boulevard, Houston, TX 77030, USA

Fax: 0 01-7 13-7 94-19 34

H. Rübben, Prof. Dr.
Klinik und Poliklinik für Urologie, Universitätsklinikum Essen, Hufelandstr. 55,
45122 Essen

Tel.: 02 01/7 23-32 10, Fax: 02 01/7 23-59 02

S. Seeber, Prof. Dr.
Innere Klinik und Poliklinik (Tumorforschung), Westdeutsches Tumorzentrum
Essen, Universitätsklinikum Essen, Hufelandstr. 55, 45122 Essen

Tel.: 02 01-7 23-20 00, Fax: 02 01-7 23-59 24

J. Schütte, Priv.-Doz. Dr.
Innere Klinik und Poliklinik (Tumorforschung), Westdeutsches Tumorzentrum
Essen, Universitätsklinikum Essen, Hufelandstr. 55, 45122 Essen

Tel.: 0201-723-2024, Fax: 0201-723-5925

M. Stahl, Dr.
Innere Klinik und Poliklinik (Tumorforschung), Westdeutsches Tumorzentrum
Essen, Universitätsklinikum Essen, Hufelandstr. 55, 45122 Essen

K. M. L. van Rentgerghem, Dr.
University Hospital Nijmegen, Department of Urology, Geert Grooteplein 16,
NL-6500 HB Nijmegen, The Netherlands

B. Weidmann, Dr.
Medizinische Klinik III, Städtisches Krankenhaus, Dhünnberg 60,
51307 Leverkusen

L. Weißbach, Prof. Dr.
Krankenhaus Am Urban, Abt. für Urologie, Dieffenbachstr. 1, 12203 Berlin

Tel.: 030-697-2290, Fax: 030-697-2378

H. Wilke, Priv.-Doz. Dr.
Innere Klinik und Poliklinik (Tumorforschung), Westdeutsches Tumorzentrum
Essen, Universitätsklinikum Essen, Hufelandstr. 55, 45122 Essen

Tel.: 0201-723-3100, Fax: 0201-723-5924

J. Wils, Dr.
Department of Internal Medicine, Laurentius Hospital, NL-6043 CV Roermond,
The Netherlands

Fax: 0031-4750-82623

W. Wolf, Dr.
Klinikum der Philipps-Universität, Zentrum für Inn. Med. – Med. Klinik,
Hämatologie, Onkologie, Immunologie, Lahnberge/Baldingerstr.,
35043 Marburg

Allgemeines

Tumordefinitionen/Remissionskriterien

J. Schütte und *S. Seeber*

1 Solide Tumoren

1.1 Meßbare Erkrankung

Hierzu zählt jede in zwei Dimensionen meßbare Tumormanifestation. Die Tumorgröße wird bestimmt durch Multiplikation des größten Längsdurchmessers mit dem darauf senkrecht stehenden Durchmesser. Bei mehreren Läsionen gilt die Summe der Werte aller Einzelläsionen.
Eine Ausnahme stellt die Organvergrößerung infolge diffuser Metastasierung dar. Bei Lebervergrößerung wird die Summe der Abstände des Leberunterrandes bis zum unteren Rippenbogen (in der rechten und/oder linken Medioklavikularlinie) und bis zum Xiphoid angegeben.

1.2 Nicht meßbare, aber beurteilbare Erkrankung

Hierzu zählen alle Tumormanifestationen, die nicht in zwei Ebenen meßbar sind: Lymphangiosis und Pleuritis carcinomatosa; Pertionaealkarzinose; diffuse kutane Tumorinfiltrationen; intraabdominelle, nicht meßbare Tumoren; diffuse zerebrale oder spinale Metastasierung; Meningeosis carcinomatosa; diffuse ossäre Metastasierung.

1.3 Bewertung des Therapieerfolgs (nach WHO)[1]

Die Bewertung einer tumorspezifischen Therapie sollte objektive und subjektive Parameter berücksichtigen. Zu den objektiven Parametern zählen:
1. das Ausmaß der Tumorrückbildung,
2. die Remissionsdauer,
3. die Überlebenszeit,
4. die Toxizität.

Subjektive Parameter sind beispielsweise der Rückgang tumorbedingter Schmerzen, Besserung des Allgemeinbefindens, etc. Darüberhinaus erfolgt zunehmend häufig eine Bestimmung der Lebensqualität, für die bisher allerdings noch keine allgemeingültigen Parameter/Meßinstrumente bestehen.

---

[1] WHO handbook for reporting results of cancer treatment, No. 48 (1979), WHO Offset Publication, Geneva.

Eine objektive Beurteilung des Behandlungserfolges soll vor jedem Therapiezyklus, spätestens nach jedem 2. Therapiekurs, d. h. alle 6–8 Wochen durch alle vor Therapiebeginn durchgeführten Untersuchungsmethoden, mit denen Tumor nachgewiesen wurde, erfolgen.

1.3.1 Meßbare Tumorerkrankung

Komplette Remission (CR)

Vollständige Rückbildung aller meßbaren bzw. nicht meßbaren, aber evaluablen Tumorbefunde, dokumentiert durch zwei mindestens 4 Wochen auseinanderliegende Kontrolluntersuchungen.

„No evidence of disease" (NED)

Durch zusätzliche chirurgische Maßnahmen nach Chemotherapie erzielte vollständige Tumorfreiheit für mindestens 4 Wochen.

Partielle Remission (PR)

Größenabnahme der Summe der Flächenmaße (Produkt der zwei größten Tumordurchmesser) aller meßbaren Tumorbefunde (oder $\geq 50\%$ Größenreduktion bei linearer Messung eindimensional meßbarer Läsionen) um $\geq 50\%$ für mindestens 4 Wochen, ohne Neuauftreten von Tumormanifestationen und ohne Progression irgendeines Tumorbefundes.

„No change" (NC)[2]

Keine Größenänderung („stable disease") der Tumorparameter für mindestens 4 Wochen, oder Tumorreduktion um weniger als 50%, oder Größenzunahme um $\leq 25\%$.

Progression („progressive disease", PD)

Auftreten neuer Tumorläsionen oder mehr als 25%ige Größenzunahme der Tumordimensionen in einem oder mehreren Herden.

1.3.2 Nicht meßbare, aber evaluierbare Erkrankung

Komplette Remission (CR)

Vollständige Rückbildung aller nicht meßbaren, aber evaluablen Tumorbefunde, dokumentiert durch zwei mindestens 4 Wochen auseinanderliegende Kontrolluntersuchungen.

Partielle Remission (PR)

Größenabnahme sämtlicher evaluablen Tumorbefunde um $\geq 50\%$ für mindestens 4 Wochen, ohne Neuauftreten von Tumormanifestationen und ohne Progression irgendeines Tumorbefundes.

„No change" (NC)[2]

Keine Größenänderung („stable disease") der Tumorparameter für mindestens 4 Wochen, oder Tumorreduktion um weniger als 50 %, oder Größenzunahme um ≤ 25 %.

Progression („progressive disease", PD)

Auftreten neuer Tumorläsionen oder mehr als 25 %ige Größenzunahme der bestehenden Tumorläsionen.

1.3.3 Skelettmetastasen[3]

Komplette Remission (CR)

Vollständige Rückbildung aller ossären Tumorbefunde, dokumentiert durch zwei mindestens 4 Wochen auseinanderliegende röntgenologische und/oder szintigraphische Kontrolluntersuchungen.

Partielle Remission (PR)

Größenabnahme osteolytischer Herde, Rekalzifikation osteolytischer Läsionen, röntgenologische Dichteabnahme osteoblastischer Läsionen für mindestens 4 Wochen.

„No change" (NC)

Unveränderter Befund für mindestens 4 Wochen, frühestens feststellbar 8 Wochen nach Therapiebeginn.

Progression („progressive disease", PD)

Auftreten neuer Läsionen oder Größenzunahme der bestehenden Tumorläsionen.

1.3.4 Bewertung des Gesamterfolgs

Bei Bestehen mehrerer Tumorläsionen soll das Ansprechen getrennt angegeben werden. Bei diskordantem Ansprechen der Tumorherde entscheidet das schlechteste Ansprechen eines Parameters: die > 25 %ige Größenzunahme eines Herdes läßt das Gesamtansprechen trotz CR oder PR anderer Herde als Progression einstufen. Bei NC einer nicht meßbaren Manifestation und CR einer

---

[2] Für Phase-I–II-Studien wird der „No-change"-(NC-)Status gelegentlich noch unterteilt in:
  „Minor response" (MR): Tumorrückbildung > 25 % und < 50 % des Ausgangsbefundes, d. h. die Kriterien einer partiellen Remission nicht erfüllend,
  und
  „Stable disease" (SD): Tumorrückbildung < 25 %, gleichbleibender Befund oder Progression < 25 %.
[3] Alleinige diagnostische Erfassung von Skelettmetastasen durch Szintigraphie nicht ausreichend. Abheilung einer pathologischen Fraktur als Beurteilungskriterium nicht ausreichend.

anderen, meßbaren Manifestation ergibt sich insgesamt eine PR, beläßt aber eine PR bei PR. Bei ausschließlich meßbarer Erkrankung entscheidet die Summe der Flächenmaße der Einzelläsionen.

Die Summe der relativen Häufigkeiten der kompletten (CT) und partiellen Remissionen (PR) ergibt die sog. Ansprechrate (response rate/remission rate). Bei Phase I–II-Studien mit Unterteilung von „No Change" in MR und SD wird die **Gesamtansprechrate** (CR + PR + MR) unterschieden von der **Rate objektiver Remissionen** (CR + PR).

1.4 Dauer des Therapieerfolgs (UICC)

Die **Dauer einer kompletten Remission** (CR) wird üblicherweise vom Zeitpunkt des Nachweises der CR bis zum Zeitpunkt des Nachweises der Progression angegeben.

Die **Dauer einer partiellen Remission** (PR) wird in der Regel als Gesamtansprechdauer angegeben und vom Zeitpunkt des Therapiebeginns bis zum Zeitpunkt des Nachweises der Progression berechnet.

Als **progressionsfreies Intervall** („progression-free interval", „time to progression") wird die Zeitdauer vom Therapiebeginn bis zum Nachweis der Progression gewertet. Hierzu zählen Patienten mit CR, PR und NC.

Das **krankheitsfreie Überleben** („disease-free survival", „relapse-free survival") wird berechnet vom Zeitpunkt der CR (des „NED") bis zum Auftreten des Rezidivs.

Das **Gesamtüberleben** (aller Patienten) wird in der Regel berechnet vom Therapiebeginn bis zum Tod.

1.5 Tumorrezidive

Die Lokalisation der Tumorrezidive bzw. der Tumorprogression soll möglichst genau dokumentiert werden. Zum Nachweis eines Tumorrezidivs sollte mindestens eine der nachfolgenden Bedingungen erfüllt sein: Auftreten alter oder neuer Läsionen; histologischer, zytologischer oder autoptischer Rezidivnachweis.

1.6 Therapiebeurteilung bei Prostatakarzinomen
(United States National Prostatic Cancer Project, US-NPCP)[4, 5]

Komplette Remission (alle der folgenden Kriterien erfüllt)

1. Tumormasse nicht mehr nachweisbar. Keine neuen Läsionen.
2. Normalisierung der sauren Phosphatase.
3. Normalisierung (Rekalzifikation) osteolytischer Läsionen.

[4] Slack NH, Murphy GP (1984) Urol Clin North Am 11:337–342.
[5] Die Beurteilungskriterien der NPCP und der EORTC sind weitgehend identisch. Bei der US NPCP wird „Stable disease" jedoch als „objektive Remission" gewertet und in die Rate des Gesamtansprechens einbezogen. Hierdurch sind die Ansprechraten höher als nach EORTC-Kriterien.

4. Osteoblastische Metastasen knochenszintigraphisch nicht mehr nachweisbar.
5. Normalisierung einer vorbestehenden metastasischen Hepatomegalie und Normalisierung erhöhter Leberwerte.
6. Keine signifikante tumorbedingte Gewichtsabnahme (> 10 %), Veränderung der Symptomatik oder des Allgemeinzustandes.
7. Kontrolle aller Regressionen durch drei unabhängige Gutachter.

Partielle Remission
(jedes der folgenden Kriterien allein und/oder Kriterien 5–7 zusammen)

1. Rekalzifikation von ≥ 1 cm jeder osteolytischen Läsion.
2. Eine Reduktion ≥ 50 % in der Zahl von Anreicherungen im Knochenszintigramm.
3. Abnahme ≥ 50 % der Größe jeder meßbaren Metastase.
4. Bei metastatischer Hepatomegalie ≥ 30 % Reduktion der Lebergröße und aller vor Therapie veränderter Leberparameter.
5. Kein Auftreten neuer Tumorherde.
6. Saure Phosphatase normalisiert.
7. Keine signifikante tumorbedingte Gewichtsabnahme (> 10 %), Veränderung der Symptomatik oder des Allgemeinzustandes.

„No change" (alle der folgenden Kriterien)

1. Kein Auftreten einer neuen Läsion und keine meßbare Größenzunahme > 25 % im Durchmesser bestehender Läsionen.
2. Abnahme einer zuvor erhöhten alkalischen Phosphatase (muß nicht normalisiert sein).
3. Keine Größenzunahme osteolytischer Herde.
4. Osteoblastische Läsionen im Knochenszintigramm unverändert.
5. Keine Zunahme > 30 % in der Lebergröße oder der Leberwerte.
6. Keine signifikante tumorbedingte Gewichtsabnahme (> 10 %), Veränderung der Symptomatik oder des Allgemeinzustandes.

Progression (jedes der folgenden Kriterien)

1. Signifikante tumorbedingte Gewichtsabnahme (> 10 %), Veränderung der Symptomatik oder des Allgemeinzustandes.
2. Neuauftreten von Läsionen im Knochenszintigramm oder -röntgen oder in Weichteilgeweben.
3. Größenzunahme meßbarer Läsionen > 25 % im Durchmesser.
4. Auftreten einer tumorbedingten (nicht therapiebedingten) Anämie.
5. Ureterobstruktion.

Anmerkung: Ein Anstieg der sauren oder alkalischen Phosphatase allein ist noch kein hinreichendes Kriterium für eine Progression. Diese Werte sollten nur in Verbindung mit den übrigen Kriterien verwendet werden.

2 Hämatologische Erkrankungen

Tabelle 1. Remissionsbeurteilung akuter Leukämien[a]

Parameter	CR	PR	MR	No Response
Knochen-mark (M)[b]	**MO**	**M1**	**M2**	**M3**	**M4**

Parameter	CR (M0)	(M1)	PR (M2)	MR (M3)	No Response (M4)
ALL:					
% Blasten	keine leukä-mischen Blasten	≤ 5 %	5–25 %	26–50 %	> 50 %
% Blasten + Lymphozyten		0–40 %	41–70 %	> 70 %	> 70 %
AML:					
% Blasten	keine leukä-mischen Blasten	≤ 5 %	6–25 %	26–50 %	> 50 %
% Blasten + Promyelozyten		≤ 10 %	11–30 %	31–55 %	> 55 %
Erythropoese	> 15 %	> 15 %	> 10 %	–	–
Granulopoese	> 25 %	> 25 %	> 15 %	–	–

Peripheres Blutbild (H)	**H0**	**H1**	**H2**	**H3**	**H4**
% Blasten	0 %	0 %	> 5 %	5–20 %	> 20 %
Thrombozyten/ml	> 200 000	100 000–199 000	50 000–99 000	25 000–49 000	< 25 000
Granulozyten/ml	> 1500–2000		> 1000	> 500	< 500
Hämoglobin: ♂	> 14 g %	> 12 g %	> 9 g %	7–9 g %	< 7 g %
♀	> 13 g %	> 11 g %	> 9 g %	7–9 g %	< 7 g %

Körperliche Befunde (P)	**P0**	**P1**	**P2**	**P3**	**P4**
Leber	normal (+ Biopsie)	normal	< 5 cm ↓ Rippenbogen	> 5 cm ↓	unterhalb des Nabels
Milz	normal (+ Biopsie)	normal	< 2 cm ↓ Rippenbogen	> 2 cm ↓	unterhalb des Nabels
Lymphknoten	normal (+ Biopsie)	normal	< 2 cm	2–5 cm	> 5 cm
Blutungen	keine	keine	gering	mäßig	stark
Infektion	keine	keine	gering	mäßig	stark

Tabelle 1. (Fortsetzung)

Parameter		CR	PR	MR	No Response
Symptome (S)	**S0**	**S1**	**S2**	**S3**	**S4**
Organsymptome	keine	keine	gering	mäßig	stark
Allgemeinzustand bettlägrig		normale Aktivität		> 50 %	< 50 %
Krankheitsstatus	α „Rating" 0 in allen Kategorien	A „Rating" 1 in ≥ 1 Kategorie	B „Rating" 2 in ≥ 1 Kategorie	C „Rating" 3 in ≥ 1 Kategorie	D „Rating" 4 in ≥ 1 Kategorie

Definition des Therapieansprechens:

CR_α: Komplette Remission, kein Hinweis auf Krankheitsaktivität, Status α
CR: Komplette Remission, Status A
PR: Partielle Remission, Status B
MI: Geringe Verbesserung, Status M2 oder besser, aber nicht Status B
NR: Keine Verbesserung
PD: Verschlechterung des Ausgangsbefundes
[a] UICC Technical Reports 56, 79–80(1981)
    CALGB Kriterien: Blood 32, 507–522 (1968); Cancer Chemoth Rep 55, 269–275 (1971)
[b] Die Beurteilung des Knochenmarks setzt eine normale Zellularität (2^+ nach CALGB) voraus. Die Unterscheidung zwischen M0 und M1 sollte nicht erfolgen. Eine CR liegt nur vor, wenn die Blastenzahl < 5 % beträgt und keine leukämischen Blasten mehr nachweisbar sind. Bei einer CR sollten die Leukozyten im peripheren Blutbild > 3000/μl, die Granulozyten > 2000/μl, die Thrombozyten > 100 000/μl, das Hämoglobin > 12 g % betragen. Der Liquor sollte normal sein.

3 Beurteilung des Allgemeinzustandes

Tabelle 2. Charakterisierung des Allgemeinzustands von Tumorpatienten

Grad	nach WHO (Zubrod, ECOG, AJCC)	Index	nach Karnofsky
0	Normale körperliche Aktivität; keine besondere Pflege erforderlich	100 %	Normale Aktivität; keine Beschwerden; keine manifeste Tumorerkrankung
		90 %	Normale Leistungsfähigkeit; minimale Krankheitssymptome
1	Gering eingeschränkte körperliche Aktivität; leichte Arbeit möglich; nicht bettlägerig	80 %	Normale Aktivität nur mit Anstrengung; geringe Krankheitssymptome
		70 %	Unfähig zu normaler Aktivität oder Arbeit; versorgt sich selbständig
2	Arbeitsunfähig; meist selbständige Lebensführung; Pflege und Unterstützung notwendig; weniger als 50 % bettlägerig	60 %	Gelegentliche Unterstützung notwendig, aber noch weitgehende Selbstversorgung möglich
		50 %	Ständige Unterstützung und Pflege, häufige ärztliche Hilfe notwendig
3	Keine Selbstversorgung möglich; kontinuierliche Pflege oder Hospitalisierung erforderlich; mehr als 50 % der Tageszeit bettlägerig	40 %	Überwiegend bettlägerig; spezielle Pflege erforderlich
		30 %	Dauernd bettlägerig; geschulte Pflege notwendig
4	100 % krankheitsbedingt bettlägerig	20 %	Schwerkrank; Hospitalisierung notwendig; aktive supportive Therapie erforderlich
		10 %	Moribund

4 *Lebensqualität*[6]

Objektive Beurteilungsparameter, wie beispielsweise die Remissionsraten, umfassen insbesonders bei palliativen Therapiekonzepten den Nutzen einer Behandlung nur unvollständig. Die Lebensqualität der behandelten Patienten sollte daher stärker Berücksichtigung finden. Allgemeingültige Parameter/Meßinstrumente zur Erfassung der Lebensqualität existieren nicht. Sie haben sich u. a. an der Tumorentität sowie dem Alter der Patienten und deren Behandlung zu orientieren. Beurteilungsdimensionen der Lebensqualität, die häufig erfaßt werden, beziehen sich beispielsweise auf:
- den körperlichen Zustand des Patienten (Schmerzen, etc.)
- Toxizität der Therapie
- Körperliche Integrität (mutilierende Operationen) und Mobilität
- Psychologische Faktoren (Angst, Depression, etc.)
- Zwischenmenschliche Faktoren (Familie, Sexualität, etc.)
- Geistige/metaphysische Faktoren
- Finanzielle Faktoren
- Persönliche Faktoren (Hobbies, Ambitionen, etc.)
- Soziokulturelle Faktoren

  Die Messung der Dimensionen kann erfolgen mittels strukturierter Interviews oder häufiger mittels Selbstbewertung durch den Patienten und/oder Angehörige und medizinisches Personal. Hierzu werden oft verwendet:
  a) kontinuierliche linear-analoge Skalen,
  b) kategorische Skalen,
  c) Standard Skalen (z. B. Karnofsky Index),
  d) Tageskarten („diary cards"),
  e) Selbstbeurteilungs-Fragebögen.

Hieraus wurden zahlreiche Systeme zur Bestimmung der Lebensqualität entwickelt. Beispiele sind: Ability Index [Iszak F. C. et al. J. Chronic Dis 32, 661–666 (1971)], FLI-C [Functional Living Index-Cancer; Schipper H. et al. J Clin Oncol 2, 472–483 (1984)], ASCA [Anamnestic Comparative Self-Assessment Scale; Yates J. W. et al. Cancer 45, 2220–2224 (1980)], FACT [Functional Assessment of Cancer Therapy; Cella D. F. et al. Proc Am Soc Clin Oncol 8, 315 (1989)], EORTIC-QLQ [EORTC-Quality of Live Questionnaire; Aaronson N. K. et al. Recent Results in Cancer Research 111, 231–249 (1988)].

---

[6] Übersicht in: Aaronson NK, Beckmann J (eds) The quality of life of cancer patients. Monograph Series of the European Organization for Research on Treatment of Cancer (EORTC), Vol 17. Raven Press, New York (1987).

5 Nomogramm zur Berechnung der Körperoberfläche bei Erwachsenen[7]

Die Körperoberfläche von Erwachsenen wird mit Hilfe des folgenden Nomogramms (Abb. 1) ermittelt.

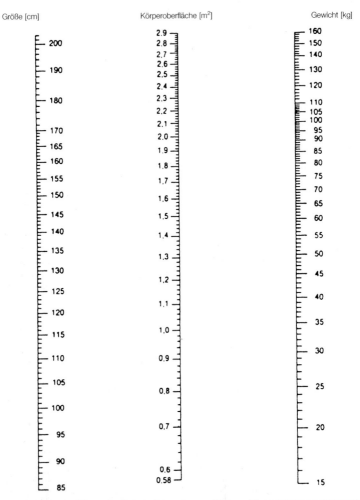

Abb. 1. Ermittlung der Körperoberfläche bei Erwachsenen. Körpergröße und Körpergewicht werden durch eine Gerade verbunden. Der Schnittpunkt mit der mittleren Skala ergibt die Körperoberfläche.

---

[7] Nach Leitner C (ed) (1981) Geigy Scientific Tables (8th edn), Basel/CH, Ciba-Geigy, vol 1, p 226.

Antineoplastisch wirksame Substanzen

(Tabelle 1, S. 23)

J. Schütte und *S. Seeber*

1 Wirkmechanismen (Abb. 1–3)

1.1 Alkylierende und ähnlich wirksame Substanzen

Alkylanzien bewirken eine kovalente Bindung ihrer Alkylgruppen an nukleophile (elektronegative) Strukturen von Nukleinsäuren, v. a. der DNA, sowie von Proteinen und anderen Molekülen, wie z. B. Sulfhydrilgruppen (Glutathion). Entsprechend der Anzahl ihrer Alkylgruppen werden mono-, bi- und polyfunktionelle Alkylanzien unterschieden. Zur Gruppe der monofunktionellen Alkylanzien zählen beispielsweise die Nitrosoharnstoffe CCNU und Methyl-CCNU. Bifunktionelle Alkylanzien sind beispielsweise die Stickstoff-Lost-Derivate, Cyclophosphamid, Ifosfamid, Chlorambucil und Melphalan. Alkylierende Substanzen anderer chemischer Struktur sind die Methansulfonsäureester (Busulfan) und Äthylenimine (Thio-Tepa). Darüberhinaus können Substanzen mit einer vergleichbaren Molekülstruktur aber ohne reaktive Alkylgruppe(n) eine den Alkylanzien ähnliche Wirkung entfalten. Hierzu gehören beispielsweise die Platinderivate oder die Dibromderivate. Substanzen mit zumindest partiell alkylierender Wirkung sind das Triazen-Derivat Dacarbazin (DTIC) sowie der Hydrazinabkömmling Procarbazin.

Abb. 1. Nukleinsäurebasen

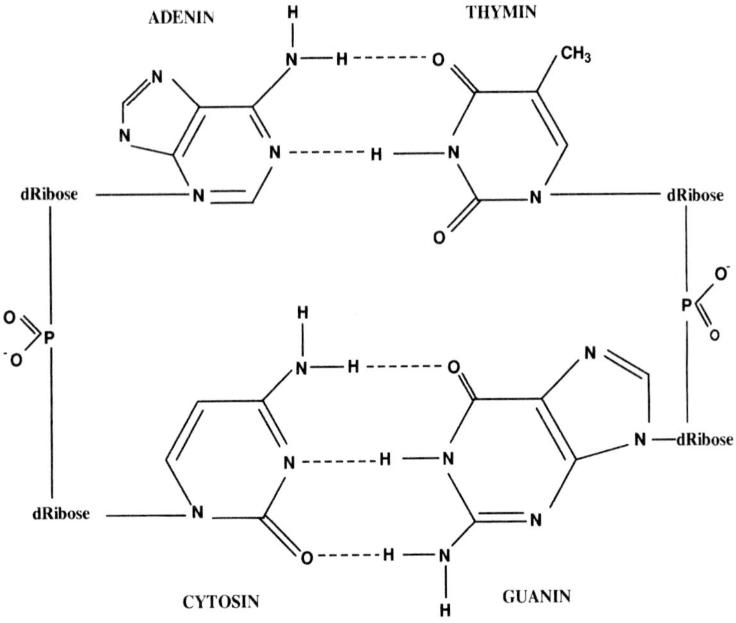

Abb. 2. DNA-Basenpaarung

Die hauptsächliche zytotoxische und häufig auch mutagene und karzinogene Wirkung der Alkylanzien wird vermutlich über die Alkylierung der DNA vermittelt. Diese führt entweder zu einer einsträngigen (intrasträngigen) oder im Fall der bifunktionellen Alkylanzien zu einer doppelsträngigen (intersträngigen; „cross-linking") DNA-Vernetzung. Hieraus resultieren eine gestörte DNA-Replikation. RNA- und Proteinsynthese sowie DNA-Strangbrüche. Die Mehrzahl der Alkylanzien weist eine Zellzyklus-unabhängige zytotoxische Wirkung auf.

Trotz ihres ähnlichen Wirkprinzips unterscheiden sich die Zytostatika dieser Substanzklasse oft beträchtlich in ihren chemischen und pharmakokinetischen Eigenschaften, ihrer klinischen Anwendungsbereiche, Nebenwirkungen sowie den zellulären Mechanismen der Zytostatikaresistenz, einschließlich der DNA-Reparaturmechanismen. So besteht häufig keine Kreuzresistenz zwischen den monofunktionellen Nitrosoharnstoffen und den bifunktionellen Alkylanzien, oder zwischen den letztgenannten Gruppen und den Platinderivaten.

Stickstoff-Lost (Mustargen, Mechlorethamin) war die erste klinisch angewandte alkylierende Substanz. Es ist weitgehend ersetzt durch die Anwendung von Cyclophosphamid und Ifosfamid. Beide Substanzen werden hepatisch aktiviert.

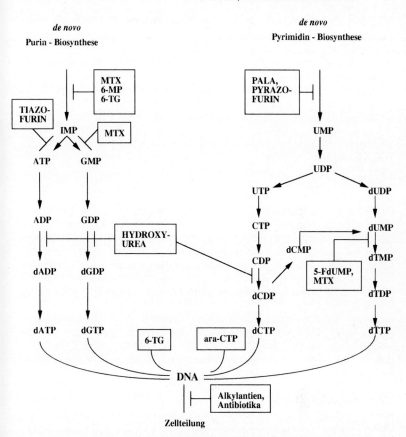

Abb. 3. Purin- und Pyrimidinsynthese; Interaktionen einiger Zytostatika

Ifosfamid weist gegenüber Cyclophosphamid eine reduzierte Myelotoxizität auf. Melphalan wird durch einen aktiven Transportmechanismus in die Zellen aufgenommen. Es scheint eine höhere Karzinogenität aufzuweisen als Cyclophosphamid. Chlorambucil, ein Derivat von Melphalan, weist eine gute orale Bioverfügbarkeit auf und wird vorrangig bei lymphatischen Erkrankungen und beim Plasmocytom eingesetzt. Busulfan ist eine bifunktionell alkylierende Substanz, die vorrangig bei der CML angewandt wird. Nitrosoharnstoffe bewirken neben ihrer alkylierenden Wirkung auch eine reduzierte DNA-Reparatur, RNA-Synthese und Glutathion-Depletion. Infolge ihrer hohen Lipidlöslichkeit werden Nitrosoharnstoffe u. a. bei der Therapie intrakranieller Tumoren eingesetzt. Platinderivate werden besonders häufig eingesetzt bei Keimzell-, Lungen-, Kopf-Hals- und intestinalen Tumoren. Die zytotoxische Wirkung des Triazen-Derivates Dacarbazin (DTIC) wird durch seine alkylierenden Eigenschaften und durch eine Hemmung des Einbaus von Purin-Nukleosiden in die DNA vermittelt. DTIC scheint eine zellzyklusunspezifische Zytotoxizität aufzuweisen. Die bisher bekannten Resistenzmechanismen gegenüber den klassischen Alkylanzien beruhen u. a. auf erhöhten Konzentrationen an intrazellulären Thiolen (Glutathion und Metallothionein bei Cisplatin), erhöhter Glutathion-S-Transferase Aktivität, erhöhter DNA-Reparatur. Die Resistenzmechanismen gegenüber DTIC und Procarbazin sind bisher nicht bekannt.

1.2 Alkaloide

1.2.1 Vinca-Alkaloide

Die Vinca-Alkaloide Vincristin, Vinblastin und Vindesin üben ihre zytotoxische Wirkung durch Bindung an intrazelluläres Tubulin aus. Dies blockiert die Polymerisation zu Mikrotubuli, die den Hauptbestandteil des mitotischen Spindelapparates darstellen und auch bedeutsam sind für andere Zellfunktionen einschließlich des Aufrechterhalts der Zellstruktur, des axonalen Neurotransmittertransports, der Sekretion und Phagozytose. Die Vinca-Alkaloide entfalten ihre hauptsächliche Wirkung während der Metaphase der Mitose und während der späten S-Phase.

Die Vinca-Alkaloide werden durch aktiven Transport mittels des membrangebundenen P-Glykoproteins (mdr 1) aus der Zelle ausgeschleust. Derselbe Mechanismus betrifft die Anthrazykline und die Epidophyllotoxin-Derivate, so daß in der Regel eine Kreuzresistenz zwischen diesen Substanzgruppen besteht.

1.2.2 Epipodohyllotoxine

Die zytotoxische Wirkung der Epipodophyllotoxine Etoposid (VP-16) und Teniposid (VM-26) wird vermittelt durch Bindung an das Enzym Topoisomerase II und dessen Blockierung in seiner DNA-gebundenen Form („cleavable complex"). Hieraus resultieren DNA-Einzel- und vor allem -Doppelstrangbrüche. Darüberhinaus bestehen Hinweise für die Entstehung reaktiver Verbindungen, die kovalent an DNA und Proteine binden, sowie für die Entstehung freier Radikale, die für die Zytotoxizität dieser Substanzen mitverantwortlich sein können. Die Epipodophyllotoxine entfalten ihre zytotoxische Wirkung hauptsächlich in der G2-Phase des Zellzyklus.

Wie zuvor dargestellt, besteht häufig eine Kreuzresistenz zwischen den Epipodophyllotoxinen, Anthrazyklinen und Vinca-Alkaloiden.

1.2.3 Camptothecin

Camptothecin und sein Derivat SK&F104864 sind Inhibitoren der Topoisomerase I. Camptothecin weist eine breite antitumorale Wirkung auf, hat aber wegen relativ hoher Toxizität bisher keine klinische Relevanz erlangt.

1.3 Antibiotika

Eine Reihe von natürlich vorkommenden antimikrobiellen Substanzen weisen in ihrer nativen oder modifizierten, (semi)synthetischen Form gleichzeitig eine klinisch relevante antitumorale Wirkung auf. Hierzu gehören die Gruppe der Peptid-Antibiotika vom Typ des Bleomycins, die Gruppe der Anthrachinone, wie beispielsweise die Anthrazykline, Phenoxazone wie Actinomycin D, Chromomycinone wie Mithramycin, sowie Mitomycin C. Aufgrund ihrer unterschiedlichen chemischen Struktur sind die intrazellulären, zytotoxischen Effekte dieser Substanzen, ihre Pharmakokinetik und Nebenwirkungen so unterschiedlich, daß sie gesondert aufgeführt werden.

1.3.1 Bleomycine

Bleomycin umfaßt eine Gruppe von Peptiden, von denen das A_2-Peptid die prädominante zytotoxische Substanz darstellt. Bleomycine binden sequenzspezifisch an die DNA und gehen eine Komplex-Bildung mit Eisen [Fe(II)] ein. Es kommt zur spontanen Oxydation zu Fe(III), zur Bildung von Sauerstoff-Radikalen und letztlich zu DNA-Strangbrüchen und einer DNA-Degradation.

1.3.2 Anthrachinone

Die wichtigste Gruppe sind die Anthrazyklin-Derivate, deren antitumorale Wirkung auf unterschiedliche Mechanismen zurückgeführt wird:
a) eine interkalierende Wirkung;
b) eine kovalente Bindung reaktiver Metaboliten an die DNA, die zu einer Blokkade von DNA-, RNA- und Proteinsynthese führen;
c) eine Hemmung der Topoisomerase II mit der Folge von DNA-Strangbrüchen, sowie
d) der Bildung freier Radikale (Semichinon-, Hydrochinon-, Hydroxyl-Radikale), die an der DNA-Schädigung beteiligt sind und eine Peroxidation ungesättigter membranärer Phospholipide bewirken.

Der letztgenannte Mechanismus (d) ist mitverantwortlich für die Kardiotoxizität der Anthrazykline. Ihre zytotoxische Wirkung ist überwiegend zellzyklusspezifisch. Ein Anthrachinon-Derivat mit vergleichbaren zytotoxischen Wirkmechanismen ist das Mitoxantron, das nicht zur Bildung freier Radikale führt, gleichwohl aber eine Kardiotoxizität aufweist.
Die Resistenz gegenüber Anthrazyklinen ist ein multifaktorielles Geschehen. Beteiligt sind eine erhöhte Expression des P-Glykoproteins (Kreuzresistenz gegenüber Vinca-Alkaloiden und Epipodophyllotoxinen), eine erhöhte Aktivität der Glutathione-S-Transferase, eine modifizierte Topoisomerase II-Aktivität sowie eine erhöhte DNA-Reparatur.

1.3.3 Actinomycin D

Die zytotoxische Wirkung wird vermittelt durch eine Hemmung der RNA-Polymerase sowie durch die interkalierenden Eigenschaften der Substanz, die zu einer

Hemmung der DNA-Polymerase führen. Darüber hinaus werden DNA-Strangbrüche induziert.

1.3.4 Mithramycin

Mithramycin bindet mittels eines Mg^{2+}-abhängigen Mechanismus an Guanin-Basen der DNA und hemmt auf diese Weise die Transkription. Es wurde in der Vergangenheit überwiegend in der Chemotherapie von Hodentumoren eingesetzt, wird jedoch wegen seiner vielfältigen Nebenwirkungen heute kaum noch verwendet. Eine der Nebenwirkungen ist ein hypokalzämischer Effekt, der auf einer verminderten ossären Kalziumresorption beruht und für die Therapie einer Hyperkalzämie therapeutisch genutzt wird.

1.3.5 Mitomycin C

Mitomycin C weist 3 chemisch reaktive Gruppen auf, die an der zytotoxischen Wirkung beteiligt sind. Es kommt infolge seiner Chinon-Gruppe zur Bildung freier Radikale, ähnlich den Anthrazyklinen. Darüberhinaus führt Mitomycin C zu einer sequenzspezifischen mono- und bifunktionellen DNA-Alkylierung. Seine zytotoxische Wirkung soll bei hypoxischen Zellen ausgeprägter sein als unter aeroben Bedingungen.

Klinisch findet sich häufig eine Kreuzresistenz mit den Anthrazyklinen, Vinca-Alkaloiden und anderen zytotoxischen Naturprodukten. Infolge seiner zum Teil beträchtlichen Nebenwirkungen wird Mitomycin C überwiegend nur innerhalb palliativer Therapiekonzepte verwendet.

1.4 Antimetaboliten

Die Gruppe der Antimetaboliten umfaßt Substanzen, die infolge struktureller Ähnlichkeit mit ihren physiologischen Analoga als Substrate für zahlreiche Stoffwechselprozeße dienen. So kommt es zu einer Hemmung von Enzymen, die für die Nukleotid- und partiell auch für die Proteinsynthese von Bedeutung sind, oder zu einem Einbau unphysiologischer Nukleotide in DNA oder RNA. Die zytotoxische Wirkung der Antimetaboliten ist daher am ausgeprägtesten während der S-Phase des Zellzyklus.

1.4.1 Antifolate

Aminopterin und sein klinisch vorwiegend angewandtes Derivat Amethopterin (Methotrexat) sind Inhibitoren der Dihydrofolsäure-Reduktase (DHFR). Dies Enzym ist verantwortlich für die Aufrechterhaltung des intrazellulären Pools an reduzierten Folaten, wie Tetrahydrofolsäure (THF). THF ist als C1-Gruppen-Transfermolekül von Bedeutung für die Synthese von Purinnukleotiden, von Thymidylat und Proteinen.

Die zytotoxische Wirkung von Methotrexat und seinen biologisch aktiven, intrazellulär gebildeten Polyglutamat-Derivaten resultiert aus einer DHFR-Hemmung mit nachfolgender intrazellulärer Depletion an reduzierten Folaten. Ferner kommt es zu DNA-Strangbrüchen.

Einer Resistenz gegenüber Methotrexat können folgende Mechanismen zugrunde liegen: Reduzierter Membrantransport von Methotrexat, Deletion des Transportsystems für reduzierte Folate, erhöhte Konzentration der DHFR infolge Genamplifikation, verringerte Affinität von Methotrexat an die DHFR, verringerte Bildung von Methotrexat-Polyglutamaten, reduzierte Konzentration der Thymidylat-Synthetase.

Die biochemischen und somit auch toxischen Effekte von Methotrexat können antagonisiert werden durch die Gabe von Leukovorin (DL-N^5-Formyl-Tetrahydrofolsäure), das in Abhängigkeit von den Methotrexat-Plasmaspiegeln verabreicht wird.

Trimetrexat weist gegenüber Methotrexat einen unterschiedlichen transmembranären Transportmechanismus auf, es findet keine Polyglutamierung statt, und es wird überwiegend nichtrenal eliminiert.

1.4.2 Purinantagonisten/-analoga

Die Purinanaloga 6-Mercaptopurin (6-MP) und 6-Thioguanin (6-TG) werden intrazellulär durch die Hypoxanthin-Guanin Phosphoribosyltransferase (HGPRT) zu aktiven Nukleotiden metabolisiert, die als Monophosphate u.a. die de-novo Purin-Biosynthese hemmen und als Triphosphate in die DNA und RNA inkorporiert werden, was DNA-Strangbrüche und eine mangelhafte RNA-Synthese zur Folge hat. Resistenz gegenüber 6-MP und 6-TG ist assoziiert mit einem Mangel an HGPRT und erhöhten Konzentrationen abbauender Enzyme (alkalische Transferase; 6-TG Methyltransferase).

Das Purin-Analogon 2-Fluoro-Arabinosid-Adenosinmonophosphat (F-Ara-AMP; Fludarabin) ist ein Derivat des ara-A und weist eine höhere Resistenz gegenüber inaktivierenden Deaminasen auf als ara-A. Es wird zu 2-Fluoro-ara-ATP phosphoryliert, in DNA inkorporiert und hemmt die DNA-Synthese durch Interferenz mit der DNA-Polymerase. Es wirkt vornehmlich lymphozytotoxisch und wird vorzugsweise bei der chronisch lymphatischen Leukämie eingesetzt.

Die Purin-Antagonisten Tiazofurin und 2'-Deoxycoformycin (Pentostatin) weisen eine von 6-MP und 6-TG unterschiedliche Wirkungsweise auf. Tiazofurin reduziert die GTP und dGTP Konzentrationen durch eine Hemmung der IMP-Dehydrogenase. Pentostatin hemmt die Adenosin-Deaminase und führt zu einer Hemmung von DNA-Synthese und -Reparatur. Es wird vorzugsweise in der Behandlung der Haarzell-Leukämie eingesetzt.

1.4.3 Pyrimidinantagonisten/-analoga

5-Fluorouracil (5-FU), Hauptrepräsentant dieser Substanzgruppe, wird intrazellulär aktiviert zu folgenden Metaboliten:
1. FUdR und nachfolgend zu FdUMP, das in Gegenwart reduzierter Folate an die Thymidylat-Synthetase bindet und dessen Funktion (Synthese von dTMP aus dUMP) inhibiert;
2. FUMP und nachfolgend zu FUTP, das in RNA inkorporiert wird und dessen Prozessierung und Funktion blockiert;
3. FdUMP und nachfolgend zu FdUTP, das in die DNA inkorporiert wird.

Die zytotoxische Wirkung von 5-FU beruht auf (1) und (2). Die Bedeutung von (3) ist derzeit noch unklar.

Das Fluoropyrimidin-Derivat 5-Fluoro-2-Deoxyuridin (FUdR), das überwiegend als Inhibitor der Thymidylat-Synthetase (s. o.) wirkt, sowie Ftorafur, das als Depotform von 5-FU agiert, sind dem 5-FU in der klinischen Anwendung nicht sicher überlegen. Eine Wirkungsverstärkung von 5-FU kann möglicherweise erfolgen durch Kombination mit Leukovorin, basierend auf einer optimierten Hemmung der Thymidylat-Synthetase in Gegenwart ausreichender Konzentrationen reduzierten Folats.

Cytosin-Arabinosid (ara-C) unterscheidet sich von seinem physiologischen Analogon, 2'-Deoxy-Cytidin, durch das Fehlen einer 2'-OH-Gruppe in der alpha-Position. Es wird vorwiegend über aktive Transportmechanismen in die Zelle eingeschleust, zu ara-CTP metabolisiert, in die DNA inkorporiert und hemmt die DNA-Polymerase. Der intrazelluläre Abbau von Ara-C erfolgt durch Deaminasen. Ara-C wird vorzugsweise eingesetzt bei der akuten myeloischen Leukämie, seltener bei lymphatischen Erkrankungen oder CML-Blastenkrisen.

Resistenzmechanismen: Reduzierter transmembranärer Transport (Hochdosis-ara-C-Regime erhöhen den passiven transmembranären Transport von ara-C), Deoxycytidinkinase-Mangel, erhöhte Aktivität der Deaminasen, erhöhter intrazellulärer dCTP-Pool.

Das Cytidin-Analogon 5-Azacytidin (5-azaC) wird zunächst durch die Uridin-Cytidin-Kinase zu aza-CMP, später zu 5-aza-CTP phosphoryliert und durch Deaminasen inaktiviert. 5-azaC wird in DNA und RNA inkorporiert, hemmt die regelhafte DNA-Methylierung und induziert eine irreguläre Proteinsynthese.

1.4.4 Ribonukleotidreduktase-Inhibitoren

Zu dieser Substanzgruppe zählt Hydroxyharnstoff, das die Purin- und Pyrimidinsynthese durch Inhibition der Ribonukleotidreduktase hemmt. Hieraus resultiert eine Depletion an Deoxyribonukleotiden, die für die DNA-Synthese erforderlich sind (S-Phasenblocker).

1.5 Zytostatika unterschiedlicher Struktur und Wirkung

1.5.1 Melaminderivate

Die Melaminderivate Hexamethylmelamin und Pentamethylmelamin bilden eine chemisch eigenständige Klasse von Zytostatika, deren zytotoxischer Wirkmechanismus bislang nur unzureichend geklärt ist, möglicherweise aber auf eine alkylierende Wirkung zurückzuführen ist. Dennoch findet sich häufig keine Kreuzresistenz zu den klassischen Alkylanzien.

1.5.2 Amsacrin

Das Acridinderivat Amsacrin (mAMSA) ist ein DNA-Interkalator und hemmt die Topoisomerase II. Darüber hinaus kommt es möglicherweise zur Bildung von Sauerstoffradikalen. Hieraus resultieren DNA-Einzel- und Doppelstrangbrüche.

Die zytotoxische Wirkung ist am ausgeprägtesten während der S-Phase des Zellzyklus.

Infolge der Wirkung auf die Topoisomerase II muß bei Resistenz gegenüber mAMSA mit einer Kreuzresistenz gegenüber VP-16 und Anthrazyklinen gerechnet werden. Es liegen keine eindeutigen Hinweise für eine p-Glykoprotein (mdr1) – vermittelte mAMSA-Resistenz vor.

1.5.3 L-Asparaginase

Die zelluläre Zufuhr der nicht-essentiellen Aminosäure L-Asparagin kann durch direkte Aufnahme aus dem Blut oder durch intrazelluläre Synthese aus L-Asparaginsäure mit Hilfe der L-Asparagin-Synthetase erfolgen, die in den meisten Zellen vorhanden ist, in Lymphozyten jedoch nur in geringer Konzentration vorliegt. Lymphozyten oder Tumorzellen, die einen Mangel an L-Asparagin-Synthetase aufweisen, sind somit auf die direkte Zufuhr von L-Asparagin aus dem Blut angewiesen. Der zirkulierende L-Asparagin-Pool wird durch Umwandlungen von L-Asparagin in L-Asparaginsäure mittels des Enzyms L-Asparaginase depletiert. L-Asparaginase wird aus Bakterien wie E. coli, Erwinia oder Serratia isoliert. Seine zytotoxische Wirkung basiert auf einer Hemmung der Proteinsynthese infolge L-Asparaginmangels und führt sekundär zu einer Hemmung der Nukleinsäuresynthese.

1.5.4 Taxol

Taxol, ein Dipterenderivat, ist ein Mitosehemmer, dessen zytotoxische Wirkung im Gegensatz zu den Vinca-Alkaloiden auf einer intrazellulären Anreicherung von Mikrotubuli und der Hemmung deren Depolymerisation beruht.

1.6 Phospholipide

Alkylphospholipide/Alkylphosphocholine sind synthetische Analoga des natürlich vorkommenden Lysophosphocholins, das einen wichtigen Bestandteil zellulärer Membranen darstellt. Die zytostatische/zytotoxische Wirksamkeit dieser Substanzen wird u. a. auf eine Hemmung des normalen Phospholipidumsatzes der Zellmembranen sensitiver Tumorzellen zurückgeführt. Für Ilmofosin ist zusätzlich eine Hemmung der Proteinkinase C beschrieben worden.
Es werden derzeit Phase-I–II-Studien mit diesen Substanzen durchgeführt; die topische Applikation von z. B. Miltefosin scheint bei kutaner Manifestation einiger Tumoren wirksam zu sein.

1.7 „Biological Response Modifiers"

Die Gruppe „Biological Response Modifiers" (BRM) umfaßt mikrobielle, pflanzliche oder (semi-)synthetische Substanzen, die die „Tumor-Wirt"-Beziehung durch Beeinflussung natürlicher, körpereigener Abwehrkräfte oder durch Zufuhr natürlicher, körpereigener Substanzen zugunsten des „Wirts" (Tumorträgers) beeinflussen. Dies kann beispielsweise durch spezifische oder unspezifische, gegen Tumorzellen gerichtete immunologische oder auch nicht-immunologische Prozesse erfolgen. Hierzu zählen u. a. Antikörper oder direkte, zellvermittelte (z. B. „Natural-Killer"-Zellen, „Lymphokinaktivierte Killerzellen" (LAK), Makrophagen u. a.) Vorgänge. Diese werden vielfach gesteuert durch zellulär sezernierte Substanzen, die unter dem Begriff „Zytokine" zusammengefaßt werden. Nur wenige BRM haben bislang Eingang in die klinische Tumortherapie gefunden. Hierzu zählen: Levamisol, das in Kombination mit 5-Fluorouracil zur adjuvanten Therapie von Kolonkarzinomen eingesetzt wird; Interferone, die bei myeloproliferativen Erkrankungen (CML) und (in Kombination mit Fluorouracil) bei gastrointestinalen Tumoren eingesetzt werden; die hämatopoetischen Wachstumsfaktoren GM-CSF, G-CSF, IL-3, Erythropoetin; sowie Interleukine, wie z. B. IL-2, das experimentell zur Therapie von Nierenzellkarzinomen und malignen Melanomen angewandt wird. Basierend auf der Eigenschaft von IL-2, zytotoxische „Killerzellen" (LAK) und die „Tumor-infiltrierenden Lymphozyten" (TIL) ex vivo zu aktivieren, wurde das Konzept der „adoptiven Immun- oder Zelltherapie" entwickelt, bei der IL-2 aktivierte LAK oder TIL-Zellen appliziert werden.

1.8 Antihormonelle bzw. hormonelle Substanzen

Entsprechend den Wirkmechanismen wird eine **additive** (Zufuhr von Östrogenen, Gestagenen, Androgenen, Kortikosteroiden) von einer **ablativen** Hormontherapie unterschieden. Die ablativen Maßnahmen können eingeteilt werden in:

• **chirurgische Maßnahmen**
  (Ovarektomie, Orchiektomie, Adrenalektomie, Hypophysektomie),
• eine **kompetitive** Hormontherapie
  (Antiöstrogene, Antiandrogene, Antigestagene),
• eine **inhibierende** Hormontherapie (Aromatasehemmer) und
• eine **ablative medikamentöse** Therapie (GnRH-Analoga).

Steroidhormone beeinflussen zahlreiche intrazelluläre Stoffwechselvorgänge, die durch Steroidhormonrezeptoren vermittelt werden. Nach Eintritt des Hormons in die Zelle erfolgt die Bindung an den zytoplasmatischen Rezeptor; der Hormon-Rezeptor-Komplex wandert dann in den Zellkern, wo er an die DNA bindet und die Transkription von Genen reguliert, die eine entsprechende Bindungsstelle in ihren regulatorischen Genabschnitten aufweisen. Neben diesen direkten, rezeptorvermittelten zellulären Effekten der Steroidhormone gibt es wahrscheinlich auch direkte, rezeptorunabhängige Effekte der Steroidhormone und ihrer Antagonisten. Daneben existieren noch indirekte Wirkungen, die durch Beeinflussung des hypothalamisch/hypophysären Regelkreises und damit des hormonellen Milieus vermittelt werden. Steroidhormone sowie die antihormonellen Substanzen wirken überwiegend zellzyklusphasen-unabhängig.

Die bei Mammakarzinomen häufig erwünschte Reduktion der endogenen Östrogenwirkung kann erzielt werden durch **Antiöstrogene** wie z. B. Tamoxifen oder durch **Aromatasehemmer,** die die Aromatisierung androgener Vorstufen der Nebennierenrinde zu Östrogenen im peripheren Gewebe blockieren. Die **Gestagentherapie** bei Mamma-Karzinomen bewirkt eine verminderte Gonadotropin-

Sekretion und somit eine reduzierte Sekretion von Östrogenen. Auf zellulärer Ebene bewirken sie eine Reduktion der Östrogenrezeptorsynthese und eine Reduktion freier Östrogen-Rezeptorbindungsstellen.
Die **GnRH-Antagonisten** weisen gegenüber den natürlichen Gonadotropin-Releasing-Hormonen (GnRH) eine verstärkte Bindungsaffinität an die GnRH-Rezeptoren und eine verzögerte Dissoziation auf. Hierdurch kommt es nach initial verstärkter hypophysärer Sekretion von LH und FSH zu einer Verarmung der GnRH-Rezeptoren und zu einem Abfall der hypophysären Sekretion von LH und FSH sowie der Sexualhormone. Daneben werden zusätzliche, direkte antitumorale Effekte auf zellulärer Ebene diskutiert. Die GnRH-Analoga finden Anwendung in der Therapie von Mamma- und Prostatakarzinomen.

Tabelle 1. Antineoplastische Substanzen

1.1	**Alkylanzien**	*1.1.8*	*Platinderivate*
1.1.1	*Stickstoff-Lost-Derivate*		Cisplatin
	Mustargen, Mechlorethamin		Carboplatin
	Melphalan		Iproplatin
	Chlorambucil		Tetraplatin
	Cyclophosphamid		
	Ifosfamid	**1.2**	**Alkaloide**
	Tropofosfamid	*1.2.1*	*Vinca-Alkaloide*
	Prednimustin		Vincristin
	Estramustinphosphat		Vinblastin
			Vindesin
1.1.2	*Nitrosoharnstoffderivate*		
	Lomustin (CCNU)	*1.2.2*	*Epipodophyllotoxine*
	Semustin (Methyl-CCNU)		Etoposid (VP-16)
	Carmustin (BCNU)		Teniposid (VM-26)
	Nimustin (ACNU)		
	Streptozotocin	*1.2.3*	*Camptothecinderivate*
	Chlorozotocin		Camptothecin
			SK&F 104864
1.1.3	*Triazene*		
	Dacarbazin (DTIC)	**1.3**	**Antibiotika**
		1.3.1	*Bleomycine*
1.1.4	*Methylhydrazine*		Bleomycin
	Procarbazin		Peplomycin
1.1.5	*Methansulfonsäure-Ester*	*1.3.2*	*Anthrachinonderivate*
	Busulfan		**Anthrazykline:**
	Dihydroxy-Busulfan		Daunomycin (Daunorubicin)
			Adriamycin (Doxorubicin)
1.1.6	*Äthylenimine*		4'-Epi-Adriamycin
	Thio-Tepa		Aclacinomycin (Aclarubicin)
			Idarubicin
1.1.7	*Dibromderivate*		Carminomycin
	Dibrommannitol		Theprubicin
	Dibromdulcitol		Menogaril
			Mitoxantron

Tabelle 1. (Fortsetzung)

1.3.3	*Phenoxazone*
	Actinomycin D (Dactinomycin)
1.3.4	*Chromomycine*
	Mithramycin
	Chromomycin A_3
1.3.5	*Mitomycin C*

1.4   Antimetaboliten

1.4.1   Antifolate

Methotrexat (Amethopterin)
Trimetrexat

1.4.2   Purinantagonisten/-analoga

6-Mercaoptopurin
6-Thioguanin
Tiazofurin
2'-Deoxycoformycin (Pentostatin)
9-β-D-Arabinofuranosyladenin (ara-A)
2'-Fluoro-ara-AMP (Fludarabin)

1.4.3   Pyrimidinantagonisten/-analoga

5-Fluorouracil (5-FU)
5-Fluoro-2-deoxyuridine (FUdR)
Ftorafur
Cytosin Arabinosid (Cytarabin, ara-C)
Difluoro-Deoxycytidin (Gemcitabin)
Fazarabin (ara-AC)
5-Azacytidin
3-Deazauridin

1.4.4   Ribonukleotidreduktase-Inhibitoren

Hydroxyharnstoff

1.5   Zystostatika mit unterschiedlicher Struktur und Wirkung

1.5.1   Melaminderivate

Hexamethylmelamin
Pentamethylmelamin

1.5.2   Amsacrin (mAMSA)

1.5.3   L-Asparaginase

1.5.4   Taxol

1.6   Phospholipide

Miltefosin
Ilmofosin

1.7   „Biological Response Mofifiers"

1.7.1   Mikroorganismen

z. B. BCG
Corynebakterium parvum
Salmonella typhimurium
Viren
OK-432

1.7.2   Substanzen mikrobieller Herkunft

z. B. Biostim
Bryostatin
FK565
Glucan
Lentinan
Muramyl-Dipeptid
Staphylokokkenproteine

1.7.3   Immunmodulatoren verschiedener Herkunft

z. B. Levamisol
Ribonukleotide
Alkylphospholipide
MVE-2
Bestatin
Tuftsin

1.7.4   Physiologische Mediatoren

z. B. Zytokine:
– Interferon (IFN)-alpha/-beta/ -gamma
– Tumor necrosis factor (TNF)- alpha/-beta
– Interleukine (IL)
– hämatopoetische Wachstums- faktoren (CSFs)
Neuropeptide
Thymushormone
Antikörper
Perforin

1.8   Hormone und antihormonelle Substanzen

1.8.1   Östrogene

Estradiolvalerat
Ethinylestradiol
Diethylsilbestrol
Stilbestroldiphosphat

Tabelle 1. (Fortsetzung)

1.8.2 Gestagene	*1.8.6 Aromatasehemmer*
Medroxyprogesteronacetat	Aminoglutethimid
Megestrolacetat	4'-Hydroxyandrostendion
Gestonoroncaproat	Trilostan
Hydroxyproesteroncaproat	
	1.8.7 Antiandrogene
1.8.3 Androgene	Cyproteronacetat
Testosteronproprionat	Flutamid
Fluoxymesteron	Nilutamid
Drostanolonproprionat	
	1.8.8 GnRH-Analoga
1.8.4 Glukokortikoide	Buserelin
Prednison	Goserelin
Prednisolon	Leuprolerin
Dexamethason	Triptorelin
1.8.5 Antiöstrogene	*1.8.9 Sonstige*
Tamoxifen	Mitotane (o',p' DDD)
Toremifen	Metyrapon
Droloxifen	Bromocriptin

2 Nebenwirkungen antineoplastischer Substanzen

Tabelle 2. Antineoplastische Substanzen und ihre Nebenwirkungen[a]

Substanz	Leuko-penie	Thrombo-penie	Übelkeit/Erbrechen	Alopezie	lokale Toxizität	Andere Toxizität
Actinomycin D	++(+)	++(+)	++	+	+[b]	Mukositis, Diarrhö
Aminoglutethimid	(+)	(+)	(+)	–	n.e.	Hypokortisolismus, Diarrhö, arterielle Hypotonie, Schwindel, Kopfschmerz, Hypothyreoidismus, Exanthem
Amsacrin (mAMSA)	++	++	+	–	+	Kardiotoxizität[c], Allergien
Asparaginase	(+)	(+)	+(+)	(+)	–	Allergien (anaphylaktischer Schock), Proteinsynthesehemmung (Hypofibrinogenämie, Gerinnungsstörungen, Hypalbuminämie), Pankreatitis, Neurotoxizität[d], Lebertoxizität
5-Azacytidin	+++	+++	+++	+	–	Mukositis, Neurotoxizität, Lebertoxizität, Allergien
Bleomycin	–	(+)	–	(+)	–	Allergien, Lungenfibrose[e], kutane Toxizität (Erythem, Pigmentation, Hyperkeratose, Hautverdickungen), Mucositis, Raynaud-Syndrom, akute arterielle Hypertonie
Busulfan	+++	+++	+	–	n.e.	Lungenfibrose, Addison-ähnliche Symptome, Ikterus, Neurotoxizität
Carboplatin	+++	+++	+	+	–	wie Cisplatin, aber weniger häufig und ausgeprägt
CCNU/Methyl-CCNU/BCNU	+++[f]	+++[f]	++	(+)	+(BCNU)	Lungenfibrose, Nieren-[g] und Lebertoxizität

Tabelle 2. (Fortsetzung)

Substanz	Leuko-penie	Thrombo-penie	Übelkeit/Erbrechen	Alopezie	lokale Toxizität	Andere Toxizität
Chlorambucil	++	++	+	+	n.e.	Fieber, Allergien
Cisplatin	++	++	+++	+	−	Nierentoxizität (Nierenversagen, Mg^{++}-Verlust), Neuro-, Ototoxizität, Diarrhö, Allergien
Cyclophosphamid	+++	++	++	+	(+)	Zystitis, Wasserretention, Lungenfibrose, Kardiotoxizität
Cytosin Arabinosid	+++	+++	++(+)	+	−	Mukositis, Diarrhö, Lebertoxizität, Neurotoxizität, „pulmonary leak"-Syndrom
Dacabazin (DTIC)	++	++	++(+)	(+)	(+)	„Flu-like"-Syndrom, Allergien, Lebervenenverschluß, Leberdystrophie
Doxorubicin (Adriamycin)	++(+)	++(+)	+(+)	+	+[b]	Kardiotoxizität, Mukositis
Daunorubicin	+++	+++	+(+)	+	+[b]	Kardiotoxizität, Mukositis
Epi-Adriamycin (Epirubicin)	++	++	+(+)	+	+[b]	Kardiotoxizität, Mukositis
Estramustin	+	+	++	(+)	+	Allergien
Etoposid (VP-16)	++(+)	+(+)	+	+	(+)	Mukositis, Neurotoxizität
Fludarabin	+(+)	+(+)	+	(+)	−	Mukositis, Neurotoxizität, Allergien, Pankreatitis
5-Fluorouracil	+(++)[h]	+(++)[h]	+(+)	+	(+)	Mukositis, Diarrhö, Konjunktivitis, Neurotoxizität, Angina pectoris/Myokardischämie, Allergien
Ftorafur	+	+	++	+	−	Diarrhö, Mukositis, Neurotoxizität, Hyperglykämie

Tabelle 2. (Fortsetzung)

Substanz	Leuko-penie	Thrombo-penie	Übelkeit/Erbrechen	Alopezie	lokale Toxizität	Andere Toxizität
Gestagene	–	–	(+)	–	n.e.	Wasserretention, arterielle Hypertonie, Cushing-Syndrom, Phlebitis, Thrombosen, Diabetes mellitus, Hepatotoxizität, Neuromuskuläre Toxizität
GnRH-Analoga						
Hexamethylmelamin	+	–	++	(+)	n.e.	Neurotoxizität
Hydroxyurea	++(+)	+	+(+)	+	–	Mukositis
Idarubicin	+++	++	+(+)	+	+[b]	Kardiotoxizität, Mukositis
Ifosfamid	++	++	++	+	–	Urotheltoxizität, Wasserretention, zentrale Neurotoxizität
Interferon[i]	(+)	(+)	(+)	–	–	„Flu-like"-Syndrom, Fieber, Allergien, Myalgien, Nephro-, Hepato-, Neurotoxizität, Diarrhö
Interleukin-2[j]	(+)	(++)	(++)	–	–	„Flu-like"-Syndrom, Allergien, Diarrhö, Nephrotoxizität, „Capillary-leak"-Syndrom, Kardiotoxizität, Anämie, Neuro-, Hepatotoxizität
Melphalan	+++[f]	+++[f]	+	+	–	Allergien, Hautausschlag
6-Mercaptopurin	+(++)	+(++)	(+)	(+)	n.e.	Lebertoxizität, Mukositis
Methotrexat	+(++)[k]	+(++)[k]	+(+)[k]	(+)	–	Nierentoxizität (Nierenversagen bei inadäquater Hochdosistherapie), Leber-toxizität, Mucositis, Diarrhö, Pneumonitis, Neurotoxizität
Mithramycin	+	++(+)	++(+)	+	+	Leber-, Nieren-, Neurotoxizität, Hypokalzämie, Allergien

Tabelle 2. (Fortsetzung)

Substanz	Leuko-penie	Thrombo-penie	Übelkeit/Erbrechen	Alopezie	lokale Toxizität	Andere Toxizität
Mitomycin C	+++[f]	+++[f]	++	(+)	+[b]	Nierentoxizität (Nierenversagen, Hämolytisch-urämisches Syndrom), Pneumonitis, (Kardiotoxizität)
Mitotane	–	–	+++	–	n.e.	Diarrhö, Neurotoxizität, NNR-Insuffizienz
Mitoxantron	++	++	+	–	+[b]	Kardiotoxizität, Lebertoxizität
Prednimustin	++	++	+	(+)	n.e.	Allergien
Procarbazin	+(+)	+(+)	+	+	n.e.	Neurotoxizität, Sensitivität gegenüber Aminen (MAO-Hemmer-Effekt), Antabus-ähnliche Reaktionen, Allergien
Streptozotocin	+	+	++	(+)	–	Leber-, Nierentoxizität, Hyperglykämie
Tamoxifen	(+)	(+)	(+)	(+)	n.e.	dermatologische Toxizität, Kopfschmerz, Hitzewallungen, Schwindel, vaginale Blutungen, Retinopathie
Teniposid (VM-26)	++(+)	+(+)	+	+	(+)	Mukositis, Neurotoxizität
6-Thioguanin	+(++)	+(++)	(+)	(+)	–	Lebertoxizität, Mukositis
Thio-Tepa	++	++	+	+	–	Neurotoxizität
Vinblastin	++(+)	++(+)	(+)	+	+[b]	Mukositis, Neurotoxizität (peripher > auto-nom > zentral), inadäquate ADH-Sekretion (SIADH)
Vincristin	(+)	(+)	(+)	+	+[b]	Neurotoxizität (s. Vinblastin), SIADH
Vindesin	++	+(+)	(+)	+	+[b]	Neurotoxizität (s. Vinblastin), Mukositis, SIADH

Anmerkungen zu Tabelle 2

[a] Auswahl der wichtigsten Nebenwirkungen. Darüber hinaus **Karzinogenität** nachgewiesen (oder vermutet) für: Chlorambucil, Melphalan, Cyclophosphamid, Mustargen, Methyl-CCNU, Treosulfan, Busulfan, Razoxan, (Procabazin, BCNU, CCNU, DTIC, Etoposid). **Infertilität** ist beschrieben worden nach: Busulfan, Chlorambucil, Cisplatin, Cyclophosphamid, Etoposid, Melphalan, Mustargen, Procabazin.

[b] Nekrose bei paravenöser Injektion.

[c] *Kardiotoxizität:* Die Anthrazyklin-Kardiotoxizität wird unterteilt in eine dosisunabhängige akute/subakute (– ca. 10 Tage) Toxizität sowie eine dosisabhängige, kumulative Spättoxizität. Die **akute/subakute Toxizität** ist gekennzeichnet durch Tachykardie, Arrhythmie, AV-Blockierungen und/oder Hypotension infolge Reduktion der Auswurffraktion, die einen Tiefstpunkt bis etwa 1–2 Tage nach Anthrazyklingabe erreichen kann. Zusätzlich kann sich eine Perikarditis entwickeln. Dieser Symptomenkomplex wird dann **„Myokarditis-Perikarditis"-Syndrom** genannt und kann letal verlaufen. Am bedeutsamsten ist die kumulative **Spättoxizität** in Form einer Myokardiopathie. Die Wahrscheinlichkeit der Entwicklung einer Myokardiopathie ist von zahlreichen Risikofaktoren abhängig: kardiale Vorerkrankung, Alter < 15 und > 40–60 Jahre, Bolusinjektionen, hohe Einzeldosen, Mediastinalbestrahlung, Kombination mit anderen kardiotoxischen Substanzen. Die wöchentliche Gabe kleinerer Dosen ist im Vergleich zur 3wöchentlichen, höher dosierten Applikation deutlich weniger kardiotoxisch. Eine empirisch festgelegte „Grenzdosis" für Doxorubicin (Adriamycin) liegt bei etwa 500–550 mg/m^2. Dabei beträgt das Risiko einer Myokardiopathie etwa 3–5 % (9 % bei Patienten > 60 Jahre). Bei einer Dosis von 200–250 mg/m^2 beträgt das Risiko ca. 1 % (2–3 % bei Patienten > 60 Jahre). Für Epi-Adriamycin beträgt die Wahrscheinlichkeit einer Myokardiopathie etwa 3–5 % bei einer Gesamtdosis von 900–1000 mg/m^2. Bei Überschreiten der genannten „Grenzdosierungen" von **500–550 mg/m^2 für Adriamycin, 700–800 mg/m^2 für Daunomycin und 900–1000 mg/m^2 für Epi-Adriamycin** steigt das Risiko einer Myokardiopathie überproportional an. Eine Überwachung der myokardialen Funktion erfolgt in der Regel mittels Echokardiographie oder Radionuklidangiographie (Herzbinnenraumszintigraphie).
Für **Aclacinomycin** und **Idarubicin** sind noch keine gesicherten Daten zur Häufigkeit der Kardiotoxizität verfügbar.
Für **Mitoxantron** wird eine „Grenzdosis" von ca. 140 mg/m^2 angegeben. Bei *mAMSA* besteht das Risiko einer Akuttoxizität, die u. a. durch eine QT-Verlängerung gekennzeichnet ist. Eine Herzinsuffizienz wurde bei Dosierungen > 200 mg/m^2 beobachtet. **Mitomycin C** kann eine Anthrazyklin-Myokardiopathie verstärken. Selten wurde eine Myokardiopathie nach hohen Dosen von **Cyclophosphamid** beobachtet. Nach **Vinca-Alkaloiden** wurden sehr selten Myokardinfarkte beobachtet. **5-Fluorouracil** kann eine Angina pectoris (sehr selten auch einen Myokardinfarkt) induzieren.

[d] **Neurotoxizität:** Neurotoxizität tritt bei zahlreichen Substanzen auf. Sie wird unterteilt in eine zentrale und periphere sowie akute und subakute/chronische Toxizität. **Akute zentralnervöse Nebenwirkungen** im Sinne einer akuten Enzephalopathie (± Arachnoiditis) können auftreten bei Therapie mit: Methotrexat (intrathekal und Hochdosis-i-v.-Therapie), Cytosin-Arabinosid (intrathekale Gabe und i. v.-Hochdosistherapie), Asparaginase, Hexamethylmelamin, Fludarabin, 5-Fluorouracil, Procarbazin, Ifosfamid, Cyclophosphamid (Hochdosistherapie), CCNU, Mitotane sowie der intraarteriellen Gabe von BCNU und Cisplatin in die A. carotis. **Akute zerebelläre Syndrome** können auftreten nach 5-Fluorouracil, Procarbazin, Hexamethylmelamin, Cytosin-Arabinosid, BCNU. **Chronische Enzephalopathien** können auftreten nach intrathekaler Methotrexat- oder Cytarabin-Therapie, besonders in Verbindung mit einer Strahlentherapie. **Periphere Neuropathien** werden beobachtet nach: Vinca-Alkaloiden (Vincristin > Vindesin > Vinblastin), Cisplatin (zusätzlich N. VIII: Ototoxizität), Procarbazin, Hexamethylmelamin, mAMSA, Cytarabin, Methotrexat, 5-Azacytidin, Etoposid und Teniposid.
Die Neurotoxizität der Vinca-Alkaloide ist eine meist kumulative Toxizität. Sie äußert sich als periphere Neuropathie, Myopathie, autonome Neuropathie. Ferner können Hirnnervenparesen, ein SIADH-Syndrom sowie eine Enzephalopathie auftreten.

[e] **Pulmonale Toxizität:** Die Häufigkeit einer Pneumonitis/Lungenfibrose bei **Nitrosoharnstofftherapie** ist dosisabhängig und beträgt ca. 10–30 %. Nach einer BCNU-Dosis von 1500 mg/m^2

beträgt sie ca. 50 %. Eine empirisch festgelegte „Grenzdosis" beträgt für BCNU ca. 1000 mg/m^2 und für Methyl-CCNU ca. 1500 mg/m^2. Eine kumulative Lungentoxizität infolge Pneumonitis/ Lungenfibrose ist auch für **Chlorambucil** (ca. 2 g) und **Busulfan** (im Mittel ca. 3000 mg; Schwellendosis ca. 500 mg) bekannt. Bei **Bleomycin** kann eine Pneumonitis/Lungenfibrose dosisabhängig und -unabhängig auftreten. Es existiert für Bleomycin keine untere Schwellendosis. Die Häufigkeit einer Pneumonitis/Lungenfibrose beträgt dosisunabhängig ca. 5–10 % bei einer Dosis < 250–300 mg und nimmt dann mit steigender Gesamtdosis zu. Für Mitomycin C beträgt die Häufigkeit einer Pneumonitis/Lungenfibrose ca. 2–10 %, wobei keine eindeutige Dosisabhängigkeit bekannt ist.

Selten tritt eine pulmonale Toxizität auf nach **Methotrexat, Melphalan, Cyclophosphamid, Cytosin-Arabinosid, Procarbazin** und den *Vinca-Alkaloiden*.

^{f} Protrahierte Myelosuppression bis zu 6(–8) Wochen/ggf. kumulative Myelotoxizität.

^{g} **Nephrotoxizität:** Erhöhtes Risiko eines Nierenversagens (7–25 %) nach mehr als 1200 mg/m^2 **BCNU, Methyl-CCNU** und **CCNU**. Die Nephrotoxizität kann verzögert, oft erst nach Jahren auftreten. Ursache sind glomeruläre und tubuläre Schädigungen. **Mitomycin C** kann ein Nierenversagen, oft in Kombination mit einem hämolytisch-urämischen Syndrom, verursachen. Die Häufigkeit beträgt ≤ 2 % bei 50 mg/m^2 und ca. 28 % bei ≥ 70 mg/m^2. **Methotrexat** kann bei höheren Dosierungen (> 500 mg/m^2–1 g/m^2) und inadäquaten supportiven Maßnahmen (Leukovorin, Harnalkalisierung, Diurese) akute Tubulusschäden mit der Folge eines akuten Nierenversagens induzieren. Zumeist reversible Tubulusschäden können auftreten nach **Cyclophosphamid** und **Ifosfamid.** Eine akute und kumulative Nephrotoxizität infolge Tubulusschädigung kann nach **Cisplatin** auftreten. Prophylaktische supportive Maßnahmen bestehen in einer ausreichenden Diurese vor, während und nach Cisplatingabe. Eine gegenüber Cisplatin deutlich reduzierte Nephrotoxizität weist **Carboplatin** auf. Hier ist eine Prä- und Posthydratation meist nicht erforderlich.

^{h} Verstärkte Myelosuppression bei Kombination mit Leukovorin.

^{i} Stark dosisabhängige Nebenwirkungen.

^{k} Bei hochdosierter i. v.-Methotrexatgabe mit inadäquatem Leucovorin-Rescue.

3 Toxizitätsbeurteilung

Bei der Beurteilung der Toxizität einer antineoplastischen Therapie sollte zwischen akuter/subakuter Toxizität sowie chronischer Toxizität unterschieden werden. Für die Beurteilung der akuten und subakuten Toxizität sind die WHO-Beurteilungskriterien geeignet, da sie einen internationalen Vergleich der Daten ermöglichen. Hierbei werden die Nebenwirkungen der Therapie in 5 Schweregrade unterteilt: 0 = keine; 1 = gering; 2 = mäßig; 3 = ausgeprägt; 4 = lebensbedrohlich (Tabelle 3).

Für die Beurteilung der chronischen Toxizität bzw. der toxischen Langzeiteffekte steht kein einheitlicher Beurteilungsmaßstab zur Verfügung. Die WHO-Skala ist nur bedingt anwendbar (Tabelle 3). Angegeben werden sollten:

1. das betroffene Organsystem,
2. Art der Toxizität,
3. zeitlicher Zusammenhang mit der antineoplastischen Therapie;
4. Ausmaß der Symptome;
5. Auswirkungen auf den Allgemeinzustand des Patienten,
6. erforderliche Therapie und
7. Therapieansprechen.

Therapiebezogene Todesfälle sollten ausführlich dokumentiert und bei der Beurteilung der Therapieresultate berichtet werden.

Tabelle 3. Toxizitätsbewertung nach WHO[a]

Nebenwirkungen	Grad 0 (keine)	Grad 1 (gering)	Grad 2 (mäßig)	Grad 3 (ausgeprägt)	Grad 4 (lebensbedrohlich)
Hämoglobin (g/l)	≥ 11,0	9,5–10,9	8,0–9,4	6,5–7,9	< 6,5
Leukozyten ($\times 10^9$/l)	≥ 4,0	3,0–3,9	2,0–2,9	1,0–1,9	< 1,0
Granulozyten ($\times 10^9$/l)	≥ 2,0	1,5–1,9	1,0–1,4	0,5–0,9	< 0,5
Thrombozyten ($\times 10^9$/l)	≥ 100	75–99	50–74	25–49	< 25
Übelkeit/Erbrechen	kein(e)	Übelkeit	gelegentliches Erbrechen	therapiebedürftiges Erbrechen	schwerst behandelbares Erbrechen
Stomatitis	keine	Wundgefühl, Rötung	Erythem, Geschwüre, feste Kost möglich	Geschwüre, nur flüssige Kost	perorale Ernährung unmöglich
Diarrhoe	keine	vorübergehend bis zu 2 Tagen	tolerierbar, länger als 2 Tage	intolerabel, Therapie notwendig	hämorrhagische Dehydratation
Obstipation	keine	leicht	mäßig	gebläntes Abdomen/Subileus	Ileus
Bilirubin	≤ 1,25·N[b]	1,26–2,5·N[b]	2,6–5·N[b]	5,1–10·N[b]	> 10·N[b]
SGOT/SGPT	≤ 1,25·N[b]	1,26–2,5·N[b]	2,6–5·N[b]	5,1–10·N[b]	> 10·N[b]
Alkalische Phosphatase	≤ 1,25·N[b]	1,26–2,5·N[b]	2,6–5·N[b]	5,1–10·N[b]	> 10·N[b]
Kreatinin oder Harnstoff-N	≤ 1,25·N[b]	1,26–2,5·N[b]	2,6–5·N[b]	5,1–10·N[b]	> 10·N[b]
Proteinurie	keine/ unverändert	< 0,3 g % < 3 g/l	0,3–1,0 g % 3–10 g/l	> 1,0 g % > 10 g/l	nephrotisches Syndrom
Hämaturie	keine/ unverändert	Mikrohämaturie	Makrohämaturie	Makrohämaturie mit Gerinnseln	obstruktive Uropathie

Tabelle 3. (Fortsetzung)

Nebenwirkungen	Grad 0 (keine)	Grad 1 (gering)	Grad 2 (mäßig)	Grad 3 (ausgeprägt)	Grad 4 (lebensbedrohlich)
Lunge	unverändert	leichte Symptome	Belastungsdyspnoe	Ruhedyspnoe	vollständige Bettruhe notwendig
Fieber (medikamentös induziert)	ohne	< 38 °C	38 °C–40 °C	> 40 °C	mit Hypotonie
Allergie	keine	Ödeme	Bronchospasmen, keine parenterale Therapie	Bronchospasmen, parenterale Therapie notwendig	Anaphylaxie
Hautreaktionen	keine/ unverändert	Erythem	trockene Schuppung, Blasen, Juckreiz	feuchte Schuppung, Ulzerationen	exfoliative Dermatitis, Nekrosen, chirurgische Therapie erforderlich
Phlebitis	keine	lokal an Injektionsort	ausgedehnt, schwer	Nerkosen	–
Haarausfall	keiner	minimal	mäßig, fleckförmig	vollständig, aber reversibel	irreversibel
Infektion (Lokalisation angeben)	keine	gering	mäßig	stark	schwere Infekte mit Hypotonie
Blutungen	keine	Petechien	geringer Blutverlust	starker Blutverlust	Blutungen mit Kreislauffolgen
Augen/Konjunktivitis	keine	gering	mäßig	stark	unerträglich
Ototoxizität	keine/ unverändert	geringer Hörverlust	mäßiger Hörverlust	starker Hörverlust	kompletter Hörverlust
Herzfunktion	normal/ unverändert	asymptomatisch, aber abnorme Zeichen	vorübergehende symptomatische Dysfunktion, keine Therapie notwendig	symptomatische Dysfunktion mit Ansprechen auf Therapie	symptomatische Dysfunktion ohne Therapieansprechen

Tabelle 3. (Fortsetzung)

Nebenwirkungen	Grad 0 (keine)	Grad 1 (gering)	Grad 2 (mäßig)	Grad 3 (ausgeprägt)	Grad 4 (lebensbedrohlich)
Herzrhythmus	normal/ unverändert	Sinustachykardie > 110/min in Ruhe	monotope VES, Arrhythmie	multifokale VES	ventrikuläre Tachykardie
Perikarditis	keine	asymptomatischer Erguß	symptomatisch, keine Therapie nötig	Tamponade, Punktion notwendig	Tamponade, chirurgische Intervention nötig
Neurotoxizität: **– zentral/Bewußtsein**	klar	vorübergehend lethargisch	Somnolenz < 50 % (tagsüber)	Somnolenz > 50 % (tagsüber)	Koma
– peripher	keine	Parästhesien ± verminderte Sehnenreflexe	schwere Parästhesien ± leichte Schwäche	unerträgliche Parästhesien ± deutliche Schwäche	Paralyse
– extrapyramidale Symptome	keine	Nystagmus, Dysdiadochokinese	Ataxie < 4 Tage	Ataxie > 4 Tage	Krämpfe, Koma

[a] WHO Handbook for reporting results of cancer treatment, No. 48 (1979), WHO Offset Publications, Geneva.
[b] N = Obergrenze des Normalwertbereichs.

4 Dosismodifikationen

Für zahlreiche Tumorbehandlungen, vor allem innerhalb kurativer Therapiekonzepte, gilt, eine maximale Dosisintensität (Dosis pro Zeiteinheit) zu verabreichen. Zur Vermeidung einer Unter- oder Überdosierung der Chemotherapie ist es nicht selten erforderlich, die Therapieintervalle zu verlängern oder Modifikationen der Anfangsdosierung innerhalb des Therapieverlaufes vorzunehmen. **Es existiert kein auf alle Patienten und Therapiesituationen anwendbares „Schema" zur Dosisreduktion.** Die tolerablen Nadir-Werte für Leukozyten und Thrombozyten sind in erster Linie abhängig von der Art des Therapiekonzeptes (kurativ-palliativ; Erstbehandlung–Rezidivbehandlung) und der individuellen Knochenmarkfunktion des Patienten. Darüberhinaus werden heute in zahlreichen Therapiekonzepten hämatologische Wachstumsfaktoren oder periphere Stammzell-Refusionen eingesetzt, die die Relevanz der Nadirwerte relativieren. Unterdosierungen sind geeignet, eine frühzeitige Chemotherapieresistenz zu induzieren/verstärken.

Eine gelegentlich verwendete Anleitung zur Therapiemodifikation bei soliden Tumoren orientiert sich an den peripheren Leukozyten- und Thrombozytenwerten bei vorgesehenem Wiederbeginn des nächsten Therapiezyklus.

Tabelle 4. Hämatologische Parameter[a]

Grad	Leukozyten/µl	Thrombozyten/µl	Dosis
0	≥ 3000–3500	≥ 100000	100%
1	2500–3500	75000–99000	Verzögerung um 1 Woche
2	< 2500	< 75000	bis Grad 1 erreicht

[a] Die angegebenen Dosismodifikationen sind nur als Orientierungshilfen zu verstehen. Die Dosierungen müssen individuell modifiziert werden. (Mod. nach: De Vita et al.: Cancer. Principles & Practice of Oncology; Lippincott Co., 1982.)

Bei Verzögerung um mehr als 1 Woche Dosisreduktion um ca. 20–25% bei nächster Therapie. Dosiseskalation bei zu hohen Nadirwerten und normalen Blutwerten bei vorgesehenem Wiederbeginn der Therapie um ca. 20–25% anstreben.

Tabelle 5. Reduzierte Leberfunktion[a]

Serum-Bilirubin [mg/dl]	GOT, GPT, gGT	Dosis(%)	
		A[b]	B[c]
< 1,5	< 2·N[d]	100%	100%
1,5–3,0	2–5·N[d]	50%	50–75%
> 3,0	> 5·N[d]	25%	25–50%

[a] Die angegebenen Dosismodifikationen sind nur als Orientierungshilfen zu verstehen. Die Dosierungen müssen individuell modifiziert werden. (Mod. nach: De Vita et al.: Cancer. Principles & Practice of Oncology; Lippincott Co., 1982.)
[b] Anthrazykline.
[c] Nitrosoharnstoffe, Mitomycin C, DTIC, Etoposid, Teniposid, Vinca-Alkaloide.
[d] Oberer Normalgrenzwert.

Tabelle 6. Reduzierte Nierenfunktion

Kreatinin-Clearance [ml/min/1,73]	Serum-Kreatinin	Dosis (%)[a]		
		A[b]	B[c]	C[d]
> 70	< 1,2	100	100	100
40–70	1,2–2,0	50	50	75
< 40	> 2,0	25	–	50

[a] Die angegebenen Dosismodifikationen sind nur als Orientierungshilfen zu verstehen. Die Dosierungen müssen individuell modifiziert werden. (Mod. nach: De Vita et al.: Cancer. Principles & Practice of Oncology; Lippincott Co., 1982.)
[b] Niedrigdosiertes Methotrexat, Streptozotozin.
[c] Cisplatin.
[d] Cyclophosphamid, Ifosfamid, Bleomycin, Etoposid, Teniposid.

5 Abkürzungen der in diesem Buch verwendeten antineoplastischen Substanzen (soweit nicht gesondert in den jeweiligen Kapiteln angegeben)

Substanzen	Abkürzungen	Substanzen	Abkürzungen
Aclarubicin/Aclacinomycin	ACM	Ifosfamid	IFO
Actinomycin D	Act-D	Interferon-alpha	IFN-α
Adriamycin/doxorubicin	ADM	Interferon-beta	IFN-β
Aminoglutethimid	AGT	Interferon-gamma	IFN-γ
Amsacrin	m-AMSA	Interleukin-2	IL-2
Asparaginase	ASP	Lomustin/CCNU	CCNU
Azacytidin	ACT	Medroxyprogesteronazetat	MPA
Bleomycin	BLM	Megestrolazetat	MGA
Buserelin	BUS	Melphalan	MLP
Busulfan	BSN	Mercaptopurin	6-MP
Calciumfolinat	CF	Methotrexat	MTX
Carboplatin	CBP	Methyl-GAG	Me-GAG
Carmustin/BCNU	BCNU	Mithramycin	MTM
Chorambucil	CAB	Mitomycin	MIM
Cisplatin	DDP	Mitotane/o'p'-DDD	op-DDD
Cyclophosphamid	CPM	Mitoxantron	MOX
Cyproteronacetat	CPA	Mustargen/HN$_2$	HN$_2$
Cytosin-Arabinosid	ARA-C	Nimustin/ACNU	ACNU
Dacarbazin	DTIC	Prednimustin	PDM
Daunorubicin	DNM	Prednison	PRED
Dexamethason	DEX	Prednisolon	PDL
4-Epi-Adriamycin	Epi-ADM	Procarbazin	PROC
Estramustinphosphat	EMP	Semustin/Methyl-CCNU	Me-CCNU
Etoposid/VP16–213	ETP (VP16)	Streptozotocin	SPT
Floxuridin	FUdR	Tamoxifen	TAM
5-Fluorouracil	5-FU	Teniposid/VM 26	TNP (VM 26)
Flutamid	FLUT	Thioguanin	6-TG
Ftorafur	FTF	Thiotepa	TTP
Hexamethylmelamin	HMM	Trofosfamid	TRO
Hydroxyurea	HU	Vinblastin	VBL
Idarubicin	IDA	Vincristin	VCR
		Vindesin	VDS

Therapeutische Konzepte

Hämatologische bzw. lymphatische Erkrankungen

Akute Leukämien

W. Hiddemann

I. Epidemiologie

Häufigkeit: 2–4 % aller malignen Tumoren;
Inzidenz: 2–3/100 000 pro Jahr;
Ätiologie: weitgehend ungeklärt;
bei einem Teil der akuten myeloischen Leukämien Induktion durch Strahlenexposition, vorausgegangene zytostatische Therapie (z. B. alkylierende Medikamente) oder andere Substanzen (Benzene) → sekundäre Leukämien.

II. Pathogenese und Klassifikation

Maligne Entartung hämatopoetischer Stammzellen mit unkontrollierter Expansion und aufgehobenem Differenzierungsvermögen, durch progrediente Akkumulation leukämischer Blasten Verdrängung und Unterdrückung der normalen Hämatopoese → Anämie, Granulozytopenie, Thrombozytopenie.
In ca. 10–20 % der Fälle Infiltration extramedullärer Organe, bevorzugt Leber, Milz und Lymphknoten sowie der Meningen (vor allem bei akuter lymphatischer Leukämie).
Entsprechend der Linienzugehörigkeit der maligne entarteten, determinierten Stammzellen wird unterschieden zwischen
● akuter myeloischer Leukämie und
● akuter lymphatischer Leukämie.

Innerhalb beider Krankheitsgruppen Definition weiterer Subgruppen nach morphologischen, zytochemischen und immunologischen Merkmalen.

III. Diagnostik

Morphologische Untersuchung von peripherem Blut und Knochenmarkaspirat mit ergänzenden zytochemischen und immunologischen Analysen, zytogenetische Diagnostik zur Identifizierung prognostischer Untergruppen; Liquorpunktion bei akuter lymphatischer Leukämie.

IV. Allgemeine Behandlungsstrategie

Induktions- therapie:	Initiale Therapie mit dem Ziel der Vollremission. → Reduktion der Leukämiezellpopulation bis unter die Nachweis- grenze. → Regeneration der normalen Hämatopoese mit Normalisierung von Blutbild und Knochenmark.
Therapie in Remission:	Postremissionstherapie mit dem Ziel der endgültigen Elimination nach Induktionstherapie noch vorhandener Leukämiezellen.

- Konsolidierung als intensive Chemotherapie oder hochdosierte myeloablative Chemo-Strahlentherapie mit nachfolgender Knochenmarktransplantation.
- Erhaltungschemotherapie über mehrere Monate oder Jahre.

V. Spezielle Behandlungsstrategien

1 Akute myeloische Leukämie

Morphologische, zytochemische und immunologische Subklassifikation ohne Relevanz für das therapeutische Vorgehen. Ausnahme: akute Promyelozyten-leukämie (s. unten).
Mittels Zytogenetik definierte Prognosekriterien zur Zeit nicht umsetzbar, in Zukunft jedoch Grundlage einer risikoadaptierten Therapiestratifikation.

1.1 Induktionstherapie

Prinzip: intensive, aplasiogene Kombinationstherapie.

Grundlage: Kombination von Cytosin Arabinosid in konventioneller Dosierung mit Anthrazyklinen und ihren Derivaten oder Anthrachinonabkömmlingen z.T. ergänzt durch 6-Thioguanin oder Etoposid.
Durch Doppelinduktion, d.h. die rasche Aufeinanderfolge von zwei Induktions-kursen, hohe Remissionsrate und mögliche Verbesserung der Langzeitprognose und des kurativen Potentials (Tabelle 1).
Auch bei älteren Patienten, d.h. im Alter > 60 Jahre, intensive Induktionstherapie als Behandlung der ersten Wahl. Applikation eines zweiten Induktionskurses i.S. der Doppelinduktion jedoch nur bei Nachweis residualer Blasten im Knochen-mark nach dem ersten Kurs.
Bei akuter Promyelozytenleukämie (FAB − M 3) Therapie mit ALL-trans Retinol-säure (ATRA) simultan mit oder gefolgt von zytostatischer Therapie mit TAD oder DA (3 + 7).

Tabelle 1. Akute myeloische Leukämie-Induktionstherapie (multizentrische Therapiestudien)

Quelle	Therapie-Schema	n	Therapieresultate [%]		
			CR	NR	ED
AMLCG 1985 [1]	TAD	576	65	21	14
EORTC 1986 [2]	AVAd	295	64	21	15
BMRC 1986 [3]	DAT	1044	66	17	17
CALGB 1987 [4]	DA (3+7)	668	56	19	25
ECOG 1992 [5]	DAT	924	68	18	14
CALGB 1991 [6]	DA (3+7)	326	61	15	24
EORTC/GIMEMA [7]	DA (3+7)	423	61	15	24
AMLCG 1992 [8]	TAD/TAD	601	66	22	12
	TAD/HAM		72	17	11

D Daunorubicin, *A* Cytosin Arabinosid, *T* 6-Thioguanin, *HA* Hochdosis Cytosin Arabinosid, *M* Mitoxantron, *V* Vincristin, *Ad* Adriamycin, *CR* Komplette Remission, *NR* Non-Response, *ED* Frühtodesfall innerhalb von 6 Wochen nach Therapiebeginn.

1.2 Postremissionstherapie

Konsolidierungschemotherapie

Grundlage: Cytosin Arabinosid in mittelhoher bis hoher Dosierung als Mono- oder Kombinationstherapie mit Anthrazyklinen, Anthrachinonen oder Etoposid (Tabelle 2).

Tabelle 2. Akute myeloische Leukämie-Konsolidierungstherapie

Quelle	Therapieschema	n	Therapieresultate	
			CCR	(Zeitpunkt)
AMLCG 1992 [8]	Doppelinduktion			
	TAD Konsolid. + Erhaltg.	601	37%	5 Jahre
CALGB 1992 [9]	HD-AraC	187	44%	3 Jahre
	400 mg/m^2 AraC	206	38%	3 Jahre
	100 mg/m^2 AraC	203	24%	3 Jahre
ECOG 1992 [10]	HD-AraC/AMSA	29	30%	4 Jahre
	allo KMT	54	42%	4 Jahre

TAD Thioguanin, Cytosin Arabinosid, Daunorubicin, *AraC* Cytosin Arabinosid, *HD-AraC* Hoch-Dosis Cytosin Arabinosid, *AMSA* Amsacrine.

Knochenmarktransplantation

Allogene Knochenmarktransplantation

Derzeit Postremissionstherapie der ersten Wahl bei Patienten < 50 Jahren mit HLA kompatiblem blutsverwandten Spender; in Zukunft vorzugsweiser Einsatz bei zytogenetisch definierten Risikogruppen in erster Remission, bei anderen Patienten im beginnenden Rezidiv oder zweiter Vollremission.

Autologe Knochenmarktransplantation

Kein signifikanter Vorteil gegenüber intensiver Konsolidierungs-Chemotherapie, Einsatz daher nur im Rahmen kontrollierter klinischer Studien.

Erhaltungschemotherapie

Eindeutige Verlängerung von Remissionsdauer und Überlebenszeit durch zyklische Erhaltungstherapie über 3 Jahre nach TAD Induktion und TAD Konsolidierung [1]; z. Z. erneute Überprüfung dieses Konzepts auf der Grundlage einer dosis-intensivierten Induktion und Konsolidierung.

2 Akute lymphatische Leukämie

Immunologische Subklassifikation in folgende Untergruppen:

B-Zell-Linie:
- frühe B-Vorläufer ALL,
- common ALL,
- prä-B-ALL,
- B-ALL.

T-Zell-Linie:
- frühe T-Vorläufer ALL,
- T-ALL.

Hybrid und mixed ALL:
- Koexpression myeloischer und lymphatischer Zellmarker auf einer Zellpopulation,
- Koexistenz von getrennten Subpopulationen mit myeloischen oder lymphatischen Zellmarkern.

Unklassifizierbare ALL

Wesentliche Faktoren für eine risikoadaptierte Therapiestratifikation:
- spätes Erreichen einer Vollremission,
- erhöhte initiale Leukozytenzahl,
- Vorliegen einer Translokation t (9; 22) (Ph⁺-ALL).

Nach diesen Charakteristika differenzielle Therapieausrichtung in Hoch- und Standard-Risiko.

2.1 Induktionstherapie

Prinzip: prolongierte, Aplasie vermeidende Kombinationstherapie (Ausnahme: B-ALL).

Grundlage: Kombination von Prednison, Vincristin, Anthrazyklinen und Asparaginase, in vielen Schemata ergänzt durch weitere Substanzen wie Cytosin Arabinosid, Cyclophosphamid, 6-Mercaptopurin oder Methotrexat (Tabelle 3).

Tabelle 3. Akute lymphatische Leukämie-Induktionstherapie

Quelle	Therapieschema	n	Remissionsrate [%]
Stryckmans et al. 1987 [11]	V, P, ADM, (HA)	100	74
Gaynor et al. 1988 [12]	V, P, (D, ADM, C)	199	82
Hussein et al. 1992 [13]	V, P, ADM, C	168	68
Mandelli et al. 1992 [14]	V, P, D, Asp, MTX, C	343	84
Schiffer et al. 1992 [15]	V, P, Asp, D, C	165	85
Hoelzer et al. 1992 [16]	V, P, Asp, D, C, AraC, MTX, MP	325	76

V Vincristin, *P* Prednison, *ADM* Adriamycin, *HA* Hoch-Dosis Cytosin Arabinosid, *AraC* Cytosin Arabinosid, *C* Cyclophosphamid, *D* Daunorubicin, *Asp* L-Asparaginase, *MTX* Methotrexat, *MP* 6-Mercaptopurin.

2.2 Postremissionstherapie

Konsolidierung/Intensivierung

Grundlage: verschiedene Kombinationen von Cytosin Arabinosid, Cyclophosphamid, Anthrazyklinen oder Epipodophyllotoxinderivaten, z. Z. bevorzugt Kombinationen auf der Basis von mittelhoch- bis hochdosiertem Cytosin Arabinosid oder Hoch-Dosis Methotrexat ([16, 17]; Tabelle 4).

Tabelle 4. Akute lymphatische Leukämie-Konsolidierung (Intensivierungschemotherapie)

Quelle	Therapieschema	CCR	(Zeitpunkt)
Stryckmans et al. 1987 [11]	Asp, C (MTX, TG, AraC)	38 %	> 10 Jahre
Gaynor et al. 1988 [12]	AraC, TG Asp, V, (D, P, MTX, C, ID-AraC, BCNU)	30 %	7 Jahre
Hussein et al. 1989 [13]	MTX, AraC, TG, Asp, V, P, C	33 %	4 Jahre
Mandelli et al. 1992 [14]	V, MTX, AraC, Dexa, VM-26, C, D, P, Mitox	44 %	3 Jahre
Hoelzer et al. 1992 [16]	V, Dexa, ADM, AraC, C TG	HR 35 %	6 Jahre
		LR 61 %	6 Jahre

TG Thioguanin, *ID-AraC* mittel-hoch Dosis Cytosin Arabinosid, *Dexa* Dexamethason, *VM-26* Teniposid, *Mitox* Mitoxantron.
Andere Abkürzungen s. Tabelle 3.

Erhaltungschemotherapie

Grundlage: Kombination von 6-Mercaptopurin und Methotrexat, meist ergänzt durch 2–4 intermittierende Konsolidierungs-/Intensivierungskurse, Dauer nicht eindeutig gesichert, in der Regel 12–24 Monate.

ZNS-Prophylaxe

Aufgrund der hohen Rate von ZNS-Rezidiven prophylaktische Schädelbestrahlung mit 18–24 Gy, vorzugsweise in der zweiten Hälfte der Induktionstherapie. Zusätzlich intrathekale Therapie mit Methotrexat, Cytosin Arabinosid und Dexamethason während Induktion, Konsolidierung/Intensivierung und Erhaltung.

Knochenmarktransplantation

Allogene Knochenmarktransplantation

Postremissionstherapie der Wahl bei Hoch-Risiko Patienten insbesondere mit Ph⁺-ALL, bei Standard-Risiko kein eindeutiger Vorteil im Vergleich zur Chemotherapie.

Autologe Knochenmarktransplantation

Einsatz nur im Rahmen kontrollierter Studien.

VI. Literatur

1. Büchner T, Urbanitz D, Hiddemann W et al (1985) Intensified induction and consolidation with or without maintenance chemotherapy for acute myeloid leukemia (AML): Two multicenter studies of the German AML Cooperative Group. J Clin Oncol 3:1583–1589
2. Hayat M, Jehn U, Willemze R et al (1986) A randomized comparison of maintenance treatment with androgens, immunotherapy and chemotherapy in adult acute myelogenous leukemia. A Leukemia-Lymphoma Group Trial of the EORTC. Cancer 58:617–623
3. Rees JKH, Gray RG, Swirsky D, Hayhoe FGJ (1986) Principal results of the Medical Research Council's 8th acute myeloid leukemia trial. Lancet II:1236–1241
4. Preisler H, Davis RB, Kirshner J et al (1987) Comparison of three remission induction regimes and two postinduction strategies for the treatment of acute nonlymphocytic leukemia: A Cancer and Leukemia Group B Study. Blood 69:1441–1449
5. Cassileth PA, Andersen JW, Bennett JM et al (1992) Escalating the intensity of postremission therapy improves the outcome in acute myeloid leukemia: the ECOG experience. Leukemia:116–119
6. Dillman RO, Davis RB, Green MR et al (1991) A comparative study of two different doses of Cytarabine for acute myeloid leukemia: A phase III trial of Cancer and Leukemia Group B. Blood 78:2520–2526
7. Zittoun R, Liso V, Mandelli F et al (1992) Intensive consolidation chemotherapy versus standard consolidation maintenance in acute myelogenous leukemia (AML) in first remission. A EORTC/GIMEMA phase III trial (AML8 B). Leukemia 6:76–77
8. Büchner T, Hiddemann W, Maschmeyer G et al (1992) High versus standard dose ARA-C for very early intensification in AML. Randomized study by AMLCG. Blood 80:113a
9. Mayer RJ, Davis RB, Schiffer CA, Berg DT, Sarno E, Frei E (1992) Intensive post-remission therapy with ARA-C in adults with acute myeloid leukemia: initial results of a CALGB phase III trial. Leukemia 6:66–67

10. Cassileth PA, Lynch E, Hines JD et al (1992) Varying intensity of postremission therapy in acute myeloid leukemia. Blood 79:1924–1930
11. Stryckmans P, de Witte T, Bitar N et al (1987) Cytosine arabinoside for induction, salvage, and consolidation therapy of adult acute lymphoblastic leukemia. Semin Oncol 14:1, 67–72
12. Gaynor J, Chapman D, Little C et al (1988) A cause-specific hazard rate analysis of prognostic factors among 199 adults with acute lymphoblastic leukemia: the Memorial Hospital experience since 1969. J Clin Oncol 6:1014–1030
13. Hussein KK, Dahlberg S, Head D et al. Treatment of acute lymphoblastic leukemia in adults with intensive induction, consolidation, and maintenance chemotherapy. Blood 73:57–63
14. Mandelli F, Annino L, Vegna ML et al (1992) GIMEMA ALL 0288: a multicentric study on adult lymphoblastic leukemia. Preliminary results. Leukemia 6:182–185
15. Schiffer CA, Larson RA, Bloomfield CD (1992) Cancer and leukemia group B (CALGB) studies in adult acute lymphocytic leukemia. Leukemia 6:171–174
16. Hoelzer D, Thiel E, Ludwig WD, Löffler H, Büchner T, Freund M, Heil G, Hiddemann W, Maschmeyer G, Völkers B, Aydemir U (1992) The German multicentre trials for treatment of acute lymphoblastic leukemia in adults. Leukemia 6:175–177
17. Hoelzer D (1991) High-dose chemotherapy in adult acute lymphoblastic leukemia. Sem Hematol 28:84–92

Myelodysplastische Syndrome

W. Hiddemann

I. Definition

Heterogene Gruppe von Erkrankungen mit den gemeinsamen Charakteristika einer monoklonalen Hämatopoese mit normo- oder hyperzellulärem Knochenmark und peripherer Zytopenie einer oder mehrerer hämatopoetischer Zellreihen aufgrund einer Störung von Zellproliferation und Differenzierung pluripotenter Stammzellen.

II. Epidemiologie

Häufigkeit: 2–3 % aller neoplastischen Erkrankungen;
Inzidenz: 1–2/100 000 pro Jahr, steigende Inzidenz im höheren Lebensalter, im Alter > 70 Jahre Inzidenz 22/100 000 pro Jahr [1];
Ätiologie: weitgehend ungeklärt;
bei einem Teil der Fälle vorausgegangene Exposition mit organischen Lösungsmitteln wie Benzol, Toluol u. a., Zytostatika oder ionisierenden Strahlen (sekundäre MDS).

III. Pathogenese und Klassifikation

Maligne Entartung hämatopoetischer Zellen auf der Ebene der pluripotenten Stammzellen unter Beteiligung der Erythropoese, Megakaryopoese und Granulopoese sowie zusätzlich der B- und T-Zellreihe der Lymphopoese, Störung von Proliferation und Differenzierung mit Verdrängung der normalen Hämatopoese;
→ Anämie, Granulozytopenie, Thrombozytopenie;
Tendenz zur Transformation in akute myeloische Leukämie in Abhängigkeit vom Subtyp;
in der Hälfte aller Fälle Nachweis charakteristischer zytogenetischer Aberrationen wie Verlust eines Teils von Chromosom 5 (5q-Syndrom), Trisomie 8, Verlust von Chromosom 7, Translokation t (6; 9) u. a.
Nach der FAB-Klassifikation werden 5 Subtypen unterschieden [2, 3]:
- refraktäre Anämie (RA):
  Hyperplasie der Erythropoese mit Zeichen der Dyserythropoese;
- refraktäre Anämie mit Ringsideroblasten (RARS):
  wie RA, zusätzlich Nachweis von Ringsideroblasten mittels Eisenfärbung im Knochenmark (≥ 15 % aller kernhaltigen Zellen);

- refraktäre Anämie mit Exzeß von Blasten (RAEB):
  hyperzelluläres Knochenmark mit 5–20 % Blasten und Zeichen der Dysgranu-
  lopoese und Dysmegakaryopoese;
- refraktäre Anämie mit Exzeß von Blasten in Transformation (RAEB-t):
  wie RAEB mit Blastenanteil von 20–30 % im Knochenmark oder > 5 % im Blut;
- chronische myelomonozytäre Leukämie (CMML):
  Dysplasien aller Zellreihen mit Vermehrung monozytärer Zellformen > $1000/m^3$
  im Blut.
  (Zur Häufigkeitsverteilung der Subtypen s. Tabelle 1).

Tabelle 1. Myelodysplastische Syndrome, Häufigkeitsverteilung und Prognose (nach [5])

Subtyp	Häufigkeit [%]	maligne Trans-formation [%]	mittlere Überlebens-zeit (Monate)
RA	20–30	11 (0–20)	37 (19–64)
RARS	20–30	5 (0–15)	49 (21–76)
RAEB	20–25	23 (11–50)	9 (7–15)
RAEB-t	10–20	48 (11–75)	6 (5–12)
CMML	15–20	20 (3–55)	22 (8–60)

IV. Risikofaktoren und Prognose

Prognose abhängig vom Risiko der Transformation in akute Leukämie (Tabelle 1);
Indikatoren für eine ungünstige Prognose bzw. hohes Transformationsrisiko sind
[4]:
- Hämoglobingehalt < 10 g/dl,
- neutrophile Granulozyten < 2500/µl oder > 15 000/µl,
- Thrombozyten < 100 000/µl,
- Blastenanteil im Knochenmark > 5 %,
- LDH > 250 U/l.

V. Diagnostik

Morphologische Untersuchung von peripherem Blut und Knochenmarkaspirat
mit ergänzender Eisenfärbung, zytochemischen und immunologischen Analysen.
Zytogenetische Diagnostik zur Identifizierung prognostischer Untergruppen,
molekular-biologische Analyse von Genmutationen und Untersuchung der in-vitro
Stimulation der Hämatopoese in Stammzell-Assays.

VI. Allgemeine Behandlungsstrategie

Ausrichtung der Therapie in Abhängigkeit von FAB Subtyp, prognostischen Faktoren und Lebensalter,
kurativer Anspruch nur durch allogene Knochenmarktransplantation,

palliative Therapie in Form des Ersatzes von Blutzellen, ggf. ergänzt durch hämatopoetische Wachstumsfaktoren, bei progredientem Verlauf und Übergang in akute myeloische Leukämie intensive oder bei Kontraindikationen niedrig dosierte zytostatische Therapie.

VII. Spezielle Behandlungsstrategien

1 Blutzellersatz
   Transfusion von Erythrozyten und/oder Thrombozyten in Abhängigkeit vom Grad der Zytopenie und der klinischen Symptomatik;
   grundsätzlich möglichst zurückhaltend wegen Gefahr der Eisenüberladung bzw. Antikörperinduktion.
2 Hämatopoetische Wachstumsfaktoren
   G-CSF oder GM-CSF bei schwerer Granulozytopenie und infektiösen Komplikationen, Anstieg der Granulozytenzahl in 75–90 % der Fälle mit konsekutiver Senkung der Rate infektiöser Komplikationen [6];
   wegen der Gefahr der Beschleunigung des Übergangs in akute myeloische Leukämie Einsatz nur bei < 10 % Blasten im Knochenmark;
   Erythropoietin bei schwerer Anämie, in ca. 20–40 % der Fälle Anstieg von Erythrozytenzahl und Hämoglobinkonzentration unabhängig vom Erythropoietin-Ausgangswert.
   Interleukin-3 und Interleukin-6 zur Zeit in Erprobung im Rahmen kontrollierter Phase I/II Studien (Tabelle 2).

Tabelle 2. Myelodysplastische Syndrome, Hämatopoetische Wachstumsfaktoren (nach [5])

| Faktor | Patientenzahl | Anstieg (%) von | | |
		Granulozyten	Retikulozyten	Thrombozyten
G-CSF	73	90	12	5
GM-CSF	232	77	20	6
Interleukin-3	32	59	25	34
Erythropoietin	111	–	22	–

3 Zytostatische Therapie
   Bei Patienten mit ungünstiger Prognose und Übergang in akute myeloische Leukämie vorzugsweise intensive Kombinationschemotherapie, Rate kompletter Remissionen 13–56 %, Remissionsdauer 8 bis 10 Monate, rezidivfreies Überleben nach 2 Jahren 2–10 % (Tabelle 3).
   Unter Therapie mit niedrig-dosiertem Cytosin Arabinosid komplette Remissionen in ca. 15–20 % der Fälle, keine Verlängerung der Überlebenszeit im Vergleich zu alleiniger supportiver Therapie [12, 13].
4 Allogene Knochenmarktransplantation
   Therapie der ersten Wahl bei Patienten mit Hoch-Risiko myelodysplastischen

Tabelle 3. Myelodysplastische Syndrome, Intensive Chemotherapie

Autoren	Therapieschema	n	Komplette Remission (%)
Mertelsmann et al. [8]	DAT	45	51
Armitage et al. [9]	DA (3+7)	20	15
Tricot et al. [10]	Hd-AraC, D	15	53
Fenaux et al. [11]	Rub, A	20	50
Aul et al. [12]	TAD	16	56

D Daunorubicin, *A* Cytosin Arabinosid, *T* 6-Thioguanin, *Hd-AraC* Hoch-Dosis Cytosin Arabinosid, *Rub* Rubidazon.

Syndromen und Alter < 50 bis 55 Jahre, rezidivfreies Überleben nach 3 Jahren 40 bis 50 % [13, 14].

5 Perspektiven

Versuch der Differenzierungsinduktion durch Zytokine oder Retiniode.

VIII. Literatur

1. Aul C, Gattermann N, Schneider W (1992) Age – related incidence and other epidemiological aspects of myelodysplastic syndromes. Brit J Haemat 82:358–367
2. Bennett JM, Catovsky D, Daniel MT, Flandrin G, Galton DAG, Gralnick HR, Sultan C (1982) French-American-British (FAB) cooperative group. Proposals for the classifiction of myelodysplastic syndromes. Br J Haemat:189–199
3. Goasguen JE, Bennett JM (1992) Classification and morphologic features of the myelodysplastic syndromes. Sem Oncol 19:4–13
4. Mufti GJ (1992) A guide to risk assessment in the primary myelodysplastic syndrome. Hematology/Oncology Clinics of North America 6:587–606
5. Wörmann B (in Druck) Myelodysplastisches Syndrom und sekundäre Leukämie. Internist
6. Vadhan Raj S, Keating M, LeMaistre A, Hittelman WN, McCredie K, Trujillo JM, Broxmeyer HE, Henney C, Gutterman JU (1987) Effects of recombinant human granulocyte – macrophage colony-stimulating factor in patients with myelodysplastic syndromes. N Engl J Med 317:1545–1552
7. Büchner T, Hiddemann W, Blasius S et al (1990) The role of chemotherapy intensity and duration. Two studies of the AMLCG. In: Büchner T, Schellong G, Hiddemann W, Ritter J (eds) Acute Leukemias II. Springer Verlag, Heidelberg Berlin:261–266
8. Mertelsmann R, Thaler H, To L et al (1980) Morphological classification, response to therapy, and survival in 263 adult patients with acute nonlymphoblastic leukemia. Blood 56:773–781
9. Armitage JO, Dick FR, Needleman SW, Burns CP (1981) Effect of chemotherapy for the dysmyelopoietic syndrome. Cancer Treat Rep 65:601–605
10. Tricot G, Boogaerts MA (1986) The role of aggressive chemotherapy in the treatment of the myelodysplastic syndromes. Br J Haemat 63:477–483
11. Fenaux P, Lai L, Jouet JP, Pollet JP, Bauters F (1988) Aggressive chemotherapy in adult primary myelodysplastic syndromes. Blut 57:297–302
12. Aul C, Schneider W (1989) The role of low-dose cytosine arabinoside and aggressive chemotherapy in advanced myelodysplastic syndromes. Cancer 64:1812–1818
13. Cheson BD (1992) Chemotherapy and bone marrow transplantation for myelodysplasic syndromes. Sem Oncol 19:85–94
14. Appelbaum FR, Barrall J, Storb R et al. (1990) Bone marrow transplantation for patients with myelodysplasia. Ann Int Med 112:590–597

Myeloproliferative Syndrome

N. Niederle und *B. Weidmann*

Zu den myeloproliferativen Syndromen (MPS) zählen:
- die chronische myeloische Leukämie (CML),
- die Polycythaemia rubra vera (PVC),
- die essentielle oder idiopathische Thrombocythaemie (ET)
- die idiopathische Myelofibrose (IM).

I. Epidemiologie

Inzidenz: alle MPS 1–3/100 000, CML 1/100 000, PCV 0,5–0,8/100 000, ET 0,1/100 000, IM 0,4–0,6/100 000;

Ätiologie: weitgehend ungeklärt; nach Strahlenexposition (Atombomben, Morbus Bechterew), erhöhtes Risiko;

Prognose: mediane Überlebenszeit zwischen 4 Jahren bei CML und mehr als 10 Jahren bei ET.

II. Pathogenese/Pathologie

Klonale Transformation am ehesten auf der Ebene der pluripotenten Stammzellen führt zu vermehrter Proliferation und Akkumulation hämatopoietischer Zellen. Die einzelnen Krankheitsbilder ergeben sich aus der Dominanz eines Zelltyps – in der Krankheitsfrühphase bestehen oftmals fließende Übergänge zwischen den einzelnen Entitäten. Anfangs findet sich regelmäßig ein hyperzelluläres Knochenmark sowie eine unterschiedlich ausgeprägte Vermehrung und Ausreifung der einzelnen Zellinien im Blut. Weiterhin besteht eine Reaktivierung der extramedullären Blutbildung, vorzugsweise in Leber und Milz (Hepatosplenomegalie). Im Krankheitsverlauf kann eine mehr oder weniger starke Myelofibrose auftreten, was zur Verstärkung der – ineffektiven – extramedullären Blutbildung beiträgt.

In der terminalen Phase – vorzugsweise bei CML – ist der Übergang in eine Blastenkrise ähnlich einer akuten Leukämie häufig, welche myeloblastär (ca. 60 %), lymphoblastär (ca. 30 %) bzw. myelolymphoblastär (ca. 10 %) oder sehr selten megakaryoblastär bzw. erythroblastär determiniert sein kann.

Tabelle 1. Differentialdiagnose der myeloproliferativen Syndrome

	CML	PCV	ET	IM
Blut				
Leukozytose	+++	n/+	n/(+)	++/n/–
Linksverschiebung	+++	n/(+)	n/(+)	++
	Basophilie Eosinophilie			rote Vorstufen
Hämoglobin/Erys.	n/(–)	++	n	n/–
Thrombozyten	n bis +	n bis +	++	n/–/+
ALP-Index	–	n/+	n	n/+
LDH	++	+	(+)	++
Vitamin B_{12}	++	+	n	n/–
Knochenmark				
Granulopoiese	+++	+	n	++/n/–
Erythropoiese	n/–	++	n	(+)/n/–
Megakaryopoiese	++/n	+	+++	+/n/–
	Pseudo-Gaucher-Z.			
Fibrose	n/+	n/+	n/+	+ bis +++
Speichereisen	–	– –	n	n/+
Ph^1-Chromosom	> 90 %	0	0	0
BCR/ABL-Rearrangement	> 95 %	0	0	0
Splenomegalie	++	n/(+)	n/+	+++
Myeloische Metaplasie	++	+/++	+	+++

ALP = Alkalische Leukozytenphosphatase; LDH = Laktatdehydrogenase

III. Allgemeine Diagnostik

Ziel ist die Abgrenzung der MPS untereinander sowie von anderen Krankheitsbildern mit Leukozytose, Polyglobulie und/oder Thrombozytose (vgl. Tabelle 1) durch Anamnese, klinische Untersuchung, Thoraxröntgen, Abdomensonographie, Differentialblutbild, Retikulozyten, LDH, Harnsäure, Kreatinin, alkalische Leukozytenphosphatase (ALP), Vitamin B_{12}, Zyto- und Molekulargenetik [1], Bekkenkammbiopsie mit Zytologie und Histologie einschließlich Faserfärbung.

IV. Behandlungsstrategie

Grundsätzlich nur palliativer Behandlungsansatz mit Ausnahme der allogenen Knochenmarktransplantation (KMT), z. Z. vorzugsweise bei der CML.
Allgemeine Therapiemaßnahmen:
- bei Hyperurikämie, v. a. auch bei Einleitung einer zytoreduktiven Therapie, **Allopurinol** (100–600 mg/Tag);
- bei thromboembolischen Komplikationen Versuch mit Thrombozytenaggregationshemmern (**ASS** 100–300 mg/Tag oder **Dipyridamol** 3mal 75 mg/Tag),

der klinische Effekt ist jedoch nicht gesichert, und eine Verstärkung der Blutungsneigung ist neben anderen unerwünschten Wirkungen möglich [2].

V. Einzelne Krankheitsbilder

1 Chronische myeloische Leukämie (CML)

1.1 Spezielle Diagnostik (s. auch Tabelle 1)

Blut: Leukozytose bis > 500000/µl, Linksverschiebung (alle Reifungsstufen), Basophilie, Eosinophilie, fakultativ Thrombozytose (ca. 50%) und/oder Anämie; erniedrigter ALP-Index bei ≥ 80% (cave: Normalisierung bei Remission, bei infektiösen Komplikationen oder bei Akzeleration möglich)
erhöht: Vitamin B_{12}, LDH, Harnsäure
im Blastenschub Zytochemie und Immunzytologie.

Knochenmark: Vermehrung der Granulozytopoiese, oft auch der Megakaryozytopoiese, Linksverschiebung („Myelozytenmark"), evtl. Faservermehrung, ggf. Pseudo-Gaucher-Zellen (> 20%).

Genetik: Philadelphia-Chromosom (ca. 90–95%) (bei unbehandelten Ph^1-positiven Patienten Nachweis in 100% der Metaphasen);
BCR/ABL-Rearrangement (Southern-Blot oder PCR) auch bei ca. 50% der Ph^1-negativen Patienten.

1.2 Therapie

Therapieindikationen:
- Symptome (allgemeines Krankheitsgefühl, Leistungsminderung, Gewichtsverlust, Beschwerden durch Hepato- oder Splenomegalie, Anämie, Thrombozytopenie) oder
- Leukozytenzahlen > ca. 50000–100000/µl;
- bei jugendlichen Patienten evtl. frühzeitiger Therapiebeginn.

Leukapherese bei sehr hohen Leukozytenzahlen und Leukostase-Syndrom oder bei schwangeren Patientinnen.

Jüngere Patienten (< 60 Jahre):
α-Interferon: 4–5 Mill. E/m²/Tag s.c., kontinuierliche Applikation (50–70% hämatologische, 30–50% zyto- und molekulargenetische Remissionen; 3 bis 6 Monate bis zur hämatologischen, ca. 12–24 Monate bis zur zytogenetischen Remission) [3, 4].

Ältere Patienten:
Hydroxycarbamid: 1–5 g/Tag p.o., zunächst kontinuierlich (gute Steuerbarkeit durch kurze Halbwertszeit und raschen Wirkungseintritt) [5, 6], alternativ.

Busulfan: 4–6 mg/m^2/Tag p.o. für 10–20 Tage, halbe Dosis bei Abfall der Leukozyten um 50 %, Absetzen unter ca. 20000/µl; cave: langanhaltende Aplasien wegen verzögerten Wirkungseintritts und langer Halbwertszeit.

Bei **Akzeleration** bzw. in der **Blastenkrise**:
- VDS 3 mg/m^2 i.v. Tage 1, 2 [7],
  PRD 60 mg/m^2 p.o. Tage 1–5,
  Wiederholung wöchentlich.
- 6-Thiognanin 80–200 mg/m^2 p.o. täglich.

Bei jüngeren Patienten in der Blastenkrise evtl. Behandlung ähnlich einer AML oder ALL; komplette Remissionen bzw. Überführungen in eine zweite chronische Phase vorzugsweise bei lymphatischen Blastenkrisen (mediane Überlebenszeit 6–8 Monate vs. 2–4 Monate bei myeloischen Blastenkrisen).

Milzbestrahlung (0,2–0,5 Gy/Tag, Gesamtdosis primär höchstens 2–5 Gy) heute nur noch bei ausgesprochener Symptomatik durch Splenomegalie (cave: teilweise ausgeprägte Aplasien).

Allogene KMT bei geeigneten Patienten:
KMT bei gegebenen Voraussetzungen früh in der chronischen Phase; Altersgrenze in letzter Zeit steigend [8].
4-Jahres-Überleben bei Transplantation in chronischer Phase 56 ± 8 %, in Akzeleration 28 ± 9 %, in Blastenkrise 16 ± 11 %, Plateau nach ca. 2 Jahren [9]; in den letzten Jahren eher bessere Ergebnisse (71,8 ± 8,1 % Überlebenswahrscheinlichkeit nach 40 Monaten) [10].

1.3 Prognose

Mediane Überlebenszeit 40–50 Monate für Ph^1-positive Patienten, ca. 15 Monate für Ph^1-negative.

2 Polycythaemia rubra vera (PCV)

2.1 Spezielle Diagnostik (s. auch Tabelle 1)

Blut: Leukozytose (selten über 30000/µl), geringe Linksverschiebung, Erythrozytose (> 6,0 × 10^{12}/l), oft mit Hypochromasie und Mikrozytose, Hämoglobin ≥ 18 g/dl, Hämatokrit 50–70 % (Zentrifugenbestimmung, sonst Unterschätzung des Wertes), fakultativ Thrombozytose, grenzwertige bis leicht erhöhte Retikulozytenzahl.
Erythropoietinspiegel im Serum meist vermindert.
Verminderung des Serum-Eisens und des Ferritins.
Knochenmark: Hyperzellularität mit Überwiegen der Erythropoiese, Erythropoiese/Leukopoiese-Verhältnis ≥ 1, evtl. Faservermehrung, Verminderung des Speichereisens.

Lungenfunktion, Blutgasanalyse mit O_2-Sättigung (meist normal; cave: bei gleichzeitiger Erkrankung von Herz oder Lunge pathologische Werte).
Ggf. nuklearmedizinische Bestimmung der Erythrozytenmasse.

2.2 Therapie

Therapieindikationen:
Hämatokrit > 50 % oder erheblich symptomatische Splenomegalie oder Thrombozytose (> 1 500 000/µl).
Antihistaminika bei Juckreiz.

Jüngere Patienten ohne Risikofaktoren für thromboembolische Komplikationen:
Aderlaß: 2–3 mal 350–500 ml pro Woche – ggf. unter Volumenersatz – bis Hämatokrit < 45–50 %; danach Abstand von 4–8 Wochen oder mehr häufig ausreichend. Keine Behandlung des entstehenden Eisenmangels wegen unkontrollierter Stimulation der Erythropoiese.

Ältere Patienten mit Neigung zu thromboembolischen Komplikationen:
zytoreduktive Therapie, z. B. **Radiophosphor** (^{32}P, 111–185 MBq i.v.) oder Alkylantien (z. B. **Busulfan** in geringerer Dosierung als bei der CML, z. B. 1–2 mg/m^2/Tag, wegen des verzögerten Wirkungseintrittes – Erythrozyten-Überlebenszeit 120 Tage – keinesfalls kontinuierliche Gabe). Die Kontrolle thromboembolischer Komplikationen ist damit besser als bei reiner Aderlaßbehandlung, allerdings treten deutlich mehr Zweitneoplasien auf [11, 12, 13]. Alternativ **Hydroxycarbamid** (ca. 20 mg/kg/Tag) mit wohl geringerem karzinogenem Potential oder **α-IFN.**

2.3 Prognose

Mittlere Überlebenszeit 9–12 Jahre, vorzugsweise bestimmt durch thromboembolische Komplikationen, sekundäre Myelofibrose und Übergang in akute Leukämien.

3 Essentielle Thrombozythaemie (ET)

3.1 Spezielle Diagnostik (s. auch Tabelle 1)

Blut: fakultativ Leukozytose (selten bis über 20 000/µl), geringe Linksverschiebung, normale Erythrozytenzahl, normales Hb, Thrombozytose (meist > 1 000 000/µl), Anisozytose der Thrombozyten, Aggregate, Makrothrombozyten, Megakaryozytenfragmente.
Knochenmark: Hyperplasie vor allem der Megakaryopoiese, aber auch der Granulopoiese und/oder Erythropoiese; überwiegend normale Ausreifung der Megakaryozyten, jedoch Vorkommen von Reifungsstörungen und Nestbildung; manchmal Faservermehrung.
Blutungszeit, Thrombozytenfunktionstests (Thrombasthenie).

3.2 Therapie

Therapieindikationen:
hämorrhagische oder thromboembolische Komplikationen oder Thrombozyten > 1 500 000/µl.

Thrombozytapherese bei lebensbedrohlichen Blutungen oder Thromboembolien und sehr hohen Thrombozytenzahlen.

Bei Mikrozirkulationsstörungen (Raynaud-Symptomatik) ohne hämorrhagische Diathese Versuch mit **Acetylsalicylsäure** in niedrigen Dosen (100 mg/Tag).

Patienten < 60 Jahre:
α-Interferon 2–10 Mill. E s.c. tgl.: 60% hämatologische Remissionen, 40% partielle hämatologische Remissionen durch Suppression der Megakaryozytopoiese und der Plättchenüberlebenszeit, Wirkungseintritt nach Tagen bis Wochen [14, 15, 16].

Patienten > 60 Jahre oder Versagen:
Hydroxycarbamid 10–20 mg/kg/Tag, alternativ **Busulfan** 1–2 mg/m²/Tag, **Melphalan** 10–15 mg/Tag über 4 Tage p.o. oder Applikation von ³²P (selten, da signifikantes leukämogenes Potential).

3.3 Prognose

Mittlere Überlebenszeit 9–12 (–15) Jahre, bestimmt hauptsächlich durch thromboembolische und hämorrhagische Komplikationen; besonders bei der ET sollte wegen der langen Überlebenszeiten bei jüngeren Patienten eine Therapie mit geringem leukämogenen Potential gewählt werden.

4 Idiopathische Myelofibrose (IM)

4.1 Spezielle Diagnostik (s. auch Tabelle 1)

Blut: normale bis deutlich erhöhte Leukozytenzahl, später Leukozytopenie, Linksverschiebung (buntes Bild), anfangs normale oder leicht erhöhte Werte für Erythrozyten und Hb, später Anämie, Anisozytose und Poikilozytose mit Tränentropfenformen, Auftreten roter Vorstufen („leukoerythroblastisches Blutbild"), anfangs oft Thrombozytose, später Thrombozytopenie; ALP erhöht.
Knochenmark: zunächst meist Panhyperplasie, vor allem auch Vermehrung von teils in Haufen liegenden Megakaryozyten; im Verlauf Entwicklung eines hypozellulären Knochenmarks mit Faservermehrung („punctio sicca").

4.2 Therapie

Therapieindikationen:
zunehmende Anämie und/oder Thrombozytopenie oder ausgeprägte Hypersplenie-Symptomatik.

Bei Anämie im Rahmen einer Myelofibrose Versuch mit **Androgenen** (z. B. Metenolon 2–5 mg/kg/Tag) oder mit **Erythropoietin** bei insgesamt geringer Erfolgswahrscheinlichkeit.

Erythrozytentransfusionen, bei hämolytischer Anämie in Kombination mit Prednisolon 50–100 mg/Tag über ca. 3 Wochen mit anschließender Dosisreduktion und niedrig dosierter Dauertherapie; bei refraktärer hämolytischer Anämie Splenektomie.

Thrombozytentransfers bei lebensbedrohlichen Blutungen oder schwerer Thrombozytopenie; möglichst Einzelspender-Hochkonzentrate zur Vermeidung einer HLA-Sensibilisierung; versuchsweise **Tranexamsäure** 3 × 500–3 × 1000 mg/Tag p.o. mit dem Ziel einer Reduktion des Thrombozytenbedarfs.

Bei erhöhten Thrombozytenzahlen (insbesondere im Frühstadium) kann ein Versuch mit **α-Interferon** oder **Hydroxycarbamid** wie bei ET notwendig sein.

Bei ausgeprägtem Hypersplenie-Syndrom **Busulfan** (1–2 mg/m²/Tag), **Vindesin** (3–5 mg/m² wöchentlich) oder **Milzbestrahlung** (in der Regel nur passager wirksam) oder – besser – **Splenektomie** nach Abwägung der – in der Regel geringen – Bedeutung der splenogenen Hämatopoiese (cave: relevantes Operationsrisikjo, progrediente Hepatomegalie, Stimulation anderer extramedullärer Blutbildungsherde).

4.3 Prognose

Mediane Überlebenszeit 2–7 Jahre, bestimmt hauptsächlich durch die myeloische Insuffizienz.

VI. Literatur

1. Fonatsch C, Gradl G (1988) Cytogenetic findings in myeloproliferative disorders. In: Huhn D, Hellriegel KP, Niederle N (eds) Chronic myelocytic leukemia and interferon: pathophysiological, clinical, and therapeutic aspects. Springer, Berlin Heidelberg New York, pp 1–18
2. Tartaglia ED, Goldberg JD, Berk PD, Wasserman LR (1986) Adverse effects of antiaggregating platelet therapy in the treatment of polycythaemia vera. Semin Hematol 23:172–176
3. Niederle N, Moritz T, Kloke O, Wandl U, May D, Becher R, Franz T, Opalka B, Schmidt CG (1991) Interferon alfa-2b in acute- and chronic-phase chronic myelogenous leukaemia: Initial response and long-term results in 54 patients. Eur J Cancer 27 (Suppl 4) 7–14
4. Niederle N (1990) Zur Behandlung myeloproliferativer Syndrome mit Interferonen. In: Niederle N, von Wussow P (eds) Interferone: Präklinische und klinische Befunde. Springer, Berlin Heidelberg New York, 215–233
5. Bolin RW, Robinson WA, Sutherland J, Hamman RF (1982) Busulfan versus hydroxyurea in long-term therapy of chronic myelogenous leukemia. Cancer 50:1683–1687
6. Hehlmann R, Anger D, Messerer D, Zankovich R, Bergmann L, Kolb HJ, Meyer P, Essers U, Queißer U, Vaupel H, Walther F, Hossfeld DK, Zimmermann R, Heiss F, Mende S, Tigges FJ, Kleeberg UR, Pralle H, Kayser W, Zimmermann R, Tichelli A, Faulhaber JD, Räth U, Schubert H, Bross K, Schlag R, Schmid L, Weißenfels I, Heinze B, Georgli A, Queißer W, Heimpel H (1988) Randomized study on the treatmet of chronic myeloid leukemia (CML) in chronic phase with busulfan versus hydroxyurea versus interferon-alpha. Blut 56:87–91
7. Hellriegel KP (1981) Therapie der Blastenkrise der chronischen myeloischen Leukämie. Ergebnisse einer Phase II-Studie mit Vindesin. Folia Haematol (Leipzig) 108:699–704

8. Beelen DW, Quabeck K, Mahmoud HK, Schaefer UW, Becher R, Schmidt CG, Bamberg M, Quast U, Grosse-Wilde H, Haralambie E, Linzenmeier G, Stollmann B, Richter HJ, Hantschke D, Thraenhardt O, Henneberg-Quester KB, Luboldt W (1987) Allogeneic bone marrow transplantation for acute leukaemia or chronic myeloid leukaemia in the fifth decade of life. Europ J Cancer Clin Oncol 23:1665

9. Bortin MM, Horowitz MM, Gale RP (1988) Current status of bone marrow transplantation in humans. Report from the International Bone Marrow Transplant Registry. Nat Immun Cell Growth Regul 7:334–350

10. Schmitz N (1990) Allogene Knochenmarktransplantation bei chronischer myeloischer Leukämie. Ergebnisse HLA-identischer Transplantationen in der Bundesrepublik Deutschland. Dtsch Med Wschr 115:923–929

11. Berk PD, Goldberg JD, Silverstein MN, Weinfeld A, Donovan PB, Ellis JT, Landaw SA, Laszlo J, Najean Y, Pisciotta AV, Wasserman LR (1981) Increased incidence of acute leukemia in polycythaemia vera associated with chorambucil therapy. New Engl J Med 304:441–447

12. Berk PD, Goldberg JD, Silverstein MN et al (1986) Therapeutic recommendations in polycythaemia vera based on Polycythaemia Vera Study Group protocols. Sem Hematol 23:132–143

13. Ellis JT, Peterson P, Geller SA, Rappaport H (1986) Studies of the bone marrow in polycythaemia vera and the evolution of myelofibrosis and second hematologic malignancies. Semin Hematol 23:144–145

14. May D, Wandl UB, Niederle N (1989) Treatment of essential thrombocythaemia with inferferon alpha-2b. Lancet 1:96

15. Gisslinger H, Ludwig H, Linkesch W, Chott A, Fritz E, Radaszkiewicz TH (1989) Long-term interferon therapy for thrombocytosis in myeloproliferative diseases. Lancet 1:634–637

16. Giles FJ, Singer CRJ, Gray AG, Yong KL, Brozovic M, Davies SC, Grant IR, Hoffbrand AV, Machin SJ, Metha AB, Richards JDM, Thomas MJG, Venutas S, Goldstone AH (1988) Alpha-Interferon therapy for essential thrombocythaemia. Lancet 2:70–72

Non-Hodgkin-Lymphome

M. Freund und *P. Heußner*

I. Epidemiologie

Häufigkeit: Mortalität 2,1/100 000 männliche Einwohner und Jahr, 1,3/100 000 weibliche Einwohner und Jahr [4]. Niedrig maligne Non-Hodgkin-Lymphome sind mit einem Verhältnis von 1,7:1 häufiger gegenüber den hochmalignen Non-Hodgkin-Lymphomen. Vorkommen fast nur nach dem 20. Lebensjahr mit Altersgipfel im 7. Lebensjahrzehnt. Lymphoblastische hochmaligne Non-Hodgkin-Lymphome sind in den ersten 2 Lebensjahrzehnten häufiger. B-Zell Lymphome stellen mit einem Anteil von 82 % die Mehrzahl aller Non-Hodgkin-Lymphome [79].

Lokalisationen: nodal, extranodal, systemischer Befall. Häufige extranodale Manifestationen im Magen-Darmtrakt bei Lymphomen des Mukosaassoziierten lymphatischen Gewebes (MALT), in ZNS oder Haut bei hochmalignen Non-Hodgkin-Lymphomen. Systemische Manifestation mit Knochenmarkbefall häufig.

Ätiologie: Translokationen unter Beteiligung spezifischer Gene sind für einige Non-Hodgkin-Lymphome identifiziert: Beteiligung von *c-myc* bei Burkitt-NHL, *bcl-2* bei zentroblastisch-zentrozytischem NHL (40 %). Infektion mit HTLV-1 bei T-Neoplasien des Erwachsenenalters aus dem südostasiatischen Raum [11] und mit Epstein-Barr Virus beim afrikanischen Burkitt-Lymphom [134] ätiologisch wichtig. Weitere Risikofaktoren: Immundefekte und Immunsuppression [73], HIV-Infektion [81], chronisch entzündliche Erkrankungen [67], Strahlenexposition.

II. Pathologie und Stadieneinteilung im Allgemeinen

Gebräuchlichste histologische Klassifikation in Mitteleuropa ist die auf zytologischen Kriterien beruhende Kiel-Klassifikation (s. unten). Darin nicht als eigene Gruppe erfaßt Lymphome des Mukosa-assoziierten lymphatischen Gewebes (MALT). International wurde versucht, mit der Working Formulation eine Vergleichbarkeit zu erreichen [96]. Nachteil ist die Aufteilung biologisch einheitlicher Tumorentitäten auf verschiedene histologische Untergruppen. Eine direkte Übersetzbarkeit der Klassifikation ohne histologische Nachuntersuchung ist nicht gegeben. Die Beurteilung von Therapiestudien insbesondere aus den USA ist vor diesem Hintergrund schwierig.

Aktualisierte Kiel-Klassifikation der Non-Hodgkin-Lymphome [79]

B	T
Lymphome von niedrigem Malignitätsgrad	
Lymphozytisch Chronisch lymphatische Leukämie Prolymphozytenleukämie Haarzellleukämie	Lymphozytisch Chronisch lymphatische Leukämie Prolymphozytenleukämie
	Kleinzellig cerebriform Mycosis fungoides, Sézary-Syndrom
Lymphoplasmazytisch/zytoid (Immunozytom)	Lymphoepitheloid
Plasmozytisch	Angioimmunoblastisch (AILD, LgrX)
Zentroblastisch-zentrozytisch folliculär ± diffus diffus	T-Zonenlymphom
Zentrozytisch	Pleomorph, kleinzellig (HTLV I ±)
Lymphome von hohem Malignitätsgrad	
Zentroblastisch	Pleomorph, mittelgroßzellig und großzellig (HTLV I ±)
Immunoblastisch	Immunoblastisch (HTLV I ±)
Großzellig anaplastisch (Ki-1 +)	Großzellig anaplastisch (Ki-1 +)
Burkitt-Lymphom	
Lymphoblastisch	Lymphoblastisch

Die Stadieneinteilung erfolgt modifiziert nach Ann Arbor (s. unten). Für verschiedene NHL sind andere Stadieneinteilungen oder Einteilungen in Risikogruppen von Bedeutung.

Modifizierte Ann-Arbor-Stadieneinteilung der NHL [94]

Primär nodales Stadium	*Primär extranodales Stadium*

I

Befall einer Lymphknotenregion	Befall eines extralymphatischen Organs oder Gewebes (I_E)

II_1

Befall von benachbarten Lymphknotenregionen ober- oder unterhalb des Zwerchfells (II_1) oder einer Lymphknotenregion mit lokalisiertem Übergang auf ein benachbartes Organ oder Gewebe (II_{1E})	Befall eines extralymphatischen Organs einschließlich der regionalen Lymphknoten (II_1) oder eines weiteren benachbarten extralymphatischen Organs (II_{1E}) oberhalb oder unterhalb des Zwerchfells

II_2

Befall von zwei nicht benachbarten oder mehr als 2 benachbarten Lymphknotenregionen ober- oder unterhalb des Zwerchfells (II_2) einschließlich eines lokalisierten Befalls eines extralymphatischen Organs oder Gewebes (II_{2E})	Befall eines extralymphatischen Organs oder Lymphknotenbefall, der über die regionalen Lymphknoten herausgeht und auch einen weiteren lokalisierten Organbefall einschließen kann (II_{2E})

III

Befall von Lymphknotenregionen ober- und unterhalb des Zwerchfells (III) einschließlich eines lokalisierten Befalls eines extralymphatischen Organs oder Gewebes (III_E) oder der Milz (III_S) oder beides (III_{SE})	Befall eines extralymphatischen Organs und Lymphknotenbefall ober- und unterhalb des Zwerchfells einschließlich eines weiteren lokalisierten extralymphatischen Organs oder Gewebes (III_E) oder der Milz (III_S) oder beides (III_{SE})

IV

Lymphknotenbefall mit diffusem oder disseminiertem Befall extralymphatischer Organe und Gewebe	Diffuser oder disseminierter Organbefall mit oder ohne Lymphknotenbefall

Das lymphatische System umfaßt: Lymphknoten, Milz, Thymus, Waldeyer-Rachenring, Appendix und Peyer-Plaques.

Zusatzbezeichnung „A" oder „B".

Bei Vorhandensein von mindestens einem der nachfolgenden Symptome erhält jedes Stadium die Zusatzbezeichnung B: (1) ungeklärter Gewichtsverlust des Patienten über 10 % des Ausgangsgewichts innerhalb der letzten 6 Monate, (2) Fieber unklarer Genese über 38 °C, (3) Nachtschweiß. Bei Fehlen dieser „B"-Symptome wird die Bezeichnung „A" angefügt.

Klinische Stadieneinteilung (CS): beruht auf der Anamnese, der körperlichen Untersuchung, den Laboratoriumsbefunden, den Ergebnissen der bildgebenden Verfahren, sowie den Ergebnissen der Knochenmark- und Leberbiopsie.

Pathologische Stadieneinteilung (PS): beruht auf den Ergebnissen invasiver (chirurgischer) Methoden wie der explorativen Laparatomie mit Biopsie von Lymphknoten und Splenektomie.

Eine pathologische Stadieneinteilung ist nur in wenigen Fällen sinnvoll.

III. Allgemeine diagnostische Maßnahmen

Anamnese und klinische Untersuchung. Biopsie eines Lymphknotens, oder einer extranodalen Manifestation. Asservierung von Material für die konventionelle Histologie (Formalin-Fixierung) und die Immunhistologie (frisches Material, bzw. Einfrieren in flüssigem Stickstoff, Herstellung von 12 Abklatschzytologien von den Schnittflächen des Biopsats). Zytologische Präparate sind für eine Primärdiagnose nicht ausreichend. Laborprogramm: großes Blutbild mit Retikulozyten, Gerinnungswerte, Enzymstatus incl. LDH, Hämolyseparameter wie Bilirubin und Haptoglobin, Immunglobuline quantitativ, Immunelektrophorese, Urin-Untersuchung auf Bence-Jones Protein. Jamshidi-Knochenmarkbiopsie und Knochenmarkaspiration: Durchführung der Biopsie beidseits bei Entscheidung über eine anschließende Strahlentherapie. Röntgenaufnahme des Thorax in zwei Ebenen, Computertomographie des Thorax, des Abdomens und des Beckens. Gastroskopie (nicht bei zentroblastisch-zentrozytischem NHL oder CLL). Skelett-Szintigraphie bei hochmalignen NHL. Lumbalpunktion bei lymphoblastischen NHL. Sonographie der Halslymphknoten bei speziellen Fragestellungen.

Schrittweises Vorgehen: Mit möglichst wenig eingreifenden Untersuchungen ein disseminiertes Stadium III oder IV nachweisen oder ausschließen. Eingreifende Untersuchungen nur bei den Patienten, bei denen bei klinisch begrenztem Befall eine lokale Therapie geplant ist.

Bei Rezidiven niedrig maligner NHL sind Lymphknoten-Rebiopsien oder -Zytologien sinnvoll, da es bei bis zu 95 % der Patienten zu einer sekundär hochmalignen Entwicklung kommt [43]. Diese Patienten müssen anderen Behandlungen zugeführt werden.

IV. Generelles zur Behandlungsstrategie

1 Chirurgische Therapiemaßnahmen

In der Regel nicht indiziert. Ausnahmen: Gastrektomie bei niedrig malignen MALT-Lymphomen und palliative Splenektomie bei Haarzelleukämie.

2 Strahlentherapie

Die Strahlentherapie hat eine kurative Potenz bei niedrig malignen NHL im Stadium I oder II. Es können durch lokale Bestrahlung mit 40 Gy langfristige Remissionen bei 60–90 % der Patienten erzielt werden [9, 66]. Bei Manifestationen hochmaligner NHL mit Ausnahme der lymphoblastischen NHL werden mit der Strahlentherapie im Stadium I nach pathologischem Staging 5-Jahres-Überlebensraten von 73–100 % erreicht [12]. Bei klinischem Staging sind die Ergebnisse jedoch deutlich ungünstiger. Auch im Stadium II sind die Ergebnisse der alleinigen Strahlentherapie schlecht.

Konsolidierende Strahlentherapie nach Chemotherapie im Bereich vormals massiver lokaler Tumormanifestationen (bulky disease) ist zwar weit verbreitet, ihr Wert durch Studien jedoch noch nicht eindeutig bewiesen. Weitere Indikationen für die Strahlentherapie: ZNS-Befall, oder palliative Reduktion von Tumormassen.

3 Chemotherapie

Die Chemotherapie nimmt im Gesamttherapiekonzept der NHL die überragende Rolle ein. Es ist ein breites Spektrum von Substanzen bei NHL wirksam. Die Chemotherapie von niedrig malignen NHL hat keine kurative Potenz. Erzielte Remissionen sind nur selten komplett und halten nicht an [9, 20]. Niedrig maligne NHL im fortgeschrittenen Stadium haben oft einen günstigen Spontanverlauf. In einer Studie war eine frühe zytostatische Therapie ohne Einfluß auf die ohnehin günstige Prognose mit 80 % Überleben nach 5 Jahren [104]. Therapieindikation daher allgemein nur bei Progression mit Auftreten von störenden Tumormassen, Allgemeinsymptomatik, Anämie oder Thrombopenie. Therapiebeginn mit milden Chemotherapieschemata.
Bei hochmalignen NHL hat die Chemotherapie eine kurative Potenz. Therapieziel ist die komplette Remission. Im Stadium CS I betragen mit Chemotherapie die 5-Jahres-Überlebensraten zwischen 80 und 100 %. Primäre Chemotherapie ist zu empfehlen, da Aufwand und Belastungen des pathologischen Staging vermieden werden [10, 12, 66, 101]. Patienten mit hochmalignen NHL im Stadium II bis IV werden in jedem Fall mit einer aggressiven Chemotherapie behandelt.
Hochdosischemotherapie und allogene oder autologe Knochenmarktransplantation sind für NHL experimentelle Ansätze. Sie werden in Studien zur Konsolidierungsbehandlung bei primärer oder sekundärer Therapie hoch- und niedrig maligner NHL weiter untersucht.

4 Zytokine

Interferon α ist bei nodalen niedrig malignen NHL wirksam [40]. Interleukin-2 oder Interleukin-4 befinden sich in klinischer Erprobung.

5 Behandlung von Autoimmunphänomenen

Hämolyse ist eine häufige, Immunthrombozytopenie eine weniger häufige Komplikation niedrig maligner NHL, insbesondere der CLL. Therapieoptionen: Prednisolon 2 mg/kg tgl. p.o. für 2 Wochen, danach schrittweise Reduktion. Bei Resistenz: spezifische Chemotherapie oder Intensivierung der Immunsuppression mit Cyclophosphamid (Gabe von 50–150 mg tgl. oder intermittierende Gabe von 650 mg/m^2 i.v. alle 4 Wochen), oder Azathioprin. Akute, schwer beherrschbare hämolytische Schübe können mit Plasmapheresen behandelt werden. Bei Immunthrombozytopenie gelten die gleichen Therapieprinzipien. Seltene Begleiterkrankungen: pure red cell aplasia und amegakaryozytische Thrombopenie.

6 Supportive Therapie

Knochenmarkwachstumsfaktoren wie GM-CSF oder G-CSF mindern die Dauer und die Schwere der durch die Chemotherapie induzierten Neutropenie. Ihr Einsatz kann insbesondere bei hochmalignen NHL von Nutzen sein [44]. In fortgeschrittenen Krankheitsstadien liegt häufig ein Antikörper-Mangelsyndrom sowie ein T-Zell-Defekt vor. Neben einer adäquaten antibiotischen Therapie ist die intravenöse Substitution von Immunglobulinen bei Antikörper-Mangelsyndrom indiziert.

V. Spezielle Krankheitsbilder

In der Folge werden einzelne Subgruppen nach der Kiel-Klassifikation mit ihren Besonderheiten besprochen. Wenn nicht anders aufgeführt, gelten die allgemeinen, oben angeführten Prinzipien.

1 Zentroblastisch-zentrozytische NHL

Etwa 14–20 % aller NHL [9].

1.1 Stadieneinteilung

Die Stadieneinteilung erfolgt klinisch nach der Ann Arbor Einteilung.

1.2 Diagnostische Maßnahmen

Etwa 60 % der Patienten befinden sich bei der Diagnosestellung im Stadium IV, meist mit Knochenmarkbeteiligung. Bei gesichertem Stadium IV kann auf die Durchführung von CT-Untersuchungen zu Gunsten der Thorax-Aufnahme in zwei Ebenen und einer Abdomen-Sonographie verzichtet werden. In Ausnahmefällen kann bei Stadium CS III ein pathologisches Staging mit Durchführung einer Laparotomie wegen der Möglichkeit der kurativen total-nodalen Bestrahlung sinnvoll sein.

1.3 Behandlungsstrategie

Abbildung 1 gibt einen Überblick über die Behandlungsmöglichkeiten bei zentroblastisch-zentrozytischem NHL.

Strahlentherapie

In den Stadien I bis III mit nodalem Befall hat die Strahlentherapie eine kurative Potenz. Rezidivfreie Überlebensraten bei 5 Jahren von 70–80 % sind im Stadium PS I und PS II zu erwarten [45, 53, 82, 97]. Im Stadium III sollte ein sehr kritisches Staging mit beidseitiger Knochenmarkbiopsie und eventuell auch mit Staging-Laparatomie erfolgen, um Patienten mit unerkanntem Stadium IV nicht unnötig einer total nodalen Bestrahlung zuzuführen. Anders als bei anderen niedrig malignen NHL läßt sich im Stadium III mit total-nodaler Bestrahlung bei zentroblastisch-zentrozytischen NHL bei 40–60 % der Patienten langfristige Rezidivfreiheit erreichen [8, 9, 46, 98, 109]. Dies gilt allerdings nur mit Einschränkung auf die Patienten mit niedriger Tumormasse.

Bestrahlungsdosis 30–45 Gy. Die höheren Strahlendosen sind im Bereich massiven Befalls notwendig. Bei Befall mesenterialer Lymphknoten Durchführung eines abdominalen Bades.

Chemotherapie

Im Stadium III und IV mit ausgedehnter Tumormasse ist die Chemotherapie die primäre Therapiemaßnahme. Bisherige Studien ohne Überlebensvorteil für eine frühzeitige Therapie gegenüber einem Therapiebeginn bei Krankheitsprogression [104]. Daher Beginn der Therapie erst bei Vorliegen progredienter Tumormassen mit Beeinträchtigung von Organfunktionen, Zytopenien durch Knochenmarkinfiltration oder Auftreten von Allgemeinsymptomen. Therapieziel ist eine gute partielle Remission. Komplette Remissionen sind nicht dauerhaft. Ein positiver Einfluß aggressiverer Therapieschemata gegenüber milden Therapieansätzen auf das Überleben der Patienten ist nicht belegt [132].

Primäre Chemotherapie

Verbreitete Therapieschemata sind intermittierende Gaben von Chlorambucil und Prednisolon [75], eine Dauertherapie mit den o.g. Substanzen sowie das COP Schema [3]. In Deutschland wird zur Zeit randomisiert eine Kombination von Prednimustin und Mitoxantron gegen die Standardchemotherapie COP untersucht (Tabelle 1).

Therapieziel: gute partielle Remission. Dauerhafte komplette Remissionen sind durch Standard-Therapieschemata nicht zu erzielen. Die Therapie wird bis zum maximalen Ansprechen + 2 Therapiezyklen zur Konsolidation, jedoch nicht länger als 9 Monate durchgeführt. Der Wert einer Erhaltungstherapie ist nicht bewiesen.

Rezidivchemotherapie

Fast alle Patienten in primär disseminiertem Stadium erleiden ein Rezidiv nach der primären Chemotherapie. Bei längerem Intervall bis zum Progress Wiederholung des initialen Therapieschemas aussichtsreich (Tabelle 2).

Bei kurzem Intervall bis zum Progreß oder bei refraktärer Erkrankung alternative Therapieschemata mit belegter Aktivität: Anthrazyklin-Monotherapie oder Anthra-

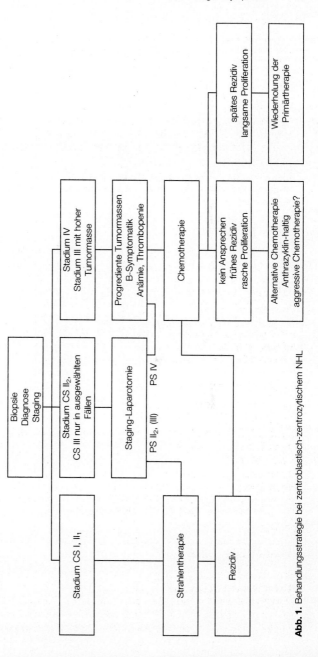

Abb. 1. Behandlungsstrategie bei zentroblastisch-zentrozytischem NHL

Tabelle 1. Primärtherapie für niedrig maligne NHL vom zentrozytisch-zentroblastischen und lymphoplasmazytoiden Typ

Therapieschema	Histologie Vortherapie	Pat.	aw.	CR	%	PR	%
COP CPM 400 mg/m² iv/po d1–5 VCR 1,4 mg (2 mg max.) iv d1 PRED 100 mg/m² po d1–5 q 4 Wo.	fortgeschrittene Lymphosarkome		35	20	*57*	12	*34*
COP vs CAB CPM 400 mg/m² po d1–5 VCR 1,4 mg/m² iv d1 (max. 2 mg) PRED 100 mg/m² po d1–5 q d21 × 6	Rappaport: N-PDL, N-M, D-PDL, D-WDL	67	66 35	13	*37*	16	*46*
CAB 10 mg/Tag po kontinuierlich 6 Wo + d1–15 q 28 × 3			31	4	*13*	19	*61*
COP vs PDM CPM 800 mg/m² iv d1 VCR 1,4 mg (2 mg max.) iv d1 PRED 25 mg 3 x/d, po d1–5 q 3 Wo. × 12	niedrig maligne, Rappaport Untergruppen: NLPD, NM, DLP, WD		111	36	*32*	38	*34*
PDM 150 mg < 1,8 m², po d1–5 200 mg > 1,8 m², po d1–5 q 2 Wo. × 12, nach CR: jeden 3. Zyklus q 4 Wo. für 2 Jahre nach CR			106	42	*40*	24	*23*
COP vs CEP CPM 650 mg/m² iv d1 VCR 1,4 mg (2 mg max.) iv d1 PRED 40 mg/m² po d1–5 q 3 Wo. × 6	niedrig maligne	48	45 22	4	*18*	5	*23*
CPM 650 mg/m² iv d1 VDS 3 mg/m² iv d1 PRED 40 mg/m² po d1–5 q 3 Wo. × 6			23	5	*22*	11	*48*
MOX 5 mg/m² d1–5 q d22	niedrig maligne NHL ohne Vortherapie		21	9	*43*	12	*57*

CR + PR	%	MR	Mo	Ansprechen	Bemerkungen	Autor	Jahr
32	91			ÜL b. 1 J. 79%		Bagley	1972 [3]
29	83	2	13	med. KfÜL		Lister	1978 [85]
23	74	3					
74	66		30 42	med. RfÜL med. ÜL für beide Therapie- arme	nach Reklassifikation: 10 hochmaligne NHL	Cavalin-Stahl	1986 [18]
66	63				12 hochmaligne NHL PDM weniger toxisch bei gleicher Effizienz		
9	41		11	med. RD	Weniger Neurotoxizität bei VDS	Heim	1987 [58]
16	70		15	med. RD			
21	100			Rez.-frei nach 4 J.: 10 Pat.		Nissen	1990 [95]

Tabelle 1. (Fortsetzung)

Therapieschema	Histologie Vortherapie	Pat.	aw.	CR	%	PR	%	
ProMACE-MOPP flexi + TLI ProMACE: CPM 650 mg/m^2 iv d1,8 ADM 25 mg/m^2 iv d1,8 VP16 120 mg/m^2 iv d1,8 PRED 60 mg/m^2 po d1–15 MTX 1500 mg/m^2 iv d15 Folinsäure 50 mg/m^2 iv nach 12 h × 5 q 6 h Anzahl der Kurse an das Ansprechen angepaßt	niedrig maligne		45					
MOPP: HN$_2$ 6 mg/m^2 iv d1,8 VCR 1,4 mg/m^2 iv d1,8 PROC 100 mg/m^2 po d1–14 PRED 60 mg/m^2 po d1–14 Anzahl der Kurse an das Ansprechen angepaßt danach total-nodale Bestrahlung rd. v.s. Abwartende Haltung, Rt bei Progress			44					

aw auswertbare Patienten; *CR* komplette Remission; *PR* partielle Remission; *MR* minimale Remission; *KfÜL* Krankheitsfreies Überleben; *ÜL* Überleben; *RD* Remissionsdauer.

zyklin-haltige Schemata, sowie das neue Purin-Analogon Fludarabin. Interessant sind erste Ergebnisse mit einer protrahierten niedrig dosierten Therapie mit Etoposid.

Hochdosischemotherapie und Knochenmarktransplantation

Hochdosischemotherapien mit Reinfusion von peripheren Stammzellen, autologem Knochenmark oder mit allogener Knochenmarktransplantation sind noch experimentelle, in Studienansätzen zu untersuchende Verfahren.

Zytokine

Interferon α ist bei zentroblastisch-zentrozytischem Non-Hodgkin-Lymphom mit Vorbehandlung mit einer Ansprechrate von etwa 40 % aktiv [40]. Über das Ansprechen von zentrozytischen NHL gibt es keine publizierten Berichte. Die in den publizierten Studien verwendeten Dosen sind sehr unterschiedlich, eine Dosis-Wirkungs-Beziehung ist nicht klar belegt. Standarddosis: 3 × 3–5 Mio E/m^2 s.c. pro Woche.

CR + PR	%	MR	Mo	Ansprechen	Bemerkungen	Autor	Jahr
				36/43 (84 %) Pat. leben nach 5 Jahren		Young	1988 [132]
				34/41 (83 %) Pat. leben nach 5 Jahren			

Die Kombination von IFN-a mit Chemotherapie ergibt ein besseres Ansprechen. IFN-a als Erhaltungstherapie nach Chemotherapie kann die Remissionsdauer verlängern [118]. Ein Effekt auf das Überleben ist jedoch noch nicht nachgewiesen.

2 Zentrozytische NHL

Etwa 3–5 % aller NHL [9]. Der Verlauf ist innerhalb der Gruppe der niedrig malignen NHL am schlechtesten.

2.1 Diagnostische Maßnahmen

Bei zentrozytischen NHL häufig Beteiligung des Gastrointestinaltrakts, daher Gastroskopie obligatorisch.

Strahlentherapie

Stadium I und II: lokale Strahlentherapie. Palliativ Strahlentherapie zur Behandlung lokaler Tumormassen.

Tabelle 2. Therapie für rezidivierende niedrig maligne NHL vom zentroblastisch-zentrozytischen sowie vom lymphoplasmazytoiden Zelltyp

Therapieschema	Histologie	Pat.	aw.	CR	%	PR	%
MOX 14 mg/m^2 iv q 3 Wo.	niedrig maligne	18	17	1	6	10	59
	intermediär	15	15	2	13	2	13
NOAC MOX 10 mg/m^2 iv d2 + 3 ARA-C 3000 mg/m^2/3 h Infusion 2 × im Abstand von 12 h d1 q 3 Wo. × 1–3	NHL niedrig maligne, Kiel und Working Formulation, mit Vortherapie		13	1	8	5	38
PmM: PDM 100 mg/m^2 po d1–5, MOX 8 mg/m^2 iv d1 + 2 wdh. 4 Wo.	niedrig maligne mit und ohne Vortherapie		13	13	100		
PmM: PDM 100 mg/m^2 po d1–5 MOX 8 mg/m^2 iv d1 + 2 q 4 Wo. × 6 + für Patienten mit Ansprechen: Konsolidation mit PmM 2 × + IFN-a 5 MU SC 3 ×/Woche	niedrig maligne mit Vortherapie		17 12	4	24	8	47
Fludarabin 30 mg/m^2 iv d1–5 q 4 Wo. × 2–9	Lymphome mit Makroglobulinämie	11				5	45
Fludarabin 18 mg/m^2 iv d1–5, wdh. 4 Wo.			22	4	18	6	27
Fludarabin 25 mg/m^2 iv d1–5, wdh. 4 Wo.			34	6	18	7	21
VP16 50 mg/m^2 po d1–21, wdh. mit Erholung des Blutbilds	12 niedrig maligne, vortherapiert 9 intermediär/ hoch.-mal. vorth.		23	–	–	11	48

aw auswertbare Patienten; *CR* komplette Remission; *PR* partielle Remission; *MR* minimale Remission; *KfÜL* Krankheitsfreies Überleben; *ÜI* Überleben; *RD* Remissionsdauer

Chemotherapie

Wegen des aggressiveren Verlaufs der zentrozytischen NHL sollte in den disseminierten Stadien nicht abgewartet werden, sondern die Therapie nach Diagnosestellung eingeleitet werden.

Primäre Chemotherapie

In einer randomisierten Therapiestudie waren die Ergebnisse einer CHOP Polychemotherapie nicht besser als die Ergebnisse mit COP [91]. In einem randomi-

CR + PR	%	MR	Mo	Ansprechen	Bemerkungen	Autor	Jahr
11	65					Foss	
4	27					Abrahamson	1987 [33]
6	46		17	med. KfÜL		Ho	1989 [61]
13	100		28	med. RD		Landys	1988 [78]
12	71		14,5	med. RD	3 Pat. mit Progress Remission länger als für PDM allein	Hiddemann	1990 [60]
			12 11,3	med. RD mittl. Ül		Kantarjian	1989 [70]
10	45					Hochster	1990 [63]
13	38					Whelan	1991 [130]
11	48					Greco	1990 [54]

sierten Ansatz wird zur Zeit die Aktivität einer Kombination von Prednimustin und Mitoxantron gegen die Standard-Chemotherapie COP untersucht. Des weiteren können die bei den zentroblastisch/zentrozytischen NHL üblichen Therapieschemata angewendet werden. Es sind keine dauerhaften Remissionen zu erzielen.

Rezidivchemotherapie

Es existieren keine systematischen Erfahrungen. Die Rezidivtherapie wird wie bei den zentroblastisch-zentrozytischen NHL durchgeführt.

Hochdosischemotherapie und Knochenmarktransplantation

Siehe unter zentrozytisch-zentroblastischem NHL.

3 Chronisch lymphatische Leukämie

Häufigste Entität innerhalb der NHL mit 15–20 %. Medianes Erkrankungsalter: 65 Jahre. Männer doppelt so häufig wie Frauen betroffen [9, 42].

3.1 Besonderheiten in der Pathologie

Aufgrund von morphologischen Kriterien Unterscheidung zwischen CLL und der Prolymphozytenleukämie. Durch Immunphänotypisierung Differenzierung der B-CLL (95 %) und der seltenen T-CLL (5 %) mit ungünstigerer Prognose.
Bei B-CLL läßt das Muster der Knochenmarkbeteiligung eine prognostische Aussage zu (Tabelle 3).

Tabelle 3. Art der Knochenmarkinfiltration und Prognose bei CLL [5]

● Nodulär	gute Prognose
● Interstitiell	schlechte Prognose
● Diffus	schlechte Prognose
● Gemischt diffus und nodulär	gute Prognose

3.2 Stadieneinteilung und Beurteilung der Remission

Bei der CLL liegt durch die Knochenmarkbeteiligung immer ein Stadium IV nach Ann Arbor vor. Die Stadieneinteilungen nach Binet oder Rai (s. unten) erlauben Aussagen zu Prognose und Therapieindikation.

Stadieneinteilung für die chronisch lymphatische Leukämie nach Binet [6, 36]

Definition	Stadium	% der Fälle	Medianes Überleben
Hb ≥ 10 g/dl und Thrombozyten ≥ 100 000/μl < 3 Regionen beteiligt	A	52	Kein Unterschied zur Normalbevölkerung

Hb ≥ 10 g/dl und
  Thrombozyten ≥ 100 000/μl
  ≥ 3 Regionen beteiligt
	B	34	Median 6 Jahre

Hb < 10 g/dl und/oder Thrombozyten < 100 000/μl	C	14	Median 2 Jahre

Zervikale, axilläre oder inguinale Lymphknoten (gleichgültig ob unilateral oder bilateral), Milz und Leber zählen als eine „Region".

Stadieneinteilung für die chronisch lymphatische Leukämie nach Rai [107]

Stadium	Definition
Stadiom 0	Lymphozytose > 10000/μl und ≥ 40 % Lymphozyten im Knochenmark.
Stadium I	Lymphozytose (s. o.) und Lymphknotenschwellungen.
Stadium II	Lymphozytose (s. o.) mit Hepato- oder Splenomegalie ± vergrößerte Lymphknoten.
Stadium III	Lymphozytose (s. o.) mit Anämie (< 11 g/dl) ± Organomegalie.
Stadium IV	Lymphozytose und Thrombozytopenie < 100000/μl.

Die Remissionsbeurteilung der CLL ist problematisch. Für praktische Belange reicht die Beurteilung nach dem Binet-Stadium. Im Rahmen von Therapiestudien werden die Remissionskriterien nach einem Konsensus des NCI angewendet (Tabelle 4).

Tabelle 4. Definition der Remission bei der CLL [19]

	CR[a]	PR[b]	PD
Lymphknoten	keine	≥ 50 %Rückbildung	≥ 50 % Progress, neue LK
Leber/Milz	nicht tastbar	≥ 50 % Rückbildung	≥ 50 % Progress, erneut tastbar
Allgemeinsymptome	keine	–	–
Neutrophile	≥ 1500/μl	≥ 1500/μl oder ≥ 50 % Anstieg	–[c]
Thrombozyten	> 100000/μl	> 100000/μl oder ≥ 50 % Anstieg	–[c]
Hämoglobin (ohne Transfusion)	> 11,0 g/dl	> 100000/μl oder > 50 % Anstieg	–[c]
Lymphozyten	,≤ 4000/μl	≥ 50 % Abfall	≥ 50 % Anstieg
Knochenmark	< 30 % Lymphozyten	–	–

[a] Komplette Remission (CR): Erfüllung *aller* Kriterien für > 2 Monate, nach deren Ablauf eine Knochenmarkaspiration erforderlich ist, um die CR zu dokumentieren.
[b] Partielle Remission (PR): Erfüllung des oben definierten Abfalls der peripheren Lymphozyten, Rückbildung entweder von Lymphknoten, und/oder Hepatosplenomegalie und einen der anderen oben aufgeführten Parameter für > 2 Monate.
[c] Ohne andere Zeichen der Progression sollte der Abfall des Hämoglobin ≥ 2 g/dl oder ein Abfall der Thrombozyten ≥ 50 % und/oder ein entsprechender Abfall der Neutrophilen nicht dazu führen, daß ein Patient aus einer Studie oder einem Behandlungsprogramm heraus genommen wird.

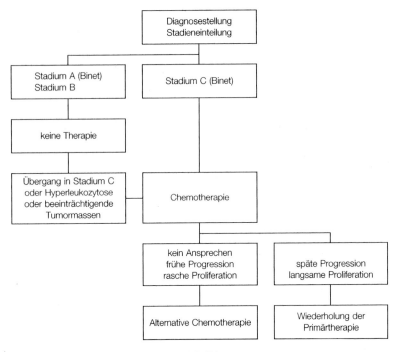

Abb. 2. Behandlungsstrategie für Patienten mit B-CLL

3.3 Diagnostische Maßnahmen

Quantifizierung kleinerer Lymphknoten ist bei CLL von untergeordneter Bedeutung. Konventionelle Thorax-Röntgenbilder und Abdomensonographie sind ausreichend.

3.4 Behandlungsstrategie (Abb. 2)

Strahlentherapie

Palliativ zur Reduktion beeinträchtigender Tumormassen (z. B. Milz) sinnvoll.

Chemotherapie

Im Stadium C ist die Chemotherapie die primäre Therapiemaßnahme. Ein Überlebensvorteil bei Therapie der Stadien A und B konnte nicht gezeigt werden [37–39].

Primäre Chemotherapie (Tabelle 5)

Behandlungsindikationen: Stadium C nach Binet, Hyperleukozytose mit Leuko-stasesymptomatik, massive Zunahme von Lymphomen oder beeinträchtigende Splenomegalie. Therapieoptionen: kontinuierliche oder intermittierende Gabe von Chlorambucil ± Steroide [75], Gabe von COP, CHOP [37]. Anthrazyklinhaltige Therapieschemata scheinen im Stadium C überlegen zu sein [37]. Durchführung der Therapie bis zum maximalen Ansprechen + Konsolidierung. Therapieziel: Rückführung der Erkrankung in ein niedrigeres Stadium. Komplette Remissionen sind durch bisherige konventionelle Therapieschemata nicht zu erwarten. Ein Vorteil von Erhaltungstherapien ist nicht belegt [37].

Rezidivchemotherapie

Bei längerem Intervall bis zum Progreß Wiederholung des initialen Therapiesche-mas. Bei kurzem Intervall oder bei refraktärer Erkrankung sind alternative Thera-pieschemata angezeigt.
Bei fehlender Vorbehandlung können Anthrazykline als Monotherapie oder als Kombination eingesetzt werden. Eine gute Aktivität bei rezidivierter CLL hat Fludarabin, vielleicht auch andere Purin-Analoga.

Zytokine

Die wenig fortgeschrittene CLL spricht auf Interferon α an. Unklar ist jedoch, ob die Behandlung in diesem Krankheitsstadium einen Vorteil bringt [40].

4 Prolymphozytenleukämie

Seltene Variante der CLL mit T- oder B-Zell Differenzierung. Zytologisch lymphoide Zellen mit auffallendem Nucleolus. Charakteristisch sind massive Leu-kozytenzahlen und große Milz bei B-Zell Prolymphozytenleukämie. Die Prognose ist ungünstiger als bei der CLL mit einer medianen Überlebenszeit von 34 Mona-ten [17]. Besonders schlecht ist die Prognose der T-PLL [126].

Chemotherapie (Tabelle 6)

Anthrazyklin-haltige Schemata sollen überlegen sein, wobei kaum systematische Erfahrungen existieren.

Tabelle 5. Therapie der CLL

Therapieschema	Vortherapie Stadium	Pat.	aw.	CR	%	PR	%
CAB* 0,4 mg/kg po d1 PRED 75 mg p.o. d1, 50 mg d2, 25 mg d3 wdh. d15	–ohne Vortherapie /keine Krankheitsaktivität		8	–	–	5	63
	–ohne Vortherapie /mit Krankheitsaktivität		31	1	3	11	35
* Dosis-Eskalation, 0,1 mg/kg bis zur Toxizität oder zum Effekt	–mit Vortherapie /Krankheitsaktivität /mit Ansprechen auf Alkylantien		14	–		6	43
	–mit Vortherapie /Krankheitsaktivität /refraktär		9	–		1	11
PDM 80 mg tgl. po oder 200 mg d1–5	vortherapierte CLL		14	–	–	6	43

COP
  CPM 400 mg/m² po d1–5
  VCR 1,4 mg/m² iv d1 (max 2 mg)
  PRED 100 mg/m² po d1–5
  q d21 × 6
	CLL		36	16	44	10	28

COP vs CAB/PRED
  CPM 600 mg/m² iv d6
  VCR 1 mg/m² iv d6
  PRED 60 mg/m² po d1–5
  q d15 × 5
  CAB 0,4 mg/kg po d6
  PRED 60 mg/m² po d1–5
  q d15 × 5
	CLL	96	45
			
			51
				1
				
				4
					2
					
					8
						7
						
						11
							16
							
							22

CHOP vs COP
  CPM 300 mg/m² iv d1
  VCR 1 mg/m² iv d1
  PRED 40 mg/m² po d1–5
    Vergleich rd. vs.
  CPM 300 mg/m² iv d1
  VCR 1 mg/m² iv d1
  ADM 25 mg/m² iv d1
  PRED 40 mg/m² po d1–5
  q 4 Wo. × 6 und
  q 3 Mo × 6
	CLL, Binet-Stadium C	62	30
			
			30				

COP vs CAB
  CPM 300 mg/m² iv d1
  VCR 1 mg/m² iv d1
  PRED 40 mg/m² po d1–5
    Vergleich rd. vs.
  CAB 0,1 mg/kg po tgl. fortlaufend
	CLL, Binet-Stadium B	224	110
			
			114				

CR + PR	%	MR	Mo	Ansprechen	Bemerkungen	Autor	Jahr
5	63	1				Knospe	1974 [75]
12	39	6					
6	43	1					
1	11	1					
6	43	5				Pedersen-Bjergard	1980 [99]
10	28		35	med. ÜL		Liepman	1978 [84]
8	18	6	20 19	med. ÜLZ (alle) med. ÜLZ		Montserrat	1985 [92]
15	29	15	23	med. ÜLZ			
				93 % Ül bei 1 J. 77 % Ül bei 2 J. 66 % Ül bei 1 J. 44 % Ül bei 2 J.		French COOP Group	1989 [37]
				83 % Ül bei 2 J. in beiden Gruppen		French COOP Group	1990 [38]

Tabelle 5. (Fortsetzung)

Therapieschema	Vortherapie Stadium	Pat.	aw.	CR	%	PR	%	
CAB vs Beobachtung CAB 0,1 mg/kg po tgl. fortlaufend Vergleich rd. vs. Beobachtung	CLL, Binet- Stadium A	455	224 231					
Fludarabin 30 mg/m² iv d1–3	mit Vortherapie 7 Rai 0, 9 Rai I,II, 43 Rai II,IV vorbehandelt mit Fludarabin		79 52	8 6	10 12	28 17	35 33	
2-Chlorodeoxyadenosin 0,05–0,1 mg/kg ci d1–7	CLL		18	–		4	22	

aw auswertbare Patienten; *CR* komplette Remission; *PR* partielle Remission; *MR* minimale Remission; *KfÜL* Krankheitsfreies Überleben; *ÜL* Überleben; *RD* Remissionsdauer.

Tabelle 6. Therapie der Prolymphozytenleukämie

Therapieschema	Vortherapie	Pat.	aw.	CR	%	PR	%	
Fludarabin 25 mg/m² iv d1–5 bei 5 Patienten mit Steroiden	PLL und CLL-Pro		17	3	18	3	18	
PmM: PDM 100 mg/m² p.o. d1–5 MOX 8 mg/m² iv d1,2 wdh. 4 Wo.	vorbehandelt		2	–	–	–	–	

aw auswertbare Patienten; *CR* komplette Remission; *PR* partielle Remission; *MR* minimale Remission.

5 Lymphoplasmazytoide Immunozytome, Morbus Waldenström

Etwa gleich häufig wie die CLL. Häufig im hohen Lebensalter. Gleiche Betroffenheit bei Männern und Frauen.

5.1 Diagnostische Maßnahmen

Immunelektrophorese, Immunfixation, Test auf Bence Jones Protein im Urin. Bei etwa 40 % der Patienten liegt ein Paraprotein, häufig vom Typ IgM vor [123].

CR + PR	%	MR	Mo	Ansprechen	Bemerkungen	Autor	Jahr
				92 % Ül bei 2 J. in beiden Gruppen		French COOP Group	1990 [39]
36	46					Robertson	1992 [108]
23	44						
4	22	6		2–15 Mo Ansprechen		Piro	1988 [102]

CR + PR	%	MR	Mo	Ansprechen	Bemerkungen	Autor	Jahr
6	35					Kantarjian	1990 [71]
–	–					Freund	1992 [41]

5.2 *Behandlungsstrategie* (Abb. 3)

Strahlentherapie

Kurative lokale Bestrahlung im Stadium I und II. Palliative Bestrahlung bei Symptomen. Palliative Milzbestrahlung in Einzelfällen.

Chemotherapie

In disseminierten Stadien Chemotherapie bei Progression mit Ausbildung von beeinträchtigenden Tumormassen, Hyperviskositätssyndrom oder anderen durch das Paraprotein bedingten Problemen, Anämie oder Thrombopenie. Therapieziel

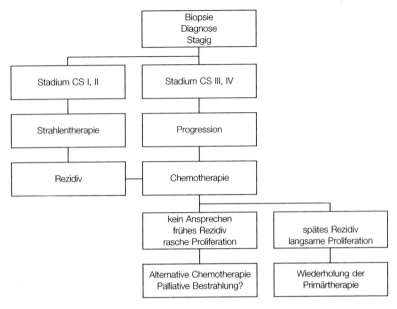

Abb. 3. Behandlungsstrategie für Patienten mit lymphoplasmazytoiden Immunozytomen

ist eine gute partielle Remission. Dauerhafte komplette Remissionen sind nicht zu erzielen.

Primäre Chemotherapie

Die Standardtherapie besteht in wenig belastenden Therapieschemata wie Chlorambucil + Prednison oder COP. Weitere Therapieschemata analog der Therapie bei zentroblastisch-zentrozytischen NHL.

Rezidivchemotherapie

Siehe CLL, S. 73/75.

Zytokine

Es existieren keine systematischen Erfahrungen.

Therapie von Komplikationen durch Paraproteinämie

Hyperviskositätssyndrom, Kryoglobulinämie, Gerinnungsstörungen durch Hemmkörperbildung: Einleitung einer zytostatischen Therapie, gegebenenfalls Plasmapherese. Die Kryoglobulinämie kann effektiv mit IFN-a behandelt werden.

6 Haarzelleukämie

Seltenes, langsam progredientes NHL. In der Regel B-Zell-Neoplasie. Verlauf: Panzytopenie durch Knochenmarkinfiltration, Splenomegalie. Leukämischer Verlauf nicht obligat.

6.1 Besonderheiten in der Pathologie

Morphologie: haarförmige Zytoplasma-Ausläufer, meist ovalärer, zentralständiger Kern. Zytochemie: Nachweis der tartratresistenten sauren Phosphatase. Charakteristischer histologischer Befund im Knochenmark mit Vermehrung argyrophiler Fasern.

6.2 Stadieneinteilung

Ohne klinische Bedeutung.

6.3 Diagnostische Maßnahmen

Knochenmarkbiopsie und -aspiration, Anfertigen eines Leukozytenkonzentrates. Zytochemischer Nachweis der tartratresistenten sauren Phosphatase. Immunologische Charakterisierung: CD19+ mit Koexpression von CD11c, CD25, oder BLy7. Lymphknotenbeteiligungen kommen vor, haben jedoch keine größere klinische Bedeutung, daher Thorax-Aufnahme in 2 Ebenen und Sonographie des Abdomens ausreichend.

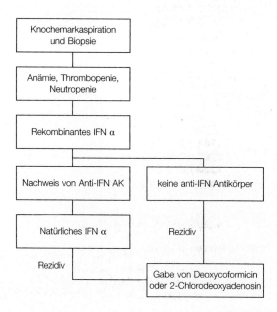

Abb. 4. Behandlungsstrategie für Patienten mit Haarzell-Leukämie

6.4 Behandlungsstrategie (Abb. 4)

Behandlungsindikation bei Auftreten von Anämie, Thrombopenie oder Granulopenie. Strahlentherapie ist bei der Haarzelleukämie in der Regel nicht indiziert.

Zytokine

Standardtherapie ist Interferon α. Therapieziel ist die Normalisierung der Blutbildwerte. Ansprechen der Mehrzahl der Patienten bei schon geringen IFN-Dosen, jedoch Restinfiltrate im Knochenmark nachweisbar. Minimal erforderliche Dosis: etwa 1 Mio E/Tag. Nach Beendigung einer Interferontherapie praktisch immer Rezidive, daher als Dauertherapie durchzuführen (Tabelle 7).
Bei sekundärer Resistenzbildung durch Antikörper gegen rekombinante Interferone kann eine Behandlung mit natürlichem Interferon α effektiv sein.

Chirurgische Therapiemaßnahmen

Besserung der Symptomatik durch Splenektomie. Anhaltende Remissionen mit Besserung des Blutbilds bei vielen Patienten [50], häufig jedoch rasches Rezidiv

Tabelle 7. Therapie der Haarzelleukämie mit Interferon α

Therapieschema	Vortherapie	Pat.	aw.	CR	%	PR	%
IFN-α 3 MU im tgl.	5 mit, 2 ohne Vortherapie		7	2	29	5	71
IFN-α 2 MU/m² sc. tgl., selten Dosis-Eskalation		200	193				
IFN-α 2 MU/m² sc. tgl. für 12 Mo Danach Behandlungs-Ende rd. vs. weitere Behandlung für 6 Mo			90 42 39				
IFN-α 3 MU sc. tgl. für 6 Mo, Dosis-Eskalation bei Patienten ohne Ansprechen		56	53	1	2	39	74
IFN-a 0,2 MU/m² sc. 3×/Wo	4 mit, 13 ohne Vortherapie		17			1	6
IFN-α 0,2 MU/m² sc. 3×/Wo für 6–12 Mo	einige mit Vortherapie, keine	23	22	1	5	1	5

aw auswertbare Patienten; *CR* komplette Remission; *PR* partielle Remission; *MR* minimale Remission; *Ül* Überleben.

durch progrediente Knochenmarkinfiltration. Heute ist die Splenektomie aufgrund der alternativ zur Verfügung stehenden Behandlungsmöglichkeiten obsolet.

Chemotherapie

Die Haarzelleukämie ist resistent auf die üblichen Chemotherapeutika. Wirksam sind Deoxycoformycin (DFC) und 2-Chlorodeoxyadenosin (2-CDA). Mit beiden Substanzen sind komplette anhaltende Remissionen zu erzielen. Ein Überlebensvorteil gegenüber einer Therapie mit IFN-a ist bisher nicht gezeigt. Unter DFC wurden vermehrt Infektionen beobachtet. Durch eine einmalige Behandlung mit 2-CDA lassen sich bei fast allen Patienten komplette Remissionen erzielen. Rezidive wurden bisher nur in Einzelfällen beobachtet (Tabelle 8).

CR + PR	%	MR	Mo	Ansprechen	Bemerkungen	Autor	Jahr
7	100			> 6– > 10 Mo		Quesada	1984 [106]
43	22	125				Golomb	1988 [48]
					11 Rezidive beobachtet 7 Rezidive beobachtet	Golomb	1988 [49]
40	75	3		Ül bei 6 J. 83%		Smith II	1991 [119]
1	6	6			7 der 8 Nonresponder hatten eine Remission auf IFN-α 2 MU/m^2 sc. 3×/Wo	Thompson	1989 [125]
2	9	8			zu geringe Dosis	Moormeier	1989 [93]

Tabelle 8. Chemotherapie bei Haarzelleukämie

Therapieschema	Vortherapie	Pat.	aw.	CR	%	PR	%
Deoxycoformycin 5 mg/m^2 2–3 ×/ Woche alle 4 Wo.			27	16	59	10	37
Deoxycoformycin 2–4 mg/m^2 alle 2 Wo. iv	5 mit IFN-α 12 mit Splenektomie		23	20	87		
Deoxycoformycin 2–4 mg/m^2 3×/ Wo. iv wdh. 8 Wo.			28	25	89	3	11
Deoxycoformycin 4 mg 1 ×/ Woche × 3, danach 4 mg/m^2 alle 2 Wo. iv	resistent auf IFN-α		33	11	33	15	45
IFN-α 3 × 3 MU sc. 3×/Wo für 6 Mo, Wenn kein Effekt oder Progression: cross over rd vs.			156	17	11	41	26
Deoxycoformycin 4 mg alle 2 Wo. für 6 Mo Wenn kein Effekt oder Progression: cross over			155	106	68	12	8
2-Chlorodeoxyadenosin 0,1 mg/kg ci d1–7 × 1	alle Patienten mit HZL		148	126	85	18	12
	keine Vorbehandlung		69	58	84	10	14
	Splenektomie		27	23	85	1	4
	IFN-α		26	23	88	3	12
	Splenektomie + IFN-a		22	19	86	3	14
	Deoxycoformycin		4	3	75	1	25

aw auswertbare Patienten; *CR* komplette Remission; *PR* partielle Remission; *MR* minimale Remission.

CR + PR	%	MR	Mo	Ansprechen	Bemerkungen	Autor	Jahr
26	96					Spiers	1987 [121]
20	87	1				Kraut	1989 [77]
28	100					Johnston	1988 [69]
26	79					Ho	1989 [62]
58	37				1 Todesfall unter Therapie, jedoch mehr Rezidive bei 12 Monaten	Grever	1992 [55]
118	76				4 Todesfälle unter Therapie, jedoch weniger Rezidive bei 12 Monaten		
144	97			nur 2 Rezidive		Piro	1992 [103]
68	99						
24	89						
26	100						
22	100						
4	100						

7 Mykosis fungoides und Sézary Syndrom

Die Mykosis fungoides und das Sézary Syndrom sind kutane niedrig maligne T-Zell Lymphome. Beim Sézary Syndrom ist eine leukämische Streuung sichtbar, bei der Mykosis fungoides kann sie mit Hilfe feinerer diagnostischer Techniken in einem hohen Prozensatz nachgewiesen werden [113].

7.1 Stadieneinteilung

Stadieneinteilung

TNM

Haut
T 1   Begrenzte Plaques (< 10 % der Körperoberfläche)
T 2   Generalisierte Plaques
T 3   Hauttumore
T 4   Generalisierte Erythrodermie

Lymphknoten
N 0   Keine Lymphadenopathie, histologisch negativ
N 1   Lymphadenopathie, histologisch jedoch negativ
N 2   Keine Lymphadenopathie, histologisch positiv
N 3   Lymphadenopathie, histologisch positiv

Viszerale Organe
M 0   keine Organbeteiligung
M 1   Organbeteiligung

Stadieneinteilung [26]

Stadium I: Begrenzte (IA) oder generalisierte Plaques (IB) ohne Lymphadeno-pathie oder histologische Beteiligung der Lymphknoten oder viszeraler Organe (T 1 N 0 M 0 oder T 2 N 0 M 0)

Stadium II: Begrenzte oder generalisierte Plaques mit Lymphadenopathie (IIA) oder Hauttumoren mit oder ohne Lymphadenopathie (IIB); ohne histologische Beteiligung von Lymphknoten oder viszeralen Organen (T 1–2 N 1 M 0, T 2 N 0–1 M 0)

Stadium III: Generalisierte Erythrodermie mit oder ohne Lymphadenopathie; ohne histologische Beteiligung von Lymphknoten oder viszeralen Organen (T 4 N 0–1 M 0)

Stadium IV: Histologische Beteiligung von Lymphknoten (IVA) (T 1–4 N 2–3 M 0) oder viszeralen Organen (IVB) (T 1–4 N 0–3 M 1) mit einer beliebigen Hautläsion und mit oder ohne Lymphadenopathie

Leukämischer Verlauf sollte als fehlend (B 0) oder vorhanden (B 1) dokumentiert werden, geht jedoch nicht in die Festlegung des endgültigen Stadiums ein.

7.2 Diagnostische Maßnahmen

Hautbiopsie.

7.3 Behandlungsstrategie

In den frühen Stadien der Mycosis fungoides spielt die lokale Therapie eine wesentliche Rolle. Im Stadium IV kann eine systemische Chemotherapie palliativ eingesetzt werden.

Strahlentherapie

Die lokale Bestrahlung oder die Ganzhautbestrahlung (mit schnellen Elektronen) hat eine kurative Potenz für lokalisierte oder auf die Haut begrenzte Stadien der Mykosis fungoides. Krankheitsfreie Überlebensraten von 50 % im Stadium T 1.

Chemotherapie der Erkrankung im Erythem- und Plaquestadium

Lokale Chemotherapie ohne kurative Patenz durch systemische Gabe von 8-Methoxypsoralen mit Aktivierung durch UVA-Licht. Nebenwirkungen gering bei guter Effektivität. Ein Risiko sind sekundäre Neoplasien der Haut.

In den USA ist die lokale Chemotherapie mit wäßriger Lösung von Stickstofflost verbreitet.

Bei systemischer Beteiligung kann eine systemische zytostatische Therapie analog der Therapie der niedrig malignen NHL vorgenommen werden. Die Ansprechraten sind günstig. Heilungen können allerdings nicht erreicht werden. Bei vorbehandelten Patienten kann Fludarabin eine Alternative bieten. Gegebenenfalls Kombination der Chemotherapie mit Elektronenbestrahlung [7, 56, 131]; (Tabelle 9).

Zytokine

IFN α ist bei den kutanen T-Zell Lymphomen wirksam. Gegebenenfalls Kombination mit anderen Therapiemaßnahmen (Tabelle 10).

8 Angioimmunoblastische Lymphadenopathie (AILD), Lymphogranulomatosis X

Relativ häufiges niedrig malignes T-Zell Lymphom im Untersuchungsgut der Kieler Lymphomgruppe. Der maligne Zellklon bewirkt durch Zytokine eine ausgeprägte Stimulation der B-Zell-Reihe und eine ausgeprägte Allgemein-Symptomatik [80, 128].

Tabelle 9. Chemotherapie der Mykosis fungoides

Therapieschema	Histologie Vortherapie	Pat.	aw.	CR	%	PR	%	
BLM 10 U IM 1 ×/Wo ADM 60 mg/m^2 iv d1 ×/3 Wo MTX 50 mg iv d1 ×/Wo topisch HN$_2$ 10 mg tgl.	Mycosis fungoides Stad. IIB–IVB keine systemische Vortherapie		10	7	70	1	10	
Fludarabin 25 mg/m^2 iv d1–5, wdh. 4 Wo.	Mycosis fungoides	27	17			16	94	
Fludarabin 25 mg/m^2 iv d1–5, wdh. 4 Wo.	Mycosis fungoides	5	5			2	40	

aw auswertbare Patienten; *CR* komplette Remission; *PR* partielle Remission; *MR* minimale Remission; *RD* Remissionsdauer.

Tabelle 10. Interferon-Monotherapie und Kombinationen für Mykosis fungoides

Therapieschema	Histologie Vortherapie	Pat.	aw.	CR	%	PR	%	
IFN-α 50 MU/m^2 im. 3×/Wo	Kutane T-Zell-Lymphome mit Vortherapie	20	2	10		7	35	
IFN-α 3–18 MU sc. tgl.	Mykosis Fungoides keine Vortherapie	23	8	35		9	39	

IFN-α 10 MU/m^2 d1
    50 MU m^2 d2–5
  + Deoxycoformicin 4 mg/m^2 iv d1–3
  q 6 Wo.
	Mykosis Fung-oides, Sézary
	10 mit Vortherapie
	8 ohne Vortherapie
		18
		10
		8
			–
			–
			–
				–
				–
				–
						5
						4
						1
							28
							40
							13	

aw auswertbare Patienten; *CR* komplette Remission; *PR* partielle Remission; *MR* minimale Remission; *RD* Remissionsdauer

CR + PR	%	MR	Mo	Ansprechen	Bemerkungen	Autor	Jahr
8	*80*			4–105 + Mo RD		Zakem	1987 [133]
16	*94*					von Hoff	1989 [127]
2	*40*					Kantarjian	1990 [71]

CR + PR	%	MR	Mo	Ansprechen	Bemerkungen	Autor	Jahr
9	*45*	5	5	med. RD		Bunn	1986 [14]
17	*74*					Covelli	1989 [24]
5	*28*		9	med. RD		Foss	1989 [34]
4	*40*						
1	*13*						

8.1 Besonderheiten in der Pathologie

Aufgehobene Lymphknotenstruktur mit Infiltration von Lymphozyten, Immunoblasten, Plasmazellen und Histiozyten zusammen mit auffälliger Vaskularisierung mit baumförmig auffächernden postkapillären Venolen.

8.2 Diagnostische Maßnahmen

Schwierige Differentialdiagnose gegenüber reaktiven Lymphknotenschwellungen wegen einer Tendenz zur Spontanregression einzelner Lymphome bei begleitender B-Symptomatik. Klonalitätsstudien mit immunologischen oder molekularbiologischen Methoden sind hilfreich.

8.3 Behandlungsstrategie

Strahlentherapie

Palliativ Bestrahlung großer Lymphknotenpakete.

Tabelle 11. Chemotherapie bei angioimmunoblastischer Lymphadenopathie

Therapieschema	Histologie Vortherapie	Pat.	aw.	CR	%	PR	%
PRED 2 mg/kg 4–8 Wo. po als Primär- therapie			28	8	29	16	57
Bei Rezidiv, Refraktärität oder Progression:							
COP-Blam/IMVP16:	rezidiviert/refraktär auf PRED		18	10	56	5	28
CPM 400 mg/m² iv d1	primär, Chemo-		11	7	64	3	27
VCR 1,0 mg/m² (max. 2 mg) iv d1	therapie						
PRED 40 mg/m² po d1–10							
BLM 15 mg/m² iv d14							
ADM 40 mg/m² iv d1							
PROC 100 mg/m² po d1–10							
wdh. d22 × 3, wenn PR: Umstellg.,							
CR: 5 Kurse							
danach IMVP16							
IFO 1000 mg/m² iv d1–5							
MTX 30 mg/m² iv d3, 10							
VP16 100 mg/m² iv d1–3							
wdh. d22 × 2, wenn CR nach							
COP-Blam 3,							
wdh. d22 × 4, wenn PR nach							
COP-Blam 3							

aw auswertbare Patienten; *CR* komplette Remission; *PR* partielle Remission; *MR* minimale Remission; *CCR* anhaltende komplette Remission.

Chemotherapie

Mit einer milden Prednison-Monotherapie können langdauernde Remissionen erzielt werden [3, 115]. Der klinische Verlauf ist bei der Mehrzahl jedoch aggressiv. Hierbei verspricht eine aggressive Chemotherapie mehr Erfolg. Tabelle 11 zeigt die chemotherapeutische Behandlung bei angioimmunoblastischer Lymphadenopathie.

Zytokine

Interferon α wurde in einer Reihe von Einzelfällen und in einer größeren Therapieserie bei AILD mit Erfolg eingesetzt [116]. Vorteil der Therapie ist das Sistieren der Allgemein-Symptomatik, möglicherweise bedingt durch Suppression der Zytokinproduktion in den Lymphomzellen.

CR + PR	%	MR	Mo	Ansprechen	Bemerkungen	Autor	Jahr
24	86			3 Pat. in CCR		Siegert	1992 [115]
15	83			6 Pat. in CCR			
10	91			4 Pat. in CCR			

9 Mucosa-assoziierte Lymphome (MALT)[a]

Größte Untergruppe von NHL mit primär extranodaler Manifestation: Magen (50–80 %), Dünndarm und Ileocoecalregion (15–20 %), Colon (2–16 %) [59, 111, 129]. Die Definition der gastrointestinalen MALT Lymphome erfolgt klinisch (s. unten).

Klinische Kriterien für primär gastrointestinale MALT-Lymphome [25]

1. Fehlen palpabler peripherer Lymphome,
2. Fehlen mediastinaler Lymphome im Thoraxbild,
3. unauffälliges weißes Blutbild,
4. vorherrschende Magen-Darm-Läsion bei lediglich regionärer Lymphknotenbeteiligung,
5. kein offensichtlicher Befall von Leber und Milz.

Andere Definitionen verlangen lediglich, daß bei der Diagnosestellung gastrointestinale Symptome im Vordergrund stehen müssen, oder daß Läsionen des Gastrointestinaltraktes zur Diagnose führen [83].
Für die histologische Klassifikation der MALT-Lymphome wird die Kiel-Klassifikation angewendet.

9.1 Stadieneinteilung

Nach Ann Arbor.

9.2 Diagnostische Maßnahmen

Zusätzlich zur üblichen Diagnostik: Gastroskopie, Dünndarm-Kontrastdarstellung, Koloskopie.
Die Sonographie eignet sich sehr gut zur Verlaufsbeurteilung [35]. Bei der Primärdiagnose bewährt sich die endoskopische Sonographie [124].

9.3 Behandlungsstrategie

MALT-Lymphome neigen erst spät zur Generalisation. Lokale Therapiekonzepte würden damit mehr Bedeutung erlangen. Informationen zu dieser Frage aus prospektiven Studien liegen allerdings noch nicht vor.
Bei niedriggradig malignen NHL mit lokalisierter gastrointestinaler Manifestation sollte eine lokale Therapiemodalität in das Therapiekonzept eingeschlossen werden, da sie durch die Chemotherapie allein wie alle niedrig malignen NHL nicht heilbar sind (Abb. 5).

---

[a] mucosa-associated lymphoid tissue

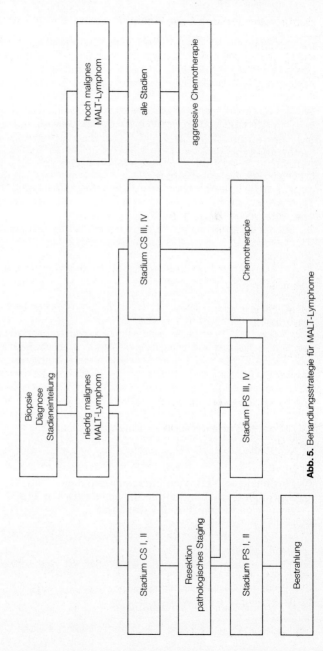

Abb. 5. Behandlungsstrategie für MALT-Lymphome

Chirurgische Therapiemaßnahmen

Retrospektive Untersuchungen sprechen für eine primäre Resektion als prognostisch positiven Faktor. Langfristige Remissionen und Heilungen wurden beschrieben [29, 32]. Bei 30–50% der Fälle ist aufgrund von Lokalisation und Ausdehnung eine primäre Resektion nicht möglich [15, 87]. Über die Frage einer Operation wird im Einzelfall entschieden werden müssen. Bei niedrig malignen NHL im Stadium I oder II ist die Operation zu empfehlen, bei hoch malignen MALT-Lymphomen muß sie kritisch betrachtet werden.

Strahlentherapie

In frühen Studien erfolgte häufig eine adjuvante Strahlentherapie [28], bzw. wurde die Strahlentherapie in Kombination mit Chemotherapie eingesetzt [21, 52]. Nach Strahlentherapie finden sich bis zu 50% Rezidive außerhalb des Strahlenfeldes bzw. extraabdominell [88, 113].
Die Strahlentherapie kann als konsolidierendes lokales Therapieelement eingesetzt werden. Dies gilt vor allem für niedrig maligne MALT-Lymphome im Stadium I oder II.

Chemotherapie

Niedrig maligne MALT-Lymphome: Behandlung entsprechend wie bei zentroblastisch-zentrozytischen NHL, z. B. COP [3].
Hochmaligne MALT-Lymphome sind nach den gleichen Prinzipien zu behandeln wie die hochmalignen NHL vom immunoblastischen, zentroblastischen und großzellig anaplastischen Typ. Eine ganze Reihe neuer Publikationen zeigt, daß eine primäre Chemotherapie bei hochmalignen NHL mit gastrointestinalem Befall erfolgreich ist [15, 27, 47, 88, 110, 114, 120, 124]. Durch Verzicht auf eine primäre Resektion fällt die nicht unbeträchtliche perioperative Mortalität (etwa 10%) weg und ein Zeitverlust wird vermieden. Komplikationen wie Blutungen oder Perforation treten unter einer primären Chemotherapie nur selten auf [47, 88, 124].

10 Hochmaligne NHL vom immunoblastischen, zentroblastischen und großzellig anaplastischen Typ, sowie pleomorphe T-Zell-Lymphome

Zusammen etwa 30% aller NHL [9, 122]. Zunahme der Erkrankungshäufigkeit im höheren Lebensalter.
Bei plenomorphen T-Zell Lymphomen besteht oft eine schwere Allgemeinsymptomatik.

10.1 Besonderheiten in der Pathologie

Eine schlechte Prognose haben sekundär hochmaligne NHL.

Tabelle 12. Risikoprofil bei hochmalignen NHL aufgrund einer Untersuchung an 1872 Patienten aus verschiedenen internationalen Studiengruppen mit Anthrazyklinhaltiger Therapie [112]

Risiko-Kategorie	Anzahl Risikofaktoren*	Fälle %	CR %	KfÜL 5 J (%)	OAS 5 J (%)
niedrig	0, 1	35	87	70	73
niedrig/intermediär	2	27	67	51	50
hoch/intermediär	3	22	55	49	43
hoch	4, 5	16	44	42	26

* Risikofaktoren sind: Alter > 60 Jahre, Ann Arbor Stadium III/IV, > 1 extranodale Manifestation, ECOG-Status ≥ 2, Serum-LDH erhöht
KfÜL: krankheitsfreies Überleben; OAS: Gesamtüberlebenswahrscheinlichkeit.

10.2 Stadieneinteilung

Die Stadieneinteilung erfolgt nach Ann Arbor. Zunehmend gewinnen jedoch auch Risikofaktorprofile an prognostischer Bedeutung (Tabelle 12).

10.3 Diagnostische Maßnahmen

Sorgfältiges und schnelles Staging mit Einsatz aller bildgebenden Verfahren und Kochenmarkbiopsie vor und nach der Therapie.
Bei Tumorpersistenz unter Umständen Therapieintensivierung. Die Differentialdiagnose von narbigen („sterilisierten") Restlymphomen zu persistierendem aktiven Tumor ist schwierig. Neuere Studien legen daher bei der Evaluation der Therapieergebnisse mehr Wert auf die Dauer bis zum Therapieversagen (TTF) als auf die Remissionsrate.

10.4 Behandlungsstrategie (Abb. 6)

Chirurgie

Die operative Entfernung von gastrointestinalen Manifestationen wurde aufgrund von retrospektiven Untersuchungen immer wieder empfohlen. Neue Publikationen zeigen, daß man primär mit Chemotherapie behandeln kann [15, 27, 47, 88, 110, 114, 120, 124]. Komplikationen wie Blutungen oder Perforation treten unter der Chemotherapie nur selten auf [47, 88, 124].

Strahlentherapie

Es werden im Stadium PS I mit Strahlentherapie 5-Jahres-Überlebensraten von 73–100 % erreicht [12, 66]. Nachteil ist die Notwendigkeit zum pathologischen Staging. Der Wert einer konsolidierenden Bestrahlung nach Chemotherapie ist nicht durch Studien bewiesen.

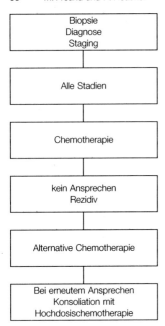

Abb. 6. Behandlungsstrategie für Patienten mit hochmalignen NHL vom immunoblastischen, zentroblastischen Typ und großzellig anaplastischen Typ, sowie pleomorphen T-Zell Lymphomen

Chemotherapie

Primäre Chemotherapie

Die Therapie der Wahl ist in der Regel die Chemotherapie. Im Stadium I werden nach sorgfältigem Staging mit Strahlentherapie sehr gute Therapieergebnisse erzielt. Die Ergebnisse der Chemotherapie sind im Stadium I ebenfalls hervorragend [12]. Therapiebeginn unmittelbar nach Abschluß des Staging. Therapieziel ist die anhaltende komplette Remission.

Eine Fülle von Chemotherapieschemata wurde für die Behandlung hochmaligner NHL entwickelt (Tabelle 14). Eine kürzlich veröffentlichte randomisierte Studie zeigte, daß die neueren komplexen Chemotherapieschemata keine Vorteile gegenüber dem 1976 beschriebenen CHOP-Schema zu bieten scheinen [31] (Tabelle 13). Eine weitere Studie zeigte dasselbe für den Vergleich der Therapieschemata m-BACOD und CHOP [51].

Rezidivchemotherapie

Nach Rezidiv durch eine erneute Chemotherapie Ansprechen von etwa 50%. Kaum anhaltende Remissionen. Primär refraktäre Lymphome in der Regel wenig zu beeinflussen (Tabelle 15).

Tabelle 13. Vergleich verschiedener Chemotherapieregime bei intermediär- und hochmalignen NHL [31]

	CHOP	m-BACOD	ProMACE-CytaBOM	MACOP-B
Schema publiziert	1976	1985	1986	1983
Patienten Evaluabel	225	223	233	218
CR + PR (%)	80	82	87	83
CR (%)	44	48	56	51
PR (%)	36	34	31	32
Rezidivfrei nach 3 Jahren (%)	41	46	46	41
Überleben nach 3 Jahren (%)	54	52	50	50
Toxisch bedingte Todesfälle (%)	1	5	3	6
Grad 4 WHO Toxizitäten (%)	31	54	29	43

Überleben nach 3 Jahren für alle Patienten nach dem Internationalen Risikofaktor-Schlüssel aufgeteilt: niedriges Risiko 61 %, niedrig/intermediäres Risiko 58 %, hohes/intermediäres Risiko 44 %, hohes Risiko 34 %. In allen Risikogruppen keine Unterschiede durch die unterschiedlichen Therapieschemata.

Hochdosischemotherapie und Knochenmarktransplantation

Durch Hochdosischemotherapie mit autologer Knochenmarktreinfusion sind 40 % Langzeitremissionen bei vorbehandelten Patienten mit chemotherapiesensibler Erkrankung beschrieben. Allerdings beruhen diese Zahlen auf der Behandlung unkontrolliert selektionierter Patientenkollektive. Die Ergebnisse unterscheiden sich je nach Ansprechen auf die vorausgehende Chemotherapie.
Der Wert der autologen KMT für die Konsolidierungsbehandlung ist unklar. Eine französische Studie [57] hat keinen Vorteil zeigen können.

Zytokine

Interferon α ist bei hochmalignen NHL nicht wirksam.
Die Gabe von Knochenmarkwachstumsfaktoren, z. B. GM-CSF kann die Dauer und die Schwere der Neutropenie nach Chemotherapie mindern [44].

11 Lymphoblastische NHL mit Ausnahme Burkitt-Typ

Lymphoblastische NHL sind im jugendlichen Alter häufiger. Ein zweites Altersmaximum findet sich um das 60. bis 70. Lebensjahr [9].

11.1 Besonderheiten in der Pathologie

Immunologisch den B- oder T-Vorläuferzellen zuzuordnen. Abgrenzung zur akuten lymphatischen Leukämie: hierbei beträgt der Anteil der Blasten im Knochenmark mehr als 25 %.

98   M. Freund und P. Heußner

Tabelle 14. Behandlungsschemata für Patienten mit hochmalignen NHL vom immunoblastischen, zentroblastischen Typ und großzellig anaplastischem Typ, sowie pleomorphen T-Zell Lymphomen

Therapieschema	Histologie	Pat.	aw.	CR	%	PR	%
CHOP CPM 750 mg/m² iv d1 ADM 50 mg/m² iv d1 VCR 1,4 mg/m² (max. 2 mg) iv d1 PRED 100 mg/m² po d1–5 wdh. d22 × 6	Ann Arbor- Stadium III und IV hochmaligne NHL	246	204	144	*71*	44	*21*
M-BACOD* MTX 3000 mg/m² iv d15 Folinsäure 10 mg/m² po q 6 h d15–17 oder (m-): MTX 200 mg/m² iv d8 + 15 Folinsäure 10 mg/m² po q 6 h d8–10 + 15–17 wdh. d22 × 10	Diffus histiocytisch Diffus undifferen- ziert (Rappaport)		44	25	*57*	14	*32*

MACOP-B*
MTX 300 mg/m² iv d8, 36, 64
Folinsäure 15 mg/m² po q 6h 6× d9,
37, 65
ADM 50 mg/m² iv
  d1, 15, 29, 43, 57, 71
CPM 350 mg/m² iv
  D1, 15, 29, 43, 57, 71
VCR 1,4 mg/m² iv (max. 2 mg)
  d8, 22, 36, 50, 64, 78
BLM 10 mg/m² iv d22, 50, 78
Nur ein Therapiedurchgang
	diffus großzellig
	(Rapport)
			126	108	*86*		

COP-BLAM I* CPM 400 mg/m² iv d1 VCR 1,0 mg/m² (max. 2 mg) iv d1 PRED 40 mg/m² po d1–10 BLM 15 mg/m² iv d15 ADM 40 mg/m² iv d1 PROC 100 mg/m² po d1–10	Fortgeschrittene diffuse lymphocy- tisch, Stad. III + IV großzellig (Rappa- port)		33	24	*73*		
CHOP-VP16 CPM 750 mg/m² iv d1 ADM 50 mg/m² iv d1 VCR 2 mg iv d1 PDL 100 mg po d1–5 VP16 100 mg/m² iv d1–3 q d22 × 6 + Rt d22 Kurs 4	hochmaligne NHL (Kiel Klassifikation)		60	49	*82*	7	*12*

CR + PR	%	MR	Mo	Ansprechen	Bemerkungen	Autor	Jahr
188	92				Ansprechen bei nodulärer Histologie besser als bei diffuser (Rappaport)	McKelvey	1976 [89]
39	89			Ül bei 5 J. 40 %		Anderson	1984 [2]
108	86			KfÜl bei 5 J. 67 %		Connors	1987 [23]
24	73			KfÜl bei 6 J. 55 % 17 % Rezidive		Coleman	1988 [22]
56	93		43	med. ÜL		Köppler	1989 [76]

Tabelle 14. (Fortsetzung)

Therapieschema	Histologie	Pat.	aw.	CR	%	PR	%
ProMACE-CytoBOM* vsProMACE-MOPP*	„diffuse aggressive" (Rappaport)	203	193 94	81	*86*		
ProMACE-CytaBOM: CPM 650 mg/m^2 iv d1 ADM 25 mg/m^2 iv d1 VP16 120 mg/m^2 iv d1 PRED 60 mg/m^2 po d1–15 ARA-C 300 mg/m^2 iv d8 BLM 5 mg/m^2 iv d8 VCR 1,4 mg/m^2 iv d8 MTX 120 mg/m^2 iv d8 q d22							
ProMACE-MOPP: CPM 650 mg/m^2 iv d1 ADM 25 mg/m^2 iv d1 VP16 120 mg/m^2 iv d1 PRED 60 mg/m^2 po d1–15 HN$_2$ 6 mg/m^2 iv d8 VCR 1,4 mg/mm^2 iv d8 PROC 100 mg/m^2 po d8–15 MTX 500 mg/m^2 iv d15 q d29			99	73	*74*		

aw auswertbare Patienten; *CR* komplette Remission; *PR* partielle Remission; *MR* minimale Remission; *CCR* anhaltende komplette Remission; *KfÜL* Krankheitsfreies Überleben; *ÜL* Überleben, *RD* Remissionsdauer

* Die Therapieschemata sind in einer randomisierten vergleichenden Untersuchung [30] dem Schema *CHOP* [89] *nicht* überlegen.

Tabelle 15. Therapie rezidivierter hochgradig maligner NHL

Therapieschema	Histologie	Pat.	aw.	CR	%	PR	%
IMVP16 IFO 1000 mg/m^2 iv d1–5 MTX 30 mg/m^2 iv d3, 10 VP16 100 mg/m^2 iv d1–3 wdh. d22 × 6	hochmaligne NHL mit Vortherapie rezidiviert, refraktär	52	19	*37*	13	*25*	
NOAC MOX 10 mg/% iv d2 + 3 Ara-C 3000 mg/m^2 3 h iv 2 × im Abstand von 12 h d1 q 3 Wo. × 13	NHL hochmaligne Kiel, Working Formulation mit Vortherapie	18	6	*33*	2	*11*	

CR + PR	%	MR	Mo	Ansprechen	Bemerkungen	Autor	Jahr
81	86				22 Pat. (27 %) rezidiviert 6 Pat. an Pneumocystis carinii verstorben daher Cotrimoxazol-Prophylaxe	Longo	1991 [86]
73	74				30 Pat. (41 %) rezidiviert		

CR + PR	%	MR	Mo	Ansprechen	Bemerkungen	Autor	Jahr
32	62	10%	12 15	med. KfÜL med. ÜL		Cabanillas	1980 [16]
8	44		6	med. KfÜL		Ho	1989 [61]

Tabelle 15. (Fortsetzung)

Therapieschema	Histologie	Pat.	aw.	CR	%	PR	%	
DHAP vor Knochenmarktransplantation: DEX 40 mg iv d1–4 ARA-C 2000 mg/m^2 alle 12 h/d2 DDP 100 mg/m^2 ci d1 q 3–4 Wo. × 2–6	Intermediär und hochmaligne, alle mit Vortherapie	39	9	23	17	44		
E-SHAP Methylprednisolon 500 mg iv d1 VP16 40 mg/m^2 iv d1 DDP 25 mg/m^2/d CIV d1–4 ARA-C 2000 mg/m^2 iv d5 q d21 ×	13 hochmaligne, 15 niedrig maligne (Kiel Klassifikation)	28	–	–	–	–		

aw auswertbare Patienten; *CR* komplette Remission; *PR* partielle Remission; *MR* minimale Remission; *KfÜL* Krankheitsfreies Überleben; *ÜL* Überleben; *RD* Remissionsdauer.

11.2 Diagnostische Maßnahmen

Wegen erhöhten Risikos einer ZNS-Beteiligung: Lumbalpunktion.

11.3 Behandlungsstrategie

Entspricht den zentroblastischen und immunoblastischen NHL.

Chemotherapie

Behandlung aller Stadien mit Chemotherapie. Wegen der erhöhten Rate an ZNS-Rezidiven Durchführung einer ZNS-Prophylaxe mit Schädel-Bestrahlung und i.th. Gabe von Zytostatika.
Therapie in Analogie zur akuten lymphatischen Leukämie mit einem Standard-Risiko-Protokoll [64, 65]. Bei Erreichen einer Vollremission kann mit einer langfristigen Heilungsrate von 40–50 % gerechnet werden [117].

Rezidivchemotherapie

Bei Rezidiv kann analog anderen hochmalignen NHL verfahren werden. Alternativ bieten sich Chemotherapien wie bei rezidivierter ALL an. Anhaltende Remissionen können in der Regel nicht mehr erreicht werden.

Strahlentherapie

Prophylaktisch: Schädel-RT mit 24 Gy. Therapeutisch bei ZNS-Befall: Schädel-Rt und Bestrahlung der spinalen Achse mit 24 Gy.

CR + PR	%	MR	Mo	Ansprechen	Bemerkungen	Autor	Jahr
28	72		7,5	med. KfÜL		Press	1991 [105]
–	–	5	7	med. ÜL		Johnson	1993 [68]

Hochdosischemotherapie und Knochenmarktransplantation

Nicht indiziert in der ersten Remission. Bei chemotherapiesensiblen Rezidiven können durch Hochdosischemotherapie und autologe Knochenmark- oder Stammzellreinfusion anhaltende Remissionen erzielt werden. Die autologe Knochenmarkreinfusion ist prospektiv allerdings in diesem Rahmen nicht geprüft. Unsicher ist, ob eine allogene Knochenmarktransplantation einen Vorteil bietet.

Zytokine

Interferon α ist bei lymphoblastischen NHL nicht wirksam.

12 Lymphoblastische Lymphome vom Burkitt-Typ

Endemisches Auftreten in bestimmten Regionen in Afrika. Hier Befall des Kieferbereichs bei 50 % der Patienten. Außerhalb der Endemiegebiete selten mit einem Anteil von 1 %. Schwerpunktmäßig junge Patienten und Kinder. Häufigster Ausgangspunkt ist der Gastrointestinaltrakt. Burkitt-Lymphome sind rapide progredient.

12.1 Besonderheiten in der Pathologie

Zytologisch charakteristische L3-Morphologie: große Zellen mit runden Kernen von feinkörniger homogener Chromatinstruktur, mit prominenten Nucleoli, mit basophilem Zytoplasma mit reichlich Vakuolen. Zytogenetisch Aberrationen mit Beteiligung des langen Arms von Chromosom 8.
Abgrenzung gegen die B-ALL: Bei der B-ALL beträgt der Knochenmarkbefall mehr als 25 % der Zellen.

Tabelle 16. Behandlungsergebnisse für Burkitt-Lymphome

Therapieschema	Histologie	Pat.	aw.	CR	%	PR	%
Modifiziertes BFM 81/83	disseminierte hoch maligne B-NHL	15	13	8	62	4	31
B-NHL Protokoll	Burkitt Lymphome	20	20	20	100		
B-NHL Protokoll	Burkitt Lymphome und B-ALL	14	11	79			
B-NHL Protokoll	5 großzellige mediastinale B-NHL	5	4	80	1	20	
	5 Burkitt Lymphome	5	4	80	1	20	

aw auswertbare Patienten; *CR* komplette Remission; *PR* partielle Remission; *MR* minimale Remission.

12.2 Stadieneinteilung

Wegen der rapiden Progredienz rasches Staging. Stadieneinteilung nach den vereinfachten Kriterien nach Ziegler (s. unten).

Stadieneinteilung bei Burkitt-Lymphomen [134]:

Stadium	Definition
A	einzelner extraabdominaler Tumor
B	mehrere extraabdominale Tumoren
C	intraabdominaler Tumor
D	intraabdominaler Tumor mit einer oder mehreren extraabdominalen Manifestationen
AR	Stadium C, aber 90 % der Tumormasse operativ entfernt

Chemotherapie

Primäre Chemotherapie

Burkitt-Lymphome werden in allen Stadien primär mit Chemotherapie behandelt (Tabelle 16). Wegen der raschen Progredienz des Tumors ist eine möglichst schnelle Einleitung der Chemotherapie erforderlich. Das in Deutschland bei

CR + PR	%	MR	Mo	Ansprechen	Bemerkungen	Autor	Jahr
12	92			1 Rezidiv nach 23 Mo CR		Metzner	1988 [90]
20	100			6 Rezidive KfÜl 70 % bei 80 Mo		Kath	1991 [72]
11	79			1 Rezidiv KfÜl 71 % nach 8 J.		Pees	1991 [100]
5	100			kein Rezidiv bei Patienten in CR		Knauf	1991 [74]
5	100						

Erwachsenen und in der Kinderheilkunde eingeführte Schema des B-NHL Protokolls ist besonders auf die Burkitt-Lymphome und die biologisch verwandte B-ALL abgestimmt. Wesentliche Therapieelemente bilden hochdosiertes MTX und Alkylantien. Durchführung nur in erfahrenen Zentren.

Rezidivchemotherapie

Unzureichendes Ansprechen zeigt sich meist in rascher Therapieresistenz unter laufender primärer Therapie. Ein erprobtes Therapiekonzept für Rezidive gibt es nicht.

Hochdosischemotherapie und Knochenmarktransplantation

Die Prognose der Gesamtgruppe der Burkitt-Lymphome unter der B-NHL Therapie ist so gut, daß eine Hochdosischemotherapie mit autologer oder allogener Knochenmarktransplantation in erster Remission nicht gerechtfertigt ist. Im beginnenden Rezidiv oder bei unzureichendem Ansprechen auf die Primärtherapie kann dieser Therapieansatz versucht werden.

Chirurgische Therapiemaßnahmen

Die chirurgische Entfernung von intraabdominalen Tumoren ist aufgrund von retrospektiven Auswertungen empfohlen worden. Bei ausgezeichneter Wirksamkeit der Chemotherapie und rapidem Tumorwachstum ist sie nicht mehr sinnvoll [1].
Eine chirurgische Entfernung von Resttumoren nach Chemotherapie wird in der Literatur immer wieder empfohlen. Ihr Wert ist nicht prospektiv geprüft.

Strahlentherapie

Eine konsolidierende Bestrahlung nach der Chemotherapie im Bereich vormals großer Tumormassen ist ebenfalls nicht prospektiv geprüft.

Im Rahmen der bisherigen Studienkonzepte wurde eine prophylaktische ZNS-Bestrahlung durchgeführt. Neuere Konzepte sehen dies nicht mehr vor, wobei die Ergebnisse noch abzuwarten sind.

VI. Literatur

1. Al-Attar A, Attra A, Al-Bagdadi R et al. (1989) „Debulking" surgery is unnecessary in advanced abdominal Burkitt lymphoma in Iraq. Br J Cancer 59:610–612
2. Anderson KC, Skarin AT, Rosenthal DS et al. (1984) Combination chemotherapy for advanced non-Hodgkin's lymphomas other than diffuse histiocytic or undifferentiated histologies. Cancer Treat Rep 68:1343–1351
3. Bagley CM, DeVita VT, Berard CW, Canellos GP (1972) Advanced lymphosarcoma: Intensive cyclical combination chemotherapy with cyclophosphamide, vincristine, and prednisolone. Ann Intern Med 76:227–234
4. Becker N, Frentzel-Beyme R, Wagner G (1984) Krebsatlas der Bundesrepublik Deutschland. Ed 2nd. Springer, Berlin Heidelberg New York Tokyo
2. Bernhards J, Döhler U, Freund M et al. (1988) Die Bedeutung der Histopathologie des Knochenmarks für die Lebenserwartung von Patienten mit chronischer lymphatischer Leukämie. Med Klin 83:637–642
6. Binet JL, Leporrier M, Dighiero G et al. (1977) A clinical staging system for chronic lymphocytic leukemia Prognostic significance. Cancer 40:855–864
7. Braverman JM, Yager NB, Chen M et al. (1987) Combined total body electron beam irradiation and chemotherapy for mycosis fungoides. J Am Acad Dermatol 16:45
8. Brittinger G, Bartels H, Common H et al. (1986) Klinische und prognostische Relevanz der Kiel-Klassifikation der Non-Hodgkin-Lymphome. Onkologie 9:118–125
9. Brittinger G, Bartels H, Common H et al. (1984) Clinical and prognostic relevance of the Kiel-classification of non-Hodgkin's lymphomas: Results of a prospective multicenter study by the Kiel Lymphoma Study Group. Hematol Oncol 2:269–306
10. Brittinger G, Meusers P, Engelhard M (1986) Strategien der Behandlung von Non-Hodgkin-Lymphomen. Internist 27:485–497
11. Broder S, Bunn PA, Jaffe ES et al. (1984) T-cell lymphoproliferative syndrome associated with human T-cell leukemia/lymphoma virus. Ann Intern Med 100:543–557
12. Bron D, Stryckmans P (1987) Role of chemotherapy for located non-Hodgkin's lymphoma? Eur J Cancer Clin Oncol 23:459–463
13. Bunn PA, Huberman MS, Whang-Peng J et al. (1980) Prospective staging evaluation of patients with cutaneous T-cell lymphomas. Ann Intern Med 93:223–230
14. Bunn PA, Ihde DC, Foon KA (1986) The role of recombinant interferon alpha-2a in the therapy of cutaneous T-cell lymphomas. Cancer 57:1689–1695
15. Burgers JM, Taal BG, Van Heerde P et al. (1988) Treatment results of primary stage I and II non-Hodgkin's lymphoma of the stomach. Radiother Oncol 11:319–326
16. Cabanillas F, Hagemeister FB, Bodey GP, Freireich EJ (1982) IMVP-16: an effective regimen for patients with lymphoma who have relapsed after initial combination chemotherapy. Blood 60:2619
17. Catovsky D (1982) Prolymphocytic leukemia. Nouv Rev Fr Hematol 24:343–347
18. Cavalin-Stahl E, Möller TR (1986) Prednimustine vs cyclophosphamide-vincristine-prednisolone in the treatment of non-Hodgkin's lymphoma with favorable histopathology: results of a national cancer care program in Sweden. Semin Oncol 13:19–22
19. Cheson BD, Bennett JM, Rai KR et al. (1988) Guidelines for clinical protocols for chronic lymphocytic leukemia: Recommendations of the National Cancer Institute-sponsored Working Group. Am J Hematol 29:152–163

20. Cheson BD, Wittes RE, Friedman MA (1986) Low grade non-Hodgkin's lymphomas revisited. Cancer Treat Rep 70:1051–1054

21. Chung HC, Roh JK, Koh EH et al. (1990) Comparison of adjuvant radiotherapy and chemo-therapy following surgery in stage Ie and IIE primary gastrointestinal tract non-Hodgkin's lymphoma. Yonsei Med J 31:144–155

22. Coleman M, Armitage JO, Gaynor M et al. (1988) The COP-BLAM programs: evolving chemo-therapy concepts in large cell lymphoma. Semin Hematol 25 (Suppl 2):23–33

23. Connors JM, Klima P (1988) MACOP-B chemotherapy for malignant lymphomas and related conditions: 1987 update and additional observations. Semin Hematol 25 (Suppl 2):41–46

24. Covelli A, Papa G, Vegna ML et al. (1989) Recombinant alpha-2a interferon (IFN) as initial therapy in mycosis fungoides (MF): Results of a 3-year follow-up. Proc Am Soc Clin Oncol 8:251 (Abstract)

25. Dawson IMP, Cornes JS, Morson BC (1961) Primary malignant lymphoid tumors of the intestinal tract. Br J Surg 49:80–89

26.. DeVita VT, Hellmann S, Rosenberg SA (1989) Cancer. Principles and practice of oncology. Ed 3rd. Lippincott, Philadelphia

27. Domergue J, Bompar JM, Donadio D et al. (1988) The role of surgery in primary gastric non-Hodgkin's malignant lymphoma. J Chir Paris 125:17–20

28. Dragosics B, Bauer P, Radaszkiewicz T (1985) Primary gastrointestinal non-Hodgkin's lymphomas. A retrospective clinicopathologic study of 150 cases. Cancer 55:1060–1073

29. Feil W, Wenzel E, Radaskiewicz T, Schiessel R (1987) Das Non-Hodgkin-Lymphom des Magens: Chirurgische Therapie und Prognose. Wien Klin Wochenschr 99:426–430

30. Fisher RI, Gayor E, Dahlberg S et al. (1992) A phase III comparison of CHOP vs m-BACOD vs ProMACE-CytaBOM vs MACOP-B in patients with intermediate or high-grade non-Hodgkin's lymphoma: preliminary results of SWOG-8516 (Intergroup 0067), the National High Priority Lymphoma Study. Proc Am Soc Clin Oncol 11:315 (Abstract)

31. Fisher RI, Gaynor ER, Dahlberg S et al. (1993) Comparison of a standard regimen (CHOP) with three intensive chemotherapy regimens for advanced non-Hodgkin's lymphoma. N Engl J Med 328:1002–1006

32. Fleming ID, Mitchell S, Dilawari RA (1982) The role of surgery in the management of gastric lymphoma. Cancer 49:1135–1141

33. Foss Abrahamsen A, Lenner P, Hedenus M et al. (1987) Mitoxantrone in the treatment of patients with non-Hodgkin's lymphoma. Cancer Treat Rep 71:1209–1212

34. Foss F, Fischmann A, Schechter G et al. (1989) Phase II trial of pentostatin and interferon alpha-2a in advanced mycosis fungoides/Sézary syndrome (MF/SS). Proc Am Soc Clin Oncol 8:276 (Abstract)

35. Francica G, Cozzolino G, Morante R et al. (1990) Gastric lymphoma: diagnosis and follow-up of chemotherapy-induced changes using real-time ultrasonography: a report of three cases. Eur J Radiol 11:68–72

36. French COOP Group on CLL (1986) Effectiveness of "CHOP" Regimen on advanced untrea-ted chronic lymphocytic leukemia. Lancet i:1346–1349

37. French COOP Group on CLL (1989) Long-term results of the CHOP regimen in stage C chronic lymphocytic leukaemia. Br J Haematol 73:334–340

38. French COOP Group on CLL (1990) A randomized clinical trial of chlorambucil versus COP in stage B chronic lymphocytic leukemia. Blood 75:1422–1425

39. French COOP Group on CLL (1990) Effects of chlorambucil and therapeutic decision in initial forms of chronic lymphocytic leukemia (stage A): results of a randomized clinical trial on 612 patients. Blood 75:1414–1421

40. Freund M, Hanauske A-R (1990) Interferon alpha in der Therapie der Non-Hodgkin-Lymphome. Onkologie 13:424–428

41. Freund M, Wunsch-Zeddies S, Schäfers M et al. (1992) Prednimustine and mitoxantrone (PmM) in patients with low grade malignanat non-Hodgkin's lymphomas (NHL), chronic lymphocytic leukemia (CLL), and prolymphocytic leukemia (PLL). Ann Hematol 64:83–87

42. Gale RP, Foon KA (1987) Biology of chronic lymphocytic leukemia. Semin Hematol 24:209–229

43. Garvin AJ, Simon RM, Osborne CK et al. (1993) An autopsy study of histologic progression in non-Hodgkin's lymphoma: 192 cases from the National Cancer Institute. Cancer 52:393

44. Gerhartz HH, Engelhard M, Brittinger G et al. (1992) Randomized, double-blind placebo controlled phase III study of recombinant human granulocyte/macrophage colony stimulating factor (rhGM-CSF) as adjunct to induction-treatment of aggressive non-Hodgkin's lymphomas. Blood Suppl I:73a (Abstract)

45. Glatstein E, Donaldson SS, Rosenberg SA, Kaplan HS (1977) Combined modality therapy in malignant lymphoma. Cancer Treat Rep 61:11199–11207

46. Glatstein E, Fuks Z, Goffinet DR et al. (1976) Non-Hodgkin's lymphoma of stage III extent. Is total lymphoid irradiation appropriate treatment? Cancer 37:2806

47. Gobbi PG, Dionigi P, Barbieri F et al. (1990) The role of surgery in the multimodal treatment of primary gastric non-Hodgkin's lymphomas. A report of 76 cases and review of the literature. Cancer 65:2528–2536

48. Golomb HM, Fefer A, Golde DW et al. (1988) Report of a multi-institutional study of 193 patients with hairy cell leukemia treated with interferon-alfa2b. Semin Oncol 15 (Suppl 5):7–9

49. Golomb HM, Ratain MJ, Fefer A et al. (1988) Randomized study of the duration of treatment with interferon alfa-2B in patients with hairy cell leukemia. J Natl Cancer Inst 80:369–374

50. Golomb HM, Vardiman JW (1983) Response to splenectomy in 65 patients with hairy cell leukemia: an evaluation of spleen weight and bone marrow involvement. Blood 61:349–352

51. Gordon LI, Harrington D, Andersen J et al. (1992) Comparison of a second-generation combination chemotherapeutic regimen (m-BACOD) with a standard regimen (CHOP) for advanced diffuse non-Hodgkin's lymphoma. N Engl J Med 327:1342–1349

52. Gospodarowicz MK, Bush RS, Brown TC, Chua T (1983) Curability of gastrointestinal lymphoma with combined surgery and radiation. Int J Radiat Oncol Biol Phys 9:3–9

53. Gospidarowicz MK, Bush RS, Brown TC, Chua T (1984) Prognostic factors in nodular lymphomas. Int J Radiat Oncol Biol Phys 10:489–497

54. Greco FA, Johnson DH, Hainsworth JD (1991) Chronic oral etoposide. Cancer 67:303–309

55. Grever M, Kopecky K, Head D et al. (1992) A randomized comparison of deoxycoformicin (DCF) versus alfa-2a interferon (IFN) in previously untreated patients with hairy cell leukemia (HCL): An NCI-sponsored Intergroup Study (SWOG, ECOG, CALGB, NCIC, CTG). Proc Am Soc Clin Oncol 1164:264 (Abstract)

56. Griem ML, Tokas RP, Petras V et al. (1979) Combined therapy for patients with mycosis fungoides. Cancer Treat Rep 63:655

57. Haioun C, Lepage E, Gisselbrecht C et al. (1992) Autologous bone marrow transplantation (ABMT) versus sequential chemotherapy in first complete remission aggressive non-Hodgkin's Lymphoma (NHL): 1st interim analysis on 370 patients (LNH87 Protocol). Proc Am Soc Clin Oncol 11:316 (Abstract)

58. Heim ME, Fritze D, Ho AD et al. (1987) Phase-III-Studie zur Chemotherapie niedrig-maligner Non-Hodgkin-Lymphome: Vergleich einer Vincristin- mit einer Vindesin-Kombinations-Chemotherapie. Onkologie 10, Nr 2:345–348

59. Herrmann R, Panahon AM, Barcos MP et al. (1980) Gastrointestinal involvement in non-Hodgkin's lymphoma. Cancer 46:215–222

60. Hiddemann W, Unterhalt M, Koch P et al. (1990) Treatment of low-grade non-Hodgkin's lymphoma by cytoreductive chemotherapy with prednimustine/mitoxantrone followed by interferon alpha-2b maintenance: results of a clinical phase II study. Semin Oncol 17:20–23

61. Ho AD, del Valle F, Rückle H et al. (1989) Mitoxantrone and high-dose cytarabine as salvage therapy for refractory non-Hodgkin's lymphoma. Cancer 64:1388–1392

62. Ho AD, Thaler J, Mandelli F et al. (1989) Response to pentostatin in hairy-cell leukemia refractory to interferon-alpha. J Clin Oncol 7:1533–1538

63. Hochster H, Cassileth P (1990) Fludarabine phosphate therapy of non-Hodgkin's lymphoma. Semin Oncol 17:63–65

64. Hoelzer D, Thiel E, Löffler H et al. (1988) Prognostic factors in a multicenter study for treatment of acute lymphoblastic leukemia in adults. Blood 71:123–131
65. Hoelzer D, Thiel E, Löffler H et al. (1987) Teniposide (VM-26) and cytosine arabinoside as consolidation therapy in adult high-risk patients with acute lymphoblastic leukemia. Semin Oncol 14:92–97
66. Hoppe RT (1985) The role of radiation therapy in the management of non-Hodgkin's lymphomas. Cancer 55:2176–2183
67. Isonaki HA, Hakuhuen T, Joutseulahti U (1978) Excess risk of lymphoma, leukemia, and myeloma in patients with rheumatoid arthritis. J Chron Dis 31:691
68. Johnson PWM, Seetenham JW, McCallum P et al. (1993) E-SHAP: inadequate treatment for poor prognosis recurrent lymphoma. Ann Oncol 4:63–67
69. Johnston JB, Eisenhauer E, Corbett WEN et al. (1988) Efficacy of 2'-deoxycoformycin in hairy-cell leukemia: A study of the National Cancer Institute and of Canada Clinical Trials Group. JNCI 80:765–769
70. Kantarjian HM, Alexanian R, Koller CA et al. (1990) Fludarabine therapy in macroglobulinemic lymphoma. Blood 75:1928–1931
71. Kantarjian HM, Redman JR, Keating MJ (1990) Fludarabine phosphate therapy in other lymphoid malignancies. Semin Oncol 17:66–70
72. Kath R, Höffken K, Donhuijsen K et al. (1991) Chemotherapy of nonendemic Burkitt's lymphoma. Onkologie 14 (Suppl 2):80 (Abstract)
73. Kinlen LJ, Sheil AGR, Peto J, Doll R (1979) Collaborative United Kingdom-Australasian study of cancer in patients treated with immunosuppressive drugs. Br Med J 7:146
74. Knauf WU, Ludwig WD, Fischer-Funk E et al. (1991) Effective treatment of mediastinal large B-cell lymphoma and Burkitt's lymphoma with high-dose methotrexate-based polychemotherapy. Oncologie 14 (Suppl 2):86 (Abstract)
75. Knospe WH (1974) Bi-weekly chlorambucil treatment of CLL. Cancer 33:555–562
76. Köppler H, Pflüger KH, Eschenbach I et al. (1989) CHOP-VP16 chemotherapy and involved field irradiation for high grade non-Hodgkin's lymphomas: A phase II multicentre study. Br J Cancer 60:79–82
77. Kraut EH, Bouroncle BA, Grever MR (1989) Pentostatin in the treatment of advanced hairy cell leukemia. J Clin Oncol 7:168–172
78. Landys KE (1988) Mitoxantrone in combination with prednimustine in treatment of unfavourable non-Hodgkin's lymphoma. Invest New Drugs 6:105–113
79. Lennert K, Feller A (1990) Histopathologie der Non-Hodgkin-Lymphome (nach der aktualisierten Kiel-Klassifikation). Ed 2nd. Springer, Berlin
80. Levey IL (1987) Angioimmunoblastic lymphadenopathy: Comprehensive review. Cancer Invest 5:633–647
81. Levine AM (1987) Non-Hodgkin's lymphomas and other malignancies in the acquired immune deficiency syndrome. Semin Oncol 14 (Suppl 3):34–39
82. Levitt SH, Bloomfield CD, Lee CKK et al. (1976) Extended field radiotherapy in non-Hodgkin's lymphomas. Radiology 118:457–459
83. Lewin KJ, Ranchod M, Dorman RF (1978) Lymphomas of the gastrointestinal tract. Cancer 42:693–707
84. Liepman M, Votaw ML (1978) The treatment of chronic lymphocytic leukemia with COP chemotherapy. Cancer 41:1664–1669
85. Lister TA, Cullen MH, Beard MEJ et al. (1978) Comparison of combined and single-agent chemotherapy in non-Hodgkin's lymphoma of favourable type. Br Med J 1:533
86. Longo DL, DeVita VT Jr, Duffey PL et al. (1991) Superiority of ProMACE-CytaBOM over ProMACE-MOPP in the treatment of advanced diffuse aggressive lymphoma: results of a prospective randomized trial. J Clin Oncol 9:25–38
87. Maor MH, Maddux B, Osborne BM et al. (1984) Stages IE and IIE non-Hodgkin's lymphoma of the stomach: comparison of treatment modalities. Cancer 54:2330–2337
88. Maor MH, Velasquez WS, Fuller LM, Silvermintz KB (1990) Stomach conservation in stages IE and IIE gastric non-Hodgkin's lymphoma [see comments]. J Clin Oncol 8:266–271

89. McKelvey EM, Gottlieb JA, Wilson HE et al. (1976) Hydroxyldaunomycin (adriamycin) combination chemotherapy in malignant lymphoma. Cancer 38:1484–1493

90. Metzner B, Freund M, Casper J et al. (1988) Treatment of adult patients with disseminated high-grade lymphomas of the B-type. Blut 57:197 (Abstract)

91. Meusers P, Barthels H, Binder T et al. (1986) Zur Therapie des zentrozytischen Lymphoms – Ergebnisse einer multizentrischen prospektiven randomisierten Studie (COP vs CHOP-Schema). Klin Wschr 64 Suppl V:105

92. Montserrat E, Alcalá A, Parody R et al. (1985) Treatment of chronic lymphocytic leukemia in advanced stages. A randomized trial comparing chlorambucil plus prednisone versus cyclophosphamide, vincristine and prednisone. Cancer 56:2369–2375

93. Moormeier JA, Ratain MJ, Westbrook CA et al. (1989) Low-dose interferon alfa-2b in the treatment of hairy cell leukemia. JNCI 81:1172–1174

94. Musshoff K, Schmidt-Vollmer H (1975) Prognosis of non-Hodgkin's lymphomas with special emphasis on the staging classification. Z Krebsforsch 83:323–341

95. Nissen NI, Hansen SW (1990) High activity of daily-schedule mitoxantrone in newly diagnosed low-grade non-Hodgkin's lymphomas: a 5-year follow-up. Semin Oncol 17:10–12

96. Non-Hodgkin's Lymphoma Pathologic Classification Project (1982) National Cancer Institute sponsored study of classification of non-Hodgkin's lymphomas. Summary and description of a working formulation for clinical usage. Cancer 49:2112–2135

97. Parayani SB, Hoppe RT, Cox RS et al. (1983) Analysis of non-Hodgkin's lymphomas with nodular and favourable histologies, stages I and II. Cancer 52:2300–2307

98. Paryani SB, Hoppe RT, Cox RS et al. (1984) The role of radiation therapy in the management of stage III follicular lymphoma. J Clin Oncol 2:841

99. Pedersen-Bjergard J, Mork Hansen J, Geisler CH, Nissen NI (1980) Clinical trial of prednimustine, Leo-1031 (NSC 134087), in patients with non-Hodgkin's lymphoma and chronic lymphocytic leukemia previously treated with steroids and alkylating agents. Acta Med Scand 207:215

100. Pees H, Radthke H, Schwamborn J (1991) Effective multiagent chemotherapy in adults with Burkitt's lymphoma and B-ALL. Onkologie 14 (Suppl 2):123 (Abstract)

101. Pfreundschuh M, Schaadt M, Diehl V (1986) Chemotherapie der Non-Hodgkin-Lymphome. Internist 27:506–524

102. Piro LD, Carrera CJ, Beutler E, Carson DA (1988) 2-Chlorodeoxyadenosine: An effective new agent for the treatment of chronic lymphocytic leukemia. Blood 72:1069–1073

103. Piro LD, Saven A, Ellison E (1992) Prolonged complete remissions following 2-chlorodeoxyadenosine (2-CDA) in hairy cell leukemia (HCL). Proc Am Soc Clin Oncol 11:258 (Abstract)

104. Portlock CS, Rosenberg SA (1979) No initial therapy for stage III and IV non-Hodgkin's lymphoma of favourable histologic types. Ann Intern Med 90:10–13

105. Press ML, Livinston R, Mortimer J et al. (1991) Treatment of relapsed non-Hodgkin's lymphomas with dexamethasone, high-dose cytarabine, and cisplatin before bone marrow transplantation. J Clin Oncol 9:423–431

106. Quesada JR, Reuben J, Manning JT et al. (1984) Alpha interferon for induction of remission in hairy-cell leukemia. N Engl J Med 310:15–18

107. Rai KR, Sawitsky A, Cronkite EP et al. (1974) Clinical staging of chronic lymphocytic leukemia: Blood 43:789–795

108. Robertson LE, O'Brien S, Koller C et al. (1992) A three-day schedule of fludarabine in chronic lymphocytic leukemia (CLL). Blood 80 (Suppl 1):47a (Abstract)

109. Rosenberg SA (1985) The low-grade Non-Hodgkin's lymphomas. Challenges and opportunities. J Clin Oncol 3:299–310

110. Salles G, Herbrecht R, Tilly H (1991) Aggressive primary gastrointestinal lymphomas: review of 91 patients treated with the LNH-84 regimen. A study of the Groupe d'Etude des Lymphomes Agressifs. Am J Med 90:77–84

111. Schwarze EW (1983) Primär extranodale Non-Hodgkin-Lymphome: Ihre Histologie, bevorzugte Lokalisation, Häufigkeit und Pathogenese. In: Diehl V, Sack H (eds) Diagnostik und Therapie der Non-Hodgkin-Lymphome. Zuckschwerdt, München Bern Wien, pp 131–137

112. Shipp M, Harrington D, Anderson J et al. (1992) Development of a predictive model for aggressive lymphoma: The International NHL Prognostic Factors Project. Proc Am Soc Clin Oncol 11:319 (Abstract)

113. Shiu MH, Karas M, Nisce L et al. (1982) Management of primary gastric lymphoma. Ann Surg 195:196–202

114. Shutze WP, Halpern NB (1991) Gastric lymphoma. Surg Gynecol Obstet 172:33–38

115. Siegert W, Agthe A, Griesser H et al. (1992) Treatment of angioimmunoblastic lymphadeno-pathy (AILD)-type T-cell lymphoma using prednisone with or without the COPBLAM/IMVP-16 regimen. Ann Intern Med 117:364–370

116. Siegert W, Nerl C, Meuthen I et al. (1991) Recombinant human interferon-alpha in the treatment of angioimmunoblastic lymphadenopathy: results in 12 patients. Leukemia 5:892–895

117. Slater DE, Mertelsmann R, Koziner B et al. (1986) Lymphoblastic lymphoma in adults. J Clin Oncol 4:57–67

118. Smalley RV, Andersen JW, Hawkins MJ et al. (1992) Interferon alfa combined with cytotoxic chemotherapy for patients with non-Hodgkin's lymphoma. N Engl J Med 327:1336–1341

119. Smith II JW, Longo DL, Urba WJ et al. (1991) Prolonged, continuous treatment of hairy cell leukemia patients with recombinant interferon-α2a. Blood 78:1664–1671

120. Solidoro A, Payet C, Sanchez Lihon J, Montalbetti JA (1990) Gastric lymphomas: chemothe-rapy as a primary treatment. Semin Surg Oncol 6:218–225

121. Spiers ASD, Moore D, Cassileth PA et al. (1987) Remissions in hairy-cell leukemia with pentostatin (2'-deoxycoformicin). N Engl J Med 316:825–830

122. Steinke B, Gärtner HV, Ostendorf P, Waller HD (1984) Klinik und Therapie des malignen Lymphoms vom Burkitt-Typ beim Erwachsenen. Eine Übersicht anhand von 14 Fällen. Tumordiagnostik & Therapie 5:1–6

123. Steinke B, Waller HD (1987) Zur klinischen Relevanz von Laborparametern bei malignen Non-Hodgkin-Lymphomen – eine retrospektive Analyse. Lab Med 11:69–74

124. Taal BG, Den Hartog Jager FCA, Burgers JMV et al. (1989) Primary non-Hodgkin's lymphoma of the stomach: Changing aspects and therapeutic choices. Eur J Cancer Clin Oncol 25:439–450

125. Thompson JA, Kidd P, Rubin E, Fefer A (1989) Very low dose α-2b interferon for the treatment of hairy cell leukemia. Blood 73:1440–1443

126. Volk JR, Kjeldsberg CR, Eyre HJ, Marty J (1983) T-cell prolymphocytic leukemia. Clinical and immunological characterization. Cancer 52:2049–2054

127. Von Hoff D, Dahlberg S, Hartsock R (1989) Evaluation of fludarabine monophosphate in patients with advanced mycosis fungoides: A Southwest Oncology Group study. Proc Am Soc Clin Oncol 8:269 (Abstract)

128. Watanabe S, Sato Y, Shimoyama M et al. (1986) Immunoblastic lymphadenopathy, angio-immunoblastic lymphadenopathy, and IBL-like T-cell lymphomas. A spectrum of T-cell neo-plasia. Cancer 58:2224–2232

129. Weingrad DN, Decosse JJ, Sherlock P et al. (1982) Primary gastrointestinal lymphoma. A 30-year review. Cancer 49:1258–1265

130. Whelan JS, Davis CL, Rule S et al. (1991) Fludarabine phosphate for the treatment of low grade lymphoid malignancy. Br J Cancer 64:120–123

131. Winkle CF, Sausville EA, Ihde DC et al. (1986) Combined modality treatment of cutaneous T cell lymphomas: Results of 6 year follow-up. J Clin Oncol 4:1094

132. Young RC, Longo DL, Glatstein et al. (1988) The treatment of indolent lymphomas: watchful waiting vs aggressive combined modality treatment. Semin Hematol 25:11–16

133. Zakem MH, Davis BR, Adelstein DJ, Hines JD (1987) Treatment of advanced sage mycosis fungoides with bleomycin, doxorubicin and methotrexate with nitrogen mustard (BAM-M). Cancer 58:2611

134. Ziegler JL (1981) Burkitt's lymphoma. N Engl Med 305:735–745

Morbus Hodgkin

B. Lathan und *V. Diehl*

I. Epidemiologie [1, 2]

Inzidenz:	Frauen ca. 2,4/100 000 pro Jahr,
	Männer ca. 3,1/100 000 pro Jahr;
Lokalisation:	ca. 54 % rein supradiaphragmal, ca. 6 % rein infradiaphragmal,
	ca. 40 % supra- und infradiaphragmal;
Besonder-	ca. 35 % Milzbefall, ca. 4 % Leberbeteiligung, ca. 4 % Knochen-
heiten:	markinfiltrationen;
Ätiologie:	weitestgehend ungeklärt, Hinweise für eine Beteiligung von Epstein-Barr-Viren bei einem Teil der Erkrankungen.

II. Pathologie und Stadieneinteilung

Die histologische Einteilung wird nach der **RYE-Klassifikation** vorgenommen. Diese basiert ausschließlich auf morphologischen Kriterien, wobei zwischen 4 Subtypen unterschieden wird:

Subtyp	Häufigkeit
lymphozytenreich	ca. 3 %
nodulär-sklerosierend	ca. 70 %
mischzellig	ca. 25 %
lymphozytenarm	ca. 2 %

Die therapeutische Strategie bei Hodgkin-Lymphomen ist in erster Linie vom Ausbreitungsgrad der Erkrankung abhängig. Daher ist eine exakte Stadieneinteilung Voraussetzung. Es wird zwischen der klinischen Stadieneinteilung (CS) und einer nach diagnostischer Laparotomie durchgeführten pathologischen Stadieneinteilung (PS) unterschieden.

Stadieneinteilung nach Ann-Arbor

Stadium I:	Befall einer einzigen Lymphknotenregion oder Vorliegen eines einzigen lokalisierten extranodalen Herdes (I/E) (I/N);
Stadium II:	Befall von 2 oder mehr Lymphknotenregionen auf einer Seite des Zwerchfells (II/N) oder Vorliegen lokalisierter extranodaler Herde mit

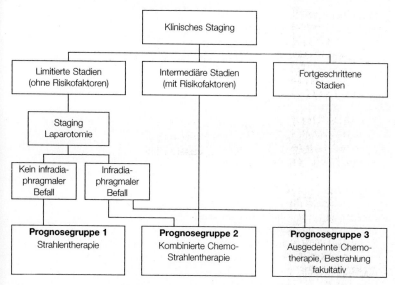

Abb. 1. M. Hodgkin: Diagnostik und Behandlungsstrategie

<table>
<tr><td></td><td>Befall einer oder mehrerer Lymphknotenregionen auf einer Seite des Zwerchfells (II/E);</td></tr>
<tr><td>Stadium III:</td><td>Befall von 2 oder mehr Lymphknotenregionen auf beiden Seiten des Zwerchfells (III/N) oder Befall von lokalisierten extranodalen Herden und Lymphknotenbefall, so daß ein Befall auf beiden Seiten des Zwerchfells vorliegt (III/E);</td></tr>
<tr><td>Stadium III$_1$:</td><td>Subphrenische Lokalisation, beschränkt auf Milz, zöliakale und/oder portale Lymphknoten allein oder gemeinsam;</td></tr>
<tr><td>Stadium III$_2$:</td><td>Subphrenische Lokalisation mit Beteiligung paraaortaler, mesenterialer, iliakaler und/oder inguinaler Lymphknoten allein oder gemeinsam;</td></tr>
<tr><td>Stadium IV:</td><td>Disseminierter Befall einer oder mehrerer extralymphatischer Organe mit oder ohne Befall von Lymphknoten.</td></tr>
</table>

Allgemeinsymptome

Entsprechend der auf der Konferenz von Ann Arbor (1971) vorgeschlagenen Stadieneinteilung erhält jedes Stadium die Zusatzbezeichnung „B" wenn mindestens eines der folgenden Symptome vorliegt:

- unerklärter Gewichtsverlust von über 10 % des Ausgangsgewichtes innerhalb der letzten 6 Monate,

- Fieber unklarer Genese über 38 °C,
- Nachtschweiß.

Bei Fehlen dieser „B"-Symptome wird das jeweilige Stadium mit „A" bezeichnet.

III. Diagnostik

Diagnosestellung ausschließlich histologisch, d. h. Entnahme einer ausreichend großen Gewebeprobe, wenn möglich immer Lymphknoten.

Obligate Staginguntersuchung

- Anamnese (B-Symptome; frühere virale Infekte),
- physikalische Untersuchung,
- Labordiagnostik (Serum, BB, BSG),
- Röntgenthorax,
- CT-Thorax,
- Sonographie + CT-Abdomen,
- bipedale Lymphangiographie (bei nicht eindeutigem CT/Sono bzw. bei geplanter Radiatio),
- Skelettszintigraphie,
- Knochenmarkbiopsie,
- Leberbiopsie,
- EKG,
- Echokardiogramm,
- Lungenfunktion,
- Hormonstatus ($T3$, $T4$; FSH bei männlichen Patienten).

Besonderheit: Staginglaparotomie

Nach den Empfehlungen der Deutschen Hodgkin-Studiengruppe soll eine pathologische Stadieneinteilung mittels Staginglaparotomie nur dann erfolgen, wenn
1. nach Abschluß der nicht invasiven Diagnostik einschließlich Lymphangiographie ein rein supradiaphragmaler Befall vorliegt (CS I, II) und
2. **bei Fehlen zusätzlicher Risikofaktoren (s. u.) eine alleinige Strahlentherapie durchgeführt werden soll.**

Vorgehen: Inspektion aller abdominellen Lymphknotenareale, Splenektomie, Leberkeilexzision, Biopsie aus Milzhilus, Leberhilus, paraaortalen, iliakalen und mesenterialen Lymphknoten sowie aus allen makroskopisch verdächtigen Lymphknoten. Zuvor **Pneumovaximpfung.**

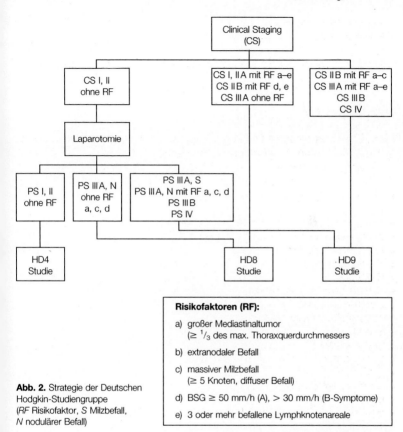

Abb. 2. Strategie der Deutschen Hodgkin-Studiengruppe (*RF* Risikofaktor, *S* Milzbefall, *N* nodulärer Befall)

Risikofaktoren (RF):

a) großer Mediastinaltumor ($\geq \frac{1}{3}$ des max. Thoraxquerdurchmessers

b) extranodaler Befall

c) massiver Milzbefall (≥ 5 Knoten, diffuser Befall)

d) BSG ≥ 50 mm/h (A), > 30 mm/h (B-Symptome)

e) 3 oder mehr befallene Lymphknotenareale

IV. Behandlungstrategie

Die Therapie ist grundsätzlich kurativ ausgerichtet. Hierzu stehen Bestrahlung, Chemotherapie oder die Kombination beider Modalitäten zur Verfügung. Mit Ausnahme der Behandlung (seltener) Komplikationen, sind chirurgische Maßnahmen ausschließlich auf die Diagnostik beschränkt.

Einsatz und Ausmaß von Strahlentherapie und Chemotherapie ist abhängig vom Stadium nach Ann-Arbor.

Junge Männer vor (ausgedehnter) Chemotherapie wegen der Gefahr einer (dosisabhängigen) dauerhaften Infertilität auf die die Möglichkeit einer prätherapeutischen Samenasservierung hinweisen.

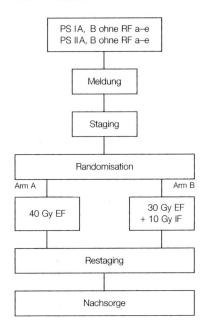

Abb. 3. HD4-Studie für limitierte Stadien (Prognosegruppe 1) der Deutschen Hodgkin-Studiengruppe (*EF* „extended field", *IF* „involved field")

1 Strahlentherapie

1.1 Indikation

In Großfeldtechnik **("extended field")** entweder allein (limitierte Stadien) oder in Kombination mit Chemotherapie (mittlere Stadien).

Prinzip: Bestrahlung befallener sowie zusätzlich der benachbarten, klinisch unauffälligen Lymphknotenareale.

Konsolidierend bei Resttumoren nach Chemotherapie oder adjuvant bei primär großer Tumormasse (bulk) in CR nach Chemotherapie.

Prinzip: Bestrahlung nur der Lymphknotenareale mit klinisch manifestem Befall **("involved field").**

Technisches Vorgehen: Ultraharte Protonen aus Linearbeschleunigern und Gammastrahlen von Kobalt 60. Ausschließlich Verwendung von Megavoltgeräten. Ausschließlich Verwendung der Großfeldtechnik nach Kaplan [3] unter Verwendung von Individualblenden, keine additive Einzelfeldtechnik.

„Extended-field-Bestrahlung" der befallenen Lymphknotenregionen unter Miterfassung aller anatomisch oder funktionell angrenzenden klinisch nicht befallenen Regionen. **Supradiaphragmaler Befall:** Mantelfeld + Paraaortalfeld einschließlich der gesamten Milz, wenn keine Splenektomie erfolgte (Ausnahme: hochzervikaler Befall, hier ausschließlich Mantelfeld). **Infradiaphragmaler**

Befall: Umgekehrtes Y-Feld + T-Feld (Mantelfeld ohne hochzervikale und axilläre Lymphknoten).
„Involved-field-Bestrahlung" ausschließlich der befallenen Lymphknoten-region (z. B. zervikal, axillär, mediastinal etc.).

Dosierung:
Standarddosis bis 40 Gy in 4 Wochen bei 1,8–2,0 Gy pro Fraktion.

2 Chemotherapie

Prinzip: Polychemotherapie. Die wirksamsten Substanzen sind Cyclophosphamid (bzw. Mustargen), Adriamycin oder andere Anthrazykline, Vincristin, Vinblastin, Etoposid, Procarbazin sowie Glucocorticosteroide. Die therapeutische Wirksamkeit von Darcarbazin ist umstritten. Aufgrund hoher Toxizität nur in Rezidivtherapien. Nitrosoharnstoffe (CCNU, BCNU), Cytosin-Arabinosid.

2.1 Indikation

Grundsätzlich kurativ. Immer als Polychemotherapie. Die am häufigsten in der Primärtherapie verwendeten Schemata sind MOPP bzw. COPP und ABVD. MOPP bzw. COPP sollte zumindest bei fortgeschrittenen Stadien nicht mehr alleine zur Anwendung kommen, da die Hinzunahme von Anthrazyklinen (z. B. in ABVD) die Ergebnisse verbessern kann [4]. Das am weitesten verbreitete Standardschema ist MOPP alternierend mit ABVD.

Chemo- und Radiotherapie bei mittleren Stadien

In der Regel zuerst Chemotherapie, dann Bestrahlung. Als Standardtherapie in Deutschland kann nach den Empfehlungen der Deutschen Hodgkin-Studiengruppe [5] gelten:
Zwei Doppelzyklen COPP + ABVD mit anschließender Bestrahlung (30 Gy EF + 10 Gy bulk).

Therapie bei fortgeschrittenen Stadien

Fortgeschrittene Stadien mit häufig disseminiertem Organbefall werden chemotherapeutisch mit kurativer Zielrichtung behandelt. Eine sich an die Chemotherapie anschließende Bestrahlung zumeist in involved field-Technik hat konsolidierenden oder adjuvanten Charakter. Als Standardtherapie in Deutschland werden 4 Doppelzyklen COPP und ABVD ± involved field-Bestrahlung angesehen [6].

Nachsorge

Untersuchungen: Körperlicher Status, Laborstatus. Röntgen-Thorax in 2 Ebenen, Abdomen-Sonographie. Alle weitergehenden Untersuchungen nur bei klinischem Betracht.

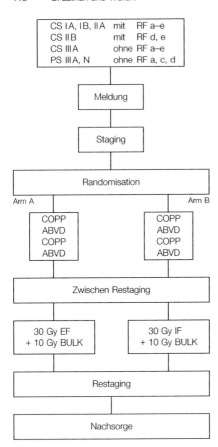

Abb. 4. HD8-Studie für mittlere Stadien (Prognosegruppe 2) der Deutschen Hodgkin-Studiengruppe (*EF* „extended field", *IF* „involved field")

Frequenz:
im 1. und 2. Jahr alle 3 Monate,
im 3. und 4. Jahr alle 4 Monate,
ab 5. Jahr: alle 6 Monate.

Langzeittoxizität:
Erfassung möglicher therapieinduzierter Langzeitnebenwirkungen, insbesondere: Sekundärneoplasien, Infertilität, Organdysfunktionen (Herz, Lunge, Niere), psychosoziale Folgen. Cave: erhöhtes Risiko für schwere bakterielle Septikämien nach Splenektomie.

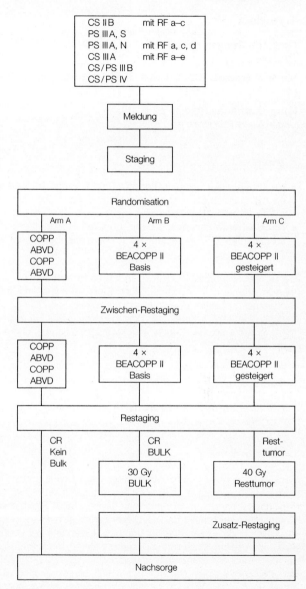

Abb. 5. HD9-Studie für fortgeschrittene Stadien (Prognosegruppe 3) der Deutschen Hodgkin-Studiengruppe

4 Prognose [7]

Limitierte Stadien (PS/CS I, II ohne Risikofaktoren): ca. 90 % Überleben nach 10 Jahren.

Mittlere Stadien (CS I, II mit Risikofaktoren sowie CS IIIA): ca. 80 % Überleben nach 5 Jahren.

Fortgeschrittene Stadien (III B, IV):
Ungünstigere Prognose mit 5-Jahres-Überleben von 65 %.

5 Rezidive [8, 9]

- **Nach alleiniger Strahlentherapie (initial limitierte Stadien):** Chemotherapie mit einem in der Primärtherapie eingesetzten Schema, z. B. 4mal COPP + ABVD. Prognose sehr günstig.
- **Nach Chemotherapie:** bei rein nodalem Rezidiv Möglichkeit einer kurativ ausgerichteten Strahlentherapie. Prognose insbesondere bei Spätrezidiven nicht ungünstig.

Bei nicht ausschließlich nodalen Rezidiven oder Vorbestrahlung: Rezidiv-Chemotherapie, zumeist Nitrosoharnstoff und Etoposid enthaltend. Insbesondere Frührezidive nach primärer Chemotherapie weisen eine ungünstige Prognose mit nur geringen Heilungschancen auf. Hier mögliche Indikation zur Hochdosischemotherapie mit autologer Knochenmarktransplantation/peripherer Stammzelltransplantation [10]!

6 Therapieschemata

6.1 Induktionstherapie (Tabelle 1)

Die nachfolgend aufgeführten wichtigsten Chemotherapieschemata zur Induktionstherapie sind chronologisch aufgeführt; dies stellt keine Rangordnung bzgl. der Effektivität dar.

MOPP wird zunehmend weniger eingesetzt, da Mustargen eine offensichtlich hohe leukämogene Potenz besitzt. Hier weist COPP Vorteile bei gleicher Wirksamkeit auf. Alkylantien aber auch Procarbazin können insbesondere bei Männern dosisabhängig zu einer Infertilität führen. Dieses Risiko sowie das Risiko von Zweitneoplasien scheint bei ABVD geringer zu sein. Hier jedoch möglicherweise zusätzlich andere Langzeittoxizitäten des Herzens und der Lunge. Die zusätzliche Anwendung einer Strahlentherapie erhöht die Toxizitätsraten, insbesondere auch auf den Anteil von Sekundärneoplasien.

Als Standardtherapie kann COPP + ABVD (alternierend) für alle Patienten empfohlen werden, die einer Chemotherapie bedürfen. MOPP/ABV-Hybrid und COPP/ABV/IMEP scheinen bisher nicht überlegen.

BEACOPP II ist ein neues Schema der Deutschen Hodgkin-Studiengruppe und soll nicht außerhalb der Studienprotokolle eingesetzt werden.

Tabelle 1. Therapieschemata Induktionstherapie

MOPP
De Vita 1970 [11]

Mustargen	6	mg/m^2	i.v.	Tag 1, 8
Vincristin	1,4	mg/m^{2a}	i.v.	Tag 1, 8
Procarbazin	100	mg/m^2	p.o.	Tag 1–14
Prednison	40	mg/m^2	p.o.	Tag 1–14

Wiederholung Tag 29
[a]Max. 2 mg

COPP
Morgenfeld 1972 [12]

Cyclophosphamid	650	mg/m^2	i.v.	Tag 1, 8
Vincristin	1,4	mg/m^{2a}	i.v.	Tag 1, 8
Procarbazin	100	mg/m^2	p.o.	Tag 1–14
Prednison	40	mg/m^2	p.o.	Tag 1–14

Wiederholung Tag 29
[a]Max. 2 mg.

ABVD
Bonadonna 1975 [13]

Adriamycin	25	mg/m^2	i.v.	Tag 1, 15
Bleomycin	10	mg/m^2	i.v.	Tag 1, 15
Vinblastin	6	mg/m^2	i.v.	Tag 1, 15
Dacarbazin	375	mg/m^2	i.v.	Tag 1, 15

Wiederholung Tag 29

COPP + ABVD
DHSG [6]

Cyclophosphamid	650	mg/m^2	i.v.	Tag 1, 8
Vincristin	1,4	mg/m^{2a}	i.v.	Tag 1, 8
Procarbazin	100	mg/m^2	p.o.	Tag 1–14
Prednison	40	mg/m^2	p.o.	Tag 1–14
Adriamycin	25	mg/m^2	i.v.	Tag 29, 43
Bleomycin	10	mg/m^2	i.v.	Tag 29, 43
Vinblastin	6	mg/m^2	i.v.	Tag 29, 43
Dacarbazin	375	mg/m^2	i.v.	Tag 29, 43

Wiederholung Tag 57
[a]Max. 2 mg

MOPP/ABV-Hybrid
Klimo 1985 [14, 15]

Mustargen	6	mg/m^2	i.v.	Tag 1
Vincristin	1,4	mg/m^{2a}	i.v.	Tag 1
Procarbazin	100	mg/m^2	p.o.	Tag 1–7
Prednison	40	mg/m^2	p.o.	Tag 1–14

Tabelle 1. (Fortsetzung)

Adriamycin	35	mg/m^2	i.v.	Tag 8
Bleomycin	10	mg/m^2	i.v.	Tag 8
Vinblastin	6	mg/m^2	i.v.	Tag 8

Wiederholung Tag 29
[a]Max. 2 mg

COPP/ABV/IMEP
DHSG [16]

Cyclophosphamid	800	mg/m^2	i.v.	Tag 1
Vincristin	1,4	mg/m^{2a}	i.v.	Tag 1
Prednison	40	mg/m^2	p.o.	Tag 1–15
Procarbazin	100	mg/m^2	p.o.	Tag 1–10
Adriamycin	40	mg/m^2	i.v.	Tag 15
Bleomycin	10	mg/m^2	i.v.	Tag 15
Vinblastin	6	mg/m^2	i.v.	Tag 15
Ifosfamid	1000	mg/m^2	i.v.	Tag 29–33
Methotrexat	30	mg/m^2	i.v.	Tag 31
Etoposid	100	mg/m^2	i.v.	Tag 29–31
Prednison	40	mg/m^2	p.o.	Tag 29–35

Wiederholung Tag 43
[a]Max. 2 mg

BEACOPP II – basisdosiert Cave: nicht außerhalb von Studienprotokollen einsetzen
DHSG [17]

Cyclophosphamid	650	mg/m^2	i.v.	Tag 1
Adriamycin	25	mg/m^2	i.v.	Tag 1
Etoposid	100	mg/m^2	i.v.	Tag 1–3
Procarbazin	100	mg/m^2	po.o.	Tag 1–7
Prednison	40	mg/m^2	p.o.	Tag 1–14
Vincristin	1,4	mg/m^{2a}	i.v.	Tag 8
Bleomycin	10	mg/m^2	i.v.	Tag 8

Wiederholung Tag 22
[a]Max. 2 mg

BEACOPP II – gesteigert Cave: nicht außerhalb von Studienprotokollen einsetzen
DHSG [17]

Cyclophosphamid	1250	mg/m^2	i.v.	Tag 1
Adriamycin	35	mg/m^2	i.v.	Tag 1
Etoposid	200	mg/m^2	i.v.	Tag 1–3
Procarbazin	100	mg/m^2	p.o.	Tag 1–7
Prednison	40	mg/m^2	p.o.	Tag 1–14
Vincristin	1,4	mg/m^{2a}	i.v.	Tag 8
Bleomycin	10	mg/m^2	i.v.	Tag 8
G-CSF	5	μg/kg	s.c.	ab Tag 8

Wiederholung Tag 22
[a]Max. 2 mg

Tabelle 2. Therapieschemata Rezidivtherapie

DexaBEAM DHSG [18]			
Dexamethason	3 × 8 mg p.o.		Tag 1–10
BCNU	60 mg/m² i.v.		Tag 2
Etoposid	250 mg/m² i.v.		Tag 4, 5, 6,7
Ara-C	100 mg/m² i.v.	q 12 h	Tag 4, 5, 6, 7
Melphalan	20 mg/m² i.v.		Tag 3
G-CSF	5 µg/kg s.c.	ab	Tag 8
Wiederholung nach BB-Erholung (Studienprotokoll!)			
CEVD DHSG 1982 [19]			
CCNU	80 mg/m² p.o.		Tag 1
Etoposid	80 mg/m² i.v.		Tag 1–5; 22–26
oder	120 mg/m² p.o.		
Vindesin	3 mg/m² i.v.		Tag 1 + 22
Dexamethason	3 mg/m² p.o.		Tag 1–8
Wiederholung Tag 43	1,5 mg/m² p.o.		Tag 9–26
CEP Santoro 1992 [20]			
CCNU	80 mg/m² p.o.		Tag 1
Etoposid	100 mg/m² p.o.		Tag 1–5
Prednimustin	60mg/m² p.o.		Tag 1–5
Wiederholung Tag 29			

6.2 Rezidivtherapie (Tabelle 2)

Dexa-BEAM ist ein aggressives Therapieschema, das zu einer Aplasie führt. Sein Einsatz kann nur in Zentren erfolgen, die ausreichend Möglichkeiten und auch Erfahrung mit den erforderlichen supportiven Maßnahmen haben, hier insbesondere Thrombozytenersatz.

Ob mit Dexa-BEAM bessere Langzeitergebnisse erzielt werden als mit den vergleichsweise milderen Schemata CEVD und CEP, kann derzeit noch nicht beantwortet werden.

V. Literatur

1. Correa P, O'Connor GT (1971) Epidemiologic patterns of Hodgkin's disease. Int J Cancer 8:192–201
2. Glaser SL (1990) Hodgkin's disease in black populations: A review of the epidemiologic literature. Sem Oncol 6:643–659
3. Kaplan MS (1980) Hodgkin's disease. Cambridge, Harvard University Press

4. Canellos GP, Propert K, Cooper R et al. (1988) MOPP vs ABVD vs MOPP alternating with ABVD in advanced Hodgkin's disease: a prospective randomized CALGB trial. Proc A Soc Clin Oncol 7:230

5. Diehl V, Pfreundschuh M, Löffler M et al. (1990) Cooperative trials of Hodgkin's lymphoma in the Federal Republic of Germany. J Cancer Res Clin Oncol 116:106–108

6. Diehl V, Pfreundschuh M, Löffler M et al. (1987) Results of the HD1 and HD3 trials of the German Hodgkin's disease Study Group. Proc Amer Soc Clin Oncol 6:204

7. Lathan B, Pfreundschuh M, Diehl V (1993) Therapiestrategien des Morbus Hodgkin. Internist 34:146–154

8. Longo DL, Duffey PL, Young RC et al. (1992) Conventional-dose salvage combination chemotherapy in patients relapsing with Hodgkin's disease after combination chemotherapy: The low probability for cure. J Clin Oncol 10:210–228

9. Pfreundschuh M, Koch P, Kuse R, Lathan B et al. (1991) Dexa-BEAM as salvage therapy for COPP + ABVD refractory Hodgkin's disease: a phase II study of the German Hodgkin Study Group. Eur J Cancer 27 (Suppl 2):237

10. Carella AM, Carlier P, Congiu A et al. (1991) Nine Year's experience with ABMT in 128 patients with Hodgkin's disease: an italian study group report. Leukemia 5 (Suppl 1):68–71

11. DeVita VT (1979) Combination chemotherapy in the treatment of advanced Hodgkin's disease. Ann Intern Med 73:881–895

12. Morgenfeld M (1972) Treatment of malignant lymphoma with cyclophosphamide, vincristine, procarbazine and prednisone combination. XIV Internat Congr Hematolog Sao Paulo (abstract No 578)

13. Bonadonna G (1975) Combination chemotherapy of Hodgkin's disease with adriamycin, bleomycin, vinblastin and imidazole carboxamide versus MOPP. Cancer 36:252–259

14. Klimo P, Connors JM et al. (1985) MOPP/ABV hybrid program: combination chemotherapy based on early introduction of seven effective drugs for advanced Hodgkin's disease. J Clin Oncol 3:1174–1182

15. Connors JM, Klimo P, Adams et al. (1992) MOPP/AVB hybrid versus alternating MOPP/ABVD for advanced Hodgkin's disease. Proc Am Soc Clin Oncol 11:317

16. HD 5/6-Protokolle der Deutschen Hodgkin-Studiengruppe (Diehl V) 1988–1993

17. HD 8/9-Protokolle der Deutschen Hodgkin-Studiengruppe (Diehl V), aktiviert 2/1993

18. HDR1-Protokoll der Deutschen Hodgkin-Studiengruppe (Diehl V, Schmitz N, Goldstone AH) aktiviert 2/1993

19. Rezidiv-Studienprotokoll der Deutschen Hodgkin-Studiengruppe (Diehl V, Pfreundschuh M), 1982–1985

20. Santoro A, Viviani S, Bonfante V et al. (1987) CEP in Hodgkin's disease resistent to MOPP and ABVD. Proc ASCO 6:199

Multiples Myelom (Plasmozytom)

F. J. Giles und *B. G. M. Durie*

I. Epidemiologie [1–24]

Häufigkeit: In den USA ca. 1 % aller malignen Tumoren bei der weißen, 2 % bei der schwarzen Bevölkerung.

Inzidenz: 3,2–4,7/100 000 pro Jahr bei der weißen Bevölkerung; 6,7–10,2/100 000 pro Jahr bei der schwarzen Bevölkerung. Das Myelom macht etwa 31 % der lymphoretikulären Erkrankungen bei Schwarzen und 13 % bei Weißen aus. Das mediane Alter bei Diagnosestellung beträgt 69 Jahre für Männer, 71 Jahre für Frauen. Patienten mit solitärem Plasmozytom des Knochens weisen die Erkrankung etwa 5–7 Jahre früher auf als diejenigen mit multiplen Läsionen.

Lokalisation: Bei 95 % der Patienten sind die Myelomzellen bereits bei Krankheitsbeginn disseminiert im Achsenskelett verteilt; erst in der Terminalphase sind sie im peripheren Blut nachweisbar. Nur etwa 5 % der Myelompatienten weisen eine solitäre Knochenläsion auf. Bei etwa 1/3 dieser Patienten findet sich diese in den Wirbelkörpern.

Ätiologie: Der bekannteste Risikofaktor ist die ionisierende Strahlung (z. B. Atombombenüberlebende, Arbeiter in der Nuklearindustrie, Atomwaffen-Testpersonal, Radiologen). Es wurde keine signifikante Assoziation mit einer therapeutischen Bestrahlung nachgewiesen. Häufung auch bei bestimmten beruflichen Expositionen: Landwirtschaft, Exposition mit Bleidämpfen, Arsen, Kadmium, Kupfer, Nickel, Benzin, Piperazin, Urethan, Formaldehyd, Äthylenoxyd; Beschäftigung in der Öl- und Lederverarbeitung.

Es wurde über eine statistische Assoziation zwischen HLA-CwA und HLA-Cw2 und der Entwicklung eines Myeloms berichtet. Der Nachweis einer Translokation t(8,14) (q24; q32) ist mit Expression des IgA-Paraproteins assoziiert; Abberationen am Chromosom 14 treten bei 1/3 der Patienten mit zytogenetischen Abnormalitäten auf. Die Bedeutung einer Expression von bcl-1 und bcl-2 ist ungeklärt. Gelegentlich findet sich eine Überexpression des c-myc Protoonkogens.

II. Pathologie, Stadieneinteilung und Prognose [1, 25–40]

Pathogenese

Multiple Myelomzellen erscheinen funktionell und morphologisch als die malignen Analoga der normalen Plasmazellen; sie exprimieren CD38, CD24, R1–3 und PCA-1, und weisen einen geringen Proliferationsindex sowie einen hohen RNA-Gehalt auf. Myelom-Vorläuferzellen finden sich sowohl im Knochenmark als auch bei den zirkulärenden B-Zellen, durch die die Erkrankung in das Knochenmark und in Weichteilgewebe disseminiert wird. Hieran sind Zelladhäsionsmoleküle wie CD44, CD54, CD56 und VLA-4 beteiligt. Zirkulierende klonale Myelom-Vorläuferzellen exprimieren CD19 und CD11b. Ein Myelom entwickelt sich nie in der Lamina propria des Darms, einer Lokalisation mit zahlreichen normalen Plasmazellen. Milz und Lymphknoten sind nur selten von der Erkrankung betroffen. Die Identität der Myelomstammzelle ist bislang ungeklärt; sie repräsentiert entweder eine hämatopoetische Stammzelle oder eine reifere Zelle, die in der B-Zellentwicklung fixiert ist. Es ist bekannt, daß Zytokine eine wichtige Rolle bei der Pathogenese des Myeloms spielen. Die genaue Bedeutung von IL-6, IL-3, IL-1β, TNF-α und M-CSF ist jedoch noch nicht geklärt. Myelomzellen exprimieren häufig sowohl IL-6 als auch den IL-6-Rezeptor; dennoch ist das Wachstumsansprechen auf IL-6 allein in vitro oft nur geringfügig. Gleichzeitig mit der Expansion der Myelomzellen findet sich in der Regel eine Expansion aktivierter Osteoklasten. Die Mehrzahl der Zytokine, die von malignen B-Zellen, Stromazellen und aktivierten T-Lymphozyten produziert werden, z. B. IL-1α, TNF-β, M-CSF, IL-3 und IL-6, weisen Osteoklasten-aktivierende Eigenschaften auf. IL-6 wird konstitutionell von Osteoblasten exprimiert; IL-1 und TNF können diese Sekretion ggf. verstärken. Eine exzessive Osteoklastenaktivität kann dem overten Myelom um Monate oder Jahre vorausgehen.

Stadieneinteilung

Das **Staging-System nach Durie und Salmon** unterscheidet die Stadien I, II und III:

Stadium I: Geringe Myelomzellmasse ($< 0,6 \times 10^{12}$ Zellen/m^2)
Alle der folgenden Kriterien:
- Hb > 10 g%
- Serum-Calcium (korrigiert) ≤ 12 mg%[a]
- Röntgenaufnahmen normal oder Nachweis einer solitären Läsion
- M-Protein-Werte: IgG < 5 g%
  IgA < 3 g%
- Leichtketten-Exkretion im Urin < 4 g/24 h

Stadium II: Intermediäre Myelomzellmasse ($0,6–1,2 \times 10^{12}$ Zellen/m^2)
Nachweis von Befunden, die weder die Bedingungen des Stadiums I noch des Stadiums II erfüllen.

Stadium III: Hohe Myelomzellmasse ($> 1{,}2 \times 10^{12}$ Zellen/m^2)
Nachweis **eines oder mehrerer** der folgenden Kriterien:
- Hb $< 8{,}5$ g%
- Serum-Kalzium (korrigiert) > 12 mg%[a]
- multiple Knochenläsionen im Röntgenbild
- M-Proteinwert von: IgG > 7 g%
  IgA > 5 g%
- Leichtketten-Exkretion im Urin > 12 g/24 h

Subklassifikation:
a = weitgehend normale Nierenfunktion
   (Serum-Kreatinin < 2 mg%);
b = abnorme Nierenfunktion
   (Serum-Kreatinin ≥ 2 mg%).

Prognose

Die Prognose des multiplen Myeloms ist abhängig vom Stadium der Erkrankung (nach Durie-Salmon) und verschiedenen anderen Faktoren einschließlich Serum-β2-Mikroglobulin, Albumin und Plasmazell-„labelling index". Die 5-Jahresüberlebensraten betragen geschlechtsunabhängig etwa 25–29%. Kürzlich beschriebene Parameter von möglicher prognostischer Relevanz sind die Serumwerte für LDH, Neopterin, Osteocalcin, IL-6 und C-reaktives Protein.

III. Diagnostik

Die Kriterien für die Diagnose eines multiplen Myeloms (s. S. 128/129) beinhalten die Präsenz von mindestens 10% abnormer Plasmazellen im Knochenmark, oder den histologischen Nachweis eines Plasmozytoms sowie **mindestens eine** der folgenden Auffälligkeiten: monoklonales Serum-Protein, monoklonales Urin-Protein oder osteolytische Läsionen.

Die Diagnose eines Myeloms beruht üblicherweise auf dem Nachweis und der Quantifizierung entweder einer monoklonalen Plasmazellpopulation oder eines monoklonalen Proteins im Serum und/oder Urin. Für Screening-Verfahren ist die Elektrophorese mit Zelluloseacetatmembranen üblicherweise ausreichend. Eine hochauflösende Agarosegel-Elektrophorese kann geringere Paraproteinmengen aufdecken. Die Immunelektrophorese oder Immunfixation oder beides sind bestätigende Untersuchungen, die darüber hinaus auch den Immunglobulin-Typ und die Leichtketten-Klasse erkennen lassen. Die letztgenannten zwei Untersuchungen sollten immer dann durchgeführt werden, wenn ein Myelom, eine monoklonale Gammopathie, Makroglobulinämie oder Amyloidose erwogen wer-

---

[a] Korrigiertes Calcium = Calcium (mg/dl) − Albumin (g/dl) + 4

Diagnosekriterien für das „Multiple Myelom" und die „Monoklonale Gammopathie unbestimmter Signifikanz" (MGUS)

Multiples Myleom

Hauptkriterien:

I: Plasmozytom in der Gewebebiopsie

II: Knochenmark-Plasmozytose mit > 30 % Plasmazellen

III: Monoklonaler Globulingradient in der Serum-Elektrophorese > 35 g/l für IgG oder 20 g/l für IgA, ≥ 1 g/24 Stunden einer kappa- oder lambda-Leichtketten-Exkretion in der Urin-Elektrophorese bei Fehlen einer Amyloidose

Nebenkriterien:

a) Knochenmarkplasmozytose mit 10–30 % Plasmazellen

b) Monoklonale Globulinerhöhung nachweisbar, aber geringer als Grad III (siehe oben)

c) Osteolytische Knochenläsionen

d) Residuelles normales IgM < 500 mg/l, IgA < 1 g/l oder IgG < 6 g/l

Die Diagnose gilt als gesichert, wenn eines der unten aufgeführten Kriterien bei symptomatischen Patienten mit klar erkennbarer progressiver Erkrankung dokumentiert wird. Die Diagnose des Myeloms erfordert mindestens ein Haupt- und ein Nebenkriterium oder drei Nebenkriterien unter Einschluß von a) und b); zum Beispiel

1. I + b, I + c, I + d (I + a ist **nicht** beweisend)
2. II + b, II + c, II + d
3. III + a, III + c, III + d
4. a + b + c, a + b + d

Indolentes Myelom

Wie beim multiplen Myelom (siehe oben) außer:

I: Keine Knochenläsionen oder ≤ 3 osteolytische Läsionen, keine Kompresionsfrakturen

II: M-Komponentenwerte: IgA < 50 g/l oder IgG < 70 g/l

III: Keine klinischen Symptome oder Krankheitszeichen, zum Beispiel

a) Karnofsky-Status > 70 %

b) Hämoglobin > 100 g/l

c) normales Serum-Calcium

d) Serum-Kreatinin < 175 µmol/l (< 20 mg/l)

e) keine persistierende oder rekurrente Infektion.

„Smoldering"-Myelom

Wie beim indolenten Myelom, aber:

• keine Knochenläsionen

• Knochenmarkplasmazellen 10–30 %

„Monoklonale Gammopathie unbestimmter Signifikanz" (MGUS)

I: Monoklonale Gammopathie
II: M-Komponenten: IgA < 20 g/l, IgA < 35 g/l, kappa- oder lambda-
Leichtketten-Exkretion in der Urin-Elektrophorese < 1 g/24 Stunden
III: Knochenmarkplasmazellen < 10 %
VI: Keine Knochenläsionen
V: Keine klinischen Symptome

---

den, unabhängig von einem normal erscheinenden oder unspezifischen Elektrophoresemuster. Diese Untersuchungen schließen Antiseren gegen das Fc-Fragment von IgG, IgA, IgM, IgD und IgE sowie Antiseren gegen kappa- und lambda-Leichtketten ein. Die Nephelometrie ist die optimale Methode für die Quantifizierung der Immunglobuline. Sulfosalicylsäure oder Exton's-Reagenz werden verwendet zur Screening-Untersuchung des Urins auf Protein, während die Erkennung und Quantifizierung einer Bence-Jones-Proteinurie abhängig ist vom Nachweis einer monoklonalen Leichtketten-Ausscheidung durch Immunelektrophorese oder Immunfixation in einem ausreichend konzentrierten Aliquot eines 24-Stunden-Urins. Eine dieser beiden Untersuchungen sollte im Urin aller Patienten mit Myelomverdacht durchgeführt werden, wenn der Sulfosalicylsäuretest negativ ist.

Die histologische Diagnose eines Myeloms ist abhängig vom Nachweis einer erhöhten Zahl von Knochenmarksplasmazellen, oft einschließlich atypischer, unreifer Formen. Die Immunperoxidase-Methode wird benutzt zum Nachweis eines monoklonalen Immunglobulins in den Plasmazellen. Eine vollständige Röntgen-Skelettuntersuchung ist für die Diagnostik eines Myeloms obligatorisch.

IV. Behandlungsstrategie und Ansprechkriterien [41–65]

1 Induktionstherapie

Stadium I

In diesem Stadium des Myeloms ist gegenwärtig keine spezifische antineoplastische oder immunmodulatorische Therapie indiziert.

Stadium II/III

Bei symptomatischer, progressiver Erkrankung bzw. großer Tumormasse ist eine systemische zytostatische Therapie indiziert. Häufige Therapieindikationen sind Knochenschmerzen, Hyperkalzämie, Nierenversagen, Knochenmarkinsuffizienz oder spinale Kompression. Eine primäre Chemotherapieresistenz auf die Gabe einer alkylierenden Substanz, entweder allein oder in Kombination mit einem Steroid, z. B. Melphalan/Prednison (MP) oder Cyclophosphamid plus Prednison (CP) und/oder eine intensivere parenterale Chemotherapie findet sich bei etwa

Tabelle 1. Alternative Therapieregime bei Patienten mit rascher Tumorprogression

DI Therapie:

DEX: 20 mg/m^2 täglich über 4 Tage, beginnend an Tagen 1, 9 und 17
14tägige Therapiepause
Wiederholung bis zur objektiven Remission (OR)

IFN-α 2MU/m^2 s.c. 3 ×/Woche zum Zeitpunkt der OR bis zum Rezidiv

VAD Therapie:

VCR:	0,4 mg/Tag iv.	über 4 Tage
ADM:	9 mg /m^2/Tag i.v.	über 4 Tage (VCR/ADM als Mischinfusion)
DEX:	40 mg/Tag p.o.	täglich über 4 Tage, beginnend an Tagen 1, 9 und 17 des ersten 28.-Tagezyklus und bei jedem zweiten weiteren Zyklus. In den jeweils anderen Zyklen wird DEX nur appliziert an den Tagen 1 bis 4.

Patienten mit VAD-Therapie erhalten zusätzlich Allopurinol,
Cimetidin und Trimethoprim/Sulphamethoxazol.

VMCP/VBAP Therapie:

VMCP

VCR:	1 mg i.v. Tag 1
MLP:	6 mg/m^2 p.o. täglich Tage 1 bis 4
CPM:	125 mg/m^2 p.o. täglich Tage 1 bis 4
PRED:	60 mgm^2 p.o. täglich Tage 1 bis 4

VBAP

VCR:	1 mg i.v. Tag 1
BCNU:	30 mg/m^2 Tag 1
ADM:	30 mg/m^2 Tag 1
PRED:	60 mg/m^2 p.o. täglich Tage 1 bis 4

Patienten mit o.g. Therapie sollten zusätzlich Allopurinol,
Cimetidin und Trimethoprim/Sulphamethoxazol erhalten.

15–20 % der Patienten. Die Kombination von Melphalan und Prednison ist die am häufigsten angewandte Induktionstherapie. Von keinem anderen Induktionsregime sind bislang überzeugende Daten hinsichtlich eines verbesserten Langzeitüberlebens bei unselektionierten Patientengruppen nachgewiesen worden. Es existieren allerdings Hinweise, daß Patienten mit hohen Risikofaktoren von einer komplexeren Therapie profitieren, während Patienten mit besserem Prognoseindex mit MP optimal behandelt sind. Prospektive Studien zur Klärung dieser Frage existieren bislang allerdings noch nicht. Bei einigen Patienten mag die intravenöse Gabe von Melphalan von Vorteil sein, da bei erheblicher Variabilität der enteralen Absorptionsquote zum Teil deutliche Unterdosierungen von Melphalan resultieren. Bei einer intermittierenden oralen Alkylantien-Therapie sollten die Nadir-Leukozytenwerte sorgfältig kontrolliert werden. Eine typische Induktionsbehandlung besteht aus Melphalan 6 mg/m^2 und Prednison 100 mg/m^2

Tabelle 2. MP Induktionstherapie – Mediane Überlebenszeiten (1965–1990)

Anzahl der Patienten	Medianes Überleben (Monate)	Studiengruppe	Jahr
156	21	SWCCSG	1972
126	24	CALGB	1979
126	26	SWOG	1979
125	28	NCIC	1979
120	20	MRC2	1980
100	27	CALGB	1982
120	36	MGCS	1983
145	42	GATLA	1984
131	29	ECOG	1984
187	36	SECSG	1984
261	26	MRC4	1985
146	34	CALGB	1986
170	50	GMTG	1988
146	27	PETHEMA	1990
146	37	IMMSG	1991
173	30	NCIC	1991
134	37	CALGB	1992
171	27	MGCS	1993

Namen der Studiengruppen in den Tabellen 2 und 3:
CALGB Cancer and Leukemia Group G, *DMSG* Danish Myeloma Study Group, *ECOG* Eastern Cooperative Oncology Group, *FLG* Finnish Leukaemia Group, *GATLA* Grupo Argentino de Tratamiento de la Leucemia Aguda, *GEM* Groupe d'Etude du Myélome, *GMTG* German Myeloma Treatment Group, *IMMSG* Italian Multiple Myeloma Study Group, *MDAH* MD Anderson Hospital, *MGCS* Myeloma Group of Central Sweden, *MGWS* Myeloma Group of Western Sweden, *MRC* Medical Research Council, *NCIC* National Cancer Institute of Canada, *NMSG* Nordic Myeloma Study Group, *PETHEMA* Spanish Cooperative Group for Hematological Malignancies Treatment, *SECSG* Southeastern Cancer Study Group, *SWCCSG* Southwest Cancer Chemotherapy Study Group.

p.o./Tag für 7 Tage, Wiederholung 6 × im Abstand von jeweils 28 Tagen. Bei Patienten mit besonders rascher Tumorprogression können alternierende Induktionsregime, zum Beispiel Vincristin, Adriamycin und Dexamethason (VAD), Vincristin, Melphalan, Cyclophosphamid, Prednison–Vincristin, BCNU, Adriamycin, Prednison (VMCP/VPAP) oder Dexamethason/Interferon (DI) (Tabelle 1) von Vorteil sein. Hiermit werden zum Teil höhere Ansprechraten und ein schnellerer Eintritt der Tumorremission erzielt. Der Nachweis eines Vorteils dieser Behandlungsregime auf das Langzeitüberleben gegenüber MP steht jedoch noch aus (Tabellen 2–4). Eine alleinige hochdosierte, intermittierende Dexamethason-Behandlung als Induktionstherapie mag indiziert sein, wenn die Knochenmarkunterfunktion kritische Werte erreicht hat. Die konventionelle Induktionstherapie resultiert in medianen Überlebenszeiten von 24–36 Monaten, einem klaren Vorteil gegenüber medianen Überlebenszeiten von 4–10 Monaten in der Ära vor Anwendung der Alkylantien. Die aktuellen Induktionsregime weisen Ansprechraten von 50–70 % auf. Die Addition von Interferon-α zu einer konventionellen Induktions-

Tabelle 3. MP versus andere Kombinationstherapien: Mediane Überlebenszeiten (1965–1990)[a] (Namen der Studiengruppen s. Tabelle 2)

Therapie	Patienten MP/Andere	Medianes Überleben (Monate) MP/Andere	Studien- gruppe/Jahr
MLP.PRED.PROC	156/236	21	SWCCSG/72
MLP.PRED.PROC.VCR	148/140	21/26	SWOG/75
BCNU.MLP.CPA.PRED	125/239	28/31	NCIC/79
BCNU.MLP.CPA.PRED	126/124	24/26	CALGB/79
CCNU.CPA.PRED	72&67	38/30	GATLA/80
BCNU.PRED	100/124	27/21	CALGB/82
CCNU.PRED	100/136	27/21	CALGB/82
BCNU.CPA.PRED	91/96	19/25	ECOG/82
BCNU.CPA.PRED	187/186	36/36	SECSG/84
VCR.BCNU.MLP.CPA.PRED	131/134	29/33	ECOG/84
VCR.CCNU.MLP.CPA.PRED	145/115	43/43	GATLA/84
VMCP/VBAP	30/34	39/29	MDAH/84
MLP.VCR.PRED	261/269	26/26	MRC4/85
PDM.CPA.BCNU	47/53	30/48	IMMSG/85
MLP.VCR.PRED	32/32	21/30	DMSG/85
VMCP	47/53	30/45	IMMSG/85
BCNU.MLP.CPA.PRED	150/150	34/29	CALGB/86
BCNU.MLP.CPA.PRED.ADR	150/150	34/26	CALGB/86
MetPRED.VCR.CCNU.CPA.MLP	66/64	45/41	FLG/81
VBMCP	48/44	29/34	NMSG/88
VMCP/VBAP	44/42	28/24	MGCS/89
VMCP	29/25	46/33	MGWS/90
VMCP/VBAP	55/53	26/24	MGWS/90
MP/HU-VAD	74/74	18/24	GEM/90
VMCP/VBAP	146/158	37/32	IMMSG/91
MLP.INF2b	134/136	37/36	CALGB/92
PDM.VCR.PRED	84/85	21/32	GCSTMM/92
VMCP/VBAP	214/197	27/32	PETHEMA/92
MLP.INF-A	171/164	27/29	MGCS/93

[a] Kein signifikanter Unterschied in den Überlebenszeiten.

Tabelle 4. Tumormassen – Halbwertszeit[a]

Therapie	Anzahl der Patienten	Median (Monate)	Bereich (Monate)
MP	117	2,2	0,4–10,5
VCR.BCNU.MLP.CPM.PRED	46	2,0	
VCR.CPM.ADR.PRED	273	1,2	0,3–8,0
VCR.CPM.ADR.DEX-VAD	115	0,9	0,2–3,2
VAD	60	0,4	0,2–1,4

p < 0,0001
[a] Case et al. (1977) Am. J. Med. 63:897;
Alexanian et al. (1990) Am. J. Hematol. 33:86.

behandlung hat bislang noch nicht sicher zu einer Verlängerung des medianen oder Langzeitüberlebens geführt. Die allogene Knochenmarktransplantation wird als experimentelles Verfahren zur Therapie der Myelome in Frühstadien durchgeführt. Abschließende Daten liegen auch hierzu noch nicht vor. Die prognostisch günstigste Gruppe für diese Behandlung scheinen Patienten im Stadium I zu sein.

2 Erhaltungstherapie

Bei der Mehrzahl der Patienten, die eine objektive Remission nach Induktionstherapie erreichen, schließt sich eine stabile Plateauphase der Erkrankung an. Eine Fortführung der zytostatischen Therapie über den Zeitpunkt des Eintritts der objektiven Remission hinaus oder die Anwendung einer Ganzkörperbestrahlung als Konsolidierungsmaßnahme führen nicht zu einer Verlängerung dieser Plateauphase. Die Gabe von niedrig-dosiertem Interferon-α, zum Beispiel 3–5 MU subkutan 3 × wöchentlich, kann die Dauer der Plateauphase bei denjenigen Patienten verlängern, die zuvor eine objektive Remission erreicht haben. Dies schließt auch eine 50 %ige Reduktion des Serum-Paraproteinwertes ein. Allen Patienten, die diese Kriterien erfüllen, sollte derzeit α-Interferon als Erhaltungstherapie offeriert werden. Obwohl hierdurch eine Verlängerung der progressionsfreien Phase um 6–9 Monate erreicht werden kann, steht ein Nachweis eines positiven Effekts von Interferon-α auf das Langzeitüberleben noch aus.

3 Konsolidierungstherapie

Bei einer kleinen Zahl von Patienten wurde eine allogene Knochenmarktransplantation als Konsolidierungstherapie durchgeführt. Etwa 30 % der Patienten starben innerhalb von 100 Tagen nach Transplantation. Die aktuellen Daten zeigen eine Plateauphase des aktuariellen Überlebens von 40 % bei einer Beobachtungsdauer von 35–76 Monaten. Zahlreiche dieser Patienten haben weiterhin Nachweis eines Paraproteins, so daß eine „Heilung" durch allogene Knochenmarktransplantation derzeit fraglich bleibt. Derzeit werden im Rahmen experimenteller Studien auch die autologe Knochenmarktransplantation oder die periphere Stammzellrefusion erprobt. Die Mehrzahl der Konditionierungstherapien beinhaltet hochdosiertes Melphalan sowie eine Ganzkörperbestrahlung und ein Knochenmarks-„Purging". Die Anwendung einer Interferon-α-Erhaltungstherapie nach konsolidierender Knochenmarktransplantation hat vielversprechende erste Ergebnisse gezeigt und mag die Überlebenszeit nach allogener Transplantation verlängern. Die Daten prospektiver Studien stehen bislang aber noch aus.

4 Rezidivtherapie

Die Mehrzahl der Patienten, die zuvor eine Plateauphase ihrer Erkrankung erreicht haben, erleiden eine Tumorprogression. Bei zahlreichen dieser Patienten kann eine Reinduktionstherapie mit der initialen Chemotherapie erfolgreich sein.

Mit keiner der bisher angewendeten Zytostatika-Regime wurden reproduzierbar mediane Überlebenszeiten von mehr als 6–9 Monaten bei refraktären Patienten erreicht, einschließlich der Behandlung mit Dexamethason allein, der Kombination von Vincristin, Adriamycin und Dexamethason sowie hochdosiertem Melphalan. Versuche der MDR-1-Modulation mit Verapamil haben bislang noch nicht überzeugt. Eine sequentielle Halbkörperbestrahlung erreicht vergleichbare Ergebnisse wie die einer zytostatischen Therapie. Eine autologe Knochenmarktransplantation mag hilfreich sein bei Patienten mit primärer Therapieresistenz, ist jedoch ineffektiv bei denjenigen mit therapieresistentem Rezidiv. Gleiches scheint auch für die allogene Knochenmarktransplantation zu gelten.

5 Kriterien des Therapieansprechens

5.1 Komplette Remission

Alle der folgenden Kriterien erfüllt:
- fehlender M-Proten-Nachweis im Serum und/oder Urin in der Zelluloseacetat-elektrophorese bei zwei Bestimmungen im Abstand von 4 Wochen
- normales Knochenmark mit < 5 % Plasmazellen
- normale periphere Blutwerte
- Fehlen klinischer Symptome
- normales Serum-Calcium, Gesamteiweiß, Normalwerte der polyklonalen Immunglobuline, normale Serumviskosität
- Remission der Weichteilplasmozytome.

5.2 Objektives Tumoransprechen/partielle Remission

Alle der folgenden Kriterien erfüllt:
- Reduktion des Serum-M-Proteinwertes auf ≤ 50 % des Ausgangswerts bei zwei Bestimmungen im Abstand von mindestens 4 Wochen.
- Signifikante Reduktion des Urin M-Proteinwerts. Bei einem Ausgangswert > 1 g/24 Stunden, Reduktion um ≥ 50 %. Bei einem Ausgangswert von 0,5–1 g/24 Stunden, Reduktion auf < 0,1 g/24 Stunden.
- Größenabnahme aller Weichteilläsionen um ≥ 50 %.
- Abnahme von Knochenschmerzen von „schwer/mäßig" auf „gering/keine".

5.3 Stabile Erkrankung (Stable Disease)

Patienten, die weder die Kriterien einer kompletten oder partiellen Remission sowie diejenigen einer Krankheitsprogression erfüllen.

5.4 Rezidiv oder Progression

Eines oder mehrere der folgenden Kriterien:
- Anstieg des Serum M-Proteins um > 50 % über den niedrigsten Remissionswert.

• Anstieg des Urin M-Proteins um > 50 % (im 24-Stunden-Urin) über den niedrigsten Remissionswert und Leichtketten-Exkretion im 24-Stunden-Urin > 200 mg.
• Auftreten neuer Plasmozytome oder Größenzunahme vorbestehender Läsionen > 50 %.
• Auftreten neuer Knochenläsionen oder > 50 %ige Größenzunahme vorbestehender Läsionen. Eine Knochensinterung bei vorbestehenden Läsionen gilt nicht als Hinweis auf eine Progression.

Anmerkung:
Die Paraproteinuntersuchungen zum Nachweis des Rezidivs müssen mindestens 2 mal im Abstand von mindestens 2 Wochen erfolgen.

5.5 Primäre Therapieresistenz

> 50 %iger Anstieg des Serum oder Urin M-Proteinwerts gegenüber dem Ausgangsbefund, gemessen bei zwei Bestimmungen im Abstand von 2 Wochen bei fortlaufender Melphalan/Prednison-Induktionstherapie, nach zwei oder mehr Induktionszyklen.

5.6 Krankheitsplateau („no change")

Alle der folgenden Kriterien erfüllt:
• keine oder nur geringfügige klinische Symptome durch das Myelom
• keine Transfusionsbedürftigkeit
• M-Protein, β2-Mikroglobulin-Werte stabil bei zwei Bestimmungen im Abstand von 4 Wochen.

5.7 Therapie von Komplikationen

Niereninsuffizienz

Etwa 20 % der Patienten weisen eine Niereninsuffizienz bei Diagnosestellung auf. Bei zahlreichen wird diese im Krankheitsverlauf manifest. Alle Patienten sollten mindestens 2 Liter Flüssigkeit pro Tag einnehmen. Allopurinol sollte mindestens während der ersten zwei Therapiekurse verordnet werden. Intensive Therapie von Dehydratation, Hyperkalzämie und Urosepsis. Dosisreduktion der i.v.-Melphalan-Dosis bei Niereninsuffizienz. Eine peritoneale oder Hämodialyse sollte bei allen Patienten mit akutem Nierenversagen bei Erstdiagnose oder im Rezidiv erwogen werden. Bei Patienten mit hoher Leichtketten-Produktion und hierdurch bedingtem Nierenversagen ist die Plasmapharese die Therapie der Wahl und der Peritonealdialyse überlegen.

Hyperkalzämie

Der Wert des ionisierten Serum-Calciums korreliert besser mit der Symptomatik und den Zeichen der Hyperkalzämie als das Gesamtserum-Calcium. Gelegentlich findet sich eine feste Bindung des Serum-Calciums an Paraprotein mit der Folge der asymptomatischen Hyperkalzämie bei normalen Werten des ionisierten Calciums. Eine ausreichende Hydrierung, Diurese und eine Kortikosteroid-Therapie sind die Grundpfeiler der Hyperkalzämie-Therapie. Wenn diese Maßnahmen trotz gleichzeitiger zytostatischer Therapie nicht ausreichen, können gleichzeitig Mitramycin, Diphosphonate oder Calcitonin indiziert sein.

Amyloidose

Etwa 15 % der Patienten mit multiplem Myelom entwickeln eine systemische Amyloidose mit einem Gewebeverteilungsmuster des Immunglobulin-fibrillären Amyloid-Proteins (Leichtketten-Protein) (AL) typisch für eine primäre Amyloidose. Die abgelagerten Fibrillen sind homolog dem Fragment der variablen Region der kappa- oder lambda-Leichtketten. Die häufigsten Gewebe mit einer Fibrillenablagerung sind: Zunge, Haut, Herz, Gastrointestinaltrakt und Skelettmuskulatur. Die bevorzugten diagnostischen Maßnahmen sind eine Abdominalfettaspiration oder eine Rektumbiopsie, während die Nieren- oder Leberpunktion mit höheren Nebenwirkungsraten einhergehen. Die Behandlung des zugrundeliegenden Myeloms ist die einzige wirkungsvolle Behandlung, um die Myeloidablagerung zu verlangsamen oder zu stoppen.

V. Literatur

1. Ries LAG, Hankey BF, Miller BA et al. (1991) Cancer Statistics Review 1973–1988 (DHSS publ [NIH] no 91–2789). Washington, DC, US Govt Printing Office
2. Cuzick J (1990) International time trends for multiple myeloma. Ann NY Acad Sci 609:205
3. Davis DL, Hoel D, Fox J et al. (1990) International trends in cancer mortality in France, West Germany, Italy, Japan, England and Wales, and the USA. Lancet 2:474
4. Shimizu Y, Kato H, Schull W (1990) Studies on the mortality of A-bomb survivors. 9. Mortality 1950–1985: Part 2 Cancer mortality based on the recently revised doses (DS86). Radiat Res 121:120
5. Matanoski GM (1982) Risk of cancer associated with occupational exposure in radiologists and other radiation workers. In: Burchenal JH, Ottegen HF (eds) Cancer, Achievements, Challenges, and Prospects for the 1980's. Grune & Stratton, New York, p 241
6. Stebbings JH, Lucas HF, Stehney AF (1984) Mortality from cancers of major sites in female radium dial workers. Am J Ind Med 5:435
7. Smith PG, Douglas AJ (1986) Mortality of the workers at Sellafield plant of British Nuclear Fuels. Br Med J 293:845
8. Gilbert ES, Fry SA, Wiggs DL et al. (1989) Analyses of combined mortality data at the Hanford Site, Oak Ridge National Laboratory, and Rocky Flats Nuclear Weapons Plant. Radiat Res 120:19
9. Darby SC, Kendall GM, Fell TP et al. (1988) A summary of mortality and incidence of cancer in men who participated in the United Kingdom's atmospheric nuclear weapons tests and experimental programmes. Br Med J 296:332
10. Riedel DA, Pottern LM, Blattner WA (1991) Epidemiology of multiple myeloma. In: Wirnik PH, Canellos GP, Kyle RA, Schiffer CA (eds) Neoplastic Diseases of the Blood, ed 2. Churchill Livingstone, New York, p 347
11. Burmeister LF, Everett GD, Van Lier SF, Isacson P (1983) Selected cancer mortality and farm practices in Iowa. Am J Epidemiol 118:72

12. Reif J, Pearce N, Fraser J (1989) Cancer risks in New Zealand farmers. Int J Epidemiol 18:768
13. Pearce NE, Smith AH, Howard JK et al. (1986) Case-control study of multiple myeloma and farming. Br J Cancer 54:493
14. Ott MG, Teta MJ, Greenberg HL (1989) Lymphatic and hematopoietic tissue cancer in a chemical manufacturing environment. Am J Ind Med 16:631
15. Cuzick J, De Stavola B (1988) Multiple myeloma – a case-control study. Br J Cancer 57:516
16. Linet MS, Harlow SD, McLaughlin JK (1987) A case-control study of multiple myeloma in whites: Chronic antigenic stimulation, occupation, and drug use. Cancer Res 47:2978
17. McLaughlin JK, Malker HS, Linet MS et al. (1988) Multiple myeloma and occupation in Sweden. Arch Environ Health 43:7
18. Morris PD, Koepsell TD, Daling JR et al. (1986) Toxic substance exposure and multiple myeloma: A case-control study. J Natl Cancer Inst 76:987
19. Siemiatycki J (1991) Risk factors for Cancers in the Workplace. CRC Press, Boca Raton, Florida
20. Spinelli JJ, Gallagher RP, Band PR, Threlfall WJ (1984) Multiple myeloma, leukemia, and cancer of the ovary in cosmetologists and hairdressers. Am J Ind Med 6:197
21. Bethwaite PB, Pearce N, Fraser J (1990) Cancer risks in painters: Study based on the New Zealand Cancer Registry. Br J Ind Med 47:742
22. Leech SW, Brown R, Schanfield MS (1985) Genetic studies in multiple myeloma. II. Immuno-globulin allotype associations. Cancer 55:1473
23. Gould J, Alexanian R, Goodacre A et al. (1988) Plasma cell karyotype in multiple myeloma. Blood 71:453
24. Nobuyoshi M, Kawano M, Tanaka H et al. (1991) Increased expression of the c-myc gene may be related to the aggressive transformation of human myeloma cells. Br J Haematol 77:523
25. Anderson KC, Jones RM, Morimato C et al. (1989) Response patterns of purified myeloma cells to hematopoietic growth factors. Blood 73:1915
26. Jackson N, Ling MR, Ball J et al. (1988) An analysis of myeloma plasma cell phenotype using antibodies defined at the IIIrd international workshop on human leucocyte differentiation antigens. Clin Exp Immunol 72:351
27. Pilarski LM, Mant MJ, Reuther BA (1985) Pre-B cells in peripheral blood of multiple myeloma patients. Blood 66:416
28. Hamilton MS, Ball J, Bromidge E et al. (1991) Surface antigen expression of human neoplastic plasma cells includes molecules associated with lymphocyte recirculation and adhesion. Br J Haematol 78:60
29. Drewinko B, Alexanian R, Boyer H et al. (1981) The growth fraction of human myeloma cells. Blood 57:333
30. Kawano M, Hirano T, Matsuda T et al. (1988) Autocrine generation and requirement of BSF-2/IL-6 for human multiple myelomas. Nature 332:83
31. Klein B, Zhang X-G, Jourdan M et al. (1989) Paracrine rather than autocrine regulation of myeloma-cell growth and differentiation by interleukin-6. Blood 73:517
32. Bataille R, Klein B (1991) The bone resorbing activity of interleukin-6. J Bone Miner Res 9:1144
33. Caligaris-Cappio F, Bergui L, Gregoretti MG et al. (1991) Role of bone marrow stromal cells in the growth of human multiple myeloma. Blood 77:2688
34. Bataille R, Chappard D, Marcelli C et al. (1991) The recruitment of new osteoblasts and osteoclasts is the earliest critical event in the pathogenesis of human multiple myeloma. J Clin Invest 88:62
35. Durie BGM, Salmon SE (1975) A clinical staging system for multiple myeloma. Correlation of measured myeloma cell mass with presenting clinical features, response to treatment and survival. Cancer 36:842
36. Durie BGM, Salmon SE, Moon TE (1980) Pretreatment tumor mass, cell kinetics, and progno-sis in multiple myeloma. Blood 55:364

37. Durie BGM, Stock-Novack D, Salmon SE et al. (1990) Prognostic value of pretreatment serum β_2 microglobulin in myeloma: a Southwest Oncology Group study. Blood 75:823

38. Durie BGM, Grogan TM (1985) CALLA-positive myeloma: An aggressive subtype with poor survival. Blood 66:229

39. Barlogie B, Smallwood L, Smith T et al. (1989) High serum levels of Lactic Dehydrogenase identify a High-Grade lymphoma-like myeloma. Ann Int Med 110:521

40. Carlson K, Ljunghall S, Simonsson B et al. (1992) Serum osteocalcin concentrations in patients with multiple myeloma – correlation with disease stage and survival. J Internal Med 231:133

41. Gregory WM, Richards MA, Malpas JS (1992) Combination chemotherapy versus melphalan and prednisolone in the treatment of multiple myeloma: an overview of published trials. J Clin Oncol 10:334

42. Alexanian R, Barlogie B, Tucker S (1990) VAD-based regimens as primary treatment for multiple myeloma. Am J Hematol 33:86

43. Samson D, Gaminara E, Newland A et al. (1989) Infusion of vincristine and doxorubicin with oral dexamethasone as first-line therapy for multiple myeloma. Lancet 2:882

44. Alexanian R, Dimopoulus MA, Delasalle K et al. (1992) Primary Dexamethasone treatment of multiple myeloma. Blood 80:887

45. Durie BGM, Dixon DO, Carter S et al. (1986) Improved survival duration with combination chemotherapy induction for multiple myeloma: a Southwest Oncology Group Study. J Clin Oncol 4:1227

46. Boccadoro M, Marmont F, Tribalto M et al. (1991) Multiple myeloma: VMCP/VBAP alternating combination chemotherapy is not superior to melphalan and prednisone even in high-risk patients. J Clin Oncol 9:444

47. Bladé J, San Miguel J, Alcalà A et al. (1990) A randomized multicentric study comparing alternating combination chemotherapy (VCMP/VBAP) and melphalan-prednisone in multiple myeloma. Blut 60:319

48. Oken MM, Kyle RA, Greipp PR et al. (1992) Possible survival benefit with chemotherapy plus interferon (rIFN$_{a2b}$) in the treatment of multiple myeloma. ASCO Proc 11:358

49. Osterborg A, Björkholm M, Björeman M et al. (1993) Natural interferon-α in combination with melphalan/prednisone versus melphalan/prednisone in the treatment of multiple myeloma Stages II and III: a randomized study from the Myeloma Group of Central Sweden. Blood 81:1428

50. Gahrton G, Tura S, Ljungman P et al. (1991) Allogeneic bone marrow transplantation in multiple myeloma. N Engl J Med 325:1267

51. Jagannath S, Barlogie B, Dicke K et al. (1990) Autologous bone marrow transplantation in multiple myeloma: identification of prognostic factors. Blood 76:1860

52. Attal M, Huguet F, Schlaifer D et al. (1992) Intensive combined therapy for previously untreated aggressive myeloma. Blood 79:1130

53. Gianni AM, Tarella C, Siena S et al. (1990) Durable and complete hematopoietic reconstitution after autografting of rhGM-CSF exposed peripheral blood progenitor cells. Bone Mar Transpl 6:143

54. Jagannath S, Vesole DH, Gleen L et al. (1992) Low-risk intensive therapy for multiple myeloma with combined autologous bone marrow transplantation and blood stem cell support. Blood 80:1666

55. Cunningham D, Powles R, Malpas JS et al. (1993) A randomized trial of maintenance therapy with Intron-A following high-dose Melphalan and ABMT in myeloma. ASCO Proc 12:364

56. Belch A, Shelley W, Bergsagel D et al. (1988) A randomized trial of maintenance versus no maintenance melphalan and prednisone in responding multiple myeloma patients. Br J Cancer 57:94

57. Mandelli F, Avvisati G, Amodori S et al. (1990) Maintenance treatment with recombinant alpha-interferon alpha 2b in patients with multiple myeloma responding to conventional induction chemotherapy. N Engl J Med 322:1430

58. Ludwig H, Cohen AM, Huber H et al. (1991) Interferon alfa-2b with VMCP compared to VMCP alone for induction and interferon alfa-2b compared to controls for remission maintenance in multiple myeloma: interim results. Eur J Cancer 27:40

59. Westin J (1991) Interferon therapy during the plateau phase of multiple myeloma: an update of a Swedish Multicentre Study. Sem Oncol 18:37 (Suppl 7)

60. Salmon SE, Tesh D, Crowley J et al. (1990) Chemotherapy is superior to sequential Hemibody Irradiation for remission consolidation in multiple myeloma: a Southwest Oncology Group study. J Clin Oncol 8:1575

61. Buzaid AC, Durie BGM (1988) Management of refractory myeloma: a review. J Clin Oncol 6:889

62. Singer CRJ, Tobias JS, Giles FJ et al. (1989) Hemi-body irradiation – an effective second-line therapy in drug-resistant multiple myeloma. Cancer 63:2446

63. Giles FJ, De Lord C, Gaminara EJ et al. (1990) Systemic irradiation therapy of myelomatosis – the therapeutic implications of technique. Leuk Lymphoma 1:227

64. Salmon SE, Dalton WS, Grogan TM et al. (1991) Multidrug resistant myeloma: Laboratory and clinical effects of verapamil as a chemosensitizer. Blood 78:44

65. Johnson WJ, Kyle RA, Pineda AA et al. (1990) Treatment of renal failure associated with multiple myeloma. Arch Intern Med 150:863

Therapeutische Konzepte

Solide Tumoren

Kleinzelliges Bronchialkarzinom

M. Wolf und *K. Havemann*

I. Epidemiologie

Häufigkeit: ca. 1/4 aller Bronchialkarzinome,
3–4 % aller malignen Tumoren

Inzidenz: ca. 16/100 000 pro Jahr, insgesamt ca. 10 000 Neuerkrankungen pro Jahr in Deutschland

Lokalisation: ca. 70 % zentral sitzend, ca. 30 % vom Hilus abgrenzbar

Ätiologie: Rauchen, Asbest, weitere Umweltnoxen und genetische Faktoren werden vermutet, sind bisher aber nicht eindeutig definiert

Prävention: Meidung auslösender Faktoren, Vitamin A und seine Analoga bzw. Acetylcystein möglicherweise präventiv wirksam.

II. Pathologie und Stadieneinteilung

Morphologische Klassifizierung

Üblicherweise Anwendung findet die Klassifikation der WHO:
- Haferzellkarzinom,
- Intermediärzellkarzinom,
- kombiniertes Haferzellkarzinom.

Ein Alternativvorschlag wurde von der IASL (International Association for the Study of Lung Cancer) erarbeitet:
- kleinzellig ohne Nachweis nichtkleinzelliger Anteile,
- kleinzellig mit großzelligen Anteilen,
- kleinzellig mit Adeno- und/oder Plattenepithelkarzinomanteilen.

Die einzelnen morphologischen Subtypen der WHO-Klassifikation weisen keine unterschiedliche Prognose auf.

Stadieneinteilung

Am häufigsten Anwendung findet die Stadieneinteilung der VALG (Veterans Administration Lung Cancer Study Group).

VALG: *„limited disease" (LD):*
Auf den initialen Hemithorax begrenzter Tumor mit oder ohne ipsi- oder kontralaterale mediastinale oder supraclaviculare Lymphknotenmetastasen und mit oder ohne ipsilateralen Pleuraerguß unabhängig vom zytologischen Ergebnis.
„extensive disease" (ED):
Jede Ausbreitung über „limited disease" hinaus.

Diese Stadieneinteilung läßt große prognostische Unterschiede zwischen einzelnen Patientensubgruppen unberücksichtigt. Daher findet im deutschsprachigen Raum eine Modifikation nach Havemann et al. Anwendung, die eine Klassifikation in 3 Stadien vornimmt.

Deutsche Modifikation nach Havemann et al.

„limited disease" (LD)
1. Isolierter Primärtumor
2. Ipsilaterale hiläre Lymphknoten
3. Ipsilaterale supraklavikuläre Lymphknoten
4. Ipsilaterale und kontralaterale mediastinale Lymphknoten
5. Recurrens- und/oder Phrenicusparese
6. Kleiner Winkelerguß ohne maligne Zellen

„extensive disease I" (ED I)
1. Kontralaterale hiläre Lymphknoten
2. Kontralaterale supraklavikuläre Lymphknoten
3. Thoraxwandinfiltration
4. Pleuritis carcinomatosa
5. Maligner Pleuraerguß
6. Lymphangiosis carcinomatosa
7. Vena cava superior (VCS)-Syndrom

„extensive disease II" (ED II)
1. Metastasen in der kontralateralen Lunge
2. Alle sonstigen hämatogenen Fernmetastasen

Da bei sehr geringer Tumorausbreitung ein operatives Vorgehen eine mögliche Therapieoption darstellt, findet in diesen Fällen auch das TNM System und die Stadieneinteilung der UICC beim kleinzelligen Bronchialkarzinom Anwendung (vgl. hierzu nichtkleinzelliges Bronchialkarzinom).

III. Diagnostik

Die erforderlichen diagnostischen Maßnahmen bei Verdacht auf Bronchialkarzinom gliedern sich in 3 Stufen:

- *Basisdiagnostik*
  Anamnese, klinische Untersuchung, EKG, Röntgen Thorax in 2 Ebenen, Histologiegewinnung (Bronchoskopie), Labor mit Blutbild, Elektrolyten, Kreatinin, Harnstoff, GOT, AP, Bilirubin, LDH.
- *Ausschluß von Fernmetastasen*
  Ultraschall-Abdomen, Knochenszintigraphie, Computertomographie des Schädels, Beckenkammbiopsie.
- *Bei Fehlen von Fernmetastasen*
  CT Thorax.
  Im Stadium T 1–2 N 0–1 M 0 eventuell präoperative Diagnostik.

IV. Behandlungsstrategie

Als standardisiertes therapeutisches Vorgehen beim kleinzelligen Bronchialkarzinom kann die Durchführung einer Polychemotherapie über 4–6 Zyklen mit einer anschließenden Primärtumorbestrahlung mit 45–50 Gy bei Patienten ohne Fernmetastasierung angesehen werden (Abb. 1).

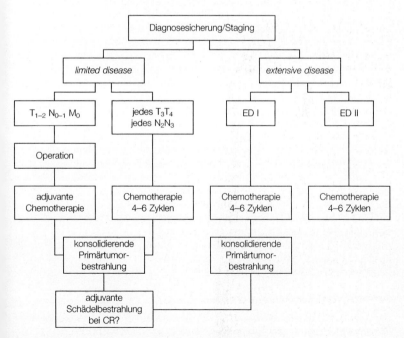

Abb. 1. Behandlungsstrategie des kleinzelligen Bronchialkarzinoms

1 Chemotherapie

Polychemotherapieprotokolle erzielen höhere Ansprechraten und längere Überlebenszeiten als Monotherapien. In der Initialbehandlung wird daher im Regelfalle eine Polychemotherapie Anwendung finden (mögliche Ausnahme bei hohem Alter oder reduziertem Allgemeinzustand). Medikamente mit hoher Aktivität beim kleinzelligen Bronchialkarzinom sind Cisplatin, Carboplatin, Cyclophosphamid, Ifosfamid, Adriamycin, 4-Epirubicin, Etoposid, Teniposid, Vincristin, Vindesin. Darüber hinaus können als aktive, jedoch etwas weniger wirksame Substanzen Methotrexat, Procarbacin, Hexamethylmelanin und CCNU angesehen werden.

1.1 Chemotherapiekombinationen

Standardchemotherapieprotokolle

Standardchemotherapiekombinationen sind ACO (Adriamycin, Cyclophosphamid, Vincristin) und PE (Cisplatin, Etoposid) sowie die alternierende Gabe von ACO und PE.

Die Kombination ACO wird seit mehr als 15 Jahren eingesetzt. Wesentliche Vorteile sind die langjährige Erfahrung sowie die einfache praktische Durchführbarkeit der Therapie. Versuche zur Steigerung der therapeutischen Aktivität durch Addition von Zytostatika oder Austausch einzelner Medikamente haben bisher nicht entscheidend die Behandlungsergebnisse verbessert. Wesentliche Variationen umfassen den Austausch von Vincristin gegen Etoposid (ACE), Cyclophosphamid gegen Ifosfamid (AIO), Adriamycin gegen 4-Epirubicin (EPICO) und Adriamycin gegen Etoposid (CEV) sowie die Addition von Etoposid (CAVE) (siehe Tabelle 1).

Die Kombination PE ist im vergangenen Jahrzehnt als zweite Standardtherapie entwickelt worden. Wesentlicher Vorteil ist die hohe therapeutische Aktivität bei LD-Patienten, die trotz des aufwendigen Applikationsverfahrens und der hohen Nebenwirkungsrate zum weit verbreiteten Einsatz der Kombination geführt hat. Eine neuere Variation ist die Substitution von Cisplatin gegen Carboplatin (CE) (vgl. Tabelle 2). Dies führt zu einer erheblichen Reduktion der Nebenwirkungsrate, jedoch nicht zu einer Verbesserung der Behandlungsergebnisse. Zur Steigerung der Wirksamkeit von CE wurden Zytostatika wie Vincristin (CEV) oder Cyclophosfamid und Vincristin (ECCO) addiert, oder Etoposid durch Ifosfamid ersetzt (CI) bzw. Ifosfamid addiert (CEI). Carboplatin/ifosfamidhaltige Kombinationen weisen eine hohe Myelotoxizität auf, Cisplatin/ifosfamidhaltige Kombinationen sind mit ausgeprägten gastrointestinalen und renalen Nebenwirkungen sowie Beeinträchtigungen des Allgemeinbefindens behaftet.

Alternative Behandlungsprotokolle

Als weiteres Chemotherapieprotokoll mit hoher Aktivität kann die Kombination Ifosfamid/Etoposid angesehen werden. Die Behandlungsergebnisse sind denen des ACO-Protokolles vergleichbar.

Tabelle 1. ACO und Variationen

Literatur	Therapieplan	n = ausw. Pat. / S = Stadium	CR	PR	CR+PR	NC	PD	RD = Remissionsdauer / ÜZ = Überlebenszeit / Median
Livingston et al. [1]	**ACO:** CPM 750 mg/m² d 1, ADM 50 mg/m² d 1, VCR 1 mg d 1, x9q3 Wo	n = 358, S = LD: 108, S = ED: 250	22 %, LD: 41 %, ED: 14 %	40 %, LD: 34 %, ED: 42 %	**62 %, LD: 75 %, ED: 56 %**	n.a.	n.a.	RD: LD: 48 Wo (CR), ED: 38 Wo (CR), ÜZ: 31 Wo, LD: 52 Wo, ED: 25 Wo
Niederle et al. [2]	**ACO:** CPM 750 mg/m² d 1+2, ADM 60 mg/m² d 1, VCR 1,5 mg d 1, 8, 15, x4q3 Wo	n = 103, S = LD: 64, S = ED: 36	58 %, LD: 72 %, ED: 33 %	30 %, LD: 19 %, ED: 50 %	**88 %, LD: 91 %, ED: 83 %**	n.a., LD: 9 %, ED: 11 %	n.a., LD: 0 %, ED: 6 %	RD: n.a., ÜZ: 14,9 Mo, LD: 15,8 Mo, ED: 9,3 Mo
Aisner et al. [3]	**ACE:** CPM 1000 mg/m² d 1, ADM 45 mg/m² d 1, ETP 50 mg/m² d 1–5, q3 Wo	n = 174, S = LD: 69, S = ED: 105	LD: 65 %, ED: 40 %	LD: 25 %, ED: 50 %	**LD: 90 %, ED: 90 %**	n.a.	n.a.	RD: n.a., ÜZ: LD: 14 Mo, ED: 9 Mo
Jett et al. [4]	**CAVE:** CPM 750 mg/m² d 1, ADM 40 mg/m² d 1, VCR 1,2 mg/m² d 1, ETP 60 mg/m² d 1–3, q4 Wo	n = 118, S = LD: 118	64 %	20 %	**84 %**	12 %	4 %	RD: 10,4 Mo, ÜZ: 15,1 Mo
Drings et al. [5]	**EPICO:** CPM 1000 mg/m² d 1, EPI-ADM 70 mg/m² d 1, VCR 2 mg d 1, x6q3 Wo	n = 51, S = LD: 30, S = ED: 21	LD: 18 %, LD: 23 %, ED: 10 %	LD: 46 %, LD: 50 %, ED: 38 %	**LD: 64 %, LD: 73 %, ED: 48 %**	LD: 7 %, ED: 14 %	LD: 20 %, ED: 38 %	RD: n.a., ÜZ: 425 Tage, LD: 425 Tage, ED: 290 Tage

Tabelle 2. Cisplatin/- und Carboplatin/Etoposid

Literatur	Therapieplan	n = ausw. Pat. S = Stadium	Therapieresultate (Anzahl Patienten)					RD = Remissionsdauer ÜZ = Überlebenszeit Median
			CR	PR	CR+PR	NC	PD	
Wolf et al. [6]	**PE:** DDP 80 mg/m² d 1 ETP 150 mg/m² d 1–3 x6q3 Wo	n = 72 S = LD: 26 S = ED: 46	LD: 32% LD: 50% ED: 22%	LD: 33% LD: 35% ED: 33%	**LD: 65% LD: 85% ED: 55%**	LD: 18% LD: 11% ED: 22%	LD: 17% LD: 4% ED: 24%	RD: 7,5 Mo LD: 12,2 Mo ED: 5,9 Mo ÜZ: 11,6 Mo LD: 14,8 Mo ED: 8,9 Mo
Wilke et al. [7]	**PE:** DDP 50 mg/m² d 1 + 7 ETP 170 mg/m² d 3–5 q3 Wo	n = 47 S = LD: 10 S = ED: 37	57%	37%	**94%**	n.a.	n.a.	RD: 13 Mo ÜZ: 16 Mo
Jett et al. [8]	**PE:** DDP 30 mg/m² d 1–3 ETP 130 mg/m² d 1–3 Bolus o. ci x2q3 Wo anschl. CAV	n = 551	n.a.	n.a.	**n.a.**	n.a.	n.a.	RD: n.a. ÜZ: alle 15,1 Mo LD: 19,4 Mo (für Bolus DDP gefolgt von Bolus ETP)
Bishop et al. [9]	**CE:** CBP 100 mg/m² d 1–3 ETP 120 mg/m² d 1–3 x6q3 Wo	n = 94 S = LD: 36 S = ED: 58	LD: 21% LD: 40% ED: 9%	LD: 44% LD: 37% ED: 49%	**LD: 65% LD: 77% ED: 58%**	n.a.	n.a.	RD: 9,8 Mo LD: 14,6 Mo ED: 7,9 Mo ÜZ: 10,6 Mo LD: 15,3 Mo ED: 8,1 Mo
Gatzemeier et al. [10]	**CEV:** CBP 300 mg/m² d 1 ETP 140 mg/m² d 1–3 VCR 2 mg d 1, 8, 15 x6q3–4 Wo	n = 121 S = LD: 63 S = ED: 58	LD: 43% LD: 56% ED: 35%	LD: 39% LD: 34% ED: 48%	**LD: 82% LD: 90% ED: 83%**	n.a.	n.a.	RD: 8,5 Mo ÜZ: alle 10,5 Mo LD: 14 Mo ED: 9,5 Mo

Tabelle 3. Alternative Protokolle

Literatur	Therapieplan	n = ausw. Pat. S = Stadium	CR	PR	CR+PR	NC	PD	RD = Remissionsdauer ÜZ = Überlebenszeit Median
			Therapieresultate (Anzahl Patienten)					
Evans et al. [11a, 11b]	**CAV alt.** CPM 1000 mg/m² d 1 ADM 50 mg/m² d 1 VCR 2 mg d 1 x6q3 Wo **PE:** DDP 25 mg/m² d 1–3 ETP 100 mg/m² d 1–3	n = 299 S = LD: 154 S = ED: 145	LD: 52% ED: 39%	LD: 30% ED: 41%	**LD: 82% ED: 80%**	LD: 16% ED: 17%	LD: 2% ED: 3%	RD: LD: 47 Wo ED: 7 Mo ÜZ: LD: 60 Wo ED: 9,6 Mo
Wolf et al. [12]	**AIO alt.** ADM 25 mg/m² d 1+2 IFO 1,6–2 g/m² d 1–5 VCR 2 mg d 1 x4q4 Wo **PE:** DDP 90 mg/m² d 1 ETP 150 mg/m² d 1	n = 208 S = LD: 72 S = ED: 133	n.a.	n.a.	**n.a.**	n.a.	n.a.	RD: n.a. ÜZ: 12 Mo LD: 14,7 Mo ED: 8,9 Mo
Wolf et al. [13]	**IE:** IFO 1500 mg/m² d 1–5 ETP 120 mg/m² d 1–3	n = 162 S = LD: 63 S = ED: 99	LD: 26% LD: 35% ED: 20%	LD: 51% LD: 52% ED: 50%	**LD: 77% LD: 87% ED: 70%**	LD: 10% LD: 10% ED: 10%	LD: 11% LD: 2% ED: 16%	RD: 6 Mo ÜZ: 10,7 Mo LD: 12,3 Mo ED: 9,1 Mo
Thatcher et al. [14]	**IE:** IFO 5 g/m² d 1 24 h Inf. ETP 120 mg/m² d 1 + 2 i.v., 240 mg/m² p.o. d 3	n = 163 S = LD: 78 S = ED: 85	LD: 76% ED: 27%	LD: 14% ED: 38%	**LD: 90% ED: 65%**	n.a. n.a.	n.a. n.a.	RD: LD: 9 Mo (CR) ED: 7 Mo (CR) ÜZ: LD: 11 Mo ED: 8 Mo
Hirsch et al. [15]	**EOCC:** ETP 280 mg/m² p.o. d 3–6 VCR 1,3 mg/m² d 1 CPM 1000 mg/m² d 1 CCNU 70 mg/m² p.o. d 1 q4 Wo	n = 88 S = ED: 88	34%	50%	**84%**	n.a.	n.a.	RD: 34 Wo (CR+PR) ÜZ: 33 Wo

Cisplatin-/Adriamycinhaltige Kombinationen sind mit erhöhter Toxizität behaftet. Eine gesteigerte therapeutische Aktivität im Vergleich zum ACE- oder PE-Schema ist bisher nicht belegt. Heute seltener Anwendung finden Kombinationen basierend auf den Zytostatika Cyclophosphamid, Methotrexat und CCNU (CMC). Etablierte Behandlungsschemata sind hier MOCC (Addition von Vincristin), MACC (Addition von Adriamycin), POCC (Austausch von Methotrexat gegen Procarbacin) und EOCC (Austausch von Methotrexat gegen Etoposid) (s. Tabelle 3).

1.2 Dauer der Chemotherapie

Etablierte Behandlungsprotokolle sollten über 4–6 Zyklen eingesetzt werden. Eine Erhaltungstherapie führt zwar bei Patienten mit guter Remission der Erkrankung zu einer Verlängerung der progressionsfreien Überlebenszeit, nicht jedoch zu einer Verlängerung der Gesamtüberlebenszeit [16]. Erhaltungstherapien werden daher üblicherweise heute nicht durchgeführt.

1.3 Alternierende Chemotherapie

Die theoretische Hypothese mittels alternierender Chemotherapie eine Resistenzentwicklung zu verhindern und hierüber eine Verbesserung der Überlebenszeiten zu erreichen, konnte in klinischen Studien nicht bestätigt werden. Wichtiger als das zyklische Alternieren scheint das **sofortige** Umsetzen der Behandlung bei keinem weiteren Tumoransprechen zu sein [13]. Eine sequentielle Therapie mit Gabe einer Chemotherapiekombination bis zum maximalen Ansprechen und ein zyklisch alternierendes Vorgehen können daher als gleich effektiv angesehen werden.

1.4 Therapieintensivierung

Eine Therapieintensivierung ist über eine Zyklusintervallverkürzung und/oder über eine Dosissteigerung zu erreichen. Es ist bisher nicht belegt, daß eine intensivierte Chemotherapie zu einer Verbesserung der Überlebenszeiten führt. Dies trifft auch für die Hochdosistherapie mit autologer Knochenmarkstransplantation zu, die aufgrund der unzureichenden Ergebnisse von nahezu allen Zentren in den letzten Jahren wieder verlassen wurde.

1.5 Nebenwirkungsarme Behandlungsprotokolle

Bei Patienten im fortgeschrittenen Lebensalter (über 75 Jahren) oder reduziertem Allgemeinzustand ist die Gabe einer nebenwirkungsarmen Palliativtherapie zu erwägen. Therapeutische Möglichkeiten sind hier die Monotherapie mit Etoposid als intravenöse Behandlung [17] oder orale Therapie [18]. Letztere kann in niedrigerer Einzeldosierung auch als chronisch tägliche Gabe über ca. 14 Tage durchgeführt werden. Eine geringe Therapieintensivierung ohne wesentliche Steigerung der Toxizität ist die Addition eines Vinkaalkaloides. Eine mögliche Alternative stellt die wöchentliche Gabe eines niedrig dosierten Anthrazyklinpräparates dar.

1.6 Rezidivtherapie

Bei Auftreten eines Tumorrezidives ist die Prognose als ungünstig anzusehen. Indikationen zur Gabe einer erneuten Polychemotherapie sind ein langes rezidivfreies Intervall (> 6 Monate), guter Allgemeinzustand des Patienten und begrenzte Tumorausbreitung. Sind diese Kriterien nicht gegeben, so empfiehlt sich die Gabe einer nebenwirkungsarmen Chemotherapie ggf. unter Einschluß strahlentherapeutischer Maßnahmen zur symptomorientierten Behandlung.

2 Strahlentherapie

Neben der Chemotherapie zählt die Strahlentherapie zu den routinemäßig eingesetzten Behandlungsmethoden beim kleinzelligen Bronchialkarzinom. Sie wird bei vielfältigen Indikationen durchgeführt.

2.1 Konsolidierende Primärtumorbestrahlung

Bei Patienten mit LD und kompletter Remission nach Abschluß der Chemotherapie führt die konsolidierende Primärtumorbestrahlung zu einer signifikanten Senkung der Lokalrezidivrate. Die Bestrahlung wird bei konventioneller Fraktionierung mit einer Gesamtherddosis von 45–50 Gy über einen Zeitraum von 4 1/2–5 Wochen durchgeführt. Der Einfluß dieser Therapiemaßnahme auf die Gesamtüberlebenszeit wird unterschiedlich beurteilt, in der Mehrzahl der Studien ist jedoch ein Überlebensvorteil für die strahlentherapeutisch behandelten Patienten nachweisbar [19]. Bei Patienten mit limitierter Tumorausbreitung und nicht kompletter Remission nach Abschluß der Chemotherapie kann durch die anschließende Primärtumorbestrahlung eine Verbesserung des Ansprechens und unter Umständen auch eine komplette Remission erreicht werden. Sie ist daher für diese Patientengruppe eine wesentliche therapeutische Maßnahme.

Für das Gesamtkollektiv der Patienten mit vorhandenen Fernmetastasen führt die konsolidierende Primärtumorbestrahlung nicht zu einer Verlängerung der Überlebenszeit. Sie wird daher hier nicht routinemäßig durchgeführt. In Einzelfällen kann jedoch zur Kontrolle der pulmonalen Tumorausbreitung und eventuell aufgetretener Komplikationen eine Strahlentherapie angezeigt sein.,

2.2 Simultane Chemoradiotherapie

Die gleichzeitige Anwendung einer Chemo- und Radiotherapie versucht additive oder synergistische Effekte zwischen beiden Therapiemodalitäten auszunutzen. Sie ist mit einer höheren Toxizität im Vergleich zum konsekutiven Vorgehen behaftet und bedarf einer sorgfältigen Planung hinsichtlich der Chemotherapiedosis und des zeitlichen Ablaufes der Behandlung. In Phase-II-Studien konnten mit simultaner Chemo-Radiotherapie 2-Jahres-Überlebensraten von 30 %–50 % erreicht werden [20]. Ob wesentliche Vorteile im Vergleich zum konsekutiven Vorgehen bestehen, bedarf der weiteren Überprüfung in kontrollierten klinischen Studien.

2.3 Adjuvante Schädelbestrahlung

Patienten mit kompletter Remission entwickeln in 20%–40% intrazerebrale Metastasen als erste Rezidivmanifestation. Die adjuvant durchgeführte Bestrahlung des Schädels senkt die intrazerebrale Metastasenrate signifikant. Sie führt jedoch in einem größeren Patientenkollektiv nicht zu einer wesentlichen Verlängerung der Überlebenszeit. Zudem sind nach adjuvanter Schädelbestrahlung bei einigen Patienten neurologische Schädigungen und Einschränkungen der kognitiven Fähigkeiten beschrieben. Aus diesen Gründen ist der Einsatz dieser Behandlungsmaßnahme umstritten. Falls sie durchgeführt wird, sollte sie auf Patienten mit limitierter Tumorausbreitung und kompletter Remission nach Abschluß der Induktionstherapie beschränkt bleiben. Ein häufig angewandtes Bestrahlungskonzept ist die Gabe von 30 Gy in Einzeldosen von 2–2,5 Gy über einen Gesamtzeitraum von 3 Wochen.

2.4 Palliative Strahlentherapie

Zur Behandlung lokaler Komplikationen kann die Strahlentherapie unter palliativen Gesichtspunkten Anwendung finden. Entsprechende Indikationen stellen intrazerebrale Metastasen, frakturgefährdete oder schmerzhafte Knochenmetastasen, ein spinales Kompressionssyndrom oder eine chemotherapieresistente obere Einflußstauung dar. Weitere Indikationen ergeben sich im Einzelfall.

3 Chirurgische Therapiemaßnahmen

Derzeit finden chirurgische Therapiemaßnahmen im Rahmen eines multimodalen Therapiekonzepts beim kleinzellen Bronchialkarzinom wieder verstärkt Anwendung, um die Prognose der Patienten mit geringer Tumorausbreitung zu verbessern.

3.1 Primäre Operation

Im Stadium LD kann eine primäre Operation mit anschließender adjuvanter Chemotherapie durchgeführt werden. Die Behandlungsergebnisse sind im Stadium T1–2 N0–1 günstig mit 3-Jahres-Überlebensraten von 40%–60% [21]. Dies betrifft allerdings nur ca. 5% der Patienten. Bei vorhandenen mediastinalen Lymphomen (N2, N3) scheint ein primärchirurgisches Vorgehen im historischen Vergleich zu einer konventionellen Behandlungsstrategie keine wesentlichen Vorteile mehr zu besitzen. Trotz einer wahrscheinlichen positiven Patientenselektion ist für die Patienten mit „very limited disease" (T1–2 N0–1 M0) aufgrund der hohen Langzeitüberlebensraten eine primäre Operation anzustreben. Postoperativ ist eine adjuvante Chemotherapie durchzuführen. Die Richtlinien zur Bestrahlung entsprechen denjenigen der konsolidierenden Primärtumorbestrahlung und der adjuvanten Schädelbestrahlung.

3.2 Neoadjuvante Therapie mit nachgeschalteter Operation

Im Stadium Limited disease kann eine operative Therapie auch nach initialer Chemotherapie durchgeführt werden. Hier werden im Regelfall mehrere Chemotherapiezyklen präoperativ appliziert. Bei Erreichen einer partiellen oder kompletten Remission erfolgt anschließend die Resektion des Primärtumors. Das Vorgehen kommt in erster Linie entsprechend der primären Operation für Patienten mit „very limited disease" (s. o.) in Frage. Die Effektivität kann derzeit noch nicht abschließend beurteilt werden.

3.3 Operation als Salvage-Therapie

Im Einzelfall kann die Operation auch bei fehlendem Ansprechen auf eine Chemotherapie eine therapeutische Möglichkeit darstellen. Bei primär resistenten Tumoren, gutem Allgemeinzustand des Patienten und limitierter Tumorausbreitung mit resektablem Tumor sind in Einzelfällen lange Überlebenszeiten beschrieben worden, so daß hier die Möglichkeit der Operation mitbedacht werden sollte.

4 Neuere Therapieansätze

Modifikationen des standardisierten therapeutischen Vorgehens haben in den vergangenen Jahren nur unwesentliche Fortschritte in den Behandlungsergebnissen erbracht. Die Überprüfung neuer Therapieansätze ist zur Verbesserung der Behandlungsergebnisse zwingende Voraussetzung.

4.1 Hämatopoetische Wachstumsfaktoren

Mit der Gabe hämatopoetischer Wachstumsfaktoren im Zyklusintervall kann eine Dosisintensivierung erreicht werden. Diese wird in erster Linie durch eine Verkürzung des Zyklusintervalls erzielt, eine Dosissteigerung ist nur im begrenzten Umfange möglich. Ob hierüber eine Verlängerung der Überlebenszeit zu erzielen ist, wird derzeit in klinischen Studien geprüft.

4.2 Interferon

Inwieweit Interferon als Erhaltungstherapie die Entwicklung von Rezidiven verzögern oder verhindern kann, ist derzeit Gegenstand mehrerer Untersuchungen. Experimentelle Daten und Ergebnisse einzelner Studien deuten hier auf einen möglichen Effekt hin [22].

4.3 Gerinnungspräparate

In einigen randomisierten Untersuchungen konnte ein Überlebensvorteil durch Gabe von heparinhaltigen Substanzen [23] oder Cumarinderivaten [24] erreicht werden. Thrombozytenaggregationshemmer waren in diesen Untersuchungsreihen nicht effektiv. Diese vorläufigen Ergebnisse bedürfen der Überprüfung in weiteren kontrollierten Studien.

4.4 Experimentelle Therapieansätze

Noch nicht über das Stadium des experimentellen Therapieansatzes hinaus sind Untersuchungen zur Prüfung der Effektivität von modifizierten Calciumantagonisten zur Resistenzüberwindung, monoklonalen Antikörpern gegen Wachstumsfaktoren des kleinzelligen Bronchialkarzinoms, sonstigen Hemmstoffen von Wachstumsfaktoren wie Somatostatin oder Antiandrogen sowie sonstigen Zytokinen wie z. B. IL2.

V. Literatur

1. Livingston RB, Moore TN, Heilbrun L et al. (1978) Small-cell carcinoma of the lung: combined chemotherapy and radiation. A Southwest Oncology Group Study. Ann Int Med 88:194–199
2. Niederle N, Krischke W, Schulz U et al. (1982) Untersuchungen zur kurzzeitigen Induktions- und zyklischen Erhaltungstherapie beim inoperablen kleinzelligen Bronchialkarzinom. Kli Wo 60:829–838
3. Aisner J, Whitacre M, VanEcho DA et al. (1982) Doxorubicin, Cyclophosphamide and VP16–213 (ACE) in the Treatment of Small Cell Lung Cancer. Cancer Chemother Pharmacol 7:187–193
4. Jett JR, Everson L, Therneau TM et al. (1990) Treatment of limited-stage small-cell lung cancer with Cyclophosphamide, Doxorubicin and Vincristine with or without Etoposide: A Randomized Trial of the North Central Cancer Treatment Group. J Clin Oncol 8:33–38
5. Drings P, Bülzebruck H, Hruska D et al. (1986) EPICO für die Behandlung des kleinzelligen Bronchialkarzinoms. 3. Zwischenanalyse. Onkologie 9 (Suppl 1):14–20
6. Wolf M, Havemann K, Holle R et al. (1987) Cisplatin/Etoposide versus Ifosfamide/Etoposide combination chemotherapy in small-cell lung cancer: A Multicenter German Randomized Trial. J Clin Oncol 5:1880–1889
7. Wilke H, Achterrath W, Schmoll H-J et al. (1988) Etoposide and split-dose Cisplatin in small-cell lung cancer. Am J Clin Oncol 11 (5):572–578
8. Jett JR, Su JQ, Maksymiuj AW et al. (1991) Phase III studies in the therapy of small cell lung cancer (SCLC): A North Central Cancer Treatment Group (NCCTG) Trial. Lung Cancer 7 (Suppl), abs 387:106
9. Bishop JF, Raghavan D, Stuart-Harris R et al. (1987) Carboplatin (CBDA, JM-8) and VP-16–213 in previously untreated patients with small-cell lung cancer. J Clin Oncol 5:1574–1578
10. Gatzemeier U, Hossfeld DK, Neuhauss R et al. (1992) Combination chemotherapie with Carboplatin, Etoposide, and Vincristine as first-line treatment in small-cell lung cancer. J Clin Oncol 10:818–823
11a. Evans WE, Feld R, Murray N et al. (1987) Superiority of alternating non-cross-resistant chemotherapy in extensive small cell lung cancer. Ann of Int Med 107:451–458
11b. Feld R, Evans WK, Coy P et al. (1987) Canadian Multicenter Randomized Trial Comparing Sequential and Alternating Administration of two non-cross-resistant chemotherapie combinations in patients with limited small-cell carcinoma of the lung. J Clin Oncol 5:1401–1409
12. Wolf M, Drings P, Hans K et al. (1991) Alternating chemotherapy with Adriamycin/Ifosfamide/Vincristin (AO) and either Cisplatin/Etoposide (PE) or Carboplatin/Etoposide (JE) in small cell lung cancer (SCLC). Lung Cancer 7 (Suppl), abs 527:141
13. Wolf M, Pritsch M, Drings P et al. (1991) Cyclic-Alternating versus response-oriented chemotherapy in small-cell lung cancer: A German Multicenter Randomized Trial of 321 patients. J Clin Oncol 9:614–624
14. Thatcher N, Cerny T, Stout R et al. (1987) Ifosfamide, Etoposide, and Thoracic Irradiation Therapy in 163 patients with unresectable small cell lung cancer. Cancer 60:2382–2387

15. Hirsch FR, Hansen HH, Hansen M et al. (1987) The superiority of combination chemotherapy including Etoposide based on in vivo cell cycle analysis in the treatment of extensive small-cell lung cancer: A Randomized Trial of 288 consecutive patients. J Clin Oncol 5:585–591

16. T.A.W. Splinter for the EORTC Lung Cancer Cooperative Group EORTC 08825 (1988) Induction versus induction plus maintenance chemotherapy in small cell lung cancer. Definitive evaluation. ASCO Proc 7:202

17. Bork E, Hansen M, Ersbol J et al. (1989 A randomized study of Teniposide (VM-26) versus Vepeside (VP-16) as single agents in previously untreated patients with small cell lung cancer (SCLC) > 70 years. ASCO Proc 8, abs 890:229

18. Clark Pl, Cottier B, Joel SP et al. (1990) Prolonged administration of single-agent oral Etoposide in patients with untreated small cell lung cancer (SCLC). ASCO Proc 9, abs 874:226

19. Warde P, Payne D (1992) Does thoracic irradiation improve survival and local control in limited-stage small-cell carcinoma of the lung? A meta-analysis. J Clin Oncol 10:890–895

20. McCracken JD, Janaki LM, Crowley JJ et al. (1990) Concurrent chemotherapy/radiotherapy for limited small-cell lung carcinom: A southwest oncology group study. J Clin Oncol 8:892–898

21. Karrer K, Shields T for the ISC-Lung Cancer Study Group: The importance of complete resection in the Multimodality Treatment of SCLC. Lung Cancer 7 (Suppl), abs 254:71

22. Mattson, Niiranen A et al. (1991) Natural alpha interferon as maintenance therapy for small cell lung cancer. Lung Cancer 7 (Suppl), abs 471:127

23. Lebeau B, Chastang C et al. (1991) Subcutaneous heparin treatment increases complete response rate and overall survival in small cell lung cancer (SCLC). Lung Cancer 7 (Suppl), abs 480:129

24. Aisner J, Goutsou M et al. (1992) Intensive combination chemotherapy, concurrent chest irradiation, and warfarin for the treatment of limited-disease small-cell lung cancer: A cancer and Leukemia group B pilot study. J Clin Oncol 10:1230–1236

Nicht-kleinzelliges Bronchialkarzinom

P. Drings

I. Epidemiologie [1, 2, 3]

Häufigkeit: Das Bronchialkarzinom ist in den USA bei den Männern mit 35 % und bei den Frauen mit 22 % der häufigste zum Tode führende Tumor. In Deutschland gilt dies ebenfalls für die Männer, aber noch nicht für die Frauen. 80 % aller Bronchialkarzinome sind nicht-kleinzellige Karzinome.

Inzidenz: ca. 40/100 000 pro Jahr;

Ätiologie: Inhalation exogener chemischer Karzinogene (Tabakrauch). Andere pulmotrope Karzinogene (Chrom, Nickel, Beryllium, alkylierende Verbindungen, Vinylchlorid, Arsenverbindungen und Radon) spielen nur eine untergeordnete Rolle.

II. Pathologie und Stadieneinteilung

Die histologische Klassifikation erfolgt nach der überarbeiteten Fassung der Weltgesundheitsorganisation von 1981 [4]. Danach werden 3 Tumortypen nicht-kleinzelliger Karzinome unterschieden:

I. Plattenepithelkarzinom (epidermoidales Karzinom)
   Variante: Spindelzelliges Plattenepithelkarzinom.

II. Adenokarzinome
   1. azinäres Adenokarzinom
   2. papilläres Adenokarzinom
   3. bronchiolo-alveoläres Karzinom
   4. solides, schleimbildendes Adenokarzinom.

III. großzelliges Bronchialkarzinom
   1. großzelliges Karzinom mit Riesenzellen
   2. hellzelliges Bronchialkarzinom.

Das Plattenepithelkarzinom dominiert beim Mann, das Adenokarzinom bei der Frau (Tabelle 1). Bei allen Plattenepithelkarzinomen und Adenokarzinomen ist die Angabe des Differenzierungsgrades möglich:

GX: Differenzierungsgrad nicht bestimmbar,
G1: gut differenziert,
G2: mäßig differenziert,
G3: wenig differenziert/undifferenziert.

Untersuchungen mehrerer Gewebsproben aus verschiedenen Abschnitten eines Tumors belegen die besonders große Heterogenität mit variabler Expression biologisch verschiedene Tumortypen bei hoher genetischer Instabilität [5]. Die anatomische Tumorausbreitung wird nach den Regeln der UICC entsprechend der letzten Fassung des TNM-Systems aus dem Jahre 1986 klassifiziert [6].

Kurzgefaßte **TNM-Klassifikation** (UICC):

T	**Primärtumor**
T x	Positive Zytologie
T 1	Tumordurchmesser > 3 cm
T 2	> 3 cm/Ausbreitung in Hilusregion/Invasion von viszeraler Pleura/partielle Atelektase
T 3	Brustwand/Zwerchfell/Perikard/mediastinale Pleura u. a./totale Atelektase
T 4	Mediastinum/Herz/große Gefäße/Trachea/Speiseröhre u. a./maligner Erguß
N	**Regionäre Lymphknoten**
N 1	Peribronchiale/ipsilaterale hiläre Lymphknoten
N 2	Ipsilaterale mediastinale Lymphknoten
N 3	Kontralaterale mediastinale/Skalenus- oder supraklavikuläre Lymphknoten
M	**Fernmetastasen**
M 0	nicht nachweisbar
M 1	nachweisbar

Stadieneinteilung (UICC):

Okkultes Karzinom	T x	N 0	M 0
Stadium 0	T is	N 0	M 0
Stadium I	T 1	N 0	M 0
	T 2	N 0	M 0
Stadium II	T 1	N 1	M 0
	T 2	N 1	M 0
Stadium III A	T 1	N 2	M 0
	T 2	N 2	M 0
	T 3	N 0, N 1, N 2	M 0
Stadium III B	jedes T	N 3	M 0
	T 4	jedes N	M 0
Stadium IV	jedes T	jedes N	M 1

Tabelle 1. Verteilung der verschiedenen histologischen Subtypen des Bronchialkarzinoms in Beziehung zum Geschlecht (n = 3823)

Histologischer Typ	Männer		Frauen	
Kleinzelliges Karzinom	**22 %**	(696)	**20 %**	(116)
Plattenepithelkarzinom	**40 %**	(1292)	**20 %**	(116)
Adenokarzinom	**24 %**	(771)	**46 %**	(271)
Großzelliges Karzinom	**7 %**	(239)	**8 %**	(45)
Mischtyp	**7 %**	(243)	**6 %**	(34)
Gesamt (n)		3241		582

Prognose

Die 5-Jahres-Überlebensrate beträgt in kumulativen Statistiken 5 %–10 %. Eine eigene Analyse [7] ergab ohne Berücksichtigung der Therapie: 1-Jahres-Überlebensrate 37 %, 3-Jahres-Überlebensrate 13 %, 5-Jahres-Überlebensrate 8 %. Die anatomische Ausdehnung [8] (Abb. 1) und der histologische Typ des Tumors sowie der Leistungsindex des Patienten sind im Hinblick auf die Prognose und für die therapeutische Entscheidung die wichtigsten Variablen.

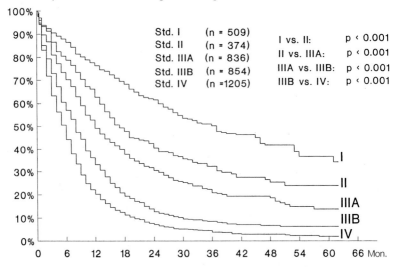

Abb. 1. Der Einfluß der klinischen Stadien nach UICC auf die Überlebensdauer der Patienten

III. Diagnostik

Die diagnostischen Maßnahmen orientieren sich an den möglichen therapeutischen Konsequenzen und der individuellen subjektiven Belastbarkeit des

Patienten. Es hat sich die Unterteilung bei diagnostischen Verfahren in ein obligatorisches Minimal-Untersuchungsprogramm, eine weiterführende Diagnostik sowie in ein Untersuchungsprogramm zur präoperativen Risikoabgrenzung bewährt.

Obligatorisches Minimaluntersuchungsprogramm

- Allgemeine und spezielle Anamnese (es gibt keine spezifischen Beschwerden!)
- Klinische Untersuchung
- Basis-Laboruntersuchungen (BSG, großes Blutbild, GGT, alkalische Phosphatase und LDH)
- Röntgenaufnahmen in 2 Ebenen (ggf. Durchleuchtung)
- Tomographie (je nach Befunderhebung im Röntgen-Thorax)
- Sputumzytologie (dreimal an verschiedenen Tagen)
- Bronchoskopie

Weiterführende Diagnostik

- Computertomographie des Thorax
- Magnetresonanztomographie
- Angiographische Untersuchungen
- Bronchographie
- Feinnadelbiopsie
- Mediastinoskopie
- Thorakoskopie mit Erweiterungsmöglichkeit zur diagnostischen Thorakotomie
- Untersuchungen zum Ausschluß von Fernmetastasen
  - Skelettszintigramm (Röntgenaufnahme des Skeletts nur bei verdächtigem Szintigraphiebefund oder entsprechender Symptomatik)
  - Sonogramm oder Computertomogramm des Oberbauches (bei fraglichen Befunden Laparoskopie)
  - Computertomogramm des Gehirns nur bei entsprechender Symptomatik (Ausnahme: Adenokarzinom des Stadiums III bei geplanter Operation)

Untersuchungsprogramm zur präoperativen Risikoabgrenzung

IV. Behandlungsstrategie (s. auch Tabelle 2)

1 Chirurgische Therapiemaßnahmen

1.1 Potentiell kurative chirurgische Therapie

Der radikale chirurgische Eingriff gilt bei operablen nicht-kleinzelligen Bronchialkarzinomen bis hin zum Stadium T 3 N 1 M 0 als Behandlung der 1. Wahl. Er bietet die höchste Heilungschance und ist damit allen anderen Therapiemodalitäten

Tabelle 2. Therapiestrategie beim nicht-kleinzelligen Bronchialkarzinom

Stadium	Chirurgie	Radiotherapie	Chemotherapie
I	ja	nein	nein
II	ja	nein	nein
III a	ja	ja bei Inoperabilität präoperativ bei Pancoast-Tumor postoperativ bei N 2 und/oder R 1 + R 2	nein präoperativ und adjuvant in klinischer Prüfung
III b	selten	ja primär und nach Operation	ja in Verbindung mit der Radiotherapie in klinischer Prüfung
IV	nein (Ausnahme Palliation)	ja palliativ und/oder	ja palliativ

überlegen [9]. Bei T X N 2 M 0 erfolgt die Operation bei günstiger individueller Konstellation. Eine mit kurativem Ziel eingeleitete Resektionsbehandlung ist höchstens bei 30% aller Patienten möglich. Lokalisation und Größe des Tumors sowie die Atemreserven des Patienten bestimmen das Ausmaß des operativen Eingriffs. Lobektomie und Pneumonektomie gelten als die Standardverfahren, während Lappenteilresektionen nur auf Ausnahmen begrenzt werden sollten. Die Entscheidung zur erweiterten Pneumonektomie unter Mitnahme benachbarter Strukturen wird individuell getroffen. Mit den sogenannten organerhaltenden Operationen gelingt es, die Pneumonektomie, die früher chirurgisches Standardverfahren war, zu umgehen. Es müssen sämtliche intrathorakalen Lymphknoten im Sinne einer radikalen Lymphknotendissektion entfernt werden. Erst durch die radikale Entfernung der Lymphknoten mit der entsprechenden Aufarbeitung erhält man eine exakte postoperative TNM-Klassifizierung für das weitere therapeutische Vorgehen. Die Prognose wird hierdurch deutlich verbessert.

Intraoperativ wird an den jeweiligen Absetzungsstellen durch Schnellschnittuntersuchungen die Radikalität gesichert. Dies gilt nicht nur für den Bronchialbaum, sondern auch für die großen Gefäße: Lungenvenen und -arterien.

Die kumulativen 5-Jahres-Überlebensraten betragen gegenwärtig für die Patienten des postoperativen Stadiums I 50%–60%, des Stadiums II 15%–20% und des postchirurgischen Stadiums III 10%–12% (Tabelle 3) [10].

1.2 Palliative chirurgische Therapie

Bei bedingter oder sicher kurativer Inoperabilität wird palliativ zur befristeten Beseitigung von Beschwerden operiert bei Tumorblutungen, poststenotischen Komplikationen, unbeeinflußbaren Schmerzen bei Tumoreinbruch in die Brustwand nach Versagen anderer Therapieverfahren sowie bei Metastasen (z. B. frakturgefährdende Osteolysen im Bereich der Extremitäten, solitäre Hirnmetastasen).

Tabelle 3. Ergebnisse der chirurgischen Therapie des nicht-kleinzelligen Bronchialkarzinoms (radikale Resektion – R 0, n = 1065) [10]

pTNM		N	1 J	3 J	5 J	Mediane ÜLZ (Monate)
IA	(T1 N0 M0)	120	94%	81%	73%	n.d.
IB	(T2 N0 M0)	295	83%	65%	53%	61
II		226	77%	46%	36%	31
IIIA		259	66%	37%	20%	21
IIIB		103	51%	20%	12%	13
IV	(pulm.)	45	56%	38%	20%	19
IV	(andere)	17	53%	16%	8%	14

2 Strahlentherapie

2.1 Primäre kurative Strahlentherapie

Die Indikation besteht, wenn aus allgemeinen oder technischen Gründen eine Operation nicht möglich ist oder diese vom Patienten verweigert wird. Es sind 5-Jahres-Überlebensraten von 5%–15% erreichbar, wenn die erforderlichen Referenzdosen von 60–70 Gy in 6–8 Wochen appliziert wurden [11]. Die mediane Überlebenszeit wird, unabhängig von Dosis und Tumorgröße, bei inoperablen Patienten mit bis zu 1,5 Jahren angegeben.

2.1 Postoperative Strahlentherapie

Die Indikation besteht in den Tumorstadien N 2 und N 3 sowie bei inkompletter Resektion. In den Stadien T 3 und T 4 ist eine postoperative Radiotherapie zu erwägen. Das Zielvolumen umfaßt das ehemalige Tumorgewebe und das Mediastinum. Die Referenzdosen betragen 50–60 Gy in 5–7 Wochen. Man erreicht damit eine Verminderung der Rate lokaler Rezidive um durchschnittlich 10%. In einigen Studien wird auch über eine Verlängerung der Überlebensdauer der Patienten berichtet.

2.3 Präoperative Bestrahlung

In Form der Kurzzeit-Vorbestrahlung werden beim Pancoast-Tumor 40 Gy in Einzeldosen von 2 Gy auf den Tumor sowie das obere und mittlere Mediastinum appliziert. Die Operation erfolgt nach kurzem Intervall von wenigen Tagen. Postoperativ erfolgt eine Aufsättigung in üblicher Fraktionierung mit weiteren 20 Gy.

2.4 Palliative Bestrahlung

Sie wird durchgeführt zur Verhinderung tumorbedingter Komplikationen und zur Beeinflussung von Beschwerden. Die palliative Zielsetzung läßt Referenzdosen von bis zu 40 Gy in 4–5 Wochen als ausreichend erscheinen. Die symptomatische Wirkung beträgt bei Hämoptysen 84%, Schmerzen 66%, Atelektasen 23%, Dyspnoe 60%, Recurrensparese 6% und Hustenreiz 60% [11, 12].

3 Chemotherapie (s. Tabelle 6)

Es ist nur eine zeitlich außerordentlich befristete und rein palliative Wirkung erreichbar [13]. Bei einem noch beschwerdefreien Patienten mit einem fortgeschrittenen, inoperablen nichtkleinzelligen Bronchialkarzinom gilt eine abwartende Haltung zur Chemotherapie als berechtigt. Die Entscheidung zur Behandlung fällt leichter, wenn durch kurzfristige Kontrolluntersuchungen eine rasche Tumorprogredienz erkennbar ist oder der Patient bereits unter tumorbedingten Beschwerden leidet.

3.1 Monochemotherapie

Aus den Phase-II-Studien der letzten Jahre konnten nur wenige Substanzen mit antineoplastischem Effekt bei diesen Tumoren identifiziert werden (Tabelle 4). Die Remissionsraten variieren zwischen 9 % und 26 % [14–16]. Immer handelt es sich um partielle Remissionen von kurzer Dauer (2–4 Monate). Die Monochemotherapie ist bezüglich der Remissionsraten der Polychemotherapie unterlegen.

Tabelle 4. Monochemotherapie, kumulative Zusammenstellung der Remissionsraten der wirksamsten Zytostatika beim nichtkleinzelligen Bronchialkarzinom. (Nach [14–16])

Zytostatikum	CR + PR/n Zahl der Patienten	(CR + PR) Remissionsrate
Ifosfamid	109/420	26 %
Cisplatin	119/568	21 %
Vindesin	57/287	20 %
Mitomycin	23/115	20 %
Adriamycn	35/273	13 %
Carboplatn	54/491	11 %
Etoposid	26/278	9 %

3.2 Polychemotherapie

Es werden Remissionsraten zwischen 25 % und 45 % erwartet (Tabelle 5 und 6) [13, 17–21]. Die mediane Überlebensdauer aller behandelten Patienten beträgt 6–9 Monate. Responder dürfen mit einer medianen Überlebensdauer von 12–15 Monaten rechnen, während Patienten mit Tumorprogression unter der Behandlung nur 3–4 Moante überleben. Bei einem kleinen Teil der Patienten (ca. 5 %) werden komplette Remissionen erzielt. Die Remissionen halten in der Regel durchschnittlich 6 Monate an.

Beispiele für gegenwärtig übliche Zytostatikakombinationen sind: Cisplatin/Vindesin, Cisplatin/Etoposid, Cisplatin/Ifosfamid, Cisplatin/Ifosfamid/Etoposid, Cisplatin/Adriamycin/Cyclophosphamid, Mitomycin/Ifosfamid/Cisplatin. Kein Ver-

Tabelle 5. Polychemotherapie mit verschiedenen Zytostatika-Kombinationen – kumulative Analyse. (Nach [13, 17])

Verfahren	Patienten	Remissionsraten
MACC	282	29 %
CAMP	313	26 %
CAP	718	26 %
VDS/DDP	426	35 %
MIM/Vinca-Alk./DDP	358	45 %
ETP/DDP	446	30 %

MACC Methotrexat/Adriamycin/Cyclophosphamid/CCNU, *CAMP* Cyclophosphamid/Adriamycin/ Methotrexat/Procarbazin, *CAP* Cyclophosphamid/Adriamycin/Cisplatin, *VDS/DDP* Vindesin/ Cisplatin, *MIM/Vinca-Alk./DDP* Mitomycin/Vincaalkaloid/Cisplatin, *ETP/DDP* Etoposid/Cisplatin.

fahren konnte sich als Therapie der 1. Wahl unumstritten durchsetzen. Geringgradige Unterschiede in den Remissionsraten und Überlebensdauern der Patienten wird man eher auf Variationen der bekannten prognostischen Faktoren zurückführen als auf das Therapieverfahren selbst beziehen dürfen. Bisher ist kein sicherer Einfluß der Chemotherapie auf die Überlebensdauer der Patienten erkennbar [27]. Bei dieser bisher ausschließlich palliativen Behandlung müssen die Belastungen für den Patienten mit der zu erwartenden Einschränkung der Lebensqualität [22] besonders stark beachtet werden.

3.3 Adjuvante Chemotherapie

Nichtkleinzellige Bronchialkarzinome entwickeln bei 65 %–75 % der Patienten im weiteren Krankheitsverlauf trotz primär potentiell kurativer Behandlung Fernmetastasen. Wegen dieser schlechten Prognose selbst des operierten Bronchialkarzinoms wurden in den 70er Jahren mehrere Studien zur adjuvanten Chemotherapie durchgeführt. Ein positiver Effekt war jedoch nicht erkennbar. Nach der weiteren Verbesserung der Chemotherapie wurden erneute Versuche unternommen. Es liegen bisher aber nur vereinzelte und in der Regel erst vorläufige Resultate vor [23]. Sie ergeben einen positiven Trend zugunsten der adjuvanten Chemotherapie.

3.4 Präoperative Induktionschemotherapie

Sie wird seit einigen Jahren, zum Teil in Verbindung mit einer präoperativen Strahlentherapie durchgeführt. Die bisher vorliegenden Ergebnisse sind als präliminär anzusehen. Sie bestätigen die zu erwartenden höheren Remissionsraten und demzufolge auch relativ hohe Resektionsquoten. Die Operationsmorbidität ist zum Teil jedoch erhöht. Verbindliche Spätergebnisse liegen noch nicht vor. Die bisher gelaufenen Studien haben den Charakter von Feasibility-Studien [24, 25].

Tabelle 6. Nicht-kleinzelliges Bronchialkarzinom: Auswahl verschiedener Schemata der Polychemotherapie

Quelle	Therapieplan	n = aw. Pat. / S = Stadium / H = Histologie / v = vorbehandelt	Therapieresultate in % (Anzahl Patienten) (–) = keine Angabe						RD = Remissiondauer / ÜZ = Überlebenszeit / Median (Monate)
			CR	PR	CR+PR	MR	NC	PD	
Wilke et al. 1987 [28]	**DDP** 60 mg/m² iv d 1+7 **ETP** 130 mg/m² iv d 3–5 q 3 Wo	n = 50 S = LD 14 ED 36 H = Adeno 20 Platten 27 großzell. 3 v = 0	10 (5)	44 (22)	**54** (27)	na	na	na	RD = 11 LD = 15 ED = 8 alle = 11 ÜZ = CR + PR = 16
Longeval et al. 1982 [29]	**DDP** 60 mg/m² iv d 1 **ETP** 120 mg/m² iv d 3+5+7 q 3 Wo	n = 94 S = LD 40 ED 54 H = Adeno 22 Platten 72 v = 25	4 (9)	34 (27)	**38** (36)	na	na	na	RD = alle 9 ÜZ = alle = 7 CR + PR = 15
Wolf et al. 1988 [36]	**DDP** 100 mg/m² iv d 1 **ETP** 100 mg/m² iv d 4–6 **VDS** 3 mg/m² iv d 1 q 4 Wo × 4	n = 116 S = LD = 38 ED = 78 H = Adeno 20 Platten 65 großzell. 19 Mischform 11 v = 0	3 (3)	23 (27)	**26** (30)	–	17	43	RD = na ÜZ = 14,4
Gralla et al. 1981 [30]	**DDP** 120 mg/m² iv d 1+29 danach q 6 Wo **VDS** 3 mg/m² iv d 1 q 1 Wo × 6 danach q 2 Wo	n = 40 S = ED H = Adeno 30 Platten 10 v = 0	12,5 (5)	27,5 (11)	**40** (16)	12,5 (5)	12,5 (5)	35 (14)	RD = 12 ÜZ = CR + PR = 21,7

Tabelle 6. (Fortsetzung)

Quelle	Therapieplan	n = aw. Pat. S = Stadium H = Histologie v = vorbehandelt	CR	PR	CR+PR	MR	NC	PD	RD = Remissiondauer ÜZ = Überlebenszeit Median (Monate)
Gralla et al. 1981 [30]	**DDP** 60 mg/m² iv d 1+29 danach q 6 Wo **VDS** 3 mg/m² iv d 1 q 1 Wo × 6, danach q 2 Wo	n = 41 S = ED H = Adenp 27 Platten 14 v = 0	7 (3)	39 (16)	**46** (19)	17 (7)	17 (7)	20 (8)	RD = 5,5 ÜZ = CR + PR = 10
Drings et al. 1986 [31]	**DDP** 75 mg/m² iv d 1 **IFO** 2 g/m² iv d 1–5 q 4 Wo	n = 72 S = LD 15 ED 57 H = Adeno 27 Platten 36 großzell. 9 v = 0	6 (4)	30 (21)	**36** (25)	–	18 (14)	46 (33)	RD = 9 ÜZ = 8,3 alle CR + PR = 11,5 Nonrespond. = 3,9
Drings et al. 1986 [31]	**IFO** 2 g/m² iv d 1–5 **ETP** 120 mg/m² iv d 1–3 q 4 Wo	n = 91 S = LD 10 ED 81 H = Adeno 34 Platten 34 großzell. 23	1 (1)	26 (24)	**27** (25)	– (–)	40 (36)	33 (30)	RD = 4 ÜZ = 8
Shephard et al. 1992 [32]	**IFO** 4 g/m² iv d 1 **DDP** 25 mg/m² iv d 1–3 **ETP** 100 mg/m² iv d 1–3 q 4 Wo	n = 47 S = LD 8 ED 39 H = Adeno 27 Platten 10 großzell. 10 v = 0	7 (3)	30 (14)	**37** (17)	na	na	na	RD = 7 + ÜZ = 6

Therapieresultate in % (Anzahl Patienten) (–) = keine Angabe

Tabelle 6. (Fortsetzung)

Quelle	Therapieplan	n = ausw. Pat. S = Stadium H = Histologie v = vorbehandelt	Therapieresultate in % (Anzahl Patienten) (–) = keine Angabe						RD = Remissiondauer ÜZ = Überlebenszeit Median (Monate)
			CR	PR	CR+PR	MR	NC	PD	
Shirinian et al. 1992 [33]	**DDP** 20 mg/m² 4 h d 1–3 **IFO** 1800 mg/m² 24 h d 1–3 **ETP** 80mg/m² iv d 1–3	n = 37 S = ED 37 H = Adeno 27 Platten 10 v = Radioth. 15	3 (1)	38 (14)	**41** (15)	13 (5)	11 (4)	35 (35)	RD = 4,5 ÜZ = Berechnung noch nicht möglich 17 Patienten leben nach 9 Monaten
Cullen et al. 1988 [34]	**MIM** 6 mg/m² iv d 1 **IFO** 3 g/m² 1 h d 1 **DDP** 50 mg/m² 1 h d 1 q 3 Wo × 4	n = 66 S = LD 46 ED 20 H = Adeno 10 Platten 56 v = 0	11 (7)	45 (30)	**56** (37)	na	na	na	RD = 8,8 ÜZ = 9,2 CR + PR = 12 Nonresponder = 5
Rohr et al. 1991 [35]	**MIM** 6 mg/m² iv d 1 **CBP** 400 mg/m² iv d 1 **IFO** 5 g/m² ci 24 h q 4 Wo × 4	n = 34	3 (1)	29 (10)	**32** (11)	(–)	40 (14)	28 (8)	RD = CR + PR = 6 NC = 5 ÜZ = 9,8 +
Kris et al. 1986 [37]	**MIM** 8 mg/m² iv d 1+29+71 **VDS** 3 mg/m² iv d 1+8+15+22+29 danach q 2 Wo **DDP** 120 mg/m² d 1+29, danach q 6–8 Wo	n = 87 S = ED = 59 LD = 28 H = Adeno 54 Platten 22 großzell. 11 v = Radioth. 8	7 (6)	53 (46)	**60** (52)	–	30 (26)	10 (9)	RD = na ÜZ = 11 (LD = 13 +) (ED = 9,5)

Tabelle 6. (Fortsetzung)

Quelle	Therapieplan	n = aw. Pat. S = Stadium H = Histologie v = vorbehandelt	Therapieresultate in % (Anzahl Patienten) (–) = keine Angabe						RD = Remissiondauer ÜZ = Überlebenszeit Median (Monate)
			CR	PR	**CR+PR**	MR	NC	PD	
Miller et al. 1986 [38]	**MIM** 10 mg/m² iv d 1 **VDS** 3 mg/m² iv d 1+22 **DDP** 50 mg/m² iv d 1+22 q 6 Wo	n = 97 S = ED H = Adeno 43 Platten 40 großzell. 9 andere 5 v = 0	7 (7)	26 (25)	**33** (32)	– (–)	– (–)	– (–)	RD = 6 (CR = 8 PR = 5) ÜZ = 6
Sculier et al. 1986 [39]	**MIM** 15 mg/m² iv d 1 (bei vorbehandelten Pat. 10 mg/m²) q 4 Wo **VDS** 3 mg/m² iv d 1+8+15 nach 2 Zyklen q 2 Wo	n = 43 S = inoperabel H = Adeno 13 Platten 26 großzell. 4 v = 16	2 (1)	21 (9)	**23** (10)		20 (10)	57 (23)	RD = n.a. ÜZ = 5
Gatzemeier U. et al. 1987 [40]	**MIM** 10 mg/m² iv d 1 **VDS** 3 mg/m² iv d 1 **IFO** 1,5 g/m² iv d 1–5 q 4 Wo	n = 61 S = LD 19 ED 42 H = Adeno 6 Platten 46 großzell. 9 v = 9	7 (4)	44 (27)	**51** (31)	16 (10)	26 (16)	7 (4)	RD = n.a. ÜZ = 9 + (CR + PR = 14 + Nonresponder = 8)

ci = Kontinuierliche Infusion

3.5 Kombination der Chemotherapie mit der Radiotherapie

Strategien zur Kombination der Chemotherapie mit der Strahlentherapie beinhalten den sequentiellen, den simultanen und den alternierenden Einsatz beider Modalitäten. Durch die Kombination der Chemotherapie mit der Radiotherapie ist eine verbesserte Tumorkontrolle und auch eine Verlängerung der Überlebenszeiten der Patienten erreichbar [16, 26].

V. Literatur

1. Becker N, Frentzel-Beyme R, Wagner G (1984) Krebsatlas der Bundesrepublik Deutschland, 2. Aufl. Springer, Berlin Heidelberg New York Tokyo
2. Boring CC, Squires TS, Tong T (1993) Cancer Statistics 1993. CA/Cancer J Clin 43:7–26
3. Zeller WJ, Schmähl D (1985) Ätiologie des Bronchialkarzinoms. In: Trandelenburg F (Hrsg) Tumoren der Atmungsorgane und des Mediastinums. Handbuch der Inneren Medizin IV/4A. Springer, Berlin Heidelberg New York, 51–86
4. World Health Organization (1982) The World Health Organization Histological Typing of Lung Tumors, 2nd edn. Am J Clin Pathol 77:123–136
5. Müller KM, Fisseler-Eckhoff A (1991) Pathologie der Lungentumoren. In: Drings P, Vogt-Moykopf I (Hrsg) Thoraxtumoren Diagnostik-Staging-gegenwärtiges Therapiekonzept. Springer, Berlin Heidelberg New York, 5–24
6. Hermanek P, Sobin H (eds) (1987) TNM Classification of Malignant Tumors. 4th ed. International Union Against Cancer, Geneva
7. Drings P, Vogt-Moykopf I (1988) Das nicht-kleinzellige Bronchialkarzinom. Deutsches Ärzteblatt 85:2146–2151
8. Bülzebruck H, Bopp R, Drings P et al. (1992) New Aspects in the Staging of Lung Cancer. Cancer 70:1102–1110
9. Vogt-Moykopf I, Krysa S, Probst G et al. (1991) Pathologie der Lungentumoren. In: Drings P, Vogt-Moykopf I (Hrsg) Thoraxtumoren Diagnostik-Staging-gegenwärtiges Therapiekonzept. Springer, Berlin Heidelberg New York, 170–186
10. Vogt-Moykopf I (1993) Persönliche Mitteilung
11. Kimmig B, Vogel D, Flentje M, Wannenmacher M (1991) Pathologie der Lungentumoren. In: Drings P, Vogt-Moykopf I (Hrsg) Thoraxtumoren Diagnostik-Staging-gegenwärtiges Therapiekonzept. Springer, Berlin Heidelberg New York, 199–211
12. Kuttig H (1986) Palliative Radiotherapie der nicht-kleinzelligen Bronchialkarzinome. In: Drings P, Schmähl D, Vogt-Moykopf I (Hrsg) Bronchialkarzinom, Aktuelle Onkologie 26. Zuckschwerdt, München Bern Wien, 366–379
13. Joss PA, Brunner KW (1985) Die Chemotherapie der nicht-kleinzelligen Bronchialkarzinome. In: Seeber S, Niederle N (Hrsg) Interdisziplinäre Therapie des Bronchialkarzinoms. Springer, Berlin, 75–94
14. Bakowski MT, Crouch JC (1983) Chemotherapy for Non-Small Cell Lung Cancer. A Reappraisal and a Look to the Future. Cancer Treatm Rep 10:159–172
15. Sculier JP, Klastersky J (1984) Progress in Chemotherapy of Non-Small Cell Lung Cancer. Europ J Cancer Clin Oncol 20:1329–1333
16. Hazuka MB, Bunn PA (1992) Controversies in the Nonsurgical Treatment of Stage III Non-Small Cell Lung Cancer. Am Rev Respir Dis 145:967–977
17. Folman RS, Rosman M (1988) The Role of Chemotherapy in Non-Small Cell Lung Cancer: The Community Perspective. Sem Oncol 15:16–21
18. Eberhardt W, Niederle N (1992) Ifosfamide in Non-Small Cell Lung Cancer: a Review. Sem Oncol 19:40–48
19. Haraf DJ, Devine S, Ihde DC, Vokes EE (1992) The Evolving Role of Systemic Therapy in Carcinoma of the Lung. Sem Oncol 19:72–87

20. Ihde DC (1992) Chemotherapy of Lung Cancer. New Engl J Med 327:1434–1441
21. Sandler AB, Buzaid AC (1992) Lung Cancer: A Review of Current Therapeutic Modalities. Lung 170:249–265
22. Aaronson NK, Bullinger M, Ahmedzai S (1988) A Modular Approach to Quality-of-Life Assessment in Cancer Clinical Trials. Recent in Cancer Research 111:231–249. Springer, Berlin Heidelberg
23. Lung Cancer Study Group (1988) The Benefit of Adjuvant Treatment for Resection of Locally of Advanced Non-Small Cell Lung Cancer. J Clin Oncol 6:9–17
24. Rose LJ (1991) Neoadjuvant and Adjuvant Therapy of Non-Small Cell Lung Cancer. Sem Oncol 18:536–542
25. Strauss GM, Langer MP, Elias AD et al. (1992) Multimodality Treatment of Stage III A Non-Small Cell Lung Carcinoma: A Critical Review of the Literature and Strategies for Future Research. J Clin Oncol 10:829–838
26. Schaake-Koning C, van den Bogaert W, Dalesio O et al. (1992) Effects of Concomitant Cisplatin and Radiotherapy on Inoperable Non-Small Cell Lung Cancer. New Engl J Med 326:524–530
27. Rapp E, Pater JL, Willan A et al. (1988) Chemotherapy Can Prolong Survival in Patients with Advanced Non-Small Cell Lung Cancer – Report of a Canadian Multicenter Randomized Trial. J Clin Oncol 6:633–641
28. Wilke H, Achterrath W, Gunzer U et al. (1987) Etoposide and Split Dose of Cisplatin. A Phase II Study in Non-Small Cell Lung Cancer (NSCLC) Tumor Diagnostik und Therapie 8:194–198
29. Longeval E, Klastersky J (1982) Combination Chemotherapy with Cisplatin and Etoposide in Bronchogenic Squamous Cell Carcinoma and Adenocarcinoma. Cancer 50:2751–2756
30. Gralla RJ, Casper ES, Kelsen DP et al. (1981) Cisplatin and Vindesine Combination Chemotherapy for Advanced Carcinoma of the Lung: A Randomized Trial Investigating two Dosage Schedules. Ann Intern Med 95:414–420
31. Drings P, Abel U, Bülzebruck H et al. (1986) Experience with Ifosfamide Combinations (Etoposide or DDP) in Non-Small Cell Lung Cancer. Cancer Chemother Pharmacol 18 (Suppl 2):34–39
32. Shephard FA, Evans WK, Goss PE et al. (1992) Ifosfamide, Cisplatin and Etoposide (ICE) in the Treatment of Advanced Non-Small Cell Lung Cancer. Sem Oncol 19:54–58
33. Shirinian M, Lee JS, Dhingra HH et al. (1992) Phase II Study of Cisplatin, Ifosfamide with Mesna and Etoposide (PIE) Chemotherapy for Advanced Non-Small Cell Lung Cancer. Sem Oncol 19:49–53
34. Cullen MH, Joshi R, Chetiyawardana AD, Woodroffe CM (1988) Mitomycin, Ifosfamide and Cisplatin in Non-Small Cell Lung Cancer: Treatment Good Enough to Compare. Br J Cancer 58:359–361
35. von Rohr A, Anderson H, McIntosh R, Thatcher N (1991) Phase II Study with Mitomycin, Ifosfamide and Carboplatin in Inoperable Non-Small Cell Lung Cancer. Eur J Cancer 27:1106–1108
36. Wolf M, Havemann K, Stalleicken D et al. (1988) Ergebnisse zweier multizentrischer Therapiestudien beim inoperablen nicht-kleinzelligen Bronchialkarzinom. Onkologie 11:222–231
37. Kris MG, Gralla RJ, Wertheim MS et al. (1986) Trial of the Combination of Mitomycin, Vindesine and Cisplatin in Patients with Advanced Non-Small Cell Lung Cancer. Cancer Treat Rep 70:1091–1096
38. Miller TP, Vance RB, Ahmann FR, Rodney SR (1986) Extensive Non-Small Cell Lung Cancer Treated with Mitomycin, Cisplatin and Vindesine (MiPE): A Southwest Oncology Group Study. Cancer Treat Rep 70:1101–1104
39. Sculier JP, Klastersky J, Dumont JP et al. (1986) Combination Chemotherapy with Mitomycin and Vindesine in Advanced Non-Small Cell Lung Cancer: A Pilot Study by the Lung Cancer Working Party (Belium). Cancer Treat Rep 70:773–775
40. Gatzemeier U, Hossfeld DK, Magnussen H et al. (1987) Combination Chemotherapy with Mitomycin C, Ifosfamide and Vindesine in the Treatment of Non-Small Cell Lung Cancer. Contr Oncol 26:375–383

Mesotheliom

J. Klastersky

I. Epidemiologie [1–5]

Häufigkeit:	Männer/Frauen: ca. 2,5:1.
Inzidenz:	ca. 15 Jahre nach Asbestexposition erhöht. 40 Jahre nach Exposition ca. 6/1000 Personen/Jahr.
Lokalisation:	Pleura/Peritoneum: ca. 5:2.
	Pleura: unilateral: ca. 95%.
	bilateral: ca. 5%.
Ätiologie:	Der Einfluß der Asbestose bei der Entstehung von Mesotheliomen ist eindeutig bewiesen. Das Risiko, an einem Mesotheliom zu erkranken, beträgt bei Personen mit starker Asbestexposition ca. 7%–10%. Asbestexponierte Raucher haben ein signifikant erhöhtes Risiko, ein Bronchialkarzinom zu entwickeln (bes. Adenokarzinom). Das Risiko für das Auftreten eines Bronchialkarzinoms ist dabei 25% höher als für ein Mesotheliom (10%).

II. Pathologie und Stadieneinteilung [6–15]

Das maligne Mesotheliom entwickelt sich meist als ein diffuser Tumor der Pleura, des Peritoneums oder seltener des Perikards oder der Tunica vaginalis. Meist besteht ein seröser Erguß, der abgeschilferte maligne Mesotheliomzellen enthält. Das diffuse maligne Mesotheliom kann sowohl pathologisch als auch klinisch mit einer Vielzahl von entzündlichen Prozessen und malignen Tumoren verwechselt werden, bes. mit Adenokarzinomen und/oder Sarkomen. Für die Differentialdiagnose besonders gegenüber Adenokarzinomen sind oft (immun-)histochemische Methoden (PAS-D, Keratin) hilfreich. Es gibt im wesentlichen drei histologische Typen: epithelial (50%–60%), sarkomatös (10%–20%), und Mischtyp [6, 7]. Epitheliale Subtypen sollen eine bessere Prognose aufweisen als sarkomatöse Varianten [8–11]. Maligne Mesotheliome metastasieren meist zunächst lokoregional; eine extrathorakale lymphatische und/oder hämatogene Metastasierung ist bei Diagnosestellung relativ selten, wird aber bei Autopsien häufig beobachtet [12].
Es existiert keine einheitliche, prognostisch relevante Stadieneinteilung. Für pleurale Mesotheliome werden häufig die Klassifikationen nach Butchard [13] oder Chahinian [14] verwendet:

Stadieneinteilung pleuraler Mesotheliom nach Butchard [13]

Stadium I: Tumor innerhalb der „Kapsel" der parietalen Pleura (Beteiligung von ipsilateraler Pleura, Lunge, Perkard, Zwerchfell).

Stadium II: Infiltration in die Brustwand oder mediastinale Strukturen, z. B. Ösophagus, Herz, kontralaterale Pleura; intrathorakale Lymphknotenbeteiligung.

Stadium III: Infiltration von Zwerchfell und Peritoneum; Beteiligung der kontralateralen Pleura; Lymphknotenbeteiligung außerhalb des Thorax.

Stadium IV: Hämatogene Metastasierung.

Stadieneinteilung pleuraler Mesotheliome nach Chahinian [14]

T: Primärtumor
T 1:   Auf die ipsilaterale Pleura begrenzt (parietale, viszerale Pleura)
T 2:   Oberflächliche lokale Invasion (Zwerchfell, endothorakale Faszie, ipsilaterale Lunge)
T 3:   Tiefe lokale Invasion (Thoraxwand jenseits der endothorakalen Faszie)
T 4:   Ausgedehnte direkte Invasion (kontralaterale Pleura, Peritoneum, Retroperitoneum)
N: Lymphknoten
N 0:   keine Lymphknotenbeteiligung
N 1:   Positive ipsilaterale hiläre Lymphknoten
N 2:   Positive mediastinale Lymphknoten
N 3:   Positive kontralaterale hiläre Lymphknoten
M: Metastasen
M 0:   keine Metastasen
M 1:   Hämatogene oder extrathorakale lymphonoduläre Metastasen

Stadium I: T 1, N 0, M 0
Stadium II: T 1–2, N 1, M 0
              T 2, N 0, M 0
Stadium III: T 3, jedes N, M 0
Stadium IV: T 4, jedes N, M 0 oder M 1

Daneben existieren andere, z. T. ähnliche Stadieneinteilungen für pleurale und nicht-pleurale Mesotheliome [15].

III. Diagnostik

- Nadelbiopsie (selten ausreichend); meist Biopsie mittels Thorakoskopie oder Peritoneoskopie/Laparotomie
- Computertomographie, ggfs. Röntgen-Thorax in 2 Ebenen
- Bronchoskopie (Ausschlußdiagnostik)
- Mediastinoskopie (ggfs. präoperativ)
- Knochenszintigramm, und Schädel-CT nur bei klinischen Auffälligkeiten oder präoperativ.

IV. Klinische Symptome

Thorakale oder abdominelle Schmerzen, Dyspnoe, Pleuraerguß, Aszites, abdominelle Tumormasse. Koagulopathien (DIC), arterielle Thrombosen, Thrombophlebitiden und/oder hämolytische Anämien werden bei bis zu 20 % der Patienten mit peritonealem malignen Mesotheliom beobachtet [16].

V. Behandlungsstrategie

Aufgrund der in der Regel nur kleinen Fallzahlen und des Fehlens kontrollierter Studien existiert keine etablierte Standardtherapie des malignen Mesothelioms. Die mittlere Überlebenszeit aller Stadien beträgt < 1 Jahr. Dauerhafte Remissionen/Heilungen sind selten und meist nur im Stadium I erreichbar.

1 Chirurgische Therapiemaßnahmen [8, 17]

Der prognostische Nutzen operativer Behandlungsverfahren ist umstritten. Die Techniken reichen von der radikalen extrapleuralen Pneumonektomie bis zur Pleurektomie. Im Stadium I, das bei etwa 20 %–40 % aller Patienten bei Diagnosestellung beobachtet wird, können mit einem radikalen chirurgischen Vorgehen möglicherweise höhere Überlebensraten (ÜLR) erzielt werden (2-Jahres-ÜLR: 10 %–46 %) als mit konservativen Maßnahmen. Dabei wurden allerdings auch perioperative Mortalitätsraten von bis zu 31 % beschrieben. Bei ausgedehntem Tumorbefall (Stadium > 1) sollten die operativen Maßnahmen meist beschränkt werden auf die Biopsie und auf Methoden der Ergußbehandlung (Übersicht in [17]).

2 Strahlentherapie [18–20]

Eine Strahlenbehandlung kann als externe Radiotherapie, mittels radioaktiver Implantate oder mittels Instillation radioaktiver kolloidaler Substanzen erfolgen. Eine externe Strahlentherapie ist meist aus technischen Gründen schwierig (Erguß, Tumorausdehnung). Die Bedeutung der Radiotherapie ist bei der Mehrzahl der Patienten als palliativ anzusehen. Randomisierte Studien, die den Nutzen einer Radiotherapie gegenüber alleinigen chirurgischen Maßnahmen, einem kombinierten chirurgisch/strahlentherapeutischen (± chemotherapeutischen) Vorgehen oder alleinigen palliativen Maßnahmen vergleichen lassen, existieren nicht. Vereinzelt sind Remissionen > 5 Jahre beschrieben worden. In einer retrospektiven Untersuchung war die mediane Überlebenszeit nach ausgedehnter Operation plus Bestrahlung identisch mit der nach alleiniger Biopsie plus Bestrahlung (13 Monate) [20].

3 Chemotherapie [21, 22]

3.1 Monotherapie

Der Effekt einer zytostatischen Chemotherapie ist häufig nur schwer beurteilbar (geringe Fallzahlen, Tumorausmaß schlecht meßbar) und meist als palliativ anzusehen. Die monotherapeutische Wirksamkeit verschiedener Zytostatika ist in Tabelle 1 aufgeführt.

Tabelle 1. Ansprechraten verschiedener Zytostatika bei malignem Mesotheliom [21]

Substanz	Evaluierbare Pat. (n)	Ansprechen (CR + PR) n	[%]
Doxorubicin	164	29	18
Cyclophosphamid	14	4	28
Ifosfamid	26	2	8
5-Fluorouracil	28	4	14
Cisplatin	49	5	10
Carboplatin	71	7	10
Mitomycin C	12	2	17
Methotrexat (hochdosiert)	9	4	
Procarbazin	6	2	
DTIC	4	1	
Ara-C (hochdosiert)	1	1	
Melphalan	3	2	

3.2 Kombinationschemotherapie

Es existieren zahlreiche Phase II-Studien zur Kombinationschemotherapie. Aufgrund der geringen Fallzahlen ist ein Vergleich mit den Ergebnissen einer Monotherapie jedoch nur schwer möglich. Es besteht der Eindruck, daß Doxorubicin-haltige Kombinationschemotherapien infolge notwendiger Dosiskompromisse von Doxorubicin vergleichbare Ergebnisse erbringen wie eine Therapie mit höherdosiertem Doxorubicin allein. Ähnliches gilt für Cyclophosphamid [21, 22].

3.3 Intrakavitäre Chemotherapie

Eine intrapleurale oder peritoneale Applikation von Zytostatika kann − u.a. abhängig vom Tumordurchmesser − geeignet sein, auch längerfristige Remissionen oder einen Rückgang von Pleuraerguß oder Ascites zu bewirken. Neben Einzelfallberichten über die Wirksamkeit von 5-FU, und Mitoxantron scheinen sich insbesondere Cisplatin oder Cisplatin-haltige Kombinationen (z.B. mit Ara-C, Doxorubicin oder Mitomycin C) mit Ansprechraten von bis zu 56 % und kompletten Remissionsraten von bis zu 24 % bewährt zu haben [23−25]. Für eine intrapleurale Applikation von Interferon-gamma wurde eine Ansprechrate von 31 % beschrieben [26].

4 Multimodales Therapiekonzept

Derzeit werden vielfach multimodale Vorgehensweisen einschließlich radikalem chirurgischen Vorgehen kombiniert mit Bestrahlung und Chemotherapie versuchsweise durchgeführt [27]. Dabei werden Zytostatika (z. B. Doxorubicin oder Cisplatin) teilweise als potentiell radiosensibilisierende Substanzen eingesetzt. Bislang existieren jedoch noch keine überzeugenden Daten, die beweisen, daß ein solches Konzept besser ist als jede Therapiemodalität allein.

VI. Literatur

1. Craighead JR, Mossman BT (1982) The pathogenesis of asbestos-associated diseases. N Engl J Med 44:1–12
2. Walker AM (1983) Projections of asbestos-related disease, 1980–2009. J Occup Med 25:409–425
3. Antman KH, Carson JM (1991) Benign and malignant mesothelioma. In: Moosa AR, Schimpff SC, Robson MC (eds) Comprehensive text book of oncology. Williams and Wilkins
4. Ruffle P (1988) Mesothelioma. In: Droz JP, Cvitkovic E, Armond JP, Khoury S (eds) Handbook of chemotherapy in clinical oncology. FIIS (Rhone Poulenc)
5. McDonald AD, McDonald JC (1987) Epidemiology of malignant mesothelioma. In: Antman K, Aisner J (eds) Asbestos-related malignancy. Grune & Stratton, Orlando New York, 31–55
6. Corson JM (1987) Pathology of malignant mesothelioma. In: Antman K, Aisner J (eds) Asbestos-related malignancy. Grune & Stratton, Orlando New York, 179–199
7. Wharhol MJ (1987) Electron microscopy in the diagnosis of mesothelioma with routine biopsy, needle biopsy and fluid cytology. In: Antman K, Aisnerj (eds) Asbestos-related malignancy. Grune & Stratton, Orlando New York, 201–221
8. Boutin C, Viallat JR, Rey F (1987) Thoracoscopy in the diagnosis, prognosis and treatment of mesothelioma. In: Antman K, Aisner J (eds) Asbestos-related malignancy. Grune & Stratton, Orlando New York, 301–321
9. Wanebo HJ, Martini N, Melamed MR (1976) Pleural mesothelioma. Cancer 38:2481–2488
10. Antman K, Shemin R, Ryan L, Klegar K, Osteen R, Herman T (1988) Malignant mesothelioma: prognostic variables in a registry of 180 patients. J Clin Oncol 6:147–153
11. Chahinian AP, Pajak TF, Holland JF (1982) Diffuse malignant mesothelioma: prospective evaluation of 69 patients. Ann Int Med 96:746–755
12. Schlienger M, Eschwege F, Blache R, Depierre R (1969) Mesotheliomas pleurauzamlins. Bull de Cancer 56:265–308
13. Butchard EG, Ashcroft T, Barnsley WC, Holden MP (1981) The role of surgery in diffuse malignant mesothelioma of the pleura. Semin Oncol 8:321–328
14. Chahinian AP (1982) Malignant mesothelioma. In: Greenspan EM (ed) Clinical interpretation and practice of cancer chemotherapy. Raven Press, New York
15. Dimitrov N, McMahon S, Carr D (1983) Multidisciplinary approach to management of patients with mesothelioma. Cancer Res 43:3974–3976
16. Antman K, Pomfret E, Aisner J (1983) Peritoneal mesothelioma: natural history and response to chemotherapy. J Clin Oncol 1:386
17. Shemin RJ (1987) Surgical treatment of pleural mesothelioma. In: Antman K, Aisner J (eds) Asbestos-related malignancy. Grune & Stratton, Orlando New York, 323–337
18. Seydel HG (1987) Radiation therapy for pleural mesothelioma. In: Antman K, Aisner J (eds) Asbestos-related malignancy. Grune & Stratton, Orlando New York, 357–366
19. Lederman G, Recht A (1987) Radiation therapy of peritoneal mesothelioma. In: Antman K, Aisner J (eds) Asbestos-related malignancy. Grune & Stratton, Orlando New York, 367–373
20. Brenner J, Sordillo PP, Magill GB, Golbey RB (1982) Malignant mesothelioma of the pleura. Review of 123 patients. Cancer 49:2431–2435

21. Aisner J, Sigman LM (1987) The role of chemotherapy in the treatment of malignant mesothelioma. In: Antman K, Aisner J (eds) Asbestos-related malignancy. Grune & Stratton, Orlando New York, 385–401

22. Antman KH, Pass HI, Recht A (1989) Benign and malignant mesothelioma. In: DeVita V, Hellman S, Rosenberg SA (eds) Cancer: Principles and Practice in Oncology. Lippincott, Philadelphia Toronto, 1399–1417

23. Rusch VW, Niedzwiecki D, Tao Y, Menendez-Botet C, Dnistran A, Kelsen D, Saltz L, Markman M (1992) Intrapleural cisplatin and mitomycin for malignant mesothelioma following pleurectomy: pharmacokinetic studies. J Clin Oncol 10:1001–1006

24. Rusch VW, Figlin R, Godwin D, Piantadosi S (1991) Intrapleural cisplatin and cytarabine in the management of malignant pleural effusions: a Lung Cancer Study Group trial. J Clin Oncol 9:313–319

25. Vlasveld LT, Gallee MPW, Rodenhuis S, Taal BG (1991) Intraperitoneal chemotherapy for malignant peritoneal mesothelioma. Eur J Cancer 27:723–734

26. Boutin C, Viallat JR, Zandwik N, Douillard JT, Paillard JC, Guerin JC, Mignot P, Migueres J, Varlet F, Jehan A, Delepoulle E, Brandely M (1991) Activity of intrapleural recombinant gamma-interferon in malignant mesothelioma. Cancer 67:2033–2037

27. Sridar KS, Doria R, Raub WA, Thurer RJ, Saldana M (1992) New strategies are needed in diffuse malignant mesothelioma. Cancer 70:2969–2979

Ösophaguskarzinom

M. Stahl und *H. Wilke*

I. Epidemiologie [1, 2]

Häufigkeit:	In Europa verantwortlich für 3,3 % aller Krebstoten bei Männern und 1,4 % bei Frauen.
Inzidenz:	In Europa ca. 6/100 000 bei Männern und 1,5/100 000 bei Frauen.
Lokalisation:	Zervikaler Ösophagus 5 %–10 %, (supra)bifurkal 45 %–55 %; infrabifurkal 40 %–50 %.
Ätiologie:	In den westlichen Industriestaaten gelten hochprozentiger Alkohol und Nikotinabusus als wesentliche ätiologische Faktoren. Mangelernährung scheint das Erkrankungsrisiko noch zu erhöhen.

II. Pathologie und Stadieneinteilung [3]

Es werden 3 histologische Formen unterschieden:
Plattenepithelkarzinome, Adenokarzinome und undifferenzierte (anaplastische, kleinzellige) Karzinome.

Bei Plattenepithel- und Adenokarzinomen unterscheidet man 3 Malignitätsgrade:
G 1: gut differenziert,
G 2: mäßig differenziert,
G 3: schlecht differenziert.

TNM-Klassifikation (UICC 1987):

T 1	Tumor begrenzt auf lamina propria und submucosa
T 2	Tumor infiltriert muscularis propria
T 3	Tumor infiltriert adventitia
T 4	Tumor breitet sich auf extraösophageale Strukturen aus (Tracheobronchialsystem, Gefäße, Nerven)
N 0	Kein Nachweis von Lymphknotenmetastasen
N 1	Befall regionaler Lymphknoten (zervikaler Ösophagus: zervikal, supraklavikulär thorakaler Ösophagus: mediastinal, perigastrisch)
M 0	Kein Nachweis von Fernmetastasen
M 1	Nachweis von Fernmetastasen (Lymphknotenmetastasen im Bereich des truncus coeliacus sind M 1)

Stadieneinteilung und TNM (UICC 1987)

Stadium I: T1 N0 M0,
Stadium IIA: T2–3 N0 M0,
Stadium IIB: T1–2 N1 M0,
Stadium III: T3–4 N1 M0,
Stadium IV: Tx Nx M1.

III. Diagnostik

Klinische Untersuchung, endoskopische Biopsie, Ösophagus-Kontrastmittelpassage, Ösophagogastroskopie mit endoskopischer Sonographie, thorakale und abdominelle Computertomographie, Sonographie des Abdomens, Skelettszintigraphie.

IV. Behandlungsstrategie (Abb. 1)

1 Chirurgische Therapiemaßnahmen

1.1 Chirurgie mit kurativer Intention

Beim nicht metastasierten Ösophaguskarzinom ist die Chirurgie Therapie der Wahl, sofern die medizinische Operabilität des Patienten gegeben ist. Grundlegende Techniken: transmediastinale, stumpfe Dissektion über einen abdominellen Zugang **(blunt dissection); transthorakale en-bloc Resektion.** Erstere führt zu einer eingeschränkten chirurgisch-onkologischen Radikalität bei möglicherweise geringerer postoperativer Mortalität [4]. Unterschiede in der postoperativen Mortalität (< 10 %) werden bei diesen beiden chirurgischen Vorgehensweisen in erfahrenen Zentren allerdings nicht beobachtet. Patienten mit lokal begrenzten Ösophagustumoren sollten deshalb an solche Zentren verwiesen werden.
Mit alleiniger Chirurgie sind 2-Jahres-Überlebensraten über 40 % und 5-Jahres-Überlebensraten über 25 % nur in den Tumorstadien I und IIA (siehe Punkt II) zu erreichen [6, 7]. Ob erweiterte chirurgische Maßnahmen, z. B. im Sinne der sog. Drei-Felder-Lymphknotendissektion, die Prognose von Patienten mit Tumoren im Stadium IIB und III verbessern können, ist fraglich [8].

1.2 Chirurgie mit palliativer Intention

Obwohl vereinzelte Berichte über 2-Jahres-Überlebensraten von 15 % nach Tumorresektion bei Patienten mit metastasierten Tumoren vorliegen [9], können dennoch chirurgische Maßnahmen hier im allgemeinen nicht empfohlen werden. Erhöhte postoperative Mortalität und rasches Auftreten von Tumorrezidiven führt nach palliativer Chirurgie bestenfalls zu kurzzeitigen symptomatischen Besserungen ohne günstigen Einfluß auf die Prognose der Patienten [5]. Hier sollten die palliative Chemotherapie (siehe 3.1) oder palliative Lokalmaßnahmen (siehe 4) bevorzugt werden.

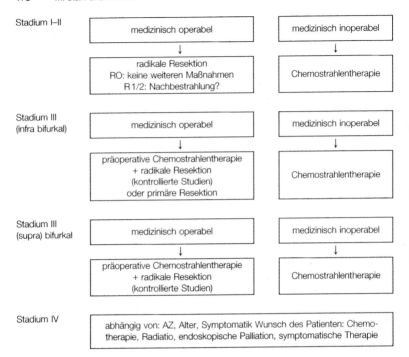

Abb. 1. Behandlungsstrategie nach klinischem Staging

2 Strahlentherapie

2.1 Alleinige Strahlentherapie mit kurativer Intention

Bei medizinisch nicht operablen Patienten gilt die perkutane Radiatio als Therapie der Wahl. Analog zu chirurgischen Maßnahmen sind Kurationen mit alleiniger Bestrahlung mit höherer Wahrscheinlichkeit jedoch nur bei frühen Tumorstadien (I und IIA, bzw. Tumorlänge unter 5 cm) zu erreichen. Hierzu werden 60–70 Gy ZVD eingestrahlt [10, 11]. Ob modernere Bestrahlungstechniken (lokaler Boost, hyperfraktionierte Bestrahlung, Brachytherapie) die Wirksamkeit der Radiatio erhöhen können, ist nicht erwiesen.

Bei lokal ausgedehnten Tumoren (T3/4, Tumorlänge > 5 cm) oder Lymphknotenbefall kann mit einer Heilung des Patienten nur ausnahmsweise gerechnet werden.

2.2 Perioperative Strahlentherapie

Die präoperative Strahlentherapie konnte die Prognose gegenüber der alleinigen Chirurgie nicht verbessern [12–14]. Das gleiche gilt auch für die postoperative

adjuvante Bestrahlung, wobei möglicherweise die postoperative Bestrahlung bei Patienten ohne Lymphknotenbefall (pN0) die Rate an Langzeitüberlebenden erhöhen kann [15]. Die perioperative Bestrahlung kann nicht außerhalb kontrollierter Studien empfohlen werden.

2.3 Alleinige Strahlentherapie mit palliativer Intention

Die Besserung oder Beseitigung der tumorbedingten Dysphagie kann durch eine palliative Radiatio bei etwa 80 % aller Patienten erreicht werden und bei 2/3 auch längerfristig anhalten [11]. Sie sollte daher bei Patienten mit primär metastasierten Tumoren oder mit Tumorrezidiv nach OP und/oder Chemotherapie in das therapeutische Konzept einbezogen werden.

3 Chemotherapie

3.1 Monotherapie

5-Fluorouracil, Mitomycin C, Methotrexat, Bleomycin, CCNU, Vindesin, Etoposid und Cisplatin werden bei unvorbehandelten Patienten als wirksam angesehen (Remissionsrate 15 %–20 %), wobei nur Cisplatin, Vindesin und Etoposid adäquat nach WHO-Kriterien geprüft wurden ([16, 17, 18]; Tabelle 1).

Tabelle 1. Metastasiertes Ösophaguskarzinom – Monochemotherapie (unvorbehandelte Patienten)

Quelle	Therapie	aw. Pat.	Ansprechen in %			RD = Remissionsdauer ÜZ = Überlebenszeit median (Monate)
			CR + PR	NC	PD	
Panettiere 1984 [25]	**DDP** 50 mg/m^2 d 1+8, q 4 Wo	n = 45	**20**	na	na	RD = 3 (PR) ÜZ = 3
Bezwoda 1984 [26]	**VDS** 3 mg/m^2 48 h DI + 3 mg/m^2 q 1 Wo × 4 iv	n = 51	**27**	24	51	RD = 6 ÜZ = na
Harstrick 1992 [18]	**ETP** 200 mg/m^2 d 1–3, q 3 Wo	n = 26	**19**	27	53	RD = 4 ÜZ = na

DI = Dauerinfusion

3.2 Polychemotherapie

Metastasiertes Tumorstadium

Cisplatin ist die zentrale Substanz der Kombinationschemotherapie. Bei metastasiertem Tumorstadium werden mit Cisplatin/Bleomycin- oder Cisplatin/5-FU-hal-

Tabelle 2. Metastasiertes Ösophaguskarzinom – Polychemotherapie (unvorbehandelte Patienten)

Quelle	Therapie	aw. Pat.	Ansprechen in % CR + PR	NC	PD	RD = Remissionsdauer ÜZ = Überlebenszeit median (Monate)
Kelsen 1983 [27]	**DDP** 120 mg/m², d 1 **VDS** 3 mg/m², d 1, 8, 15, 22 **BLM** 10 U/m², d 3 + 10 U/m² 24 h DI, d 3–6	n = 26	**33**	na	na	RD = 7 ÜZ = na
Bleiberg 1991 [28]	**DDP** 100 mg/m², d 1 **5-FU** 1 g/m² 24 h DI, d 1–5	n = 35	**36**	na	na	RD = na ÜZ = na

tigen Regimen Remissionsraten von 30 %–40 % erzielt, – mit einer medianen Remissionsdauer von 6 Monaten und medianen Überlebenszeiten von nur 6 Monaten. Die Kombinationstherapie kann daher bei metastasiertem Tumor nur im individuellen Einzelfall (jüngerer Patient, guter AZ) empfohlen werden (Tabelle 2).

Präoperative Chemotherapie

Bei Patienten mit nicht metastasierten, meist lokal fortgeschrittenen Tumoren werden mit Cisplatin-haltigen Zwei- bis Vierfachkombinationen Remissionsraten von 40 %–70 % erzielt (Tabelle 3). Eine Überlegenheit bestimmter Kombinationen ist nicht gesichert. Der Verzicht auf lungentoxische Substanzen (Bleomycin, Methotrexat) führt zu einem geringeren Risiko postoperativer Komplikationen. Cisplatin/5-FU basierende Kombinationen werden daher in den letzten Jahren bevorzugt. Ob durch die präoperative Therapie das Ziel einer erhöhten Rate kompletter Resektionen erreicht werden kann, bleibt unklar. Da weniger als 10 % aller Tumoren schon durch die Chemotherapie zerstört werden (pathologisch komplette Remission), bleibt die Tumorresektion unverzichtbar. Mediane Überlebenszeiten von 20 Monaten und mehr in einzelnen Phase-II-Studien sind vielversprechend [19]. Die Ergebnisse prospektiv randomisierter Studien müssen abgewartet werden.

Präoperative Chemostrahlentherapie

Eine kombinierte präoperative Chemostrahlentherapie ist in zahlreichen Phase-II-Studien vorwiegend bei Patienten mit als klinisch resektabel eingestuften Tumoren eingesetzt worden. Hierbei wurden 30–40 Gy eingestrahlt und üblicherweise simultan mit 1–2 Kursen Mitomycin/5-FU [20] oder Cisplatin/5-FU [21] kombiniert. Mit dieser Vorgehensweise wurden zum Teil hohe 2-Jahres-Überlebensraten und im Vergleich zur alleinigen präoperativen Chemotherapie eine deutlich höhere pathologisch komplette Remissionsrate (25 % versus 5 %) beobachtet, was nach Analyse der bisherigen Daten die Langzeitüberlebensrate positiv zu

Tabelle 3. Präoperative Chemotherapie

Quelle	Therapie	aw. Pat.	Ansprechen in %			RD = Remissionsdauer
			CR + PR	NC	PD	ÜZ = Überlebenszeit Median (Monate)
Kelsen 1983 [29]	**DDP** 120 mg/m², d 1 **VDS** 3 mg/m², d 1, 8, 15, 22 **BLM** 10 U/m², d 3 + 10 U/m² 24 h DI, d 3–6, q 4 Wo	n = 43	**49**	na	na	ÜZ = 10,5
Wilke 1992 [30]	**5-FU** 500 mg/m² **FA** 300 mg/m² **ETP** 100 mg/m² **DDP** 30 mg/m² je iv, d 1–3, q 3 Wo	n = 26	**48**	na	na	ÜZ = 14
Ajani 1992 [19]	**DDP** 20 mg/m² 4 h ci d 1–5 **5-FU** 1 g/m² 20 h DI d 1–5, q 3 Wo	n = 18	**61**	na	na	ÜZ = 24 +

Tabelle 4. Chemostrahlentherapie

Quelle	Therapie	aw. Pat.	Ansprechen in %			RD = Remissionsdauer
			CR + PR	NC	PD	ÜZ = Überlebenszeit Median (Monate)
Hershkovic 1992 [23]	**5-FU** 1 g/m² 24 h DI, d 1–4 **DDP** 75 mg/m² iv, d 1, q 4 Wo **50 Gy in 5 Wo**	n = 61	**na**	na	na	ÜZ = 12,5 2-JÜR 50 % (signifikant besser als alleinige Radiatio)

beeinflussen scheint (Tabelle 4). Allerdings fehlen randomisierte Studien, so daß der Einsatz einer präoperativen Chemostrahlentherapie kontrollierten Studien vorbehalten sein sollte.

Alleinige Chemostrahlentherapie

Gegenüber einer alleinigen Strahlentherapie ist die kombinierte Chemostrahlentherapie überlegen. Neben Phase-II-Studien, in denen im Stadium II nach 3 und 5 Jahren Überlebensraten um 30 % bzw. 20 % erreicht wurden [22], wurde auch im prospektiv randomisierten Vergleich zwischen Strahlentherapie alleine (64 Gy) und Chemostrahlentherapie (50 Gy + Cisplatin/5-FU) die Überlegenheit der Kombination hinsichtlich medianer Überlebenszeit und Langzeitüberleben gezeigt (überwiegend Stadium IIA) [23]. Dabei wurde im Kombinationsarm sowohl eine Reduktion der Fernmetastasierungsrate als auch eine bessere lokale Tumorkontrolle beobachtet. Ist ein chirurgisches Vorgehen nicht möglich, sollte daher bei einem strahlentherapeutischen Behandlungsansatz die Kombination von Chemo- (Cisplatin/5-FU)/Strahlentherapie der alleinigen Strahlentherapie vorgezogen werden.

4 Palliative Lokalmaßnahmen

Gerade Patienten mit Ösophaguskarzinom können aufgrund des schlechten Allgemeinzustandes bei metastasierter und/oder rezidivierter Erkrankung häufig nicht intensiv behandelt werden. In dieser Situation steht die Beseitigung bzw. Reduktion der tumorbedingten Stenose im Vordergrund. Falls keine Vorbestrahlung erfolgte, kann zu diesem Zweck eine perkutane Radiatio eingesetzt werden (siehe 2.3). Als Alternativen bieten sich endoskopische Interventionsverfahren an, wie die endoskopische Tubusimplantation und die Lasertherapie, mit und ohne Bougierung.

5 Wachstumsfaktoren/Zytokine

Hinweise auf eine zytotoxische Aktivität von Zytokinen (Interferone, Interleukine, Tumornekrosefaktor) beim Ösophaguskarzinom liegen nicht vor. Mit dem Ziel der Zytostatikamodulation wurde insbesondere die Kombination aus 5-FU und Interferon alpha eingesetzt. In unkontrollierten Studien scheint diese Kombination der Monotherapie mit 5-FU überlegen [24]. Derartige Therapien sind jedoch weiterhin experimentell. Der Einsatz von Wachstumsfaktoren der Hämatopoese (G-CSF, GM-CSF) scheint bei multimodalen Therapien mit kurativer Intention sinnvoll, um das Risiko leukopenischer Infektionen zu senken. Ein genereller Einsatz nach Chemotherapie ist jedoch nicht indiziert.

V. Literatur

1. Jensen OM, Esteve J, Moeller H, Renard H (1990) Cancer in the European Community and its member states. Eur J Cancer 26:1167–1256
2. Klumpp TR, Macdonald JS (1992) Esophageal cancer: Epidemiology and Pathology. In: Ahlgren JD, Macdonald JS (eds) Gastrointestinal Oncology. Lippincott, Philadelphia
3. Hermanek P, Sobin LH (eds) (1987) UICC: TNM classification of malignant tumors. Springer, Berlin, pp 40–42
4. Müller JM, Zieren U, Jerke AS, Jacobi C, Adili M, Pichlmaier H (1992) Die Resektion des Speiseröhrenkarzinoms ohne Thorakotomie durch manuelle Dissektion und Eversionsstripping. Langenbecks Arch Chir 377:276–287
5. Müller JM, Jacobi C, Zieren U, Daili F, Kaspers A (1992) Die chirurgische Behandlung des Speiseröhrenkarzinoms: Teil I. Europäische Ergebnisse 1980–1991. Zent bl Chir 117:311–324

6. Siewert JR, Roder JD, Fink U (1990) Fortschritte in der chirurgischen Behandlung des Platten-epithelkarzinoms der Speiseröhre. Internist 31:131–142
7. Iizuka T, Isons K, Kakegawa T, Watanabe H (1989) Parameters linked to ten-year survival in Japan of resected esophageal carcinoma. Chest 96:1005–1011
8. Watanabe H (1992) Plattenepithelcarcinom des Oesophagus. Behandlungskonzepte am National Cancer Center in Tokio. Chirurg 63:689–692
9. Lerut T, DeLeyn P, Coosemans W, Van Raemdonk D (1992) Die Chirurgie des Oesophagus-karzinoms. Chirurg 63:722–729
10. Hancock SL, Glatstein E (1984) Radiation therapy of esophageal cancer. Semin Oncol 11:144–158
11. Harter KW (1992) Esophageal Cancer: Management with radiation. In: Ahlgren JD, Macdonald JS (eds) Gastrointestinal Oncology. Lippincott, Philadelphia
12. Launois B, Delarue D, Campion JP, Kerbaol M (1981) Preoperative radiotherapy for carcinoma of the esophagus. Surg Gynecol Obstet 153:690–692
13. Gignoux M, Roussel A, Paillot B et al. (1987) The value of preoperative radiotherapy in esophageal cancer: results of a study of the EORTC. World J Surg 11:426–432
14. Wang M, Gu XZ, Yin W et al. (1989) Randomized clinical trial on the combination of preopera-tive irradiation and surgery in the treatment of esophageal carcinoma: Report on 206 patients. Int J Rad Oncol Biol Phys 16:325–327
15. Kasai M, Mori S, Watanabe T (1980) Follow-up results after resection of thoracic esophageal carcinoma. World J Surg 2:543–551
16. Leichman L, Berry B (1991) Experience with cisplatin in treatment regimens for esophageal cancer. Semin Oncol 18 (Suppl 3):64–72
17. Kelsen D (1984) Chemotherapy of esophageal cancer. Semin Oncol 22:159–168
18. Harstrick A, Bokemeyer C, Preusser P et al. (1992) Phase II study of single-agent etoposide in patients with metastatic squamouscell carcinoma of the esophagus. Cancer Chemother Pharmacol 29:321–322
19. Ajani JA, Ryan B, Rich TA et al. (1992) Prolonged chemotherapy for localised squamous carcinoma of the oesophagus. Eur J Cancer 28A:880–884
20. Parker EF, Marks RD, Kratz JM et al. (1985) Chemoradiation therapy and resection for carcinoma of the esophagus: Short-term results. Ann Thorac Surg 40:121–125
21. Lackey VL, Reagan MT, Smith RA, Anderson WJ (1989) Neoadjuvant therapy of squamous cell carcinoma of the esophagus: role of resection and benefit in partial responders. Ann Thorac Surg 48:218–221
22. Coia LR, Engstrom PF, Paul AR et al. (1991) Long-term results of infusional 5-FU, mitomycin, and radiation as primary management of esophageal carcinoma. Int J Rad Oncol Biol Phys 20:29–36
23. Herskovic A, Martz K, Al-Sarraf M et al. (1992) Combined chemotherapy and radiotherapy compared with radiotherapy alone in patients with cancer of the esophagus. New Engl J Med 326:1593–1598
24. Lovett D, Kelsen D, Heelan R et al. (1990) 5-fluorouracil and alpha interferon in the treatment of esophageal carcinoma. Proc ASCO 9:121
25. Panettiere FJ, Leichman LP, Tilchen EJ, Chen TT (1984) Chemotherapy for advanced epider-moid carcinoma of the esophagus with single-agent cisplatin: final report on a southwest oncology group study. Cancer Treat Rep 68:1023–1024
26. Bezwoda WR, Derman DP, Weaving A, Nissenbaum M (1984) Treatment of esophageal cancer with vindesine: an open trial. Cancer Treat Rep 68:783–785
27. Kelsen D, Hilaris B, Coonley C et al. (1983) Cisplatin, vindesine, and bleomycin chemotherapy of local-regional and advanced esophageal carcinoma. Am J Med 75:645–652
28. Bleiberg H, Jacob JH, Bedenne L et al. (1991) Randomized phase II trial of 5-fluorouracil and cisplatin versus DDP alone in advanced oesophageal cancer. Proc ASCO 10:145
29. Kelsen DP, Bains M, Burt M (1990) Neoadjuvant chemotherapy and surgery of cancer of the esophagus. Semin Surg Oncol 6:268–273
30. Wilke H, Stahl M, Preusser P et al. (1992) Phase II trial with 5-FU, folinic acid, etoposide, and cisplatin ± surgery in advanced esophageal cancer. Proc ASCO 11:170

Magenkarzinom

H. Wilke und M. Stahl

I. Epidemiologie [1]

Häufigkeit: ca. 8 % aller malignen Tumoren.
Inzidenz: ca. 35/100 000 pro Jahr.

II. Pathologie und Stadieneinteilung [2]

95 % aller Magenkarzinome sind Adenokarzinome, wobei folgende Subtypen unterschieden werden: papillärer Typ, tubulärer Typ, muzinöser Typ, Siegelring-zellkarzinom. Selten sind adenosquamöse Karzinome (4 %) und Plattenepithel-karzinome, undifferenzierte und unklassifizierte Karzinome.

Einteilung der Adenokarzinome in histopathologische Malignitätsgrade (Grading)

Im deutschsprachigen Raum vorwiegend **nach Lauren:**
0: nicht anwendbar (kein Adeno-, Siegelring- oder undifferenziertes Karzinom
1: intestinaler Typ, gut differenziert
2: intestinaler Typ, mäßig differenziert
3: intestinaler Typ, schlecht differenziert
4: diffuser Typ
5: Mischtyp

Im angloamerikanischen Raum **nach Broder/AJC:**
G 1: gut differenziertes Karzinom
G 2: mäßig gut differenziertes Karzinom
G 3: schlecht differenziertes Karzinom
G 4: undifferenziertes (anaplastisches) Karzinom

TNM-Klassifikation (UICC):
Den klinischen T-, N- und M-Kategorien entsprechen die postoperativen histopathologischen pT-, pN- und pM-Kategorien.

T	Primärtumor
T0	Kein Anhalt für Primärtumor
Tis	Carcinoma in situ: intraepithelialer Tumor ohne Penetration in die Lamina propria mucosae
T1	Tumor infiltriert Lamina propria mucosae oder Submukosa
T2	Tumor infiltriert Muscularis propria oder Subserosa
T3	Tumor penetriert Serosa (viszerales Peritoneum), infiltriert aber nicht benachbarte Strukturen
T4	Tumor infiltriert benachbarte Strukturen Anmerkung: Benachbarte Strukturen des Magens sind Milz, Colon transversum, Leber, Zwerchfell, Pankreas, Bauchwand – nicht Duodenum und Ösophagus
N	Regionäre Lymphknoten
N0	Keine regionären Lymphknotenmetastasen
N1	Metastasen in perigastrischen Lymphknoten innerhalb 3 cm vom Rand des Primärtumors
N2	Metastasen in perigastrischen Lymphknoten weiter als 3 cm vom Rand des Primärtumors oder in Lymphknoten entlang A. gastrica sinistra, hepatica communis, lienalis oder coeliaca
M	Fernmetastasen
M0	Keine Fernmetastasen
M1	Fernmetastasen

Stadiengruppierung (UICC) und entsprechende TNM-Klassifikation

Stadium (UICC)	TNM-Klassifikation		
Stadium 0	Tis	N0	M0
Stadium IA	T1	N0	M0
Stadium IB	T1	N1	M0
Stadium II	T1	N2	M0
	T2	N1	M0
	T3	N0	M0
Stadium IIIA	T2	N2	M0
	T3	N1	M0
	T4	N0	M0
Stadium IIIB	T3	N2	M0
	T4	N1	M0
Stadium IV	T4	N2	M0
	jedes T	jedes N	M1

R-Klassifikation (postoperatives Ergebnis)
R0	Kein residueller Tumor
R1	Mikroskopisch residueller Tumor
R2	Makroskopisch residueller Tumor

III. Diagnostik

Biopsie, obere Intestinoskopie, Magen-Darm-Passage mit hypotoner Duodeno-
graphie, Computertomographie und Sonographie des Abdomens, Endosonographie, Rö-Thorax, Computertomographie des Thorax (fakultativ), Skelettszintigraphie.

IV. Behandlungsstrategie (s. auch Abb. 1)

1 Chirurgische Therapiemaßnahmen

1.1 Chirurgie mit kurativer Intention [2, 3]

Die Chirurgie ist die Therapie der Wahl bei lokoregionär begrenzten Tumoren. Mit
radikaler Resektion (Gastrektomie/subtotale Gastrektomie, organüberschreitende
Resektionen, Lymphadenektomie) werden 5-Jahres-Überlebensraten von ca.
70 %–80 % im Stadium I, 50 %–60 % im Stadium II, 20 %–30 % im Stadium III
und < 5 % im Stadium IV erreicht.

1.2 Chirurgie mit palliativer Intention

Bei lokal nicht kurativ resezierbaren Tumoren kann im Einzelfall die primäre
Operation bei Vorliegen von Tumorsymptomen (Stenose, Schmerzen, Blutung)
erwogen werden. Allerdings ist vor einer solchen Entscheidung grundsätzlich die
Frage einer präoperativen Chemotherapie, mit dem Ziel sekundäre Resektabilität
zu erreichen, abzuklären. Bei Vorliegen von Fernmetastasen ist eine palliative
Tumorresektion nur sinnvoll, wenn eine Chemotherapie nicht durchgeführt werden
kann, die Chemotherapie unwirksam ist oder bei notfallmäßigen Indikationen.

2 Strahlentherapie [4]

2.1 Strahlentherapie mit kurativer Intention

Kurative Behandlungsmöglichkeiten bestehen mit der alleinigen Strahlentherapie
üblicherweise nicht.
Als postoperative „adjuvante" Behandlungsmaßnahme führt die perkutane Strahlentherapie weder zu einer signifikanten Verlängerung des rezidivfreien Überlebens
noch Gesamtüberlebens und ist deshalb außerhalb von Studien nicht indiziert.
Mit intraoperativer Strahlentherapie (IORT) mit ca. 20 Gy Einzeldosis wurden
erste positive Ergebnisse berichtet. Ein solches Vorgehen ist aber weiterhin nur in
Studien gerechtfertigt.

2.2 Strahlentherapie mit palliativer Intention

Sind Chirurgie oder Chemotherapie nicht durchführbar bzw. ineffektiv, kann im Einzelfall, besonders bei Kardiakarzinomen eine Strahlentherapie erwogen werden.

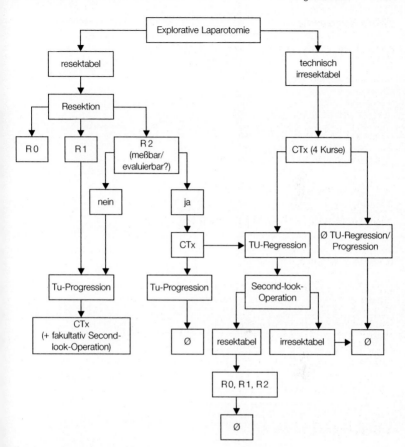

Abb. 1. Lokoregionär begrenztes Magenkarzinom (medizinisch operabel) – Behandlungsstrategie
(*CTx* Chemotherapie)

3 Chemotherapie (s. Tabelle 1 und 2)

Die wirksamsten Substanzen sind Adriamycin, Cisplatin, 5-Fluorouracil, Etoposid
und Mitomycin, mit Remissionsraten von ca. 20 %–30 % [5].
Das Magenkarzinom wird mittlerweile als chemotherapiesensibler Tumor angesehen. Mit den neueren wirksamen Kombinationen (FAMTX: 5-Fluorouracil, Methotrexat, Doxorubicin; ELF: Etoposid, Folinsäure, 5-Fluorouracil; Cisplatin/5-Fluo-
rouracil; EAP: Etoposid, Doxorubicin, Cisplatin) werden ca. 40 %–50 % objektive
Remissionen einschließlich 5 %–10 % klinisch kompletter Remissionen, mediane

Tabelle 1. Ergebnisse der Mono- und Polychemotherapie beim fortgeschrittenen Magenkarzinom (summierte Ergebnisse von Phase II/III-Studien)

Chemotherapie	Patienten n	CR n [%]	CR/PR n [%]	mÜLZ (Monate)
5-Fluorouracil	54	1 (2%)	11 (20%)	na
Adriamycin	124	10 (8%)	21 (17%)	na
4-Epi-Adriamycin	39	2 (5%)	8 (21%)	na
Cisplatin	14	2 (14%)	5 (36%)	na
Etoposid	14	0	3 (21%)	na
Mitomycin	211	na	63 (30%)	na
BCNU	55	1 (2%)	10 (18%)	na
5-FU/ADM/MIM (FAM)	760	8 (1%)	220 (29%)	6–9+
5-FU/ADM/MTX (FAMTX)	298	30 (10%)	122 (42%)	3–10
ETP/5-FU/Folinsäure (ELF)	71	6 (8%)	36 (71%)	11
DDP/5-FU	211	8 (4%)	95 (45%)	9–(17[a])
ETP/ADM/DDP (EAP)	439	40 (9%)	193 (44%)	9–(17[a])

mÜLZ mediane Überlebenszeit.
[a] Präoperative Chemotherapie

Tabelle 2. Magenkarzinom – Therapieschemata

Kombination	Therapieplan	Quelle	Literatur
FAMTX		Klein (1986)	[10]
MTX[a]	1500 mg/m^2 iv, d 1		
5-FU	1500 mg/m^2 iv, d 1		
ADM	30 mg/m^2 iv, d 14		
	q 4 Wo × 6		
ELF:		Wilke (1990)	[11]
Folinsäure	300 mg/m^2 iv, d 1–3		
ETP	120 mg/m^2 iv, d 1–3		
5-FU	500 mg/m^2 iv, d 1–3		
	q 3 Wo × 6		
Cisplatin/5-FU		Mahjoubi (1990)	[9]
DDP	100 mg/m^2 iv, d 2		
5-FU	1000 mg/m^2 iv, 24 hi, d 1–5		
	q 4 Wo × 6		
EAP:		Preusser (1989)	[12]
ADM	20 mg/m^2 iv, d 1 + 7		
DDP	40 mg/m^2 iv, d 2 + 8		
ETP[b]	120 mg/m^2 iv, d 4–6		
	q 3–4 Wo × 4		

[a] Folinsäure-Rescue
[b] Dosisreduktion von ETP auf 100 mg/m^2 bei Patienten von 60–65 Jahren.

Remissionsdauern von 6–9 Monaten und mediane Überlebenszeiten von 8–12 Monaten erreicht [5, 6]. Aufgrund dieser Ergebnisse und einer randomisierten EORTC-Studie in der FAMTX gegenüber FAM (5-Fluorouracil, Adriamycin, Mitomycin) zu signifikant höheren Remissionsraten und signifikant längeren Überlebenszeiten führte, sind FAM oder FAM-Modifikationen nicht mehr „Standardchemotherapie" des Magenkarzinoms [7].

3.1 Chemotherapie mit kurativer Intention

Mit einer alleinigen Chemotherapie ist auch mit den neuen Kombinationen nur im Ausnahmefall ein Langzeitüberleben zu erreichen. Der Einsatz intensiver und nebenwirkungsreicher Regime ist deshalb außerhalb von Studien nicht indiziert.

Adjuvante Chemotherapie [5, 6]

Mit Ausnahme einer einzigen Studie, konnte bisher in keiner randomisierten Studie gezeigt werden, daß eine adjuvante Chemotherapie – Monochemotherapie/Polychemotherapie – gegenüber alleiniger Chirurgie zu einer Prognoseverbesserung führt. Eine adjuvante Therapie ist deshalb außerhalb von Studien nicht gerechfertigt. Inwieweit die neueren Kombinationen wie FAMTX oder ELF zu einer Prognoseverbesserung beitragen können, ist Gegenstand laufender Studien.

Additive Chemotherapie

Eine postoperative Chemotherapie oder Chemo-/Strahlentherapie nach R 1-Resektion (mikroskopischer Resttumor verblieben) ist nicht indiziert, da nicht belegt ist, daß ein solches Vorgehen die Prognose positiv beeinflußt.

Präoperative Chemotherapie

Bei Patienten mit lokal fortgeschrittenen und irresektablen Tumoren konnte gezeigt werden, daß eine wirksame präoperative Chemotherapie eine sekundäre Resektion mit kurativer Intention ermöglichen kann. So wurde mit präoperativem EAP bei 35 Patienten mit lokal fortgeschrittenen Tumoren, deren Irresektabilität durch Laparotomie nachgewiesen wurde, eine sekundäre Resektabilität von 60 % und ein Langzeitüberleben von 20 % erreicht [8]. Positive Ergebnisse wurden auch mit Cisplatin(5-FU bei Patienten mit klinisch als nicht kurativ resektabel definierten Tumoren erzielt [9]. Aufgrund dieser Studien sollte bei Patienten mit lokal fortgeschrittenen, irresektablen Tumoren (explorative Laparotomie) der Versuch gemacht werden, durch eine präoperative Chemotherapie sekundäre Resektabilität zu erreichen. In Abhängigkeit von der individuellen Patientencharakteristik (Alter, Allgemeinzustand, etc.) und der Erfahrung des behandelnden Arztes können hier EAP, Cisplatin/5-FU, oder FAMTX eingesetzt werden. Eine präoperative Chemotherapie bei nur klinisch als fortgeschritten eingeschätzten Tumoren ist derzeit Studien vorbehalten.

3.2 Chemotherapie mit palliativer Intention

Bei Patienten mit metastasierter Erkrankung oder mit lokoregionär begrenzten Tumoren, die aus medizinischen Gründen nicht reseziert werden können, ist die Chemotherapie weiterhin ein palliativer Behandlungsansatz. Unter diesem Aspekt sollten gut tolerable und möglichst ambulant verabreichbare Zytostatikakombinationen eingesetzt werden. Zum jetzigen Zeitpunkt kann nicht beantwortet werden, welche der neuen Regime (FAMTX, ELF, Cisplatin/FU) den günstigsten therapeutischen Index aufweist. Diese Frage ist Gegenstand einer noch laufenden EORTC-Studie, die erst 1994 beendet sein wird. Bis dahin ist es vertretbar, eines der drei genannten Therapieregime einzusetzen, wobei bei älteren Patienten (> 65 Jahre) und Patienten mit kardialen Risiken ELF bevorzugt werden sollte. Die Kombinationen EAP ist für die Palliativtherapie ungeeignet.

4 „Biological Response Modifiers"/Zytokine

Bisher gibt es keine Studienergebnisse, die darauf hinweisen, daß diese Substanzen zu einer Prognoseverbesserung von Magenkarzinompatienten beitragen.

V. Literatur

1. Møller JO, Estève J, Møller H et al. (1990) Cancer in the European Community and its Member States. Eur J Cancer 11/12:1167–1256
2. Gentsch HH (1986) Maligne Tumoren des Magens. In: Gall FP, Hermanek P, Tonak J (eds) Chirurgische Onkologie. Springer, Berlin Heidelberg New York London Paris Tokyo, pp 347–400
3. Meyer HJ, Jähne J, Wilke H et al. (1991) Surgical Treatment of Gastric Cancer: Retrospective Survey of 1704 Operated Cases With Special Reference to Total Gastrectomy as the Operation of Choice. Sem Surg Oncol 17:356–364
4. Caudry M (1992) Gastric Cancer: Radiotherapy and Approaches to Locally Unresectable or Recurrent Disease. Lippincott Company, Philadelpha, pp 181–187
5. Preusser P, Achterrath W, Wilke H et al. (1988) Chemotherapy of Gastric Cancer. Cancer Treat Rev 15:257–277
6. Wilke H, Preusser P, Achterrath W et al. (1993) Chemotherapy of Gastric Cancer. Acta Chirurgica Austriaca (in press)
7. Wils JA, Klein HO, Wagener DJT et al. (1991) Sequential High-Dose Methotrexate and Fluorouracil Combined with Doxorubicin – A Step Ahead in the Treatment of Advanced Gastric Cancer: A Trial of the European Organization for Research and Treatment of Cancer Gastrointestinal Tract Cooperative Group. J Clin Oncol 9:827–831
8. Wilke H, Preusser P, Fink U et al. (1989) Preoperative Chemotherapy in Locally Advanced and Nonresectable gastric Cancer: A Phase II Study With Etoposide, Doxorubicin, and Cisplatin. J Clin Oncol 7:1318–1326
9. Mahjoubi M, Rougier P, Oliviera J et al. (1990) Phase II Trial of Combined 5-FU + CDDP in gastric cancer. J Cancer Res Clin Oncol (Suppl, Paert 1) 116:677 (abstr)
10. Klein HO, Wickramanayak PD, Farrkh GR (1986) 5-Fluorouracil (5-FU), Adriamycin (ADM), and Methotrexate (MTX) – A Combination Protocol (FAMTX) for Treatment of Metastasized Stomach Cancer. Proc Am Soc Clin Oncol 84:86
11. Wilke H, Preusser P, Fink U et al. (1990) High Dose Folinic Acid/Etoposide/5-Fluorouracil in Advanced Gastric Cancer – A Phase II Study in Elderly Patients or Patients With Cardiac Risk. Invest New Drugs 8:65–70
12. Preusser P, Wilke H, Achterrath W et al. (1989) Phase II Study With Etoposide, Doxorubicin, and Cisplatin in Advanced and Measurable Gastric Cancer. J Clin Oncol 9:1310–1317

Kolorektales Karzinom

G. H. Blijham

I. Epidemiologie [1–4]

Häufigkeit:	15 % aller Karzinome.
Inzidenz:	ungefähr 50/100 000/Jahr.
Lokalisation:	30 % im Rektum, 70 % im Kolon.
Ätiologie:	erhöhtes Risiko bei Ernährung mit (tierischem) Fett und rotem Fleisch, niedriger bei faserreicher Kost. Genetische Faktoren spielen bei einer kleinen Minderheit eine Rolle (familiäre Polyposis coli und erbliche Nonpolyposis-Kolorektalkarzinom-Syndrome).

II. Pathologie und Stadieneinteilung [5–14]

Die meisten kolorektalen Karzinome entstehen aus adenomatösen Polypen. Mehr als 90 % sind Adenokarzinome, manchmal mit reichlich extrazellulärem oder intrazellulärem (Siegelringzellen) Schleim. Auch Karzinoide, Leiomyosarkome und Non-Hodgkin-Lymphome kommen vor.

Die Einteilung der Adenokarzinome wird meistens in drei Kategorien, basierend auf Drüsenformation, Kernpolymorphismus sowie Mitosen, vorgenommen: gut, mäßig und undifferenziert.

Mehrere Stadieneinteilungen sind in Gebrauch; Definitionen und Vergleiche s. S. 192.

Die Prognose ist vor allem vom Stadium abhängig. Das Grading ist prognostisch wichtig, aber schwierig im Gebrauch. Der präoperative CEA-Spiegel und die DNA-Aneuploidie mögen zur Prognose beitragen. Nach Korrektur für das Stadium hat das Rektumkarzinom keine schlechtere Prognose.

5-Jahres-Überlebensraten: Stadium I 90 %; Stadium II 60 %–80 %; Stadium III 30 %–60 %; Stadium IV 5 %. Isolierte Rezidive treten häufiger bei Rektum- (um 25 %) als bei Kolonkarzinomen (um 5 %) auf. Bei T4-Tumoren und/oder Lymphknotenbeteiligung findet man sie häufiger.

III. Diagnostik

Primärtumor: Endoskopie mit Biopsie. Untersuchung des gesamten Dickdarms nach synchronen Karzinomen oder Adenomen. Die präoperative T- und N-Stadieneinteilung ist schwierig, sogar mit CT oder NMR. Beim Rektumkarzinom mag die Endosonographie sinnvoll sein.

Staging von kolorektalen Karzinomen[1, 2]

T	N	UICC	Dukes TNM Stadium	Astler Coller
x: Primärtumor (T) kann nicht beurteilt werden	x: Regionäre Lymphknoten (LK) können nicht beurteilt werden	X	–	–
0: Kein Anhalt für T	0: Keine regionären LK-Metastasen	0	–	–
Tis: Carcinoma in situ	0:			
T1: infiltriert Submucosa	0:	0	–	–
T2: T infiltriert Muscularis propria	0:	I	A	A B1
T3: T infiltriert durch die Muscularis propria in die Subserosa oder in nicht peritonealisiertes perikolisches oder perirektales Gewebe 0				
T4: T perforiert das viszerale Peritoneum oder infiltriert direkt in andere Organe oder Strukturen 0		II	B	B2
Jedes T:	N1: Metastasen in 1–3 perikolischen bzw. perirektalen LK	III	C	C1 (wenn T1 oder T2)
	N2: Metastasen in 4 oder mehr perikolischen oder perirektalen LK			oder
	N3: Metastasen in LK entlang eines Gefäßstammes			C2 (wenn T3 oder T4)

[1] ohne Metastasen = MO
[2] Mit Fernmetastasen = M1 mit jedem T und N = TNM-Stadium IV (oder Dukes D)

Metastasen: körperliche Untersuchung, Leberfunktionstests, Röntgen Thorax. Für Lebermetastasen ist die Computertomographie die wichtigste Untersuchung.

IV. Behandlungsstrategie

1 Chirurgische Therapiemaßnahmen

1.1 Kurativ

Abhängig vom Sitz des Tumors Hemikolektomie rechts oder links bzw. anteriore Resektion. Bei Rektumkarzinomen, die 4–8 cm vom Analrand entfernt sind, abdominoperineale Resektion mit permanentem Kolostoma. Adäquate regionale Lymhphknotendissektion; die vollständige Ausdehnung der Lymphadenektomie wird überlegt. In einigen Fällen des Rektumkarzinoms mag ein begrenzteres Vorgehen gerechtfertigt sein.

1.2 Palliativ

- Begrenzte Resektion und/oder palliative Kolostomie in Fällen von drohender oder manifester Obstruktion durch inkurable Tumoren.
- Resektion von Lebermetastasen, insbesondere bei drei bis vier oder weniger Metastasen und initial lymphknotennegativem Tumor. 5-Jahres-krankheitsfreie Überlebensrate ungefähr 25 %.
- Resektion von Rezidiven im Becken oder solitären Lungenmetastasen.

2 Strahlentherapie

2.1 Adjuvant [15–22]

Kein Stellenwert bei Kolonkarzinomen. Bei Rektumkarzinomen senkt die präoperative Bestrahlung (um 30 Gy) die Lokalrezidivrate; keine Auswirkung auf das Überleben. Die postoperative Radiotherapie (40–50 Gy) wird oft auf Grund von prognostisch schlechten rektal-chirurgischen Befunden, wie z. B. Wandpenetration oder positiven Lymphknoten, durchgeführt; gesenkte Lokalrezidivrate, aber keine Auswirkung auf das Überleben. Neoadjuvante Bestrahlung bei nicht oder randständig resezierbarem Rektumkarzinom.

2.2 Palliativ

Behandlung von Beckenrezidiven mit oder ohne Chirurgie.

3 Chemotherapie [23–26]

5-Fluorouracil (5-FU) ist die wirksamste Einzelsubstanz. Die Ansprechrate bei metastasierter Erkrankung liegt bei 15 % ohne Unterschied zwischen Kolon- und

Rektumkarzinom. Geringes Ansprechen auf Nitrosoharnstoffderivate und Mito-mycin; die Kombination dieser Substanzen mit 5-FU erhöht nur die Toxizität, nicht die Effektivität. Andere Substanzen sind unwirksam. Kürzlich sind Fort-schritte durch die biochemische Modulation von 5-FU erreicht worden. Die auf 5-FU basierende Chemotherapie verlängert die Überlebenszeit um mindestens 5 Monate (Median) gegenüber therapiefreier Beobachtung.

3.1 Systemische Behandlung

Palliativ [27–39]

Die Ansprechraten von 5-FU mit den biochemischen Modulatoren Leukovorin (LV) (Tabelle 1) oder Methotrexat (MTX) (Tabelle 2) sind höher als die von 5-FU allein. Überlebensvorteile sind in einigen, aber nicht allen Studien beobachtet worden und sind in einer Meta-Analyse von 5-FU/LV-Studien nicht bestätigt worden. Verbesserte Ansprechraten (ohne Überlebensvorteil) sind ebenfalls für 5-FU-Dauerinfusionen berichtet worden.

Adjuvant [40–43]

Eine postoperative 5-FU-Therapie verbessert das 5-Jahresüberleben von kurativ operierten Patienten mit kolorektalen Karzinomen um 3,4 % (Meta-Analyse). Ein signifikanter Vorteil ist für 5-FU plus Levamisol im Stadium III für Kolonkarzinom-Patienten berichtet worden (16 % Verbesserung des 5-Jahresüberlebens). Ob dieses Ergebnis auch mit 5-FU/LV erreicht werden kann mit 6 anstelle von 12 Monaten Therapie und bei Patienten im Stadium II oder mit Rektumkarzinom wird zur Zeit untersucht. Die Rolle der adjuvanten Chemotherapie bei Rektumkarzi-nom mit schlechter Prognose ist unklar. Die kombinierte postoperative Radio- und Chemotherapie (5-FU plus Methyl-CCNU) ist der Operation plus Radiothera-pie (10 % 5-Jahresüberlebensvorteil) in einer Studie mit 204 Patienten überlegen. Methyl-CCNU ist wahrscheinlich nicht notwendig, um dieses Ergebnis zu er-reichen.

3.2 Intrahepatische Behandlung

Palliativ [44, 45]

Die Applikation von 5-FU oder seines Analogons Fluorodesoxyuridin (FUDR) in die A. hepatica erzielt höhere Ansprechraten (40 %–50 %) als systemisch appli-ziertes 5-FU, zeigt aber keinen Überlebensvorteil. Die Hepatotoxizität kann beträchtlich sein.

Adjuvant [46]

Mit einer frühzeitigen postoperativen Gabe von 5-FU oder FUDR in die Portalvene ist ein gewisser Erfolg beobachtet worden, weitere Ergebnisse müssen aber abgewartet werden.

Tabelle 1. 5-FU-Leukovorin (LV)-Kombinationen: Effektivität in Phase III-Studien

Literatur	5-FU-Therapie-Protokoll	5-FU-LV-Therapie-Protokoll	Patienten-anzahl	Ansprechraten in %		Überleben in Wochen (Wo)	
				5-FU	5-FU-LV	5-FU	5-FU-LV
Petrelli et al. 1987 [27]	450 mg/m² d 1–5 dann 200 mg/m² 6 × wiederholen	600 mg/m² 5-FU 500 mg/m² LV Wo 1–6, 2 Wo Pause	196	11	48[a]	52	52
Ehrlichmann et al. 1988 [28]	370 mg/m² d 1–5 alle 4 Wo	370 mg/m² d 1–5 5-FU 200 mg/m² d 1–5 LV alle 4 Wo	197	7	33[a]	41	54[a]
Poon et al. 1989 [29]	500 mg/m² d 1–5 alle 5 Wo	370 mg/m² d 1–5 5-FU 200 mg/m² d 1–5 LV alle 4–5 Wo oder 425 mg/m² d 1–5 5-FU 20 mg/m² d 1–5 LV alle 4–5 Wo	212	10	26[a] / 43[a]	34	52[a] / 51[a]
Petrelli et al. 1989 [30]	500 mg/m² d 1–5 alle 4 Wo	600 mg/m² 5-FU 500 mg/m² LV Wo 1–6, 2 Wo Pause oder 600 mg/m² 5-FU 25 mg/m² 5-FU Wo 1–6, 2 Wo Pause	343	12	30[a] / 19	46	55 / 45
Valone et al. 1989 [31]	12 mg/kg d 1–5 dann 15 mg/kg wöchentlich	400 mg/m² d 1–5 5-FU 200 mg/m² d 1–5 LV alle 4 Wo	198	17	19	20	24
Doroshow et al. 1990 [32]	370 mg/m² d 1–5 alle 4 Wo	370 mg/m² d 1–5 5-FU 500 mg/m² d 1–5 LV alle 4 Wo	192	13	44[a]	55	62
Labianca et al. 1991 [33]	400 mg/m² d 1–5 alle 4 Wo	400 mg/m² d 1–5 5-FU 200 mg/m² d 1–5 LV alle 4 Wo	182	10	21[a]	44	46

[a] $p < 0,05$, d: Tag

Tabelle 2. 5-FU- und -Methotrexat (MTX) – Kombination: Effektivität in Phase III-Studien

Literatur	5-FU-Therapie-Protokoll	5-FU-MTX-Therapie-Protokoll	Patienten-anzahl	Ansprechraten in %		Überleben in Wochen (Wo)	
				5-FU	5-FU-MTX	5-FU	5-FU-MTX
Petrelli et al. 1987 [27]	450 mg/m² d 1–5 dann 200 mg/m² 6 × wiederholen	h_0: 50 mg/m² MTX h_1: 600 mg/m² 5 -FU/Woche, Wo 1–4, dann alle 2 Wo	40	11	5	52	48
Valone et al. 1989 [31]	12 mg/kg d 1–5 dann 15 mg/kg wöchentlich	h_0: 50 mg/m² MTX p.o. alle 6 h, 5 × wiederholen h_{24}: 500 mg/m² 5-FU h_{30}: LV p.o.-Start alle 2 Wo	158	17	20	49	51
Poon et al. 1989 [29]	500 mg/m² d 1–5 alle 5 Wo	h_0: 200 mg/m² MTX h_7: 1000 mg/m² 5-FU h_{24}: LV p.o.-Start alle 3–4 Wo oder h_0: 40 mg/m² MTX h_{24}: 700 mg/m² 5-FU d 1 + 8, alle 4 Wo	212	10	12 26[a]	34	32 38
Glimelius et al. 1989 [34]	600 mg/m² d 1–2 jede 2. Wo 8 × wiederholen	h_{00}: 250 mg/m² MTX h_3: 500 mg/m² 5-FU h_{23}: 500 mg/m² 5-FU h_{24}: LV p.o.-Start alle 2 Wo, 8 × wiederholen dann alle 3–4 Wo	249	3	24[a]	26	36[a]
Herrmann et al. 1986 [35]	450 mg/m² d 1–5 alle 3 Wo	h_0: 200 mg/m² MTX h_7: 1000 mg/m² 5-FU h_{24}: LV p.o.-Start alle 3–4 Wo	126	15	28	57	48

Tabelle 2. (Fortsetzung)

Literatur	5-FU-Therapie-Protokoll	5-FU-MTX-Therapie-Protokoll	Patienten-anzahl	Ansprechraten in %		Überleben in Wochen (Wo)	
				5-FU	5-FU-MTX	5-FU	5-FU-MTX
Machiavelli et al. 1990 [36]	1200 mg/m² über 2 h alle 2 Wo	h_0: 200 mg/m² MTX h_{20}: 1200 mg/m² 5-FU h_{24}: LV p.o.-Start alle 2 Wo	118	12	28[a]	37	49
Blijham et al. 1993 [37]	60 mg/kg über 48 h wöchentlich 4 × wiederholen, dann jede 2. Wo	h_0: 40 mg/m² MTX h_0: 60 mg/kg 5-FU über 48 h, wöchentlich, 4 × wiederholen, dann jede 2. Wo	310	11	21[a]	36	48

[a] $p < 0.05$, d: Tag, h: Stunde

4 „Biological Response Modifiers"/Zytokine [47–49]

Interferon-alpha und Interleukin-2 allein sind nicht wirksam. Mit der Kombination von 5-FU und Interferon-alpha wurden Ansprechraten von 26 %–76 % mit erheblicher Toxizität beobachtet. Randomisierte Studien werden derzeit durchgeführt.

V. Literatur

1. Parkin DM, Whelan S (eds) (1990) Patterns of cancer in five continents. IARC Scientific Publications No 102, Lyon
2. Trock B, Lanza E, Greenwald P (1990) Dietary fiber, vegetables and colon cancer: critical review and meta-analysis of the epidemiologic evidence. JNCI 82:650–661
3. Bufill J (1990) Colorectal Cancer: Evidence for distinct genetic categories based on proximal or distal tumor location. Ann Int Med 113:779–788
4. Lynch HT (1990) The surgeon and colorectal cancer genetics. Arch Surg 125:698–701
5. Hermanek P (1982) Evolution und pathology of rectal cancer. World J Surg 6:502–509
6. Blenkinsopp WK, Stewart-Brown S, Blesovsky L et al. (1981) Histopathology reporting in large bowel cancer. J Clin Pathol 34:509–513
7. Qizilbash AH (1982) Pathologic studies in colorectal cancer; a guide to the surgical pathology examination of colorectal specimens and review of features of prognostic significance. Pathol Annu 17:1–46
8. Dukes CE (1932) The classification of cancer of the rectum. J Pathol 35:323–332
9. Astler VB, Coller FA (1954) The prognostic significance of direct extension of carcinoma of the colon and rectum. Ann Surg 139:846–851
10. Hermanek P, Sobin LH (eds) (1987) TNM classification of malignant tumors. (International Union against cancer), 4th ed. Springer, Berlin
11. Nathanson SD, Schultz L, Tilley B et al. (1986) Carcinoma of the colon and rectum: A comparison of staging classifications. Ann Surg 52:428–433
12. Cohen AM, Shank B, Friedman MA (1989). In: De Vita V, Hellman S, Rosenberg SA (eds) Cancer, Principles and Practice of Oncology. Lippincott, 3e ed, pp 895–964
13. Willett CG, Tepper JE, Cohen AM et al. (1984) Failure patterns following curative resection of colonic carcinoma. Ann Surg 200:685–690
14. Rich T, Gunderson LL, Lew R et al. (1983) Patterns of recurrence of rectal cancer after potentially curative surgery. Cancer 52:1317–1329
15. Higgins GA, Humphrey EW, Dwight TW et al. (1986) Preoperative radiation and surgery for cancer of the rectum: Veterans Administration Surgical Oncology Group Trial 11. Cancer 58:352–359
16. Dahl O, Horn A, Morild I et al. (1990) Low-dose preoprative radiation postpones recurences in operable rectal cancer. Cancer 66:2286Ø2294
17. Stockholm Rectal Cancer Study Group (1990) Preoperative short-term radiation therapy in operable rectal carcinoma. A prospective randomized trial. Cancer 66:49–55
18. Gerard A, Buyse M, Norlinger B et al. (1988) Pre-operative radiotherapy as adjuvant treatment in rectal cancer. Final results of a randomized study of the European Organization on Research and Treatment of Cancer Gastrointestinal Tract Cancer Cooperative Group. Ann Surg 208:606–614
19. Balsev I, Pedersen M, Teglbjaerg PS et al. (1986) Post-operative radiotherapy in Duke's B and C carcinoma of the rectum and rectosigmoid: Cancer 58:22–28
20. Fisher B, Wolmark N, Rockette H et al. (1986) Postoperative adjuvant chemotherapy or radiotherapy for rectal cancer: results from NSABP protocol R-01. J Natl Cancer Inst 80:21–29.
21. Treurniet-Donker AD, Van Putten LJ, Wereldsma JC et al. (1991) Postoperative radiation therapy for rectal cancer. 67:2042–2048

22. Pahlman L, Glimelius B (1990) Pre- or post-operative radiotherapy in rectal and recto-sigmoid carcinoma. Ann Surg 211:187–195

23. Blijham GH (1991) Chemotherapy of colorectal cancer. Anti-Cancer Drugs 2:233–245

24. Hansen RM (1990) Systemic therapy in metastatic colorectal cancer. Arch Intern Med 150:2265–2269

25. Glimelius B (1992) For the Nordic Gastrointestinal Tumor Adjuvant Group. Expectancy or primary chemotherapy in patients with advanced asymptomatic colorectal cancer: a randomized trial. J Clin Oncol 10:904–911

26. Pinedo HM, Peters GJ (1988) Fluorouracil: biochemistry and pharmacology. J Clin Oncol 6:1653–1664

27. Petrelli N, Herrera L, Rustum Y et al. (1987) A prospective randomized trial of 5-fluorouracil versus 5-fluorouracil and high-dose leucovorin versus 5-fluorouracil and methotrexate in previously untreated patients with advanced colorectal carcinoma. J Clin Oncol 5:1559–1565

28. Ehrlichmann C, Fine S, Wong A et al. (1988) A randomized trial of fluorouracil and folinic acid in patients with metastatic colorectal carcinoma. J Clin Oncol 6:469–475

29. Poon MA, O'Connell MJ, Moertel CG et al. (1989) Biochemical modulation of fluorouracil: evidence of significant improvement of survival and quality of life in patients with advanced colorectal carcinoma. J Clin Oncol 7:1407–1418

30. Petrelli N, Douglass HO, Herrera L et al. (1989) The modulation of fluorouracil with leucovorin in metastatic colorectal carcinoma: a prospective randomized phase III trial. J Clin Oncol 7:1419–1426

31. Valone FH, Friedman MA, Wittlinger PS et al. (1989) Treatment of patients with advanced, colorectal carcinoma with fluorouracil alone, high-dose leucovorin plus fluorouracil or sequential methotrexate, fluorouracil and leucovorin; a randomized trial of the Northern California Oncology Group. J Clin Oncol 7:1427–1436

32. Doroshow JH, Mutlhauf P, Leong L et al. (1990) Prospective randomized comparison of fluorouracil versus fluorouracil and high-dose continuous infusion leucovorin calcium for the treatment of advanced measurable colorectal cancer in patients previously unexposed to chemotherapy. J Clin Oncol 8:491–501

33. Labianca R, Pancera G, Aitini E et al. (1991) Folinic acid + 5-Fluorouracil (5-FU) versus equidose 5-FU in advanced colorectal cancer. Phase III study of GISCAD. Ann Oncol 2:673–679

34. Glimelius B (1989) For the Nordic Gastrointestinal Tumor Adjuvant Therapy Group. Superiority of sequential methotrexate, fluorouracil and leucovorin to fluorouracil alone in advanced symptomatic colorectal carcinoma: a randomized trial. J Clin Oncol 7:1437–1446

35. Herrmann R, Knuth A, Kleeberg U et al. (1986) Randomized trial of sequential methotrexate and 5-fluorouracil (5-FU) vs 5-FU alone in metastatic colorectal carcinoma. Proc Am Soc Clin Oncol 5:91 (abstr 355)

36. Miachiavelli M, Leone BA, Romerto A et al. (1990) Advanced colorectal carcinoma: a prospective randomized trial of sequential methotrexate (MTX)-5-fluorouracil (5-FU) vs 5FU alone. Proc Am Soc Clin Oncol 9:102 (abstr 394)

37. Blijham GH, Selleslag J, Sahmout T et al. (1993) The modulation of high-dose 5-Fluorouracil (HD-FU) with low-dose methotrexate (LD-MTX) in metastatic colorectal cancer: a phase III study of the EORTC GI Cancer Cooperative Group. Proc ASCO

38. Buyse M (1992) For the Advanced Colorectal Cancer Meta-Analysis Project. Modulation of fluorouracil by leucovorin in patients with advanced colorectal cancer: evidence in terms of response rate. J Clin Oncol 10:896–903

39. Lokich JJ, Ahlgren JD, Gullo JJ et al. (1989) A prospective randomized comparison of continuous infusion fluorouracil with a conventional bolus schedule in metastatic colorectal carcinoma: a mid-Atlantic oncology program study. J Clin Oncol 7:425–432

40. Buyse M, Zeleniuch-Jacquotte A, Chalmers TC (1988) Adjuvant therapy of colorectal cancer. J Am Med Assoc 259:3571–3578

41. Moertel CG, Fleming TR, Macdonald JS et al. (1990) Levamisole and fluorouracil for surgical adjuvant therapy of colon carcinoma. N Engl J Med 322:352–358

42. Krook JE, Moertel CG, Gunderson LL et al. (1991) Effective surgical adjuvant therapy for high-risk rectal carcinoma. N Engl J Med 324:709–715
43. Weaver D, Lindblad AS (1990) Radiation therapy and 5-fluorouracil (5-FU) with or without MeCCNU for the treatment of patients with surgically adjuvant adenocarcinoma of the rectum. Proc ASCO 9:106 (abstr 409)
44. Kemeny NE (1992) Is hepatic infusion of chemotherapy effective treatment for liver metastases? Yes! In: DeVita V, Hellman S, Rosenberg SA (eds) Important Advances in Oncology. Lippincott, Philadelphia, pp 207–227
45. O'Connell MJ (1992) Is hepatic infusion of chemotherapy effective treatment for liver metastases? No! In: DeVita V, Hellman S, Rosenberg SA (eds) Important Advances in Oncology. Lippincott, Philadelphia, pp 228–234
46. O'Connell MJ (1990) Is portal-vein fluorouracil hepatic infusion effective colon cancer surgical adjuvant therapy? J Cli Oncol 8:1454–1456

Analkarzinom

G. H. Blijham

I. Epidemiologie [1–3]

Häufigkeit: 2 % aller Dickdarmkarzinome.
Inzidenz: ungefähr 1/100 000/Jahr.
Ätiologie: erhöhtes Risiko für männliche Homosexuelle, in Verbindung mit chronischen Irritationen des Analkanals (Hämorrhoiden, Fissuren, Fisteln) und für Patienten mit Condylomata accuminata.

II. Pathologie und Stadieneinteilung [3–10]

Das Analkarzinom kann im Plattenepithel distal des Analrandes (auch „Analrand"-Karzinom genannt) entstehen oder im Platten- und Zylinderepithel, das den Analkanal distal bzw. proximal der Linea dentata auskleidet. Die meisten Tumoren sind daher Plattenepithelkarzinome (ca. 65 %) oder Übergangsepithel- (kloakogene) Karzinome (ca. 25 %). Weitere Histologien beinhalten Adenokarzinome, kleinzellige Karzinome, Basalzellkarzinome und Melanome. Die letzteren zeigen eine schlechte Prognose mit einer 5-Jahres-Überlebensrate von ungefähr 10 %.
Das Staging ist entsprechend der Stadieneinteilung nach Dukes vorgenommen worden und hängt, abgesehen von der Lymphknotenbeteiligung, vom Grad der Invasion ab. Kürzlich ist eine klinische AJCC/UICC-Klassifikation eingeführt worden, die die Größe des Primärtumors und das Ausmaß der Lymphknotenbeteiligung in Betracht zieht.

T1 Tumordurchmesser < 2 cm
T2 Tumordurchmesser 2–5 cm
T3 Tumordurchmesser > 5 cm
T4 jede Größe, Infiltration in benachbarte Organe

N Analkanal
N1 perirektale Lymphknotenmetastasen
N2 unilaterale inguinale Lymphknotenmetastasen oder an der A. iliaca interna
N3 bilaterale oder perirektale plus inguinale Lymphknotenmetastasen
N Analrand
N1 ipsilaterale inguinale Lymphknotenmetastasen

M1 Fernmetastasen

Stadieneinteilung

Stadium I   T1 N0 M0
Stadium II   T2–3 N0 M0

Analkanal
Stadium IIIA T4 N0 M0
Stadium IIIB T4 N1 M0
              jedes T N2–3 M0

Analrand
Stadium III   T4 N0 M0
              jedes T N1 M0
Stadium IV   jedes T jedes N M1

Die Prognose hängt von der Größe des Primärtumors und der Lymphknotenbeteiligung ab, die in der Stadieneinteilung zusammen betrachtet werden. Die Art der Histologie (Platten- versus Übergangsepithel) und die Lokalisation (Analkanal oder Analrand) haben keinen größeren Einfluß auf die Prognose, wobei Analrandtumoren eine bessere Prognose haben sollen. Die 5-Jahres-Überlebensrate liegt bei 80 % für kleinere Tumoren (T1–T2), die den Sphinkter nicht infiltrieren, und bei weniger als 50 % für T3- und T4-Tumoren und Patienten mit Lymphknotenbeteiligung. Therapieversagen und Tod werden meistens durch lokoregionale Rezidive verursacht; weniger als 5 % der Patienten entwickeln Metastasen in Leber oder Lunge.

III. Diagnostik

Die Grundpfeiler der Diagnose sind die lokale und digitale anorektale Untersuchung sowie die Proktoskopie. Die Diagnostik wird im allgemeinen wegen der schwierigen differentialdiagnostischen Abgrenzung von (begleitenden) gutartigen Analerkrankungen verzögert.
Eine chirurgische Biopsie ist immer erforderlich. Wenn die Leistenlymphknoten vergrößert sind, sollte eine Zytologie und, falls negativ, eine chirurgische Biopsie entnommen werden.

IV. Behandlungsstrategie

1 Chirurgische Therapiemaßnahmen

1.1 Analrandkarzinome [1, 11]

Diese sollten lokal exzidiert werden. Lymphknoten sind selten befallen (ungefähr 10 %) und die Prognose ist sehr gut (> 80 %). Bei Patienten mit großen oder inoperablen Tumoren und positiven Lymphknoten kommt eine aggressivere Therapie in Frage; diese besteht vorzugsweise aus einer externen Bestrahlung mit oder ohne gleichzeitige Chemotherapie (siehe unten).

1.2 Karzinome des Analkanals [1, 10, 12]

Die lokale Exzision sollte nur für kleine Tumoren (T1) in Betracht kommen, die nicht in tieferen Gewebsschichten fixiert sind und keine Lymphknotenbeteiligung aufweisen. In diesen Fällen kann die Heilungsrate bei über 75 % liegen. In allen anderen Fällen ist die Lokalrezidive hoch und eine aggressivere Therapie nötig. Die abdominoperineale Resektion wird viele dieser Patienten heilen (ungefähr 60 % 5-Jahres-Überlebensrate), jedoch geht sie mit erheblicher Morbidität und einem permanenten Colostoma einher. Die abdominoperineale Resektion bleibt heute meistens denjenigen Patienten vorbehalten, bei denen die initiale konservative Therapie fehlschlägt.

1.3 Inguinale Lymphadenektomie [13]

Sie bleibt Patienten mit inguinalem Rezidiv vorbehalten.

2 Strahlentherapie [1, 14, 15]

Die externe Hochdosisbestrahlung (60–70 Gy) ermöglicht eine lokale Kontrolle und ein 5-Jahresüberleben in 50 %–90 % der Fälle. Sie ist besonders bei kleineren Tumoren erfolgreich. Komplikationen, die chirurgisch behandelt werden müssen, treten in 5 %–15 % auf, weshalb ein kombiniertes Vorgehen bevorzugt wird (s. unten).

3 Chemotherapie [1, 16, 17]

Mit der Kombination von 5-FU und Mitomycin C zeigen 50 % der Patienten ein objektives Tumoransprechen. 5-FU wird als Dauerinfusion über vier Tage in einer Dosierung von 1000 mg/m^2 gegeben, Mitomycin C als Bolus von 10–15 mg/m^2 an Tag 1 oder 2. Die Ergebnisse anderer Zytostatika sind anekdotisch; Cisplatin mag wirksam sein.

4 Kombiniertes Therapieverfahren [1, 18–20]

Die Kombination von inzisioneller Biopsie, Chemotherapie mit 5-FU plus Mitomycin und externer Bestrahlung von Primärtumor, Becken- und Leistenlymphknoten ist die bevorzugte Behandlung in den meisten Fällen des Analkanalkarzinoms. Die Chemotherapie kann wahlweise gleichzeitig mit oder vor der Bestrahlung stattfinden. Die Strahlendosis beträgt 30–50 Gy. Mindestens 75 % der Patienten zeigen ein komplettes Ansprechen; bei vielen von ihnen (80 %) ist bei Rebiopsie kein Tumor nachweisbar und sie sind geheilt.

V. *Literatur*

1. Shank B, Cohen AM, Kelsen D (1989) Cancer of the anal region. In: DeVita V, Hellman, Practice of Oncology, 3 ed. Lippincott, Philadelphia, pp 965–978
2. Peters RK, Mack TM (1983) Patterns of anal carcinoma by gender and marital status in Los Angeles Country. Br J Cancer 48:629–636
3. Daling JR, Weiss NS, Wislop G et al. (1987) Sexual practices, sexually transmitted diseases and the incidence of anal cancer. N Eng J Med 317:973–977
4. Dougherty B, Evans H (1985) Carcinoma of the anal canal: a study of 79 cases. Am J Clin Pathol 83:159–164
5. Wanebo HJ, Woodruff JM, Farr GH et a. (1981) Anorectal melanoma. Cancer 47:1891–1900
6. Hermanek P, Sobin LH (eds) (1987) TNM classification of malignant tumours. Springer, New York, pp 50–52
7. Papillon J, Montcarbon JF (1987) Epidermoid carcinoma of the anal canal: a series of 275 cases. Dis Colon Rectum 30:324–333
8. Salmon RJ, Zafrani B, Habib A et al. (1986) Prognosis of cloacogenic and squamous cancer of the anal canal. Dis Colon Rectum 29:336–430
9. Goldmann S, Auer G, Erhardt K et al. (1987) Prognostic significance of clinical stage, histologic grade and nulear DNA content in sqamous cell carcinoma of the anus. Dis Colon Rectum 30:444–448
10. Boman BM, Moertel CG, O'Connell MJ et al. (1984) Carcinoma of the anal canal: a clinical and pathologic study of 188 cases. Cancer 54:114–125
11. Greenall MJ, Quan SHQ, Stearns MW et al. (1985) Epidermoid cancer of the anal margin. Am J Surg 149:95–101
12. Al-Juif AS, Turnbull RB, Fazio VW (1979) Local treatment of sqamous cell carcinoma of the anus. Surg Gynecol Obstet 148:576–578
13. Greenall M, Magill G, Quan S et al. (1986) Recurrent epidermoid cancer of the anus. Cancer 57:1437–1441
14. Salmon RJ, Fenton J, Asselain B et al. (1984) Treatment of epidermoid anal canal cancer. Am J Surg 147:43–48
15. Eschwege F, Lasser P, Chavy A et al. (1985) Sqamous cell carcinoma of the anal canal: treatment by external beam irradiation. Radiother Oncol 3:145–150
16. Salem P, Habboubi N, Naanasissie E et al. (1985) Effectiveness of cisplatin in the treatment of anal sqamous cell carcinoma. Cancer Treat Rep 69:891–893
17. Wilkin N, Petrelli N, Herrerra L et al. (1985) Phase II study of combination of bleomycin, vincristine and high-dose methotrexate (BOM) with leucovorin rescue in advanced sqamous cell carcinoma of the anal canal. Cancer Chemother Pharmacol 15:300–302
18. Nigro ND (1987) Multidisciplinary management of cancer of the anus. World J Surg 11:446–451
19. John MJ, Flam M, Lovalvo L et al. (1987) Feasibility of non-surgical definitive management of the anal canal carcinoma. Int J Radiat Oncol Biol Phys 13:299–303
20. Ajlouni M, Mahrt D, Milad MP (1984) Review of recent experience in the treatment of carcinoma of the anal canal. Am J Clin Oncol 7:687–691

Pankreaskarzinom

J. Wils

I. Epidemiologie [1]

Häufigkeit: Fünfhäufigste Ursache aller Krebstodesfälle, 5%–8% aller malignen Tumoren.
Inzidenz: 5–10/100000 pro Jahr; Männer/Frauen 1,7:1.
Lokalisation: Kopf 70%, Korpus 20%, Schwanz 10%.
Ätiologie: unbekannt.

II. Pathologie und Stadieneinteilung [1, 2]

In 80% duktale Adenokarzinome.

TN-Klassifikation (UICC) (gekürzte Fassung)

T1   Tumor auf das Pankreas beschränkt T1a $\leq$ 2 cm; T1b > 2 cm
T2   Tumorausdehnung auf Duodenum, Gallengang, peripankreatisches Gewebe
T3   Tumorinfiltration von Magen, Milz oder Dickdarm oder Fixation der Gallenblase.

N0   Keine Lymphknoten befallen
N1   Befall regionärer Lymphknoten

Die pT und pN Kategorie entspricht der T und N Kategorie.

III. Diagnostik

Diagnosestellung mittels Ultraschall- oder CT-gesteuerter Feinnadelbiopsie, ggf. ERCP, selektive Angiographie. Tumormarker Ca 19-9 in ca. 80% erhöht.

IV. Prognose

Die mediane Überlebenszeit liegt unter 6 Monaten, das Einjahresüberleben unter 10%. Nur 10% aller Patienten sind resektabel und weniger als 10% dieser Patienten überleben 5 Jahre. In einem großen chirurgischen Patientenkollektiv wird über eine 5-Jahres-Überlebensrate von 4% bei resezierten Patienten berichtet. Die 5-Jahres-Überlebensrate für alle Patienten betrug 0,4% [3].

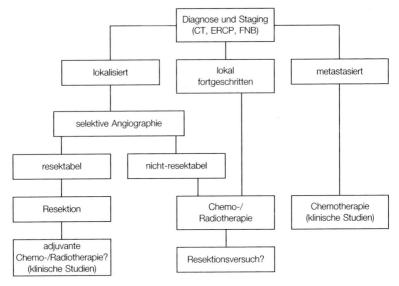

Abb. 1. Behandlungsstrategie bei Pankreaskarzinom.
FNB = Feinnadelbiopsie
ERCP = endoskopische retrograde Cholangiopankreatikographie

V. *Behandlungsstrategie* (Abb. 1)

1 Chirurgische Therapiemaßnahmen

Die chirurgische Therapie besteht in der (Duodeno-) Pankreatektomie oder der begrenzten (ausgedehnten oder totalen) Pankreasresektion.
Dieses Vorgehen ist nur unter kurativen Aspekten gerechtfertigt. Die Mortalitätsrate für diese chirurgischen Eingriffe liegt bei ca. 16 % [1, 3].
Eine palliative biliodigestive Anastomose mit Gastroenterostomie sollte bei Patienten mit obstruktivem Ikterus angestrebt werden.

2 Chemoradiotherapie (Tabelle 1 und 2)

Die besten palliativen Resultate für das lokal fortgeschrittene Pankreaskarzinom wurden für die kombinierte Chemoradiotherapie beschrieben [4–14]. In einigen Fällen wurde eine sekundäre Resektabilität erreicht [13, 14].
In einer prospektiven Studie mit 43 potentiell kurativ operierten Patienten wurde ein Vorteil zugunsten einer adjuvanten Bestrahlung (40 Gy) in Kombination mit 5-FU gegenüber einer nicht nachbehandelten Kontrollgruppe beobachtet [15].

Tabelle 1. Pankreaskarzinom – Behandlungsergebnisse der Chemo-/Radiotherapie bei lokal fortgeschrittener Erkrankung.

Referenz	Therapie	Anzahl Patienten	Remissionsrate [%]	Mediane Überlebenszeit
Moertel et al. 1981 [4]	40 Gy + **5-FU**[a] vs 60 Gy vs 60 Gy + **5-FU**	83 25 86	na na na	36 Wo 23 Wo 49 Wo
Whittington et al. 1984 [5]	**RT + CT + J125** Implantate	20	na	11 Mo
GITSG 1985 [6]	60 Gy + **5-FU** vs 40 Gy + **ADM** 15 → 10 mg/m^2 wöchentlich	143 (alle Patienten)	na na	38 Wo 32 Wo
Klaassen et al. 1985 [7]	40 Gy + **5-FU** vs **5-FU** 600 mg/m^2 wöchentlich	47 44	na na	8 Mo 8 Mo
Cohen et al. 1985 [8]	Hoch-Energie Neutronen	77	na	6 Mo
GITSG 1988 [9]	54 Gy + **5-FU** → **SMF** vs **SMF**	22 21	na na	42 Wo 32 Wo (p < 0,02)
Wagner et al. 1989 [10]	**FAP** → 40 Gy + **5-FU**	19	40	14 Mo
Seydel et al. 1990 [11]	54 Gy, hyperfraktioniert, + **5-FU** → **SMF**	18	na	35 Wo
Kamthan et al. 1992 [12]	40–54 Gy, Split-Kurs + **5-FU** (110 hi) + **SPT + DDP**	35	43	12 Mo
Wagener et al. 1992 [13]	**EPI-ADM + DDP** → 40 Gy, Split-Kurs, + **5-FU**	38	38	11 Mo
Komaki et al. 1992 [14]	2,34 + 2,34 Gy **(PHI)**[b] + **5-FU,** 110 Stunden Dauerinf. Tag 1 + 30 → **5-FU**	79	na	8,4 Mo

[a] 5-FU mit 500 mg/m^2 Tag 1–3 zur Radiotherapie; jeweils mit dem Beginn der Bestrahlung (falls nicht anders angegeben)
[b] prophylaktische Leberbestrahlung

Tabelle 2. Pankreaskarzinom – Behandlungsergebnisse der adjuvanten Chemo-/Radiotherapie

Referenz	Therapie	Anzahl Patienten	Mediane Überlebenszeit (Monate)
Kaiser, Ellenberg 1985 [15]	40 Gy + **5-FU**[a] vs Kontrolle	43 (alle Pat.)	20 11
GITSG 1987 [44]	40 Gy + **5-FU**	20	18

[a] Gleiche Dosierung wie in Tabelle 1 angegeben.

3 Chemotherapie

3.1 Monochemotherapie (Tabelle 3)

Für 5-FU, Mitomycin und Streptozotocin wurde eine Aktivität zwischen 27%–36% berichtet [16, 17]. Die Aktivität von 5-FU ist ohne Definition einheitlicher Ansprechkriterien in den zwischen 1960–1971 durchgeführten Studien wahrscheinlich überbewertet.

Die Angaben über die Aktivität von Ifosfamid [18–22] und Epirubicin [23–26] sind widersprüchlich und liegen für beide Substanzen zwischen 0%–20%.

Cisplatin wurde bisher nur in einer Studie der EORTC GI Group mit einer Remissionsrate von 21% geprüft [27]. Für alle anderen getesteten Substanzen liegen die Aktivitäten deutlich unter 20%. Dazu gehören u.a. Doxorubicin, Idarubicin, Melphalan, Methotrexat, Nitrosoharnstoffe, Actinomycin, Vindesin und Ibroplatin [28].

3.2 Kombinationschemotherapie (Tabelle 3)

Die für die Polychemotherapie in Phase II Studien berichteten hohen Remissionsraten [28] konnten in randomisierten Studien nicht bestätigt werden [29–35]. Die Remissionen waren vorwiegend partieller Art und von kurzer Dauer, die mediane Überlebenszeit der Patienten lag unter 6 Monaten. Neue therapeutische Ansätze sind die Dauerinfusion von 5-FU oder die 5-FU Modulation [36–43]. Eine Kombinationstherapie kann außerhalb von Studien nicht für die klinische Anwendung empfohlen werden.

3.3 Andere Behandlungsmodalitäten

Die hormonelle Behandlung (Tamoxifen, Cyproteron-Acetat, LH-RH Analoga) des Pankreaskarzinoms erwies sich als ineffektiv. Die Anwendung von Zytokinen und monoklonalen Antikörpern, ggf. in Kombination mit Zytostatika, ist noch in der experimentellen Phase.

Tabelle 3. Pankreaskarzinom – Behandlungsergebnisse mit Mono- und Polychemotherapie[a]

Referenz	Therapie	n = eval. Pat.	Therapie-ergebnisse in % (Anzahl Patienten)			Mediane Überlebens-zeit (Monate), alle Patienten
			CR	PR	**CR+PR**	
Carter et al. 1975 [16]	**MIM** **SPT**	n = 44[b] n = 22[b]		(12) (6)	**27** **36**	na na
Smith et al. 1979 [17]	**5-FU**	n = 212[b]		(60)	**28**	na
Loehrer et al. 1985 [18]	**IFO** 1,75–2 mg/m² Tag 1–5, q 3 Wo	n = 27		(6)	**22**	6
Bernard et al. 1986 [19]	**IFO** 1,25 g/m² Tag 1–5	n = 29		(1)	**3**	4
Ajani et al. 1988 [20]	**IFO** 2 g/m² Tag 1–5, q 3 Wo	n = 30	3 (1)	3 (1)	**6**	3
GITSG 1989 [21]	**IFO** 1,75–2 g/m² Tag 1–5, q 3 Wo	n = 30		(3)	**10**	2,5
Wils et al. [22]	**IFO** 1,6 g/m², 24 h DI Tag 1–5; q 4 Wo	n = 21			**0**	4
Wils et al. 1985 [23]	**EPI-ADM** 90–120 mg/m² Tag 1 q 3 Wo	n = 40	5 (2)	15 (6)	**20**	5
Hochster et al. 1985 [24]	**EPI-ADM** 75–90 mg/m² Tag 1, q 3 Wo	n = 16		(3)	**19**	2
GITSG 1987 [25]	**EPI-ADM** 60–75 mg/m² Tag 1, q 3 Wo	n = 34		(2)	**6**	2,5
Loven et al. 1989 [26]	**EPI-ADM** 110–150 mg/m² Zeitintervall na	n = 20			**0**	na

Tabelle 3. (Fortsetzung)

Referenz	Therapie	n = eval. Pat.	Therapie-ergebnisse in % (Anzahl Patienten)			Mediane Überlebens-zeit (Monate), alle Patienten
			CR	PR	**CR+PR**	
Wils et al. 1992 [27]	**DDP** 100 mg/m² Tag 1, q 4 Wo	n = 33	6 (2)	15 (5)	**21**	4
Fray et al. 1981 [29]ᶜ	**5-FU + MeCCNU** Keine Therapie	n = 152 (alle Pat.)			**na**	3 4
Bukowski et al. 1983 [30]ᶜ	**SMF** **MF**	n = 56 n = 60	5 (3) (0)	29 (16) 8 (5)	**34** **8**	± 4 (alle Pat.) n.s.
Cullinan et al. 1985 [31]ᶜ	**FAM** **FA** **5-FU**	n = 50 n = 44 n = 50		(1/13) (3/10) (3/10)	**8** **30** **30**	± 5 (alle Pat.) n.s.
Oster et al. 1986 [32]ᶜ	**FAM** **SMF**	n = 90 n = 94		(9/63) (3/66)	**14** **4**	± 4–6 (alle Pat.) n.s.
GITSG 1986 [33]ᶜ	**FAM** **SMF** **SMF II**	n = 30 n = 44 n = 48		(4/29) (4/26) (4/27)	**14** **14** **15**	3–4,5 (alle Pat.) n.s.
Hudis et al. 1990 [34]ᶜ	**SMF** **CAC**	n = 30 n = 27		(3) (2)	**10** **7**	5,3 3,5
Cullinan et al. 1990 [35]ᶜ	5 Zytostatika **FAP** **5-FU**	n = 184 (alle Pat.)		(3/14) (2/13) (1/14)	**21** **15** **7**	3,5–4,5 n.s.
Hansen et al. 1987 [36]	**5-FU**, DI, 300 mg/m²/Tag	n = 16		(3)	**19**	na
Vaughn et al. 1989 [37]	**5-FU,** DI + **ME-CCNU** + **MIM**	n = 22		(6)	**27**	na
DeCaprio et al. 1989 [38]	**5-FU + CF** 600 mg/m², 500 mg/m² q wöchentlich	n = 27		(2)	**8**	7,8
Schilder et al. 1990 [39]	**PALA** 250 mg/m² + **5-FU** 2,6 g/m², 24 h DI q wöchentlich	n = 16	6 (1)	12 (2)	**19**	4

Tabelle 3. (Fortsetzung)

Referenz	Therapie	n = eval. Pat.	Therapie-ergebnisse in % (Anzahl Patienten)			Mediane Überlebens-zeit (Monate),alle Patienten
			CR	PR	**CR+PR**	
Basile et al. 1991 [40]	**5-FU** 1 g/m^2 120 h DI **+ DDP** 100 mg/m^2 Tag 2	n = 31	3 (1)	23 (7)	**26**	7
Crown et al. 191 [41]	**5-FU + CF** 500 mg/m^2, DI, Tag 1–6, 370 mg/m^2, Tag 7–12, q 4 Wo	n = 22			**0**	2,5
Rothmann et al. 1991 [42]	**5-FU** 300mg/m^2/Tag DI **+ DDP** 20 mg/m^2, q wöchentlich	n = 55	4 (2)	37 (7)	**16**	5,8
Tian et al. 1992 [43]	**PALA** 250 mg/m^2 **+ CF** 500 mg/m^2, **+ 5-FU** 2,6 g/m^2, 24 h DI, q wöchentlich	n = 19	10 (2)	37 (7)	**47**	7,6+

[a] In Studien, in denen keine Dosierung angegeben wurde, wurden „Standard"-Dosierungen aus ähnlichen Studien mit vergleichbarer Dosisintensität verwendet.
Die Rate kompletter Remissionen ist in nahezu allen Studien < 5 %.
[b] Gesammelte Serien; Dosisbereich für 5-FU meistens mit einer Aufsättigungsdosis von 15 mg/kg/d × 5.
MIM verschiedene Dosierungen; *SPT* 1–2 g/m^2 wöchentlich.
[c] Randomisierte Studien; na = nicht angegeben.
Abkürzungen:
CT Chemotherapie, *RT* Radiotherapie, *n.s.* nicht signifikant, *DI* Dauerinfusion
FAM 5-FU, ADM, MIM; *SMF* SPT, MIM, 5-FU;
FAP 5-FU, ADM, DDP; *CAC* DDP, ARA-C, Coffein.

VI. Literatur

1. Brennan MF, Kinsella T, Friedman M (1989) Cancer of the Pancreas. In: DeVita V, Hellman S, Rosenberg SA (eds) Cancer. Principles and Practice of Oncology. Lippincott Company, Philadelphia, 800–834
2. UICC (1990) TNM Atlas. Illustrated Guide to the TNM/pTNM Classification of Malignant Tumours. Spiessl B et al (eds). Springer, Berlin Heidelberg New York, 126–133
3. Gudjonsson B (1987) Cancer of the Pancreas. 50 Years of Surgery. Cancer 60:2284–2303
4. Moertel CG, Frytak S, Hahn RG et al. (1981) Therapy of locally unresectable pancreatic carcinoma: A randomised comparison of high dose (6000 rads) radiation alone, moderate

dose radiation (4000 rads + 5 fluorouracil) and high dose radiation + 5 fluorouracil. Cancer 48:1705–1716

5. Schein PS, Smith FP, Dritschillo A et al. (1983) Phase I–II trial of combined modality FAM (5-fluorouracil, Adriamycin and mitomycin-C) plus split course radiation (FAM-RT-FAM) for locally edvanced gastric (LAG) and pancreatic (LAP) cancer: A Mid-Atlantic Oncology Program study. Proc Am Soc Clin Oncol 2:216 (abstr)

6. Whittington R, Solin L, Mohiuddin M et al. (1984) Multimodality therapy of localized unresectable pancreatic adenocarcinoma. Cancer 54:1991–1998

7. The Gastrointestinal Tumor Study Group (1985) Radiation therapy combined with adriamycin or 5-fluorouracil for the treatment of locally unresectable pancreatic carcinoma. Cancer 56:2563–2568

8. Klaassen DJ, MacIntyre JM, Catton GE et al. (1985) Treatment of locally unresectable cancer of the stomach and pancreas: a randomized comparison of 5-fluorouracil alone with radiation plus concurrent and maintenance 5-fluorouracil. – An Eastern Cooperative Oncology Group Study. J Clin Oncol 3:373–378

9. Cohen L, Woodruff KH, Hendrickson FR et al. (1985) Response of pancreatic cancer to local irradiation with highenergy neutrons. Cancer 56:1235–1241

10. Gastrointestinal Tumor Study Group (1988) Treatment of locally unresectable carcinoma of the pancreas: comparison of combined-modality therapy (chemotherapy plus radiation) to chemotherapy alone. J Natl Cancer Inst 80:751–755

11. Wagener DJT, van Hoessel QCGM, Yap SH, Hoogenraad WJ et al. (1989) Phase II trial of 5-fluorouracil, adriamycin and cisplatin (FAP) followed by irradiation and 5-fluorouracil in locally advanced pancreatic cancer. Cancer Chemoth Pharmacol 25:131–134

12. Kamthan A, Morris JC, Chesser MR et al. (1992) Combined modality therapy for effective local control in stage II and III pancreatic carcinoma. Proc Am Soc Clin Oncol 11:160 (abstr)

13. Wagener D, Rougier P, Wils J et al. (1992) Combined chemoradiotherapy for locally advanced pancreatic cancer (LAPC). Proc Am Soc Clin Oncol 11:166 (abstr)

14. Komaki R, Wadler S, Peters MS et al. (1992) High-dose local irradiation plus prophylactic hepatic irradiation for inoperable adenocarcinoma of the pancreas. Cancer 69:2807–2812

15. Kaiser MH, Ellenberg SS (1985) Pancreatic Cancer. Adjuvant combined radiation and chemotherapy following curative resection. Arch Surg 120:899–903

16. Carter SK, Comis RL (1975) Adenocarcinoma of the pancreas: Current therapeutic approaches, prognostic variables, and criteria of response. In: Cancer Therapy Prognostic Factors and Criteria of Response. Staquet MJ (eds). Raven Press, New York, 237–253

17. Smith FP, Schein PS (1979) Chemotherapy of pancreatic cancer. Semin Oncol 6:368–377

18. Loehrer PJ, Williams SD, Einhorn LH et al. (1985) Ifosfamide: An active drug in the treatment of adenocarcinoma of the pancreas. J Clin Oncol 3:367–372

19. Bernard S, Noble S, Wilkosky T et al. (1986) A phase II study of ifosfamide (IFOS) plus n-acetyl cysteine (NAC) in metastatic measurable pancreatic adenocarcinoma (PC). Proc. Am Soc. Clin Oncol 5:84 (abstr)

20. Ajani JA, Abbruzzese JL, Goudeau P et al. (1988) Ifosfamide and mesna: marginally active in patients with advanced carcinoma of the pancreas. J Clin Oncol 6:1703–1707

21. The Gastrointestinal Tumor Study Group (1989) Ifosfamide is an inactive substance in the treatment of pancreatic carcinoma. Cancer 64:2010–2013

22. Wils J, Kok T, Wagener DJT et al. (1993) Phase II trial with ifosfamide in pancreatic cancer. Eur J Cancer 29 A:290

23. Wils J, Bleiberg H, Blijham G et al. (1985) Phase II study of epirubicin in advanced adenocarcinoma of the pancreas. Eur J Cancer Clin Oncol 21:191–194

24. Hochster H, Green MD, Speyer JL et al. (1986) Activity of epirubicin in pancreatic carcinoma. Cancer Treat Rep 70:299–300

25. Gastrointestinal Tumor Study Group (1987) Phase II trials of single agents Baker's antifol, diaziquone, and epirubicin in advanced pancreatic cancer. Cancer Treat Rep 71:865–867

26. Loven D, Figer A, Vigler N et al. (1989) Epirubicin in the treatment of advanced carcinoma of the pancreas. Proc Am Soc Clin Oncol 8:113 (abstr)

27. Wils J, Kok T, Wagener DJT et al. (1993) Activity of cisplatin in adenocarcinoma of the pancreas. Eur J Cancer 29A:203–204

28. Wils JA (1991) Chemotherapy in pancreatic cancer: a rational pursuit? Anti-Cancer Drugs 2:3–10

29. Frey C, Twomey P, Keahn R et al. (1981) Randomized study of 5-FU and CCNU in pancreatic cancer. Cancer 47:27–31

30. Bukowski RM, Balcerzak SP, O'Bryan RM et al. (1983) Randomized trial of 5-fluorouracil and mitomycin C with or without streptozotocin for advanced pancreatic cancer. Cancer 52:1577–1582

31. Cullinan SA, Moertel CG, Fleming TR et al (1985) A comparison of three chemotherapeutic regimens in the treatment of advanced pancreatic and gastric carcinoma. JAMA 253:2061–2067

32. Oster MW, Gray R, Panasci L, Perry MC et al. (1986) Chemotherapy for advanced pancreatic cancer: a comparison of 5-fluorouracil, adriamycin and mitomycin (FAM) with 5-fluorouracil, streptozotocin and mitomycin (FSM). Cancer 57:29–33

33. The Gastrointestinal Tumor Study Group (1986) Phase II studies of drug combinations in advanced pancreatic carcinoma: fluorouracil plus doxorubicin plus mitomycin c and two regimens of streptozotocin plus mitomycin c plus fluorouracil. J Clin Oncol 4:1794–1798

34. Hudis C, Kelsen D, Dougherty J et al. (1990) A randomized trial of streptozotocin (S), mitomycin (M), and 5-fluorouracil (F) (SMF) vs. cisplatin (P), ara-c (A) and coffeine (C) (CAC) in advanced pancreatic cancer (PC). Proc Am Soc Clin Oncol 9:107 (abstr)

35. Cullinan S, Moertel C, Wieand H et al. (1990) A phase III trial on the therapy of advanced pancreatic carcinoma. Evaluations of the Mallinson regimen and combined 5-fluorouracil, doxorubicin, and cisplatin. Cancer 65:2207–2212

36. Hansen R, Quebbeman E, Ritch P et al. (1988) Continuous 5-fluorouracil (5-FU) infusion in carcinoma of the pancreas: a phase II study. Am J Med Sci 295:91–93

37. Vaughn C, Chapman J, Chinn B et al. (1989) Activity of 5-fluorouracil, mitomycin C, and methyl CCNU in inoperable adenocarcinoma of the pancreas. Am J Clin Oncol 12:49–52

38. DeCaprio JA, Arbuck SG, Mayer RJ (1989) Phase II study of weekly 5-fluorouracil (5-FU) and folinic acid (FA) in previously untreated patients with unresectable, measurable pancreatic adenocarcinoma. Proc Am Soc Clin Oncol 5:100 (abstr)

39. Schilder RJ, Paul AR, Walczak J et al. (1990) Phase II trial of PALA/5-fluorouracil in pancreatic cancer. Proc Am Soc Clin Oncol 9:109 (abstr)

40. Basile M, Rougier P, Ducreux M et al. (1991) A phase II study of 5-FU continuous infusion (CI) and CDDP (P) in measurable advanced carcinoma of the pancreas (PC). Proc Am Soc Clin Oncol 10:149 (abstr)

41. Crown J, Casper ES, Botet J et al. (1991) Lack of efficacy of high-dose leucovorin and fluorouracil in patients with advanced pancreatic adenocarcinoma. J Clin Oncol 9:1682–1686

42. Rothman H, Cantrell JE, Lokich J et al. (1991) Continuous infusion 5-fluorouracil plus weekly cisplatin for pancreatic carcinoma. Cancer 68:264–268

43. Tian E, Ardalan B, Benedetto P et al. (1992) A phase II study of short term protracted infusion high dose 5-fluorouracil (5-FU) with leucovorin (LV) and low dose phosphonacetyl-l-aspartic acid (PALA) in pancreatic carcinoma. Proc Am Soc Clin Oncol 11:184 (abstr)

44. Gastrointestinal Tumor Study Group (1987) Further evidence of effective adjuvant combined radiation and chemotherapy following curative resection of pancreatic cancer. Cancer 59:2006–2010

Hepatozelluläres Karzinom

J. Wils

I. Epidemiologie [1]

Häufigkeit:	2 % aller malignen Tumoren in der westlichen Welt, aber häufigstes Malignom in Teilen von Afrika und Asien.
Inzidenz:	westliche Welt: ca. 2/100 000/Jahr; Männer/Frauen 5 : 1.
Ätiologie:	chronische Hepatitis B (HBV), Alkoholismus, chronische Gallengangsobstruktionen.

II. Pathologie und Stadieneinteilung [1, 2]

90 % der primären Leberkarzinome sind hepatozelluläre Karzinome (einschließlich der fibrolamellären Variante), 7 % sind Cholangiokarzinome. In 40 %–80 % der Fälle liegt eine Leberzirrhose vor.

TN Klassifikation (UICC) (gekürzte Fassung)

	Solitärtumor		Multiple Tumoren in einem Leberlappen	
	≤ 2 cm	> 2 cm	≤ 2 cm	> 2 cm
	T1	T2	T2	T3
Mit vaskulärer Invasion	T2	T3	T3	T3
Multiple Tumoren in > 1 Leberlappen oder Invasion in einen Hauptast der Pfortader oder Lebervene		T4		

N 0 keine Lymphknoten involviert.
N 1 Befall regionärer Lymphknoten.

III. Diagnostik

Das Alpha-Foetoprotein (AFP) kann sowohl für diagnostische Zwecke als auch als Indikator für den Behandlungserfolg eingesetzt werden. Spiegel > 400 ng/ml deuten auf ein Leberzellkarzinom hin. Die Ultraschall und/oder CT-gesteuerte Feinnadelbiopsie ist die effektivste diagnostische Technik.

IV. Prognose

Mediane Überlebenszeit ca. 3–6 Monate, Langzeitüberleben selten, Einjahres-überlebensrate < 5%.

V. Behandlungsstrategie (Abb. 1)

1 Chirurgische Therapiemaßnahmen

Chirurgisches Vorgehen nur bei Patienten mit lokalisierter Erkrankung (T1–2 N0). Die präoperative Angiographie ist obligat. Eine Infiltration der Vena cava inferior oder der Pfortader unter Einbeziehung des kontralateralen Leberlappens schließt eine Resektion aus. Obwohl 25% der Tumoren potentiell resektabel sind, kann diese nur in 10% erfolgen. Die Leberzirrhose gilt als Kontraindikation für die Resektion. In den westlichen Ländern beträgt die 5-Jahres-Überlebenszeit nach einer Resektion ca. 30%.

2 Äthanolinjektionen

Für Patienten mit weniger als 4 Tumoren, die nicht größer als 3–5 cm sind, ist die perkutane Ultraschall-gesteuerte Äthanolinjektion (PEI) eine geeignete Alternative zur Operation [3–5]. Abhängig von der Tumorgröße können 5–10 ml reinen Äthanols 1–2 mal wöchentlich bis zur ausreichenden Tumorreduktion (Nekrose)

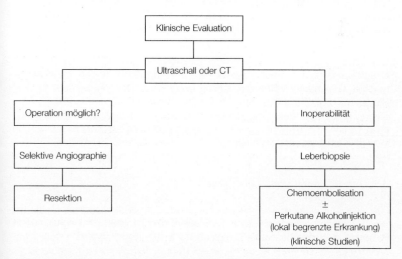

Abb. 1. Behandlungsstrategien bei hepatozellulärem Karzinom.

Tabelle 1. Hepatozelluläres Karzinom – Therapieergebnisse mit einer Monotherapie

Referenz	Therapie	Auswertbare Patienten n	Therapieergebnisse in % CR + PR	Medianes Überleben (Monate) alle Patienten
Olweny et al. 1980 [6]	**ADM**	74	30	na
Chlebowski et al. 1984 [7]	**ADM** 75 mg/m^2 q 3 Wo	52	12	4
Sciarrino et al. 1965 [8]	**ADM** 60 mg/m^2 q 3 Wo	109	< 1	4
Hochster et al. 1985 [10]	**EPI-ADM** 90 mg/m^2 q 3 Wo	18	17	3
Falkson et al. 1987 [11]	**MOX** 14 mg/m^2 q 3 Wo	34	0	< 3
Falkson et al. 1987 [11]	**DDP** 75 mg/m^2 q 3 Wo	35	6	< 3

injiziert werden. Zur Beurteilung der Behandlungsdauer sollten auch Angiographie, CT und Verhalten der Tumormarker herangezogen werden. In einer Studie mit 207 Patienten konnten für die Äthanolinjektion – abhängig vom Tumorstadium und dem Grad der Leberzirrhose – eine Verlängerung der medianen Überlebenszeit im Vergleich zu einer unbehandelten Kontrollgruppe und gleiche Überlebenszeiten wie nach Operation nachgewiesen werden [5].

3 Chemotherapie (vgl. Tabelle 1)

Für Doxorubicin wird eine Aktivität zwischen 0 %–30 % berichtet [6–8]. Die durchschnittliche Ansprechrate in 13 Studien, die seit 1986 mit insgesamt 644 Patienten durchgeführt wurden, liegt bei 19 % [9]. Die systemische oder intraarterielle Chemotherapie ist daher derzeit nicht außerhalb von Studien zu empfehlen.

Tabelle 2. Hepatozelluläres Karzinom – Ergebnisse der Chemoembolisation[a]

Referenz	Therapie	Auswertbare Patienten	Therapie-ergebnisse in %	Medianes Überleben (Monate)
		n	PR	alle Patienten
Ohnishi et al. 1987 [14]	**MIM** + Gelfoam + Äthylzellulose-Mikrosphären	59	59	na
Yamashita et al. 1987 [15]	**ADM** + Gelfoam	63	57	na
Sasaki et al. 1987 [16]	**DDP** + Ethiodol + Gelfoam	20	65	8
Venock et al. 1990 [17]	**MIM** + **DDP** + **ADM** + Gelfoam	50	24 (70 % Nekrose im CT)	7
Yamashita et al. 1991 [18]	**ADM, FUDR, DDP,** ± Gelfoam ± Lipiodol	275	21–67	3–> 24

[a] Siehe Referenzen für genaue Dosierung und Schema.

4 Chemoembolisation (vgl. Tabelle 2)

Es bestehen drei verschiedene Möglichkeiten der Chemoembolisation:
a) Simultane Injektion einer zytostatischen Lösung mit Mikrosphären
b) Injektion von Mikrosphären, die einen aktiven Wirkstoff enthalten
c) Injektion einer Emulsion aus Lipiodol und Zytostatikum, gefolgt von einer Okklusion mit vaso-okklusiven Materialien.

Von japanischen Arbeitsgruppen wird unter anderem über eine Kombination aus Chemoembolisation und anschließender perkutaner Äthanolinjektion berichtet [12]. Die Applikation von Lipiodol mit Doxorubicin gefolgt von einer Embolisierung mit Gelfoam soll unter pharmakokinetischen Aspekten die Ergebnisse verbessern [13]. Derzeit scheint die Embolisation mit Gelfoam in Kombination mit (oder sogar ohne?) Chemotherapeutika die wirksamste Behandlung des nicht operablen hepatozellulären Karzinoms zu sein.

5 Hormonelle Behandlung

Obwohl möglicherweise hormonelle Faktoren in der Ätiologie des hepatozellulären Karzinoms eine Rolle spielen, konnte bisher keine gesicherte Aktivität hormoneller Substanzen in der Therapie des hepatozellulären Karzinoms nachgewiesen werden. Eine randomisierte Studie mit 68 Patienten fand für die Verabreichung von Tamoxifen eine signifikante Zunahme der Überlebensrate gegenüber der Kontrollgruppe. Bei 53% der mit Tamoxifen behandelten Patienten fiel der Tumormarker ab [19]. Die vorläufigen Ergebnisse einer doppelblind randomisierten Studie mit 244 Patienten der EORTC Gastrointestinaltract Cooperative Group, in der eine antiandrogene Behandlung (Anandron und Zoladex oder Decapeptyl) versus Plazebo geprüft wurde, scheinen negativ zu sein.

6 Biologische und Immuntherapie

Interferone [20, 21] und radioaktiv markierte Antikörper, d. h. [131]I Antiferritin [22] werden derzeit geprüft.

VI. Literatur

1. Wanebo HJ et al. (1989) Cancer of the hepatobiliary system. In: DeVita V et al. (eds) Cancer. Principles and practice of Oncology. Lippincott Company, Philadelphia, 836–874
2. UICC (1990) TNM Atlas. Illustrated Guide to the TNM/pTNM, Classification of Malignant Tumours. Spiessl B et al. (eds). Springer, Berlin Heidelberg New York, 98–105
3. Livraghi T, Salmi A, Bolondo L et al. (1988) Small hepatocellular carcinoma: percutaneous alcohol injection-results in 23 patients. Radiology 168:313–317
4. Shiina S, Tagawa K, Unuma T et al. (1991) Percutaneous ethanol injection therapy for hepatocellular carcinoma. Cancer 68:1524–1530
5. Livragni T, Bolondi L, Lazzaroni S et al. (1992) Percutaneous ethanol injection in the treatment of hepatocellular carcinoma in cirrhosis. A study on 207 patients. Cancer 69:925–929
6. Olweny CL, Katongole-Mbidde E, Bahendeka S et al. (1980) Further experience in treating patients with hepatocellular carcinoma in Uganda. Cancer 46:2717–2722
7. Chlebowski R, Brzechwa-Adjunkiewicz A, Cowden A et al. (1984) Doxorubicin (75 mg/m²) for hepatocellular carcinoma: clinical and pharmacokinetic results. Cancer Treatm Rep:487–491
8. Sciarrino E, Simonetti R, LeMoli S et al. (1985) Adriamycin treatment for hepatocellular carcinom-experience with 109 patients. Cancer 56:2751–2755
9. Nervenstone SR, Ihde DC, Friedman MA (1988) Clinical trials in primary hepatocellular carcinoma: current status and future directions. Cancer Treatm Rev 15:1–31
10. Hochster HS, Green MD, Speyer S et al. (1985) 4'-Epidoxorubicin (epirubicin): activity in hepatocellular carcinoma. J Clin Oncol 3:1535–1540
11. Falkson G, Ryan LM, Johnson RA et al. (1987) Randomized phase II study of mitoxantrone and cis-platinum in patiehts with HCC. An ECOG study. Cancer 60:2141–2145
12. Tanaka K, Okazaki H, Nakamura S et al. (1991) Hepatocellular carcinoma: treatment with a combination therapy of transcatheter arterial embolisation and percutaneous ethanol injection. Radiology 179:713–717
13. Raoul JL, Heresbach D, Bretagne JF et al. (1992) Chemoembolization of hepatocellular carcinomas. A study of the biodistribution and pharmacokinetics of doxorubicin. Cancer 70:585–590

14. Ohnishi K, Sugita S, Nomura F et al. (1987) Arterial chemoembolisation with mitomycin C microcapsules followed by transcatheter hepatic artery embolisation for hepatocellular carcinoma. Am J Gastroent 82:876–879
15. Yamashita Y, Takahashi M, Fujimara N et al (1987) Clinical evaluation of hepatic artery embolisation: evaluation of various embolic materials. Rad Med 5:61–67
16. Sasaki Y, Imaoka S, Kasugai H et al. (1987) A new approach to chemoembolisation therapy for hepatoma using ethiodized oil, cisplatin and gelatine sponge. Cancer 60:1194–1203
17. Venook AP, Stagg RJ, Lewis BJ et al. (1990) Chemoembolisation for hepatocellular carcinoma. J Clin Oncol 8:1108–1114
18. Yamashita Y, Takahashi M, Koga Y et al. (1991) Prognostic factors in the treatment of hepatocellular carcinoma with transcatheter arterial embolisation and arterial infusion. Cancer 67:385–391
19. Farinati F, Salvagnini M, de Maria N et al. (1990) Unresectable hepatocellular carcinoma: a prospectice controlled trial with tamoxifen. J Hepatol 11:297–301
20. Lai C-L, Wu P-C, Lok AS-F et al. (1989) Recombinant alpha-2 interferon is superior to doxorubicin for inoperable hepatocellular carcinoma: a prospective randomised trial. Brit J Cancer 60:928–933
21. Gastrointestinal Tumor Study Group (1990) A prospective trial of recombinant human interferon alpha 2b in previously untreated patients with hepatocellular carcinoma. Cancer 66:135–139
22. Order SE, Stillwagon GB, Klein JL et al. (1985) Iodine 131 antiferritin, a new treatment modality in hepatoma: A Radiation Oncology Group study. J Clin Oncol 3:1573–1582

Gallenblasen-/Gallengangkarzinom

J. Wils

I. Epidemiologie [1, 2]

Häufigkeit:	0,5 % aller maligner Tumoren.
Inzidenz:	3–4/100 000/Jahr; Verhältnis Männer/Frauen 2 : 1.
Ätiologie:	Das Gallensteinleiden ist ein prädisponierender Faktor für Gallen-blasenkarzinome.

II. Pathologie und Stadieneinteilung

60–90 % sind Adenokarzinome, seltener sind undifferenzierte und Plattenepithel-Karzinome.

TN-Klassifikation (UICC) (gekürzte Fassung) [3]

Gallenblase:

T 1	Tumor infiltriert Mukosa oder Muskelschichten
T 2	Tumor infiltriert das perimuskuläre Bindegewebe, Serosa intakt, kein Befall der Leber
T 3	Tumorwachstum über die Serosa hinaus oder in ein angrenzendes Organ oder beides (Ausdehnung auf die Leber < 2 cm)
T 4	Ausdehnung > 2 cm in die Leber oder in 2 oder mehr angrenzende Organe
N 0	Es sind keine Lymphknoten befallen
N 1	Befall regionärer Lymphknoten

Gallengänge:

T 1	Tumor infiltriert Mukosa oder Muskelschichten
T 2	Tumor infiltriert perimuskuläres Bindegewebe
T 3	Tumor greift auf angrenzende Strukturen über
N 0	Es sind keine Lymphknoten befallen
N 1	Befall regionärer Lymphknoten.

Die pT- und pN-Kategorien entsprechen den T- und N-Kategorien.

III. Diagnostik

Die Diagnose des Gallenblasen-Karzinoms wird oftmals als Zufallsbefund während einer Laparotomie gestellt. Bei Patienten mit einem obstruktiven Ikterus sollten eine Computertomographie und ERCP durchgeführt werden. Der zytologische Nachweis kann mittels Ultraschall oder CT-gesteuerter Punktion geführt werden. Häufig ist eine sichere Diagnose nur über eine explorative Laparotomie zu stellen. Aber auch Biopsien, die bei diesem Eingriff entnommen werden, können falsch negativ sein.

IV. Prognose

In den meisten Fällen ist nur eine palliative Therapie möglich. Die mediane Überlebenszeit liegt unter 6 Monaten, ein Langzeitüberleben ist selten.

V. Behandlungsstrategie (Abb. 1)

1 Chirurgische Therapiemaßnahmen

1.1 Karzinome der Gallenblase

Die Cholezystektomie ist die Behandlung der Wahl. Eine kurative Resektion ist meist auf die Fälle begrenzt, bei denen die Diagnose zufällig histologisch gestellt wurde. Die Mehrzahl der Tumoren erweist sich während der Laparotomie als nicht kurativ resektabel. Hier ist das Ziel der Operation, Obstruktionen im Gastrointestinaltrakt oder Gallengangsystem zu beseitigen.

1.2 Karzinome der Gallengänge

Nur bei einer kleinen Minderheit der Tumoren – vorwiegend bei Tumoren der distalen Gallengänge – ist eine Resektion möglich. In allen anderen Fällen sind Bypass-Verfahren die Methode der Wahl.

2 Palliative Interventionsverfahren

Bei einer tumorbedingten distalen oder im mittleren Bereich gelegenenen Gallengangsobstruktion ist die Plazierung einer Endoprothese über eine ERCP die üblicherweise angewandte palliative Vorgehensweise. Alternativ kann die Anlage einer internen oder externen PTC-Drainage erfolgen.

3 Strahlentherapie

Eine perkutane Bestrahlung wird häufig als einzige Therapie oder postoperativ durchgeführt. Eindeutige Daten hinsichtlich ihres therapeutischen Stellenwerts

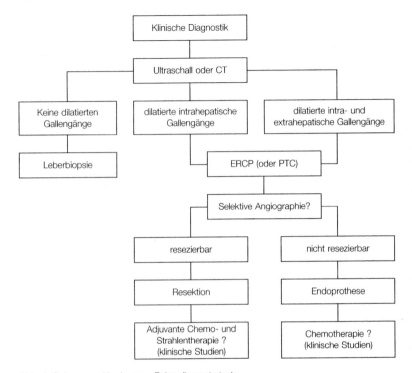

Abb. 1. Gallengangs-Karzinome – Behandlungsstrategie.
PTC = Perkutane Transhepatische Cholangiographie
ERCP = Endoskopische Retrograde Cholangio-Pankreaticographie

fehlen allerdings. Eine CT-geplante Bestrahlung mit einer Dosis von 40 Gy auf Areale mit mikroskopischem Tumorbefall kann unter Umständen sinnvoll sein [1]. Die intraluminale Strahlentherapie mit radioaktiven Implantaten, die in die Lumen der Gallengänge plaziert werden, ist in Erprobung [1].

4 Chemotherapie

Die systemische Chemotherapie hat keinen Stellenwert in der Behandlung der Gallengangskarzinome. Vereinzelt wurden Remissionen mit einer Monochemotherapie, z. B. mit Mitomycin C oder Kombinationschemotherapien wie FAM, erzielt [4]. Zum gegenwärtigen Zeitpunkt kann keine spezifische Empfehlung gegeben werden.

VI. Literatur

1. Meerwaldt JH (1990) Biliary Cancer. In: Dobelbower R (ed) Gastrointestinal Cancer. Radiation Therapy. Springer, Berlin Heidelberg New York Paris Tokyo Hong Kong, 149–165
2. Wanebo HJ et al. (1989) Cancer of the hepatobiliary system. In: DeVita V et al. (eds) Cancer. Principles and practice of Oncology. Lippincott Company, Philadelphia, 836–874
3. UICC (1990) TNM Atlas. Illustrated Guide to the TNM/pTNM Classification of Malignant Tumours. Spiessl B et al (eds). Springer, Berlin Heidelberg New York, 106–117
4. Abad A, Rosell R, Barnadas A et al. (1991) 5-Fluorouracil, ifosfamide und mitomycin (FIM) combination for pancreatic-biliary tumors. Ann Oncol 2:153

Basaliom

C. Garbe und *C. E. Orfanos*

I. Epidemiologie [1, 2]

Häufigkeit:	ca. 10 %–12 % aller malignen Tumoren in Deutschland, in sonnenreichen Regionen mit weißer Bevölkerung (Australien, Südstaaten der USA) bis zu 30 %–50 %.
Inzidenz:	ca. 80/100 000 pro Jahr bei Männern und ca. 50/100 000 bei Frauen in Deutschland, in Australien und den Südstaaten der USA > 300–500/100 000 pro Jahr.
Lokalisation:	zu ca. 80 % an Hals und Kopf, die übrigen vorwiegend am Körperstamm. Keine Schleimhautmanifestationen.
Ätiologie:	Induktion durch UV-Licht (vorwiegend durch UV-B, 290–320 nm, aber auch durch UV-A, 320–400 nm) insbesondere bei Personen mit geringer Hautpigmentierung. Auslösung durch Arsen. Zehnfach erhöhtes Risiko bei langfristiger Immunsuppression (Organtransplantierte). Auftreten im Rahmen assoziierter Syndrome; Xeroderma pigmentosum, Basalzell-Naevus-Syndrom (Goltz-Gorlin), Albinismus.

II. Pathologie und Stadieneinteilung [1–4]

Klinisch und histologisch werden verschiedene Basaliomformen unterschieden, für deren Behandlung die Zuordnung zu folgenden 3 Kategorien wesentlich ist:

- **Umschriebene Basaliome:** solides Basaliom, adenoides Basaliom, zystisches Basaliom, trichoepitheliomartiges Basaliom, fibroepitheliomartiges Basaliom, Basaliom mit talgdrüsenartiger Differenzierung, Basaliom mit ekkriner Schweißdrüsen-Differenzierung, Basaliom mit Amyloidablagerung, zylindroides Basaliom.
- **Diffus wachsende Basaliome:** sklerodermiformes Basaliom, keloidiformes Basaliom, Rumpfhaut-Basaliom, ekkrine- und apokrine Basaliome.
- **Destruierend wachsende Basaliome:** Ulcus rodens (ulzerierendes Basaliom), Ulcus terebrans (Destruktion verschiedener Gewebsanteile, z. B. Knorpel, Knochen etc.).

Dignität und Prognose: semimaligne; invasives Wachstum, aber in der Regel keine Metastasierung und keine Letalität. In den äußerst seltenen Fällen von Metastasierung [4] wird die Unterscheidung von regionärer und Fernmetastasierung angewendet.

III. Diagnostik

Umschriebene Basaliome: Exzisionsbiopsie; Inzisionsbiopsie (Stanze) bei Radiatio, Laser- oder Kryotherapie und lokaler zytostatischer Behandlung ausreichend.

Diffus wachsende Basaliome und destruierende Basaliome: Prätherapeutische Kontrolle der Ausdehnung durch multiple Biopsien oder mikroskopisch kontrollierte Exzision (MOHS' Chirurgie).

IV. Behandlungsstrategie (Tabelle 1)

1 Chirurgische Therapiemaßnahmen

1.1 Einfache Exzision

Bei umschriebenen Basaliomen die Methode der Wahl. Der Sicherheitsabstand wird an den Tumordurchmesser angepaßt (Tabelle 1).

Tabelle 1. Empfehlungen zum therapeutischen Vorgehen bei Basaliomen

Typ des Basalioms	Behandlungsempfehlung	Alternativen
Umschriebenes Basaliom < 1 cm	Exzision mit 3–5 mm SA[a] und histologische Kontrolle; Kryochirurgie oder Radiatio bei zentrofazialen Lokalisationen	Kürettage mit Elektrodesikkation CO_2-Laserchirurgie
Umschriebenes Basaliom 1–2 cm	Exzision mit 5 mm SA und histologische Kontrolle; Kryochirurgie	CO_2-Laserchirurgie Radiatio
Umschriebenes Basaliom > 2 cm	Exzision mit 5–10 mm SA und histologische Kontrolle; MOHS' Chirurgie; Kryochirurgie	CO_2-Laserchirurgie Radiatio
Rumpfhautbasaliom	Exzision mit 5–10 mm SA und histologische Kontrolle; CO_2-Laserchirurgie	Kürettage mit Elektrodesikkation Kryochirurgie; 5-Fluorouracil
Diffus wachsendes Basaliom und Basaliomrezidiv	Exzision mit 5–10 mm SA und histologische Kontrolle; MOHS' Chirurgie	CO_2-Laserchirurgie mit 10 mm SA
Destruierendes Basaliom	MOHS' Chirurgie Exzision mit 10–20 mm SA und histologische Kontrolle (zweizeitiges Vorgehen)	Kryochirurgie Radiatio

[a] Sicherheitsabstand

1.2 Kürettage mit Elektrodesikkation [5, 6]

Oberflächliche Basaliome können mittels eines scharfen Löffels kürettiert und mittels Elektrodesikkation können angrenzende Basaliomnester koaguliert und die Blutung gestillt werden. Einfaches, in der Praxis verbreitetes Verfahren. Nachteil: fehlende histologische Kontrolle der Vollständigkeit der Entfernung.

1.3 Evaporisation mit CO_2-Laserchirurgie [7]

Bei oberflächlichen Basaliomen gleichwertig der Kürettage mit Elektrodesikkation, besonders schonendes Vorgehen in schwierigen anatomischen Lokalisationen wird möglich.

1.4 Kryotherapie [8]

Bei oberflächlichen Basaliomen gleichwertig der Kürettage mit Elektrodesikkation, bessere kosmetische Resultate.

1.5 MOHS' Chirurgie [9]

Indikation: Diffus wachsende und destruierende Basaliome. Aufwendiges Verfahren, mit dem Basaliome scheibchenweise abgetragen werden und die Schnitträndern anhand von Gefrierschnitten intraoperativ mikroskopisch auf Tumorfreiheit kontrolliert werden.
Alternative: Gegebenenfalls mehrzeitiges Vorgehen mit histologischer Kontrolle.

2 Strahlentherapie

Indikation: zentrofaziale und Lid-Basaliome. Röntgenoberflächenbestrahlung (Dermopan) mit einer Gesamtdosis von ca. 70 Gy in Fraktionen von 5 Gy bei kleinen und von ca. 50 Gy in Fraktionen von 3–4 Gy bei ausgedehnteren Basaliomen, evtl. mehrfach wöchentlich. Schutz des umliegenden gesunden Gewebes mit Bleimasken bzw. der Augäpfel mit Bleischalen.

3 Lokale Chemotherapie [10]

Indikation: Alternativ zu anderen Verfahren bei multiplen (Rumpfhaut-)Basaliomen. Das Zytostatikum 5-Fluorouracil wird topisch täglich für 4–6 Wochen angewendet (1 %–5 % in Creme oder Salbe, z. B. Efudix®). 5-Fluorouracil wirkt weitgehend selektiv auf die hyperproliferativen Anteile der epidermalen Präkanzerosen. Allerdings treten auch auf gesunder Haut Irritationen auf. Nach 1–2 Wochen kommt es an den befallenen Stellen zu entzündlichen Reaktionen und erosiven Veränderungen. Das Hauptproblem dieser Behandlung besteht darin, die Compliance der Patienten zu gewährleisten.

4 „Biological Response Modifiers"/Zytokine [11–14]

Basaliome sprechen auf eine intraläsionale Behandlung mit Typ-I-Interferonen (α, β) zu einem Prozentsatz von 50 %–90 % bei Injektion von 3 × wöchentlich 1–3 Millionen internationaler Einheiten über 3 Wochen mit Rückbildung an. Die Behandlungen sind bisher experimentell, ein Vorteil bei ausgedehnten Basaliomen bleibt noch weiter zu überprüfen. Einige Untersucher vermuten, daß auch große Basaliome unter intraläsionaler Behandlung mit Typ-I-Interferonen bei genügend hoher Dosierung und langer Behandlung rückbildungsfähig sind.

5 Systemische Chemotherapie bei metastasierten Basaliomen [4, 15]

Die Prognose metastasierender Basaliome ist ungünstig und die medianen Überlebenszeiten werden mit 10–20 Monaten angegeben. Erfolgreiche Behandlungen wurden mit Cisplatin (100 mg/m^2 q 3 Wo) und unter Verwendung von systemischem 5-Fluorouracil in Kombination mit Cisplatin (100 mg/m^2 Cisplatin d1 und 1000 mg/m^2 5-Fluorouracil als kontinuierliche Infusion d1–d5 q 3 Wo) angegeben.

6 Prophylaxe [16]

Eine absolute Indikation für eine prophylaktische Behandlung stellen dar: Xeroderma pigmentosum, Basalzellnaevus-Syndrom, und Zustände nach Arsenintoxikation; eine relative Indikation ist bei multiplen Basaliomen bei immunsupprimierten Patienten (Zustand nach Organtransplantation) und nach schwerwiegendem Lichtschaden der Haut gegeben. Zur Prävention des Entstehens neuer Basaliome bei allen aufgeführten Indikationen gehört eine weitestgehende Sonnenlicht-Karenz und ein wirksamer Lichtschutz (Kleidung und Sonnenschutzmittel mit Lichtschutzfaktoren für UV-B > 15–20) in allen Situationen einer UV-Exposition. Die heute etablierte präventive Behandlung bei Risikopersonen für die Entwicklung von Basaliomen besteht in der systemischen Gabe synthetischer Retinoide. Erfolgreich eingesetzt wurden z. B. Isotretinoin (Roaccutan®) in einer Dosierung von 0,5–1 mg/kg Körpergewicht bzw. Acitretin (Neotigason®) in einer Dosierung von 0,4–0,7 mg/kg Körpergewicht täglich als Langzeitbehandlung über mehrere Monate bzw. Jahre.

7 Nachsorge [7]

Die Rezidivrate von Basaliomen beträgt nach verschiedenen Behandlungsverfahren und in Abhängigkeit von der Größe und dem Wachstumstyp der Basaliome ca. 5 %–15 % und eine regelmäßige Nachkontrolle zur frühzeitigen Entdeckung von Rezidiven bleibt angezeigt. Außerdem steigt mit zunehmender Zahl von Basaliomen das Risiko zur Entwicklung neuer Basaliome steil an. Je nach Risikogruppe wird bei Personen < 20–30 Jahre (Xeroderma pigmentosum, Basalzellnaevus-Syndrom) eine Nachkontrolle alle 3 Monate, bei Personen < 50 Jahre (Zustände nach Arsentoxikation, multiple Basaliome bei immunsupprimierten Patienten und nach schwerwiegendem Lichtschaden der Haut) halbjährliche Nachkontrollen und bei Personen älter als 50 Jahre einmal jährliche Kontrollen für mindestens 5 Jahre empfohlen.

V. Literatur

1. Preston DS, Stern RS (1992) Nonmelanoma cancers of the skin. N Engl J Med 327:1649–1662
2. Lang PG Jr, Mainze JC (1991) Basal Cell Carcinoma. In: Friedman RJ, Rigel DS, Kopf AW et al. (eds) Cancer of the Skin. Saunders, Philadelphia, pp 35–73
3. Lever WF, Schaumburg-Lever G (1990) Basal cell epithelioma. In: Lever WF, Schaumburg-Lever G (eds) Histopathology of the skin. Lippincott, Philadelphia, pp 622–634
4. Lo JS, Snow SN, Reizner GT, Mohs FE, Larson PO, Hruza GJ (1991) Metastatic basal cell carcinoma: report of twelve cases with a review of the literature. J Am Acad Dermatol 24:715–719
5. Popkin GL, Bart RS (1975) Excision versus curettage and electrodesiccation as dermatologic office procedures for the treatment of basal cell carcinomas. J Dermatol Surg 1:33–39
6. Johnson TM, Tromovitch TA, Swanson NA (1991) Combined curettage and excision: a treatment method for primary basal cell carcinoma. J Am Acad Dermatol 24:613–617
7. Geronemus RG, Reyes BA (1991) Laser surgery in the treatment of skin cancer. In: Friedman RJ, Rigel DS, Kopf AW et al. (eds) Cancer of the Skin. Saunders, Philadelphia, pp 470–483
8. McLean DI, Haynes HA, McCarthy PL et al. (1978) Cryotherapy of basal cell carcinoma by a simple method of standardized freeze-thaw cycles. J Dermatol Surg Oncol 4:175–182
9. Albom MJ, SwansonNA (1991) Mohs micrographic surgery for the treatment of cutaneous neoplasms. In: Friedman RJ, Rigel DS, Kopf AW et al. (eds) Cancer of the Skin. Saunders, Philadelphia, pp 484–529
10. Klein E, Stoll HL, Milgrom H et al (1971) Tumors of the skin. XII. Topical 5-fluorourazil for epidermal neoplasms. J Surg Oncol 3:331–349
11. Greenway HT, Cornell RC, Tanner DJ et al. (1986) Treatment of basal cell carcinoma with intralesional interferon. J Am Acad Dermatol 15:437–443
12. Grob JJ, Collet AM, Munoz MH et al. (1988) Treatment of large basal-cell carcinomas with intralesional interferon-alpha-2a (letter). Lancet 1:878–879
13. Cornell RC, Greenway HT, Tucker SB et al. (1990) Intralesional interferon therapy for basal cell carcinoma. J Am Acad Dermatol 23:694–700
14. Stenquist B, Wennberg AM, Gisslen H, Larkö O (1992) Treatment of aggressive basal cell carcinoma with intralesional interferon: evaluation of efficacy by Mohs surgery. J Am Acad Dermatol 27:65–69
15. Khandekar JD (1990) Complete response of metastatic basal cell carcinoma to cisplatin chemotherapy: a report on two patients (letter). Arch Dermatol 126:1660
16. Peck GL (1987) Long-term retinoid therapy is needed for maintenance of cancer chemopreventive effect. Dermatologica 175:138–144
17. Silverman MK, Kopf AW, Grin CM et al. (1991) Recurrence rates of treated basal cell carcinomas. I. Overview. J Dermatol Surg Oncol 17:713–718

Malignes Melanom

C. Garbe und C. E. Orfanos

I. Epidemiologie [1–5]

Häufigkeit:	ca. 1,5%–2% aller malignen Tumoren in Deutschland, in sonnenreichen Regionen mit weißer Bevölkerung bis zu 6%–10% (Australien, Südstaaten der USA).
Inzidenz:	ca. 10–15/100000 pro Jahr in Deutschland, in Australien und den Südstaaten der USA 30–50/100000 pro Jahr;
Lokalisation:	zwei Verteilungstypen.

1. Im mittleren Lebensalter superfiziell spreitende und noduläre Melanome zu ca. 55% am Stamm bei Männern und zu ca. 45% an der unteren Extremität bei Frauen;
2. im höheren Lebensalter Lentigo-maligna-Melanome zu ca. 70% in der Kopf-Hals-Region und akrolentiginöse Melanome palmo-plantar.

Ätiologie: Hauptrisikofaktoren: > 50 gewöhnliche melanozytäre Nävi am gesamten Integument; ≥ 5 atypische melanozytäre Nävi, Vorhandensein aktinischer Lentigines- und ein lichtsensitiver Hauttyp (Typ I + II). Melanozytäre Nävi sind mit intensiver intermittierender Sonnenbestrahlung in der Kindheit und Adoleszenz assoziiert (Sonnenbrände als Indikator). Melanome des höheren Alters (Lentigo-maligna-Melanome) sind mit Sonnenbränden im Erwachsenenalter assoziiert.

II. Pathologie und Stadieneinteilung [5–9]

Ca. 90% aller malignen Melanome kommen derzeit als Primärtumor ohne erkennbare Metastasierung zur ersten Diagnose [5]. Die 10-Jahres-Überlebensrate im Gesamtkollektiv beträgt ca. 75%–80%. Die wichtigsten prognostischen Faktoren beim primären malignen Melanom sind nach neueren multizentrischen Studien [5, 6] folgende:

- die *vertikale Tumordicke nach Breslow* am histologischen Präparat (≤ 0,75 mm: ca. 97% 10-Jahres-Überlebensrate; 0,76–1,5 mm: ca. 90% 10-JÜR; 1,5–4 mm ca. 65% 10-JÜR; > 4 mm: ca. 50% 19-JÜR)
- der *Invasionslevel nach Clark* (insb. die Unterscheidung zwischen Level II und III)

- der histologische Typ (ungünstig: primär noduläre Melanome)
- das Geschlecht (signifikant schlechtere Prognose für Männer)
- die Tumorlokalisation (ungünstige Prognose für oberen Stamm, Oberarme, Hals und behaarten Kopf).

Klinisch und histologisch werden 4 Subtypen des malignen Melanoms unterschieden:
- superfiziell-spreitendes Melanom (SSM, ca. 60 %, mittleres Alter ca. 50 J.)
- noduläres Melanom (NM, ca. 20 %, mittleres Alter ca. 55 J.)
- Lentigo-maligna-Melanom (LMM), ca. 10 %, mittleres Alter ca. 65 J.)
- akrolentiginöses Melanom (ALM, ca. 5 %, mittleres Alter ca. 65 J.).

Daneben werden Sonderformen, wie das Melanom auf großen kongenitalen Nävi, desmoplastische sowie unklassifizierbare Melanome abgegrenzt (ca. 5 %). Das maligne Melanom kann sowohl primär lymphogen als auch primär hämatogen metastasieren. Etwa 2/3 aller Erstmetastasierungen sind zunächst auf das regionäre Lymphabflußgebiet beschränkt. Eine regionäre Metastasierung kann manifest werden mit
- Satellitenmetastasen (bis 2 cm um den Primärtumor) sowie mit lokalen Rezidiven nach Entfernung des Primärtumors mit Sicherheitsabstand
- In-transit-Metastasen (in der Haut bis zur ersten LK-Station) und mit
- regionären Lymphknotenmetastasen.

Die 10-Jahres-Überlebenswahrscheinlichkeit beträgt bei Patienten mit Satelliten- und In-transit-Metastasen ca. 25 %–40 % und bei Patienten mit regionären LK-Metastasen ca. 15 %–30 %. Bei Fernmetastasierung ist die Prognose in der Regel infaust, die mediane Überlebenszeit ohne Behandlung beträgt nur ca. 4–6 Monate.

TNM-Klassifikation (UICC 1987):
pT   Primärtumor[a]
pT 1   Tumordicke ≤ 0,75 mm und/oder Invasionslevel II
pT 2   Tumordicke 0,76–1,5 mm und/oder Invasionslevel III
pT 3   Tumordicke 1,51–4,0 mm und/oder Invasionslevel IV
pT 4(a) Tumordicke > 4,0 mm und/oder Invasionslevel V
pT 4(b) Satelliten innerhalb von 2 cm vom Primärtumor
N   Regionäre Metastasen
N 1   Metastasen ≤ 3 cm in reg. LK
N 2   Metastasen > 3 cm in reg. LK und Intransit-Metastasen
        (im Verlauf der regionären Lymphwege)
M   Fernmetastasen
M 1(a) Befall von Haut, Subkutis oder Lymphknoten jenseits der regionären LK
M 1(b) Viszerale Metastasen.

---

[a] Bei Diskrepanzen zwischen Tumordicke und Level richtet sich die pT-Kategorie nach dem jeweils ungünstigsten Befund.

Stadieneinteilung (UICC 1987):

Stadium I	pT1, pT2	N0	M0
Stadium II	pT3	N0	M0
Stadium III	pT4	N0	M0
	jedes pT	N1, N2	M0
Stadium IV	jedes pT	jedes N	M1

Die zur Zeit gültige TNM-Stadieneinteilung findet international nur eingeschränkte Akzeptanz, insbesondere die Einordnung von pT4 und N1, N2 in ein gemeinsames Stadium III wurde kritisiert, und bereits 1988 wurde eine modifizierte Einteilung (mit 2 verschiedenen Stadien für pT4 und N1) gemeinsam vom American Joint Committee on Cancer und der UICC formuliert [7]. Im deutschen Sprachraum wird z.Z. überwiegend eine Stadieneinteilung in Anlehnung an die alte TNM-Klassifikation von 1978 benutzt [8] und eine differenziertere Einteilung wurde kürzlich aufgrund umfangreicher empirischer Untersuchungen vorgeschlagen [9]. Diese verzichtet auf die Einbeziehung des Invasionslevels und berücksichtigt ausschließlich die Tumordicke nach Breslow. Folgende klinische Stadieneinteilung wird von der Kommission Malignes Melanom der Deutschen Dermatologischen Gesellschaft empfohlen:

Stadieneinteilung nach den Empfehlungen der Kommission „Malignes Melanom" der Deutschen Dermatologischen Gesellschaft

Stadium Ia	pT1 (≤ 0,75 mm)	N0	M0	97%[b]
Stadium Ib	pT2 (0,76–1,5 mm)	N0	M0	90%[b]
Stadium IIa	pT3 (1,51–4,0 mm)	N0	M0	67%[b]
Stadium IIb	pT4 (> 4,0 mm)	N0	M0	43%[b]
Stadium IIIa	pTa, pTb[a]	N0	M0	28%[b]
Stadium IIIb	jedes pT	N1, N2	M0	19%[b]
Stadium IV	jedes pT	jedes N	M1	3%[b]

[a] Satelliten-Metastasen werden als pTa und In-transit-Metastasen als pTb bezeichnet;
[b] 10-Jahres-Überlebensraten nach [9].

III. Diagnostik

Bei der Diagnose von primären malignen Melanomen wird folgendes Vorgehen empfohlen: Die Verdachtsdiagnose soll klinisch (makromorphologisch) anhand der **ABCD-Regel** gestellt werden:
(A) Asymmetrie;
(B) Begrenzung unregelmäßig;
(C) Colorit innerhalb der Läsion variierend;
(D) Durchmesser größer als 5 mm.

Der Verdacht besteht, wenn 3 der 4 Kriterien erfüllt sind. Eine klinische Bestätigung der Verdachtsdiagnose soll durch Konsultation erfahrener Dermatologen erfolgen. Dabei werden nach Möglichkeit weitere diagnostische Techniken wie die Auflichtmikroskopie sowie die hochauflösende Ultraschalldiagnostik (20–30 MHz-Sonden) herangezogen. Die Sicherung der Diagnose erfolgt nach der vollständigen operativen Entfernung des Tumors histologisch. In einigen Fällen kann die immunhistologische Diagnostik (z. B. Protein S100; HMB-45; NKI-C3) zusätzlich hilfreich sein.

Die Ausbreitungsdiagnostik bei primären Melanomen dient
a) dem Nachweis von möglichen Metastasen
b) der Darstellung der Lymphabflußwege und
c) der Dokumentation eines Ausgangsbefundes für spätere vergleichende Untersuchungen im Krankheitsverlauf dieses hochmalignen Tumors.

Folgende Untersuchungen werden dafür empfohlen:
- Blutuntersuchungen (BB + Diff. BB, BSG, γGT, GOT, GPT, LDH, Kreatinin)
- Lymphknotensonographie der drainierenden Region(en)
- Röntgen-Thorax
- Oberbauchsonographie und/oder CT-Abdomen.

Diese Untersuchungen werden in der Nachsorge in regelmäßigen Zeitabständen wiederholt. Zusätzlich wird bei Bedarf empfohlen:
- CT-Schädel bei Verdacht auf ZNS-Metastasen bzw. bei Melanomen mit höherem Metastasierungsrisiko
- spezielle gezielte bildgebende Diagnostik zur weiteren Abklärung metastasenverdächtiger Befunde
- Lymphabfluß-Szintigraphie, falls der Primärtumor am Stamm lokalisiert ist und eine elektive Lymphadenektomie erwogen wird.

IV. Behandlungsstrategie (Abb. 1)

Die folgenden Vorschläge gründen sich auf aktuelle Empfehlungen der Kommission „Malignes Melanom" der Deutschen Dermatologischen Gesellschaft. Wegen der größeren Differenziertheit wird im folgenden auch die von dieser Kommission empfohlene Stadieneinteilung zugrundegelegt.

1 Therapie primärer maligner Melanome (Stadien Ia–IIb)

1.1 Exzision des Primärtumors [10–15]

Primäre maligne Melanome im Stadium Ia (pT1, ≤ 0,75 mm) sollen mit einem Sicherheitsabstand von 1 cm exzidiert werden. Bei diesem kleinen Sicherheitsabstand nimmt möglicherweise die Gefahr eines Lokalrezidives zu, eine damit verbundene Verschlechterung der Überlebensprognose konnte jedoch bisher

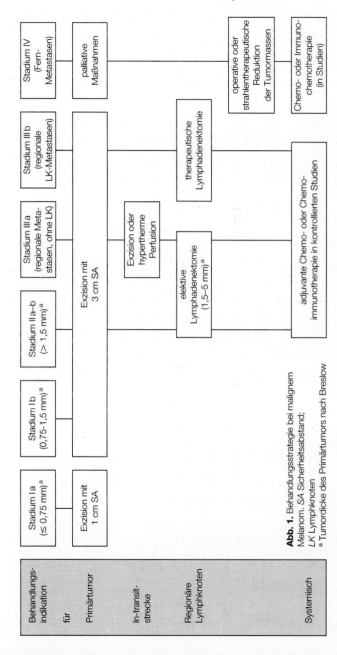

Abb. 1. Behandlungsstrategie bei malignem Melanom. *SA* Sicherheitsabstand; *LK* Lymphknoten
[a] Tumordicke des Primärtumors nach Breslow

nicht nachgewiesen werden [12, 13]. Primäre maligne Melanome in den Stadien Ib, IIa und IIb (pT 2–4, > 0,75 mm) sollen mit einem Sicherheitsabstand von 3 cm exzidiert und anschließend plastisch-operativ versorgt werden. Die Art der Narkose (Lokalanästhesie oder Vollnarkose) beeinflußt nach den Daten des Zentralregisters Malignes Melanom der DDG die Prognose nicht. Die operative Versorgung soll in der Regel einzeitig erfolgen. Ein zweizeitiges Vorgehen mit primär kleiner Exzision (1 cm SA) und weiter Nachexzision (3 cm SA) innerhalb von 4 Wochen ist akzeptabel, wenn

a) das Melanom klinisch nicht erkannt wurde

b) erhebliche Zweifel an der Melanomdiagnose bestanden und eine Schnellschnittuntersuchung intraoperativ nicht sinnvoll erschien oder ohne Ergebnis blieb und

c) die Tumordicke präoperativ zu gering eingeschätzt wurde, am histologischen Präparat aber > 0,75 mm betrug.

1.2 Elektive Lymphadenektomie [16–18]

Als elektive Lymphadenektomie wird die prophylaktische radikale Exzision der regionären Lymphknoten ohne klinischen Nachweis einer Metastasierung verstanden. Diese Maßnahme wird anhand der zur Zeit vorliegenden Daten nur bei primären Melanomen mit einer Tumordicke von 1,5–5 mm empfohlen. Die elektive Lymphadenektomie ist hinsichtlich ihres Wertes für eine Verbesserung der Überlebensprognose umstritten und ein Nachweis aus prospektiv randomisierten Studien liegt nicht vor [16, 17]; aber in retrospektiven Auswertungen großer Kollektive wurde ein Überlebensvorteil für ungefähr den angegebenen Tumordickenbereich ermittelt [17, 18]. Da eine Verlängerung des rezidivfreien Intervalls bei diesem Vorgehen als gesichert gilt und eine Erhöhung der Überlebensrate nach einem Teil der Untersuchungen wahrscheinlich ist, wird bei der genannten Tumordicke die elektive Lymphadenektomie empfohlen. Bei malignen Melanomen am Stamm sollten vorher mittels Lymphabflußszintigraphie die drainierende(n) Lymphknotenregion(en) genauer ermittelt werden.

1.3 Strahlentherapie [19]

Zur Behandlung primärer Melanome ist eine Röntgenbestrahlung nur in Ausnahmefällen indiziert. Sie kann

a) bei schwierigen Lokalisationen z.B. periorbital,

b) bei ausgedehnten Lentigo-maligna-Melanomen im Gesichtsbereich, sowie

c) bei allgemeinen Kontraindikationen zur operativen Behandlung, z.B. fehlender Narkosefähigkeit etc., empfohlen werden.

1.4 Adjuvante Chemotherapie oder Immuntherapie in den Stadien I und II [20–22]

Vor allem bei dicken primären malignen Melanomen in pT 4 (bei zusätzlichen Risikofaktoren auch in pT 3) ist die Gefahr der Metastasierung groß, so daß für diese Gruppe zur Abwendung einer Progredienz eine adjuvante Chemo- oder

Immuntherapie zu erwägen ist. Gesicherte Daten aus randomisierten Studien über wirksame adjuvante Behandlungsschemata liegen allerdings bisher kaum vor. Adjuvante Therapien sollten deshalb im Rahmen von Studienprotokollen erfolgen, die von Ethikkommissionen geprüft wurden, und deren Behandlungsergebnisse ausgewertet werden.

2 Therapie im Stadium regionärer Metastasierung (Stadien IIIa–IIIb) [23–27]

Bei *Lokalrezidiven* wird eine weite Exzision mit 3 cm Sicherheitsabstand empfohlen. Zusätzlich sollte in solchen Fällen, soweit noch nicht erfolgt, eine elektive Lymphadenektomie vorgenommen werden.

Bei *Satelliten- und/oder In-transit-Metastasen (Stad. IIIa)* wird empfohlen, diese nach Möglichkeit operativ zu entfernen (scharfe Exzision, Kryotherapie, CO_2- oder Neodym-Yag-Laser-Behandlung), und eine elektive Lymphadenektomie anzuschließen. Inwieweit nach der operativen Versorgung eine hypertherme Perfusionstherapie bei Lokalisation an den Extremitäten oder eine systemische Chemotherapie angewendet wird, muß im Einzelfall entschieden werden.

Bei klinischem Nachweis *regionärer Lymphknotenmetastasierung (Stad. IIIb)* ist eine radikale Lymphadenektomie (inguinale und axilläre Lymphknotendissektion, „neck dissection") indiziert. Bei rechtzeitigem Eingriff beträgt die 10-Jahres-Überlebensrate in diesem Stadium 15 %–30 %.

In diesem Stadium wird von vielen Zentren den Patienten auch eine *adjuvante Chemo- oder Immuntherapie* angeboten. In mehreren retrospektiven und in einer prospektiv randomisierten Studie erwiesen sich Langzeitbehandlungen mit DTIC ($\geq$ 1 Jahr) oder auch eine Polychemotherapie (z. B. mit BCNU, Hydroxyurea und DTIC) als wirksam und führten zu einer signifikanten Erhöhung der Überlebensrate [25–27]. Eine adjuvante Therapie im Stadium IIIb wird daher im Rahmen klinischer Studien empfohlen, die von Ethik-Kommissionen geprüft wurden und entsprechend ausgewertet werden.

3 Therapie im Stadium der Fernmetastasierung (Stadium IV)

Im Stadium IV des malignen Melanoms sollten alle Möglichkeiten ausgeschöpft werden, um die vorhandenen Tumormassen durch operative, strahlentherapeutische und chemotherapeutische Behandlungen zu reduzieren. Dabei steht das Ziel im Mittelpunkt, das Leben des Patienten zu verlängern und seine Beschwerden zu lindern.

3.1 Operative Behandlungen [28]

Die operative Entfernung einzelner Metastasen bei isoliertem Befall der Lunge, der Leber oder des ZNS hat sich als lebensverlängernd erwiesen. Darüberhinaus kann die operative Entfernung von Hautmetastasen helfen, Beschwerden vorzubeugen und die psychische Belastung (Stigmatisierung) des Kranken zu mildern.

3.2 Strahlenbehandlung [28]

Eine Strahlenbehandlung ist vor allem bei Knochenmetastasen indiziert, um den befallenen Knochen zu stabilisieren und die mit der Metastasierung verbundenen Schmerzen zu lindern. Weiterhin kann eine Radiatio bei multiplen zerebralen Metastasen den Krankheitsverlauf günstig beeinflussen.

3.3 Systemische Behandlungen [29–31]

Allgemein etablierte systemische Behandlungen gibt es zur Zeit beim fernmetastasierten Melanom nicht, aber es wurden sowohl Chemotherapien als auch kombinierte Behandlungen mit Zytokinen und Zytostatika beschrieben, die Ansprechraten zwischen 25 %–50 % zeigten und z. T. eine deutliche Lebensverlängerung bewirkten. Da derzeit keine allgemein anerkannten Standardschemata existieren, wird empfohlen, Chemotherapien bzw. kombinierte Immuno-Chemotherapien im Rahmen von Therapieprotokollen durchzuführen, die von Ethikkommissionen geprüft wurden und deren Ergebnisse wissenschaftlich ausgewertet werden.

Polychemotherapie [32–51]

Ein Ansprechen auf Chemotherapie wurde vor allem bei Metastasierung in die Weichteile und die Lunge, z. T. auch in die Leber beschrieben. Immerhin kommt es bei ca. 20 %–50 % der Patienten mit Fernmetastasierung unter verschiedenen Polychemotherapien zu partiellen oder sogar vollständigen Tumorremissionen und bei einem anderen Teil der Patienten ist mit einer Krankheitsstabilisierung zu rechnen. In einigen Studien konnte auch gezeigt werden, daß diese Patienten unter der Chemotherapie auch eine Lebensverlängerung erfahren, doch genauere Daten zu den Überlebenszeiten an größeren Kollektiven fehlen. Die weitestverbreitete Behandlung stellt das BHD-Schema dar, das bei Anwendung der neuen Antiemetika (5-HT-3-Rz-Antagonisten: Granisetron, Ondansetron, Tropisetron) von den Patienten ausgezeichnet vertragen wird. Eine bessere Wirksamkeit zeigten die BOLD- und DVP-Schemata, die allerdings auch höhere Belastungen für die Patienten einschließen. Am wirksamsten nach der vorliegenden Statistik (mit relativ kleinen Patientenzahlen) war das BCDT-Schema, das Tamoxifen mit ungeklärtem Mechanismus in die Behandlung mit einführt (Tabelle 2). Bei zerebraler Metastasierung wurden kürzlich Ansprechraten von ca. 25 % bei Behandlung mit der neuen Substanz Fotemustin (Muphoran® aus Frankreich) beschrieben (Tabelle 1).

Kombinierte Behandlung mit Typ-I-Interferonen und Zytostatika [52–67]

Typ-I-Interferone (IFN-α und IFN-β) haben sowohl in vitro als auch in vivo eine deutliche zytostatische Wirksamkeit beim malignen Melanom gezeigt und die Ansprechraten mit Monotherapie lagen in einem Bereiche von 12 %–15 % [31]. Bessere Ergebnisse zeigten kombinierte Behandlungsschemata bisher im wesentlichen mit IFN-α und verschiedenen Zytostatika. Bei mehr als 400 Patienten wurde nach Behandlung mit IFN-α und Dacarbazin im Durchschnitt eine Ansprechrate von 28% gefunden und in einigen Studien auch eine signifikant verlängerte Überlebenszeit bzw. verlängerte Remissionsdauer im Vergleich zur Behandlung mit Dacarbazin allein [57, 58]. Keine Verbesserung des Ansprechens im Vergleich zu den Zytostatika-Monotherapien wurde mit Kombinationen von IFN-α und Cisplatin sowie Vinblastin gefunden [60–65]. Dagegen war die Behandlung mit einer Kombination von IFN-α und Vindesin in der Lage, deutlich verlängerte Überlebenszeiten im Vergleich zu den meisten Polychemotherapie-Schemata zu erreichen [66, 67]. Diese Behandlungen sind für die Patienten in der Regel ohne größere Belastungen und auch ambulant durchführbar (Tabelle 2).

Kombinierte Behandlungen mit Interleukin-2 und Interferon-α bzw. Zytostatika [68–75]

Für Interleukin-2 (IL-2) wurden bei metastasierenden malignen Melanomen Ansprechraten von ca. 20% beschrieben, die durch Kombination von IL-2 mit IFN-α noch auf ca. 30% gesteigert werden konnten [68]. Allerdings resultiert bei einer kontinuierlichen Infusionsbehandlung mit IL-2 eine erhebliche Toxizität. Auch die Kombination von IL-2 mit Dacarbazin sowie mit Cisplatin zeigte eine etwas bessere Wirkung als die Behandlung mit IL-2 allein mit einer durchschnittlichen Ansprechrate von 28%. Eine erhebliche Verbesserung der Therapie-Ergebnisse scheint aus der kombinierten Anwendung von IL-2 und IFN-α mit Polychemotherapieschemata zu resultieren. Mit diesen Schemata wurden erstmals Ansprechraten > 50% beschrieben. Auch die mediane Überlebenszeit, soweit angegeben, fand sich im Vergleich zu den herkömmlichen Polychemotherapie-Schemata deutlich verlängert. Ob von diesen Therapie-Schemata auch Heilungen im Stadium der Fernmetastasierung zu erwarten sind, bleibt abzuwarten (Tabelle 3).

3.4 Nachsorge [76]

Die Nachsorgedauer soll 10 Jahre bei Patienten in den Stadien I und II bzw. nach dem letzten Tumorrezidiv betragen. Die Nachsorge soll kooperativ von den betreuenden Hautkliniken mit niedergelassenen Ärzten durchgeführt werden. Die Nachsorgeintervalle sollen wie folgt gestaltet werden:

Stadium I + II:	1.–5. postoperatives Jahr	vierteljährlich
	6.–10. postoperatives Jahr	halbjährlich
Stadium III:	1.–3. postoperatives Jahr	zweimonatlich
	3.–5. postoperatives Jahr	vierteljährlich
	6.–10. postoperatives Jahr	halbjährlich
Stadium IV:	individuell	

Das Nachsorgeprogramm soll folgende Punkte umfassen:

● Zwischenanamnese: Gewichtsverhalten, zwischenzeitlich aufgetretene Erkrankungen und Beschwerden etc.

Tabelle 1. Malignes Melanom – Behandlungsergebnisse mit Polychemotherapie

Quelle	Therapieplan	n = aw. Pat. S = Stadium	Therapieresultate in % (Anzahl Patienten)					RD = Remissiondauer ÜZ = Überlebenszeit
			CR	PR	CR+PR	NC	PD	Median (Monate)
Constanzi et al. 1975	**BCNU** 150 mg/m² iv. d 1 q 2. Zyklus **HU** 1480 mg/m² po. d 1–5 **DTIC** 150 mg/m² iv. d 1–5 q 4 Wo × (na)	n = 89 S = IV	8 (7)	19 (17)	**27** (24)	17 (15)	56 (50)	ÜZ = 10 RD > 6 (CR + PR)
Carter et al. 1976	**BCNU** 2 mg/kg iv. d 2 **HU** 30 mg/kg po. d 2, 5, 9, 12, 16, 19 **DTIC** 2,7 mg/kg iv. d 1–5 q 6 Wo × (na)	n = 63 S = IV	5 (3)	8 (5)	**13** (8)	49 (31)	38 (24)	ÜZ = 7 RD = 6 (CR + PR)
Constanzi et al. 1984	**BCNU** 150 mg/m² iv. d 1 q 2. Zyklus **HU** 1500 mg/m² po. 2 1–5 **DTIC** 150 mg/m² iv. d 1–5 q 4 Wo × (na) ***BHD***	n = 177 S = IV	7 (12)	18 (32)	**25** (44)			ÜZ = 6 RD = 7 (CR + PR)
		n = 329	**7** (22)	**16** (54)	**23** (76)			
Beretta et al. 1973	**BCNU** 100 mg/m² iv. d 1 **VCR** 1,4 mg/m² iv. d 1+14 **DTIC** 100 mg/m² iv. d 1–5 q 4 Wo × 6	n = 41 S = III–IV	7 (3)	12 (5)	**19** (8)	24 (10)	56 (23)	ÜZ = 12 (CR+PR+SD) ÜZ = 6 (PD) RD = 6 (Cr + PR)
Einhorn et al. 1974	**BCNU** 150 mg/m² iv. d 1 **VCR** 2 mg/m² iv. d 1+5 **DTIC** 150 mg/m² iv. d 1–5 q 4–6 Wo × (na)	n = 106 S = IV	3 (2)	17 (18)	**19** (20)	34 (37)	47 (49)	ÜZ = 5,5 (zusammen) ÜZ = 10 (CR + PR) ÜZ = 6 (NC) RD = 5 (CR + PR)

Tabelle 1. (Fortsetzung)

Quelle	Therapieplan	n = aw. Pat. S = Stadium	Therapieresultate in % (Anzahl Patienten)					RD = Remissionsdauer ÜZ = Überlebenszeit Median (Monate)
			CR	PR	CR+PR	NC	PD	
Carter et al. 1976	**BCNU** 2 mg/kg iv. d 2 **VCR** 0,027 mg/kg iv. d 1+5 **DTIC** 2,7 mg/kg iv. d 1–5 q 6 Wo × (na)	n = 65 S = IV	5 (0)	8 (15)	**13** (15)	49 (23)	38 (27)	ÜZ = 7 RD = 6 (CR + PR)
Cohen et al. 1977	**BCNU** 65 mg/m² iv. d 1–4 **VCR** 1–1,5 mg/m² iv. q 7 d **DTIC** 250 mg/m² iv. d 1–4 q 6 Wo × (na)	n = 40 S = IV	7 (3)	35 (14)	**42** (17)	– (–)	58 (23)	ÜZ = 9 (CR + PR) ÜZ = 2 (PD) RD = 4 (CR + PR)
Hill et al. 1979	**BCNU** 2,0–3,6 mg/kg iv. d 2 **VCR** 0,027–0,032 mg/kg iv. d 1+5 **DTIC** 2,7–5,4 mg/kg iv. d 1–5 q 6 Wo × (na) *BVD*	n = 156 S = III–IV *n = 408*	4 (7) *4* *(15)*	16 (25) *19* *(77)*	**21** (32) ***23*** *(92)*	55 (86) *38* *(156)*	24 (38) ***39*** *(160)*	ÜZ = 5–11 (mit versch. Dosierungen)
Seigler et al. 1980	**BLM** 15 U sc. d 1+4 **CCNU** 80 mg/m² po. d 1 **VCR** 1 mg/m² iv. d 1+5 **DTIC** 200 mg/m² iv. d 1–5 q 4–6 Wo × (na)	n = 72 S = IV	10 (7)	30 (22)	**40** (29)	17 (12)	43 (31)	ÜZ = 8 (zusammen) ÜZ = 16 (CR+PR+NC) ÜZ = 5 (PD) RD = 7 (CR+PR+NC)
Ahn et al. 1983	**BLM** 15 U iv. d 1–4 **CCNU** 80 mg/m² po. d 1, 8, 15, 21 **VCR** 1 mg/m² iv. d 1 **DTIC** 200 mg/m² iv. d 1–5 q 4–6 Wo × (na)	n = 42 S = IV	10 (4)	36 (15)	**46** (19)	12 (5)	43 (18)	ÜZ = 6,5 (zusammen) ÜZ = 11 (CR+PR+NC) ÜZ = 6 (PD) RD = 4 (CR+PR+NC)

Tabelle 1. (Fortsetzung)

Quelle	Therapieplan	n = aw. Pat. / S = Stadium	Therapieresultate in % (Anzahl Patienten)					RD = Remissiondauer / ÜZ = Überlebenszeit Median (Monate)
			CR	PR	CR+PR	NC	PD	
Jose et al. 1985	**BLM** 15 mg iv. d 1+4 / **CCNU** 80 mg/m² po. d 1 / **VCR** 1mg/m² iv. d 1+5 / **DTIC** 200 mg/m² iv. d 1–5 / q 4–6 Wo × (na)	n = 79 / S = IV	14 (11)	30 (24)	**44** (35)	12 (9)	44 (35)	ÜZ = 21 (CR) / ÜZ = 8 (PR) / ÜZ = 5 (NC) / ÜZ = 2 (PD) / RD = 5 (CR+PR+NC)
York et al. 1988	**BLM** 15 U iv. d 1+4 / **CCNU** 80 mg/m² po. d 1 / **VCR** 1 mg/m² iv. d 1+5 / **DTIC** 200 mg/m² iv. d 1–5 / q 4–6 Wo × (na)	n = 46 / S = IV	11 (5)	11 (5)	**22** (10)	19 (9)	59 (27)	ÜZ = 6 (zusammen) / ÜZ = 25.5 (CR) / ÜZ = 17 (PR) / ÜZ = 10 (NC) / ÜZ = 5 (PD)
Prudente Foundation (Brasilien) 1988	**BLM** 15 U sc. d 1+4 / **CCNU** 80 mg/m² po. d 1 / **VCR** 1 mg/m² iv. d 1+5 / **DTIC** 200 mg/m² iv. d 1–5 / q 4–6 Wo × (na) / **BOLD**	n = 51 / S = IV	0 (0)	4 (2)	**4** (2)	– (–)	96 (49)	ÜZ = 4
		n = 292	**9** (27)	**23** (68)	**32** (95)	**12** (35)	**55** (162)	
Gunderson et al. 1987	**DTIC** 250 mg/m² iv. d 1–5 / **VDS** 3 mg/m² iv. d 1 / **DDP** 100 mg/m² iv. d 1 / q 3 Wo × (na)	n = 27 / S = IV	15 (4)	30 (8)	**44** (12)	19 (5)	37 (10)	RD = 4 (CR + PR)
Verschraegen et al. 1988	**DTIC** 450 mg/m² iv. d 1+8 / **VDS** 3 mg/m² iv. d 1 + 8 / **DDP** 50 mg/m² iv. d 1+8 / q 4 Wo × (na)	n = 92 / S = IV	4 (4)	20 (18)	**24** (22)	23 (21)	53 (49)	ÜZ = 8 (zusammen) / RD = 6 (CR + PR)

Tabelle 1. (Fortsetzung)

Quelle	Therapieplan	n = aw. Pat. / S = Stadium	Therapieresultate in % (Anzahl Patienten)					RD = Remissiondauer / ÜZ = Überlebenszeit / Median (Monate)
			CR	PR	CR+PR	NC	PD	
Legha et al. 1989	**DTIC** 800 mg/m² iv. d 1 **VBL** 1,6 mg/m² iv. d 1–5 **DDP** 20 mg/m² iv. d 2–5 q 3 Wo × (na) *DVP*	n = 50 S = IV *n = 169*	4 (2) *6 (10)*	36 (18) *26 (44)*	**40** (20) ***32*** *(54)*	8 (4) *18 (30)*	52 (26) *50 (85)*	ÜZ = 10 (zusammen) RD = 10 (CR + PR)
Del Prete et al. 1984	**DTIC** 220 mg/m² iv. d 1–3 **BCNU** 150 mg/m² iv. d 1 q 6 Wo **DDP** 25 mg/m² iv. d 1–3 **TAM** 2 × 10 mg po. tägl. q 3 Wo × (na)	n = 20 S = IV	20 (4)	35 (7)	**55** (11)	– (–)	45 (9)	ÜZ = 9 (zusammen) RD = 10 (CR + PR)
McClay et al. 1987	**DTIC** 220 mg/m² iv. d 1–3 **BCNU** 150 mg/m² iv. d 1 q 6 Wo **DDP** 25 mg/m² iv. d 1–3 **TAM** 2 × 10 mg po. tägl. q 3 Wo × (na)	n = 20 S = IV	20 (0)	35 (10)	**55** (10)	– (–)	45 (10)	RD = 7 + (PR)
Richards et al. 1992	**DTIC** 220 mg/m² iv. d 1–3 **BCNU** 150 mg/m² iv. d 1 q 6 Wo **DDP** 25 mg/m² iv. d 1–3 **TAM** 2 × 10 mg po. tägl. q 3 Wo × (na)	n = 20 S = IV vorbehandelt mit IL-2	0 (0)	55 (11)	**55** (11)	– (–)	45 (9)	ÜZ = 5 (zusammen) RD = 3 (CR + PR)

Tabelle 1. (Fortsetzung)

Quelle	Therapieplan	n = aw. Pat. S = Stadium	Therapieresultate in % (Anzahl Patienten)					RD = Remissiondauer ÜZ = Überlebenszeit Median (Monate)
			CR	PR	CR+PR	NC	PD	
Saba et al. 1992	**DTIC** 200 mg/m² iv. d 1–3 **BCNU** 150 mg/m² iv. d 1 q 8 Wo **DDP** 25 mg/m² iv. d 1–3 **TAM** 2 × 10 mg po. tägl. q 4 Wo × (na)	n = 14 S = IV	21 (3)	7 (1)	**29** (4)	21 (3)	50 (7)	ÜZ = 9 (zusammen) RD = 10 (CR + PR)
	DBCT [Cave: tiefe Venenthromb.]	**n = 74**	**9** (7)	**39** (29)	**49** (36)			
Jacquillat et al. 1990	**Fotemustin** 100 mg/m² iv. d 1, 8, 15, dann 5 Wo Pause Fortsetzung q 3 Wo	n = 39 S = IV *Hirnmetast.*	5 (2)	23 (9)	**28** (11)	23 (9)	49 (19)	ÜZ = 6 (zusammen) ÜZ = 12 (CR + PR) ÜZ = 4 (NC + PD) RD = 3 (CR + PR)

Tabelle 2. Malignes Melanom – Behandlungsergebnisse mit kombinierter Interferon-Zytostatika-Behandlung*

Quelle	Therapieplan	n = aw. Pat. S = Stadium	Therapieresultate in % (Anzahl Patienten)					RD = Remissiondauer ÜZ = Überlebenszeit Median (Monate)
			CR	PR	**CR+PR**	NC	PD	
Hersey et al. 1989	**DTIC** 200–1000 mg/m² iv. steigend d 1 q 3 Wo **IFN-a** 3 mIU d 1–3, 9 mIU d 4–70, dann 2 × pro Wo	n = 74 S = IV	9 (7)	18 (13)	**27** (20)	33 (25)	39 (29)	RD = 18 (CR + PR)
Kerr et al. 1989	**DTIC** 800 mg/m² iv. d 15 **IFN-α** 10 mIU sc. d 1–14 q 4 Wo × (na)	n = 17 S = IV	0 (0)	6 (1)	**6** (1)	18 (3)	76 (13)	
Bajetta et al. 1990	**DTIC** 800 mg/m² iv. d 1 q 3 Wo × 6 Mo **IFN-α** 9 mIU d 1–6 × 10 Wo dann 9 mIU 3 × pro Wo	n = 75 S = IV	8 (6)	17 (13)	**25** (19)	– (–)	75 (56)	RD = 8 (CR + PR)
Breier et al. 1990	**DTIC** 800 mg/m² iv. d 1+2 **IFN-α** 10 mIU sc. d 1–10 q 4 Wo × 6	n = 17 S = III–IV	25 (4)	29 (5)	**53** (9)	18 (3)	29 (5)	ÜZ = 72 RD = 15 (CR + PR)
Mulder et al. 1990	**DTIC** 750 mg/m² iv. d 1 **IFN-α** 9 mIU sc. tägl. q 4 Wo × 6	n = 30 S = IV	10 (3)	27 (8)	**37** (11)	– (–)	63 (19)	ÜZ = 6 RD = 6 (CR + PR)
Falcson et al. 1991	**DTIC** 200 mg/m² iv. d 22–26 q 4 Wo × 24 Mo **IFN-α** 15 mIU d 1–5 × 3 Wo dann 10 mIU 3 × pro Wo	n = 30 S = IV	40 (12)	13 (4)	**53** (16)	33 (10)	13 (4)	RD = 8 (CR + PR)

Tabelle 2. (Fortsetzung)

Quelle	Therapieplan	n = aw. Pat. S = Stadium	Therapieresultate in % (Anzahl Patienten)					RD = Remissiondauer ÜZ = Überlebenszeit Median (Monate)
			CR	PR	CR+PR	NC	PD	
Sertoli et al. 1992	**DTIC** 800 mg/m² iv. d 1 q 3 Wo × 6 Mo **IFN-α** 9 mIU tägl. × 6 Mo oder 3 mIU 3 × pro Wo × 6 Mo	n = 136 S = IV	7 (9)	19 (26)	**26** (35)	– (–)	74 (101)	RD = 8 (CR + PR)
Thomson et al. 1992	**DTIC** 200, 400, 800 mg/m² iv. steigend d 1 q 3 Wo **IFN-α** 9 mIU tägl. × 10 Wo dann 9 mIU 2 × pro Wo.	n = 87 S = IV 86 vorbeh.	7 (6)	14 (12)	**21** (18)	17 (15)	62 (54)	ÜZ = 8 RD = 9 (CR + PR)
	DTIC-IFNa	**n = 466**	**10** (47)	**18** (82)	**28** (129)	**12** (56)	**60** (281)	
Smith et al. 1992	**VDS** 3 mg/m² iv. q3Wo × 12 Mo **IFN-α** 3–9 mIU sc. tägl.	n = 19 S = IV	21 (4)	5 (1)	**26** (5)	10 (2)	64 (12)	ÜZ = 12 RD = 7 (PR + SD)
Garbe et al. 1993	**VDS** 3 mg/m² iv. q2Wo × 12Mo **IFN-α** 3–9 mIU sc. 3 × pro Wo	n = 25 S = IV	12 (3)	4 (1)	**16** (4)	40 (8)	44 (13)	ÜZ = 14 RD = 7 (PR + SD)
	VDS-IFNa	**n = 44**	**16** (7)	**5** (2)	**20** (9)	**23** (10)	**57** (25)	

* mIU = 10^6 internationale Einheiten

Tabelle 3. Malignes Melanom – Behandlungsergebnisse mit kombinierter Interleukin-2-Zytostatika-Behandlung

Quelle	Therapieplan	n = aw. Pat. / S = Stadium	Therapieresultate in % (Anzahl Patienten)					RD = Remissiondauer / ÜZ = Überlebenszeit / Median (Monate)
			CR	PR	CR+PR	NC	PD	
Dillman et al. 1990	**DTIC** 1200 mg/2 iv. d28 **IL-2** 18 mIU ci, dl-5 + LAK-Zell-Infus. d 11–15 Intervalle nicht definiert	n = 27 S = IV	7 (2)	19 (5)	**26** (7)	22 (6)	52 (14)	ÜZ = 10 RD = 14+, 23+ (CR) RD = 4 (PR)
Flaherty et al. 1990	**DTIC** 1000 mg/m² ci. d 1 **IL-2** 12–30 mIU iv. d 15–19 + 22–26 q 4 Wo × (na)	n = 32 S = IV	3 (1)	19 (6)	**22** (7)	28 (9)	50 (16)	ÜZ = 9 ÜZ = 22+ (CR + PR) RD = 5 (CR + PR)
Demchak et al. 1991	**DDP** 135–150 mg/m² iv. d 32, 53 oder **DDP** 50mg/m² iv. d 32–35 + d 53–55 **IL-2** 0,6 mIU iv. q 8 h d 1–5 + d 15–19 q 10 Wo × (2)	n = 27 S = IV	11 (3)	26 (7)	**37** (10)	11 (3)	52 (14)	RD = 9, 16, 30+ (CR) RD = 3 (PR)
	Monochemo.-IL-2	*n = 86*	*7* (6)	*21* (18)	*28* (24)	*21* (18)	*51* (44)	
Hamblin et al. 1991	**DTIC** 750 mg/m² iv. d 1 **DDP** 100 mg/m² iv. d 1 **IFN-α** 3 mIU sc. d 12, 14, 16, 20, 22, 24 **IL-2** 18 mIU/m² ci. d 12–17 + 20–25 q 4 Wo × 4	n = 12 S = IV	25 (3)	58 (7)	**83** (10)	– (–)	17 (2)	

Tabelle 3. (Fortsetzung)

Quelle	Therapieplan	n = aw. Pat. S = Stadium	Therapieresultate in % (Anzahl Patienten)					RD = Remissiondauer ÜZ = Überlebenszeit Median (Monate)
			CR	PR	CR+PR	NC	PD	
Legha et al. 1992	**DTIC** 800 mg/m² iv. d 8 **VBL** 8 mg/m² iv. d 8 **DDP** 80 mg/m² iv. d 8 **IFN-α** 5 mIU/m² sc. d 1–4 + 15–19 **IL-2** 18 mIU/m² ci. d 1–4 + 15–19 q 3 Wo × 6	n = 30 S = IV	20 (6)	37 (11)	**57** (17)	– (–)	43 (13)	RD = 5+ (CR + PR)
Richards et al. 1992	**DTIC** 220 mg/m² iv. d 1–3 + 23–25 **BCNU** 150 mg/m² iv. d 1 **DDP** 25 mg/m² iv. d 1–3 + 23–25 **TAM** 2 × 10 mg po. tägl. **IFN-α** 6 mIU/m² sc. d 4–8 + 17–21 **IL-2** 9 mIU/m² iv. q 8 hr d 4–8 + 17–21 q 6 Wo × (na)	n = 74 S = IV	15 (11)	40 (30)	**55** (41)	25 (18)	45 (15)	ÜZ = 14 (zusammen) RD = 9 (CR + PR)
	Polychemo.-IL-2-IFNα	**n = 116**	**17** (20)	**41** (48)	**58** (68)	**16** (18)	**26** (30)	

- Inspektion und Palpation der Operationsnarbe, der Transitstrecke, der regionären Lymphknotenstationen sowie der übrigen Lymphknotenstationen.
- Allgemeine dermatologische Untersuchung der Haut und einsehbaren Schleimhäute hinsichtlich atypischer Nävi, Zweitmelanomen und weiterer Hauttumoren.
- Labor: BSG, Leberenzyme (besonders die LDH).

In den Stadien I und II soll einmal jährlich eine Ausbreitungsdiagnostik vorgenommen werden, im Stadium III zweimal jährlich und im Stadium IV individuell angepaßt. Angaben zur Ausbreitungsdiagnostik finden sich in Abschnitt III.

V. Literatur

1. Österlind A, Möller Jensen O (1986) Trends in incidence of malignant melanoma of the skin in Denmark 1943–1982. Recent Results Cancer Res 102:8–17
2. Garbe C, Thieß S, Nürnberger F et al. (1991) Incidence and mortality of malignant melanoma in Berlin (West) from 1980 to 1986. Acta Derm Venereol (Stockh) 71:506–511
3. MacKie RM, Freudenberger T, Aitchison TC (1989) Personal risk-factor chart for cutaneous melanoma. Lancet ii:487–490
4. Garbe C (1992) Sonne und malignes Melanom. Hautarzt 43:251–257
5. Garbe C, Orfanos CE (1992) Epidemiology of malignant melanoma in Central Europe. Risk Factors and prognostic predictors. Pigment Cell Res 5 (Suppl 2):285–294
6. Garbe C, Büttner P, Bertz J et al. (1990) Die Prognose des primären malignen Melanoms – eine multizentrische Studie an 5093 Patienten. In: Orfanos CE, Garbe C (Hrsg) Das maligne Melanom der Haut. Zuckschwerdt, München, 41–59
7. Ketcham AS, Moffat FL, Balch CM (1992) Classification and staging. In: Balch CM, Houghton AN, Milton GW, Sober AJ, Soong SJ (eds) Cutaneous melanoma. Lippincott, Philadelphia, pp 165–187
8. Orfanos CE, Döring C (1983) Malignes Melanom 1983: Eine aktuelle Bestandsaufnahme. Klassifikation, prognostische Faktoren, Behandlungsrichtlinien. Z Hautkr 58:881–900
9. Häffner AC, Garbe C, Büttner P, Orfanos CE, Rassner G, Burg G (1992) The prognosis of primary and metastasizing melanoma. An evaluation of the TNM classification in 2,495 patients and proposals for their revision. Br J Cancer 66:856–861
10. Ackerman AB, Scheiner AM (1983) How wide and deep is wide and deep enough? A critique of surgical practice in excision of primary cutaenous malignant melanoma. Human Pathol 14:743–744
11. Schmoeckel C, Bockelbrink A, Bockelbrink H, Braun-Falco O (1983) Low- and high-risk malignant melanoma. III. Prognostic significance of the resection margin. Eur J Cancer Clin Oncol 19:245–249
12. Veronesi U, Cascinelli N, Adamus J et al. (1988) Thin stage I primary cutaneous malignant melanoma. Comparison of excision with margins of 1 or 3 cm. N Engl J Med 318:1159–1162
13. Garbe C, Stadler R, Orfanos CE (1989) Lokalrezidive und Metastasierung bei dünnen malignen Melanomen (≤ 1 mm). Hautarzt 40:337–343
14. Landthaler M, Braun-Falco O (1989) Zur Therapie des malignen Melanoms im Stadium I. Offene Fragen und Empfehlungen. Onkologie 12:269–272
15. Seebacher C, Heubaum F, Kuster P, Steinert W, Koch R (1990) Vergleichende Analyse in Narkose und Lokalanästhesie operierter maligner Melanome der Haut. Hautarzt 41:137–141
16. Veronesi U, Adamus J, Bandiera DC et al. (1982) Delayed regional lymph node dissection in stage I melanoma of the skin of the lower extremities. Cancer 49:2420–2430
17. Balch CM, Milton GW, Cascinelli N, Sim HF (1992) Elective Lymph node dissection: pros and cons. In: Balch CM, Houghton AN,Milton GW, Sober AJ, Soong SJ (eds) Cutaneous melanoma. Lippincott, Philadelpha, pp 345–366

18. Drepper H, Köhler CO, Bastian B et al. (1992) Benefit of elective node dissection in subgroups of melanoma patients – results of a multicenter study in 3616 patients. (Submitted for publication)

19. Panizzon R, Alber R, Schnyder UW (1990) Die dermatologische Radiotherapie des Melanoms der Haut mit besonderer Berücksichtigung des Lentigo-maligna Melanoms. In: Orfanos CE, Garbe C (Hrsg) Das maligne Melanom der Haut. Zuckschwerdt, München, 232–235

20. Veronesi U, Adamus J, Aubert C et al. (1982) A randomized trial of adjuvant chemotherapy and immunotherapy in cutaneous melanoma. New Engl J Med 307:913–916

21. Lejeune FJ (1987) Phase III adjuvant studies in operable malignant melanoma (review). Anticancer Res 7:701–706

22. Burg G, Lechner W, Müller W (1990) Adjuvante Nachbehandlung beim malignen Melanom. In: Orfanos CE, Garbe C (Hrsg) Das maligne Melanom der Haut. Zuckschwerdt, München, 312–315

23. Ames FC, Balch CM, Reintgen D (1992) Local recurrences and their management. In: Balch CM, Houghton AN, Milton GW, Sober AJ, Soong SJ (eds) Cutaneous melanoma. Lippincott, Philadelpha, pp 287–294

24. Singletary SE, Balch CM (1992) Recurrent regional metastases and their management. In: Balch CM, Houghton AN, Milton GW, Sober AJ, Soong SJ (eds) Cutaneous melanoma. Lippincott, Philadelphia, pp 427–435

25. Czarnetzki BM, Aragon V, Bröcker EB et al. (1986) Adjuvante Polychemotherapie zusätzlich zur radikalen operativen Behandlung regionaler Lymphknotenmetastasen beim malignen Melanom. Dt Med Wschr 11:732–736

26. Fiedler H, Hetschko I, Wohlrab W, Wozniak KD, Lübbe D, Taube KM (1990) Ergebnisse einer randomisierten Polychemotherapiestudie beim malignen Melanom. Hautarzt 41:369–374

27. Garbe C, Guenther-Eymann K, Stadler R et al. (1988) Adjuvante Chemotherapie des malignen Melanoms mit DTIC. Wirkungslosigkeit im Stadium I, mögliche Verbesserung der Überlebensprognose im Stadium IIb. Hautarzt 39:205–212

28. Garbe C, Taud W, Karg C, Orfanos CE (1990) Nachsorge des metastasierenden malignen Melanoms. In: Orfanos CE, Garbe C (Hrsg) Das maligne Melanom der Haut. Zuckschwerdt, München, 316–324

29. Houghton AN, Legha S, Bajorin DF (1992) Chemotherapy for metastatic melanoma. In: Balch CM, Houghton AN, Milton GW, Sober AJ, Soong SJ (eds) Cutaneous melanoma. Lippincott, Philadelphia, pp 498–508

30. Karg C, Garbe C, Orfanos CE (1990) Chemotherapie des malignen Melanoms – Gegenwärtiger Stand. Hautarzt 41:56–65

31. Garbe C, Kreuser ED, Zouboulis CC, Stadler R, Orfanos CE (1992) Combined treatment of metastatic melanoma with interferons and cytotoxic drugs. Sem Oncol 19 (Suppl 4):63–69

32. Constanzi JJ, Vaitkevicius VK, Quagliana JM et al. (1975) Combination chemotherapy for disseminated malignant melanoma. Cancer 35:342–346

33. Carter RD, Krementz ET, Hill GJ et al. (1976) DTIC (NSC-45388) and combination therapy for melanoma. I. Studies with DTIC, BCNU, (NSC-409962), CCNU (NSC-79037), vincristine (NSC-67574), and hydroxyurea (NSC-32065). Cancer Treat Rep 60:601–609

34. Constanzi JJ, Fletcher WS, Balcerzak SP et al. (1984) Combination chemotherapy plus levamisole in the treatment of disseminated malignant melanoma. Cancer 53:833–836

35. Beretta G, Bajetta E, Bonadonna G et al. (1973) Polichemioterapia con 5-(3,3 dimetil-1-triazeno)-imidazole-4-carboxamide (DTIC; NSC-45388), 1,3-bis (2-cloroetil)-1-nitrosourea (BCNU; NSC-409962) e vincristina (NCS-67574) nel melanoma in fase metastatizzata. Tumori 59:239–248

36. Einhorn LH, Burgess MA, Vallejos C et al. (1974) Prognostic correlations and response to treatment in advanced metastatic melanoma. Cancer Res 34:1995–2004

37. Cohen SM, Greenspan EM, Ratner LH, Weiner MJ (1977) Combination chemotherapy of malignant melanoma with imidazole carboxamide, BCNU and vincristine. Cancer 39:41–44

38. Hill GJ, Krementz ET, Hill HZ (1984) Dimethyl triazeno imidazole carboxamide and combination therapy for melanoma. IV. Late results after complete response to chemotherapy (Central Oncology Group Protocols 7130, 7131, and 7131A). Cancer 53:1299–1305
39. Seigler HF, Lucas VS Jr, Pickett NJ et al. (1980) DTIC, CCNU, bleomycin and vincristine (BOLD) in metastatic melanoma. Cancer 46:2346–2348
40. Ahn SS, Giuliano A, Kaiser L et al. (1983) The limited role of BOLD chemotherapy for disseminated malignant melanoma. Proc Am Soc Clin Oncol 2:228, C-893
41. Jose DG, Minty CCJ, Hillcoat BL (1985) Treatment of patients with disseminated malignant melanoma with bleomycin, oncovin, lomustine and DTIC (BOLD). First international conference on skin melanoma, may 6–9, Venice, abstract 151
42. York RM, Foltz AT (1988) Bleomycin, vincristine, lomustine, and DTIC chemotherapy for metastatic melanoma. Cancer 61:2183–2186
43. The Prudente Foundtion Melanoma Study Group (1989) Chemotherapy of disseminated melanoma with bleomycin, vincristine, CCNU, and DTIC (BOLD regimen). Cancer 63:1676–1680
44. Gundersen S (1987) Dacarbazine, vindesine, and cisplatin combination chemotherapy in advanced malignant melanoma: a phase II study. Cancer Treat Rep 71:997–999
45. Verschraegen CF, Kleeberg UR, Mulder J et al. (1988) Combination of cisplatin, vindesine, and dacarbazine in advanced malignant melanoma. Cancer 62:1061–1065
46. Legha SS, Ring S, Papadopoulos N et al. (1989) A prospective evaluation of a triple-drug regimen containing cisplatin, vinblastine, and dacarbazine (CVD) for metastatic melanoma. Cancer 64:2024–2029
47. Del Prete SA, Maurer LH, O'Donnell J et al. (1984) Combination chemotherapy with cisplatin, carmustine, dacarbazine, and tamoxifen in metastatic melanoma. Cancer Treat Rep 68:1403–1405
48. McClay EF, Mastrangelo MJ, Bellet RE, Berd D (1987) Combination chemotherapy and hormonal therapy in the treatment of malignant melanoma. Cancer Treat Rep 71:465–469
49. Richards JM, Gilewski TA, Ramming K et al. (1992) Effective chemotherapy for melanoma after treatment with interleukin-2. Cancer 69:427–429
50. Saba HI, Cruse CW, Wells KE, Klein CJ, Reintgen DS (1992) Treatment of stage IV malignant melanoma with dacarbazine, carmustine, cisplatin, and tamoxifen regimens: a University of South Florida and H. Lee Moffitt Melanoma Center Study. Ann Plast Surg 28:65–69
51. Jacquillat C, Khayat D, Banzet P et al. (1990) Chemotherapy by fotemustine in cerebral metastases of disseminated malignant melanoma. Cancer Chemother Pharmacol 25:263–266
52. Hersey P, McLeod RC, Thomson DB (1989) Phase I/II study of tolerability and efficacy of recombinant interferon (Roferon) with dacarbazine (DTIC) in advanced malignant melanoma. J Interferon Res 9 (Suppl 2):118
53. Kerr R, Pippen P, Mennel R, Jones S (1989) Treatment of metastatic malignant melanoma with a combination of interferon-alpha-2a (ifin-alpha-2a, Roferon) and dacarbazine (DTIC). Proc Annu Meet Am Soc Clin Oncol 8:A1122
54. Bajetta E, Negretti E, Giannotti B et al. (1990) Phase II study of interferon-alpha-2a and dacarbazine in advanced melanoma. Am J Clin Oncol 13:405–409
55. Breier S, Pensel R, Roffe C et al. (1990) High dose DTIC with recombinant human interferon alpha-2b (rhifn2b) for the treatment of metastatic malignant melanoma (MMM). Proc Annu Meet Am Soc Clin Oncol 9:A1090
56. Mulder NH, Schraffordt-Koops H, Sleijfer DT et al. (1990) Dacarbazine and alpha-interferon for disseminated malignant melanoma. Proc Annu Meet Am Soc Clin Oncol 9:A1083
57. Falkson CI, Falkson G, Falkson HC (1991) Improved results with the addition of recombinant interferon alpha-2b to dacarbazine in treatment of patients with metastatic malignant melanoma. J Clin Oncol 9:1403–1408
58. Sertoli MR, Queirolo P, Bajetta E et al. (1992) Dacarbazine (DTIC) with or without recombinant interferon alpha-2a at different dosages in the treatment of stage IV melanoma patients. Preliminary results of a randomized trial. Proc Annu Meet Am Soc Clin Oncol 11:A1185

59. Thomson D, Adena M, McLeod GRC et al. (1992) Interferon-2a (IFN) does not improve response or survival when added to dacarbazine (DTIC) in metastatic melanoma: Results of a multi-institutional Australian randomized trial QMP8704. Proc Annu Meet Am Soc Clin Oncol 11:A1177

60. Schuchter L, McGuire WP, Wohlganger J, Redden T (1989) Sequential treatment of metastatic melanoma with interferon-alpha (IFN) plus cis-platinum (CDDP). Proc Annu Meet Am Soc Clin Oncol 8:A1120

61. Oratz R, Dugan M, Walsh C et al. (1989) Phase II trial of r-alpha 2b-interferon (IFN) and cisplatin (CDDP) in metastatic malignant melanoma (MM). Proc Annu Meet Am Soc Clin Oncol 8:A1123

62. Richner J, Cerny T, Joss RA et al. (1990) A phase II study of continuous sc alpha-2b interferon (IFN) combined with cisplatin (CDDP) in advanced malignant melanoma (MM) Proc Annu Meet Am Soc Clin Oncol 9:A1085

63. Margolin K, Doroshow J, Akman S et al. (1990) Treatment (RX) of advanced melanoma with cis-diamminedichloroplatinum (CDDP) and alpha interferon (alpha IFN). Proc Annu Meet Am Soc Clin Oncol 9:A1074

64. Gundersen S, Flokkmann A (1989) Interferon in combination with vinblastine in advanced malignant melanoma. A phase I–II study. Cancer 64:1617–1619

65. Kellokumpu-Lehtinen P, Nordman E, Toivanen A (1989) Combined interferon and vinblastine treatment of advanced melanoma: Evaluation of the treatment results and the effects of treatment on immunological functions. Cancer Immunol Immunother 28:213–217

66. Smith KA, Green JA, Eccles JM (1992) Interferon alpha 2a and vindesine in the treatment of advanced malignant melanoma. Eur J Cancer 28:438–441

67. Garbe C, Zouboulis CC, Stadler R et al. (1993) Prolongation of life in stage IV melanoma by combined treatment with IFN-a-2a and vindesine. (Submitted for publication)

68. Rosenberg SA, Lotze MT, Yang JC et al. (1989) Experience with the use of high dose interleukin-2 in the treatment of 652 cancer patients. Ann Surg 210:474–485

69. Dillman RO, Oldham RK, Barth NM et al. (1990) Recombinant interleukin-2 and adoptive immunotherapy alternated with dacarbazine therapy in melanoma: a National Biotherapy Study Group trial. J Natl Cancer Inst 82:1345–1349

70. Flaherty LE, Redman BG, Chabot GG et al. (1990) A phase I–II study of dacarbazine in combination with outpatient interleukin-2 in metastatic malignant melanoma. Cancer 65:2471–2477

71. Demchak PA, Mier JW, Robert NJ et al. (1990) Interleukin-2 and high-dose cisplatin in patients with metastatic melanoma: a pilot study. J Clin Oncol 9:1821–1830

72. Hamblin TJ, Davies B, Sadullah S, Oskam R, Palmer P, Franks CR (1991) A phase II study of the treatment of metastatic malignant melanoma with a combination of dacarbazine, cisplatin, interleukin-2(IL-2) and alfa-interferon (IFN). Proc Annu Meet Am Soc Clin Oncol 10:A1029

73. Richards JM, Mehta N, Ramming K, Skosey P (1992) Sequential chemoimmunotherapy in the treatment of metastatic melanoma. J Clin Oncol 10:1338–1343

74. Richards J, Mehta N, Schroeder L, Dordal A (1992) Sequential chemotherapy/immunotherapy for metastatic melanoma. Proc Annu Meet Am Soc Clin Oncol 11:A1189

75. Legha S, Plager C, Ring S, Eton O, Talpaz J, Gutterman J, Benjamins RS (1992) A phase II study of biochemotherapy using interleukin-2 (IL-2) + Interferon alfa-2a (IFN) in combination with cisplatin (C) vinblastine (V) and DTIC (D) in patients with metastatic melanoma. Proc Annu Meet Am Soc Clin Oncol 11:A1179

76. D'Hoedt B, Stroebel W, Stutte H, Rassner G (1990) Nachsorge des malignen Melanoms an der Tübinger Hautklinik. In: Orfanos CE, Garbe C (Hrsg) Das maligne Melanom der Haut. Zuckschwerdt, München, 304–311

Kopf-Hals-Karzinome*

Karzinome der Mundhöhle

A. Akhtar und M. Al-Sarraf

I. Epidemiologie

Alter:	Häufigkeitsgipfel in der 6. und 7. Dekade für beide Geschlechter.
Geschlecht:	Verhältnis Mann/Frau von früher 8:1 zu 2,6:1 verschoben.
Rasse:	In den USA erhöhte Inzidenz bei der schwarzen Bevölkerung (unter Umständen durch erhöhten Nikotin- und Alkoholkonsum bedingt), beim Lippenkarzinom höhere Inzidenz für Weiße (evtl. durch vermehrte Sonnenexposition).
Internationale Trends:	Höchste Inzidenz in Indien, Sri Lanka und Hongkong. Niedrige Inzidenz in den USA und Europa.
Risikofaktoren:	Tabak (inkl. Schnupf- und Kautabak, Pfeifenrauchen assoziiert mit Lippenkarzinomen), Alkohol, diätetische Faktoren (Vitamin A- und C-Mangel, Betelnuß).
Präkanzerosen:	Leukoplakie, Erythroplakie, submuköse Fibrose.

II. Anatomie, Pathologie und Staging

Anatomie

Die Mundhöhle reicht von der Schleimhautgrenze der Lippen bis zum Übergang von hartem zu weichem Gaumen (obere Begrenzung) und bis zur Linie der Papillae vallatae (hintere Begrenzung).

---

* Die Tabellen, auf die in den 4 Unterkapiteln verwiesen wird, sind im Anhang zum Kapitel Kopf-Hals-Karzinome zusammengefaßt.

Staging (UICC)

T	Primärtumor
Tx	Primärtumor kann nicht beurteilt werden
T0	Kein Anhalt für Primärtumor
Tis	Karzinoma in situ
T1	Tumor $\leq$ 2 cm
T2	Tumor > 2 cm aber $\leq$ 4 cm
T3	Tumor > 4 cm
T4	(Lippen) Tumor infiltriert benachbarte Strukturen (Knochen, Zunge, Haut oder Halsweichteile)
T4	(Mundhöhle) Tumor infiltriert benachbarte Strukturen (Knochen, Muskulatur, Haut, Halsweichteile, Schleimhaut des Sinus maxillaris).

N	Lymphknoten
Nx	Regionäre Lymphknoten können nicht beurteilt werden
N0	Keine regionären Lymphknotenmetastasen
N1	Solitäre ipsilaterale Lymphknotenmetastase $\leq$ 3 cm
N2	Solitäre ipsilaterale Lymphknotenmetastase > 3 cm, aber $\leq$ 6 cm, oder multiple ipsilaterale Lymphknoten $\leq$ 6 cm, oder bi- oder kontralaterale Lymphknoten $\leq$ 6 cm
N2a	Ipsilaterale Lymphknotenmetastase > 3 cm aber $\leq$ 6 cm
N2b	Multiple ipsilaterale Lymphknotenmetastasen $\leq$ 6 cm
N2c	Bi- oder kontralaterale Lymphknotenmetastasen $\leq$ 6 cm
N3	Lymphknotenmetastasen > 6 cm

M	Fernmetastasen
Mx	Fernmetastasen können nicht beurteilt werden
M0	Kein Anhalt für Fernmetastasen
M1	Fernmetastasen

Stadieneinteilung

0	Tis	N0	M0
I	T1	N0	M0
II	T2	N0	M0
III	T3	N0	M0
	T1	N1	M0
	T2	N1	M0
	T3	N1	M0
IV	T4	N0	M0
	T4	N1	M0
	jedes T	N2	M0
	jedes T	N3	M0
	jedes T	jedes N	M1

Tumorlokalisation

Unter- und Oberlippe
bukkale Schleimhaut
Mundboden
Zunge (oraler Anteil)
harter Gaumen
obere, untere und retromolare Gingiva.

Tumorcharakteristika

exophytisch
oberflächlich
gering infiltrierend
tief infiltrierend
ulzerierend
Knochendestruktion.

Ausdehnung auf Nachbargewebe

Tonsillen oder weicher Gaumen
Nasenhöhle oder -antrum
Nasopharynx
M. pterygoides
Haut- oder Nackenweichteile.

Histopathologie

90 % Plattenepithelkarzinome. Andere Tumoren mit Ursprung im:
Drüsenepithel,
odontogenen Apparat,
lymphatischen Gewebe,
Weichteilgewebe sowie Knochen oder Knorpel.

III. Diagnostik

- Anamnese
- körperliche Untersuchung
- Spiegelbefund
- Thoraxröntgen
- Leberfunktionstest
- falls indiziert: CT Abdomen, Skelettszintigraphie.

IV. Behandlungsstrategie

Stadium I und II   Chirurgie oder Strahlentherapie
Stadium III und IV   Chirurgie und/oder Strahlentherapie
                    Multimodale Therapie
Stadium IV (M 1)   symptomatische Behandlung,
                    systemische palliative Chemotherapie.

1 Chirurgische Therapiemaßnahmen

Adäquate chirurgische Resektion mit negativen Resektionsrändern und radikale oder modifizierte „neck dissektion" bei klinischem oder radiologischem Verdacht auf eine lymphonoduläre Metastasierung, einschließlich im Stadium IV.

2 Strahlentherapie

Als alleinige Behandlung im Stadium I und II, z. T. im Stadium III (T 3 N 0 M 0) bei oberflächigem Tumorwachstum, im Stadium IV bei nicht resektablen Tumoren oder *postoperativ* in resektablen Stadien III und IV. Bei der alleinigen Bestrahlung beträgt die Dosis für den Primärtumor > 64 Gy, für die zervikalen Lymphknoten 50 Gy. Bei postoperativer Bestrahlung beträgt die Dosis bis zu 60 Gy im Bereich der Primärlokalisation und 50 Gy für die zervikalen Lymphknoten.

3 Chemotherapie/Multimodale Therapie

Bei resektablen Tumoren ist die Operation mit anschließender Bestrahlung die Standardtherapie. Allerdings führt dieses Vorgehen bei der Mehrzahl der Patienten nicht zu einer lokalen Tumorkontrolle. 70 %–80 % der Patienten entwickeln ein Lokalrezidiv und 20 % eine Fernmetastasierung. Die 5-Jahres-Überlebensrate beträgt ca. 30 %.
Bei nichtresektablen Tumoren ist die Strahlentherapie die Standardbehandlung. Aber auch hier sind die Ergebnisse unbefriedigend, da die 5-Jahres-Überlebensrate unter 10 % beträgt.
Aufgrund dieser Daten sowie der heute zur Verfügung stehenden wirksamen und relativ nebenwirkungsarmen Zytostatika wurde seit einigen Jahren die Chemotherapie in bestehende Therapiekonzepte integriert.
Dabei wird das Ergebnis der multimodalen Therapie von zwei wichtigen Faktoren beeinflußt:
- vom Zeitpunkt der Chemotherapie in bezug auf die Operation und die Bestrahlung,
- von Prognosefaktoren (Tabelle 1).

Bei resektablen, lokal fortgeschrittenen Tumoren können unterschiedliche Zeitabläufe für die einzelnen Therapiemodalitäten gewählt werden. Dabei kann die Chemotherapie erfolgen als:
- Induktions-Chemotherapie
- Sandwich-Chemotherapie (zwischen Operation und Bestrahlung)

- Simultane Chemo-/Radiotherapie
- Erhaltungs-Chemotherapie.

3.1 Induktions-Chemotherapie

Die Ergebnisse der Kombinations-Chemotherapie sind besser als die einer Monotherapie. Cisplatin weist die höchste monotherapeutische Wirksamkeit auf. Pilotstudien der Wayne State University (WSU) aus den Jahren 1979–1980 und andere Studien konnten zeigen, daß die Kombination von Cisplatin mit einer Dauerinfusion von 5-FU eine der wirksamsten Kombinationstherapien darstellt (Tabelle 2). Ebenso konnte eine höhere Wirksamkeit für 3 gegenüber 2 Therapiezyklen mit dieser Kombination nachgewiesen werden. Die Ergebnisse einer solchen Induktionstherapie lassen sich wie folgt zusammenfassen (Tabelle 3):

- hohe Remissionsrate (CR + PR 80 %–90 %)
- hohe Rate kompletter Remissionen (bis zu 50 %)
- ein gutes Ansprechen auf die Therapie korreliert mit einer guten Prognose
- Reduktion der Inzidenz von Fernmetastasen
- Erhaltung der Kehlkopffunktion (mit Bestrahlung).

3.2 Simultane Chemo-/Radiotherapie

Die Ergebnisse dieser Studien lassen sich wie folgt zusammenfassen (Tabellen 4–7):
- erhöhte lokoregionäre Kontrolle
- erhöhtes krankheitsfreies Überleben
- möglicherweise auch eine verlängerte Überlebenszeit.

Die besten Ergebnisse der Chemo-/Radiotherapie werden möglicherweise mit der simultanen Applikation eines Platinderivates als Monotherapie oder in Kombinationstherapie mit 5-FU zur Bestrahlung erzielt (Tabellen 8–9). Die Rate klinisch kompletter Remissionen beträgt für Patienten mit nichtresektablen Karzinomen der Mundhöhle für die intermittierende Applikation von Cisplatin in Kombination mit einer Bestrahlung 55 % (Tabelle 9).

3.3 Chemotherapie bei metastasierten Stadien (M1) oder im Rezidiv

Die Primärbehandlung von Patienten mit Fernmetastasen oder von Patienten mit einem lokoregionären Rezidiv nach „Salvage"-Operation und/oder Bestrahlung ist die Chemotherapie. Zahlreiche Chemotherapeutika wurden als Mono- oder Kombinationstherapie geprüft (Tabellen 10–14). Die besten Ergebnisse wurden bisher mit der Kombination von Cisplatin und einer 5-FU Dauerinfusion erzielt.

V. Literatur

1. Adjuvant chemotherapy for advanced head and neck squamous carcinoma: Final report of the head and Neck Contract Program. Cancer 60:301–311, 1987

2. Al-Sarraf M, Jacobs J, Kinzie J et al. (1983) Combined modality therapy utilizing single high intermittent dose of cis-platinum and radiation in patients with advanced head and neck cancer. Proc ASCO 2:159, 1983

3. Al-Sarraf M, Pajak T, Marcial VA et al. (1987) Concurrent radiotherapy and chemotherapy with cisplatin in inoperable squamous cell carcinoma of the head and neck. RTOG Study. Cancer 59:259–265

4. Al-Sarraf M (1988) Head and Neck Cancer, Chemotherapy concepts. Sem Oncology 15:70–85

5. Al-Sarraf M, Pajak T, Jacobs J et al. (1990) Combined modality therapy in patients with head and neck cancer: timing of chemotherapy. Radiation Therapy Oncology Group Study. Adjuvant Therapy of Cancer VI, ed. Salmon S, WB Saunders Co, 60–70

6. Al-Sarraf M, Kish JA and Ensley JF (1991) Head and Neck Cancer: The Wayne State University experience with adjuvant chemotherapy. Hem Onc Clin N Amer 5:687–700

7. Bloom ND, Spiro RH (1980) Carcinoma of the cheek mucosa. Am J Surg 140:556–669

8. Cognetti F, Pinnaro P, Ruggeri EM et al. (1989) Prognostic factors for chemotherapy response and survival using combination chemotherapy as initial treatment of advanced head and neck squamous cell cancer. J Clin Oncol 7:829–837

9. Evans JF, Shah VP (1981) Epidermoid carcinoma of the palate. Am J Surg 142:451–455

10. Fayos JF, Lampe I (1972) Treatment of squamous cell carcinoma of the tongue. Am J Surg 124:493–500

11. Feind CR, Cole RM (1968) Cancer of the floor of the mouth and its lymphatic spread. Am J Surg 116:482–486

12. Flynn MB, Mullins FX et al. (1973) Selection of treatment in squamous carcinoma of the floor of the mouth. Am J Surg 126:77–481

13. Fu KK (1985) Biological basis for the interaction of chemotherapeutic agents and radiation therapy. Cancer 55:2123–2130

14. Fu KK, Phillips TL, Silverberg IJ et al. (1987 Combined radiotherapy and chemotherapy with bleomycin and methotrexate for advanced in operable head and neck cancer: Update of a Northern California Oncology Group randomized trial. J Clin Oncol 5:1410–1418

15. Gulliamondegui OM, Oliver B, Hayden R (1980) Cancer of the anterior floor of the mouth. Am J Surg 140:560–562

16. Harold CC Jr (1971) Management of Cancer of the floor of the mouth. Am J Surg 122:487–493

17. Kalnins IK, Leonard AG, Sako K et al (1977) Correlation between prognosis and degree of lymph node involvement in carcinoma of the oral cavity. Am J Surg 134:450–454

18. Kramer S, Gelber RD, Snow JB et al. (1985) Pre-operative vs post-operative radiation therapy for patients with carcinoma of the head and neck. Progress Report. Head and Neck Surg 3:255

19. Marchetta FC, Sako K (1966) Results of radical surgery for intraoral carcinoma related to tumor size. Am J Surg 112:554–557

20. Schuller DE, McGuirt WF, Krause CJ et al. (1979) Symposium, Adjuvant cancer therapy of head and neck tumors. Increased survival with surgery alone vs combined therapy. Laryngoscope 89:582–594

21. Schuller DE, Stein DW, Metch B (1989) Analysis of treatment failure patterns. A SWOG Study. Arch Otolaryngology and Head and Neck Surg 115:834–836

22. Shah JP, Cendon RA, Farr HW et al. (1976) Carcinoma of the oral cavity: Factors affecting treatment failure at the primary site and neck. Am J Surg 132:504–507

23. Spiro RH, Alfonso AE, Farr HW et al. (1974) Cervical node metastasis from epidermoid carcinoma of the oral cavity: A critical assessment of current staging. Am J Surg 128:562–527

24. Spiro RH, Strong EW (1971) Epidermoid carcinoma of the mobile tongue. Am J Surg 122:707–713

25. Taylor SG (1988) IV: Head and Neck Cancer. In: Pinedo HM, Longo DL, Chabner BA (eds) Cancer chemotherapy biological response modifiers. No 10, 210–222, 226–238

Pharynxkarzinome

W. Kamanda und *M. Al-Sarraf*

I. Epidemiologie

Ca. 2 % aller Malignome der männlichen Bevölkerung, 20 % aller Tumoren der Kopf-/Halsregion.
Die Inzidenz ist in Indien (Oropharynx) und China, Teilen von Südostasien und Nordafrika (Nasopharynx) am höchsten.
Das Verhältnis Mann/Frau beträgt 4 : 1.
Karzinome des Pharynx treten normalerweise im Alter von > 40 Jahren auf.
Risikofaktoren: Tabak, Alkohol, Marihuana (Karzinome des Nasopharynx bei jungen Erwachsenen im Alter von 20–40).

II. Pathologie/Anatomie und Staging

Pathologie

Am häufigsten (95 %) kommt das Plattenepithelkarzinom insbesondere im Oro- und Hypopharynx vor. Die Klassifikation der nasopharyngealen Karzinome erfolgt nach der WHO in drei Hauptgruppen:
I.   verhornende Plattenepithelkarzinome
II. nichtverhornende Plattenepithelkarzinome
III. undifferenzierte Karzinome (Lymphoepitheliome).

Karzinome der Gruppe II und besonders der Gruppe III sind die häufigsten nasopharyngealen Tumoren, die in Südchina, Südostasien und Nordafrika vorkommen.
Tumoren des glandulären Epithels, des odontogenen und lymphoiden Gewebes, des Weichteil-, Knochen- und Knorpelgewebes erfordern andere Vorgehensweisen und sind nicht in dieses Kapitel eingeschlossen.

Anatomie

Primär- und Subregionen: Der Pharynx (einschließlich Zungenbasis, weicher Gaumenplatte und Uvula) ist eingeteilt in drei Regionen: Oropharynx, Nasopharynx und Hypopharynx. Jede Region ist weiter in spezifische Subregionen unterteilt.
Lokalisation der Pharynxkarzinome nach Häufigkeit (in absteigender Reihenfolge): Oropharynx, Hypopharynx, Nasopharynx.

Staging

T   Primärtumor

Oropharynx
T 1   Tumor ≤ 2 cm
T 2   Tumor > 2 cm ≤ 4 cm
T 3   Tumor > 4 cm
T 4   Tumorinvasion in benachbarte Strukturen (z. B. Knochen, Weichteilgewebe des Halses, tiefe (externe) Zungenmuskulatur).

Nasopharynx
T 1   Tumor auf eine Unterregion des Nasopharynx begrenzt.
T 2   Tumorinvasion in mehr als eine Unterregion des Nasopharynx.
T 3   Tumorinvasion in die Nasenhöhle und/oder den Oropharynx.
T 4   Tumorinvasion in die Schädelbasis und/oder Beteiligung der Hirnnerven.

Hypopharynx
T 1   Tumor begrenzt auf eine Unterregion des Hypopharynx.
T 2   Tumorinvasion in mehr als eine Unterregion des Hypopharynx oder einen anliegenden Bezirk ohne Fixation des Hemilarynx.
T 3   Tumorinvasion in mehr als eine Unterregion des Hypopharynx oder einen anliegenden Bezirk mit Fixation des Hemilarynx.
T 4   Tumorinvasion in benachbarte Strukturen (z. B. Knorpel oder Halsweichteile).

Lymphknoten- und Stadieneinteilung: s. Kapitel „Karzinome der Mundhöhle".

III. Diagnostik

Die Häufigkeit von Lymphknotenmetastasen und Rezidiven ist bei Patienten mit Karzinomen des Nasopharynx höher als bei anderen Lokalisationen im Bereich des Pharynx.
Wegen der engen Nachbarschaft zu Nasennebenhöhlen, Augen, Gehirn und Tuba auditiva können Patienten mit Tumoren im nasopharyngealen Bereich abhängig von der Lokalisation entsprechende Symptome aufweisen.

- Anamnese,
- klinische Untersuchung, einschließlich indirekter Spiegelung,
- Endoskopie und Biopsie,
- Leberfunktionstests,
- CT-Untersuchung der Primärmanifestation, Schädelbasis, Sinus und Hals,
- Thoraxröntgen,
- CT-Untersuchung des Abdomens und Knochenszintigramm (falls alkalische Phosphatase erhöht),
- sonstige Untersuchungen.

IV. Behandlungsstrategie

Die Behandlung hängt von der Primärlokalisation und dem Tumorstadium ab.

1 Oro- und Hypopharynxkarzinome

Stadium I: Strahlentherapie.
Stadium II: Strahlentherapie oder Operation (bei Karzinomen des Sinus
                 piriformis: Operation und postoperative Strahlentherapie).
Stadium III–IV: Operation und postoperative Bestrahlung bei resektablen
                 Tumoren;
                 alleinige Strahlentherapie bei nicht resektablen Tumoren.
Stadium IV, M 1: Chemotherapie.

2 Nasopharynxkarzinome

Bei Patienten mit nasopharyngealen Karzinomen ist die Primärbehandlung für alle Stadien die alleinige Strahlentherapie. Das Ansprechen auf eine Strahlenbehandlung ist sehr gut mit exzellenten 5-Jahres-Überlebensraten für die Stadien I und II. Bei fortgeschrittenen Tumoren sind die 5-Jahres-Überlebensraten trotz anfänglich guten lokalen Tumoransprechens unbefriedigend und betragen für das Stadium III $< 50\%$, für das Stadium IV $< 30\%$. Zur Verbesserung dieser Ergebnisse wird häufig eine Chemotherapie durchgeführt.

Diese kann vor, während oder nach Abschluß der Bestrahlung erfolgen. Derzeit werden in Europa und den USA randomisierte Studien durchgeführt, in denen die kombinierte Chemo-/Strahlentherapie versus alleiniger Strahlentherapie geprüft wird.

Die Ansprechrate (CR + PR) nach Induktions-Chemotherapie beträgt an der Wayne-State University für Patienten mit lokal fortgeschrittenen Karzinomen des Sinus piriformis, der Tonsillen und des Pharynx 82%, 90% und 88%; die Rate kompletter Remissionen 23%, 52% und 39% (Tabelle 3).

Die Rate klinisch kompletter Remissionen beträgt für die simultane Chemo/Strahlentherapie unter Einschluß von Cisplatin für nicht-resektable Tumoren des Oro-, Naso- und des Hypopharynx 73%, 89% und 37% (Tabelle 9). Die Ergebnisse der Induktionstherapie, der kombinierten Chemo-/Strahlentherapie und der Chemotherapie für metastasierte Stadien oder Rezidivtumoren sind bei den Karzinomen der Mundhöhle in den Tabellen 2–14 angegeben.

V. Literatur

1. Barkley HT Jr, Fletcher GT, Jesse RH et al. (1972) Management of cervical lymph node metastases in squamous carcinoma of the tonsillar fossa, base of tongue, supraglottic larynx and hypopharynx. Am J Surg 124:462–467

2. Futrell JW, Bennett SH, Hoye RC et al. (1971) Predicting survival in cancer of the larynx or hypopharynx. Am J Surg 122:451–457
3. Garrett PG, Beale FA, Cummings BJ et al. (1983) Cancer of the tonsil: Results of radical radiation therapy with surgery in reserve. Am J Surg 146:432–435
4. Jesse RH, Sugarbaker EV (1976) Squamous cell carcinoma of the oral pharynx: Why we fail. Am J Surg 132:435–439
5. Ring AH, Sako K, Razack MS et al. (1983) Nasopharyngeal carcinomas: Results of treatment over a 27 year period. Am J Surg 146:429–431
6. Silver AJ, Mawad ME, Hilal SK et al. (1983) Computed tomography of the nasopharynx and related spaces. Radiology 147:733–738

Larynxkarzinome

T. Fregene und *M. Al-Sarraf*

I. Epidemiologie

Häufigkeit: In den westlichen Ländern 2 % aller Malignome.
Verhältnis Mann/Frau 7:1, Zunahme der Inzidenz bei Frauen mit gesteigertem Tabakkonsum.
Alter > 40 Jahre, mit einer Häufung in der 8. Dekade.

Risiko-
faktoren: Tabak und Alkohol.

Andere
Faktoren: Ernährungsdefizite (Vitamin A und C), Staub- und Asbest-Exposition.

II. Anatomie, Pathologie und Staging

Anatomie

Hinsichtlich der klinischen Stadieneinteilung wird der Larynx in drei Regionen eingeteilt.

- Supraglottis: Epiglottis, falsche Stimmbänder, Ventriculus laryngis, aryepiglottische Falten, Aryknorpel;
- Glottis: Stimmbänder, vordere Kommissur;
- Subglottis: unterhalb der Stimmbänder bis zum oberen Rand des 1. Trachealringes.

Staging

Primärtumor T

Tx   Primärtumor kann nicht beurteilt werden
T0   Kein Anzeichen eines Primärtumors
Tis   Karzinoma in situ

Supraglottis

T1   Tumor begrenzt auf eine Untereinheit der Subglottis, normale Stimmbandmobilität.

T2   Tumor infiltriert mehr als eine Untereinheit der Supraglottis oder Glottis, normale Stimmbandmobilität.

T3   Tumor auf den Larynx begrenzt mit Stimmband-Fixation und/oder Invasion in postcricoidales Gebiet, mediale Wand des Recessus piriformis, oder präepiglottisches Gewebe.

T4   Tumor durch den Thyroid-Knorpel gedrungen und/oder Invasion in Nachbarstrukturen des Larynx (z. B. Oropharynx, Weichteilgewebe des Halses).

Glottis

T1   Tumor auf ein oder beide Stimmband/-bänder begrenzt (mit oder ohne Infiltration der vorderen oder hinteren Kommissur), normale Mobilität der Stimmbänder.

T1a   Tumor auf ein Stimmband begrenzt

T1b   Befall beider Stimmbänder

T2   Tumorausbreitung bis zur Supraglottis und/oder Subglottis, und/oder Stimmbandmobilität eingeschränkt.

T3   Tumor auf den Larynx begrenzt, Fixation der Stimmbänder.

T4   Tumor infiltriert den Thyroid-Knorpel und/oder andere Gewebe außerhalb des Larynx (z. B. Oropharynx, Halsweichteile).

Subglottis

T1   Tumor auf die Subglottis begrenzt

T2   Tumorausbreitung auf ein oder beide Stimmbänder, normale oder eingeschränkte Stimmbandbeweglichkeit

T3   Tumor auf den Larynx begrenzt, Stimmbandfixation

T4   Tumorausdehnung durch den Cricoid- oder Thyroid-Knorpel und/oder Invasion in andere Gewebe außerhalb des Larynx (z. B. Oropharynx, Halsweichteile).

Lymphknoten- und Stadieneinteilung: s. Kapitel „Karzinome der Mundhöhle".

Histopathologische Formen

Meist Plattenepithelkarzinome. Für das Grading empfiehlt sich die Broder-Klassifikation. Andere Tumoren haben ihren Ursprung in glandulärem Epithel, odontogenem oder lymphoidem Gewebe, Weichteilgewebe sowie Knochen- oder Knorpelgewebe.

III. Diagnostik

Die klinische Symptomatik der Larynxkarzinome ist von der Primärlokalisation (d. h. Supraglottis, Glottis oder Subglotts) abhängig. Karzinome der Supraglottis sind meist niedriger differenziert und metastasieren frühzeitig in regionäre Lymphknoten. Glottis-Karzinome treten meist frühzeitig klinisch in Erscheinung und weisen bei Diagnosestellung selten Lymphknotenmetastasen auf.

Karzinome der Subglottis sind seltener und bleiben häufig lange klinisch asymptomatisch.

- Anamnese
- klinische Untersuchung (einschließlich der indirekten Laryngoskopie)
- Spiegelbefund
- Thoraxröntgen
- Leberfunktionstest
- CT-Untersuchung des Larynx
- CT-Untersuchung des Abdomens/Skelettszintigraphie (falls alkalische Phosphatase erhöht)
- sonstige Untersuchungen.

IV. Behandlungsstrategie

Das therapeutische Vorgehen richtet sich nach der Primärlokalisation und dem Tumorstadium:

Tis: Strahlentherapie, ggf. Chordektomie.
Stadium I: Strahlentherapie, ggf. Lasertherapie.
Stadium II: Strahlentherapie, Operation bei großen oder invasiven Tumoren.
Stadium III: Strahlentherapie oder Operation mit partieller, hemi- oder totaler Laryngektomie.
Stadium IV: Resezierbar: Operation und postoperative Strahlentherapie.
                Nicht-resezierbar: alleinige Strahlentherapie.
Stadium IV, M1: Chemotherapie.

Gegenüber den Glottiskarzinomen metastasieren Karzinome der Supra- und der Subglottis häufiger lymphogen; die Prognose dieser Tumoren ist abhängig vom Tumorstadium schlechter. Ein chirurgisches Vorgehen wird in den Stadien II und III in Kombination mit einer modifizierten oder radikalen „Neck-Dissektion" und anschließender Strahlentherapie angestrebt.

Mit zusätzlicher Anwendung der Chemotherapie konnte eine verbesserte lokoregionäre Tumorkontrolle und eine Abnahme der Fernmetastasierung nachgewiesen werden. Ebenso konnte die Indikation zu einem chirurgischen Eingriff oder dessen Ausmaß häufig reduziert werden.

Für Patienten mit lokal fortgeschrittenen Tumoren des Larynx beträgt die Remissionsrate an der Wayne-State University (WSU) für die Induktions-Chemotherapie 83% (darunter 39% CR) (Tabelle 3). Die Rate klinisch kompletter Remissionen mit einer kombinierten Cisplatin-/Strahlentherapie beträgt für Patienten mit nicht resektablen laryngealen Karzinomen 87% (Tabelle 9). Diese Ergebnisse führten zum Einsatz der Chemotherapie im Rahmen eines kehlkopferhaltenden Therapiekonzepts.

In einer 1985 durchgeführten randomisierten Studie mit 332 Patienten mit Larynxkarzinom im Stadium III und IV (Veteran's Administration Laryngeal Study) wurde eine Chemo-/Strahlentherapie (CDDP/5-FU + RT) versus Operation/Strah-

lentherapie geprüft. Die 2-Jahres-Überlebensrate war mit 68 % in beiden Gruppen identisch. Bei mehr als 60 % der Patienten war unter dem Einsatz der kombinierten Chemo-/Strahlentherapie eine Kehlkopferhaltung möglich.
Die Ergebnisse der Induktions-Chemotherapie, der simultanen Chemo-/Strahlentherapie sowie der Chemotherapie bei Patienten mit metastasierender Erkrankung bzw. fortgeschrittenen Stadien sind in den Tabellen 2–14 aufgeführt.

Chemoprävention

Trotz verbesserter Ergebnisse der Primärtherapie durch multimodale Therapiekonzepte (Operation, Bestrahlung und Chemotherapie) kommt es häufig zum Auftreten von Rezidiven (30 %–50 %) sowie von Sekundärkarzinomen (10 %–40 %) im Bereich des areodigestiven Systems.
Als adjuvante, „chemopräventive" Behandlung wurden bisher vor allem die Retinoide geprüft. Diese können in vitro und in vivo eine epitheliale Zelldifferenzierung induzieren. In einer Studie von Hong et al. führte die Anwendung von Isoretinoiden bei Patienten mit Plattenepithelkarzinomen des Kopf-/Halsbereiches zu einer Abnahme der Sekundärkarzinome. Eine Senkung der Inzidenz der Lokalrezidive wurde nicht beobachtet.

V. Literatur

1. Flynn MB, Jesse RH, Lindberg RT (1972) Surgery and irradiation in the treatment of squamous cell cancer of the supraglottic larynx. Am J Surg 124:477–481
2. Futrell JW, Bennett SH, Hoye RC et al. (1971) Predicting survival in cancer of the larynx or hypopharynx. Am J Surg 22:451–457
3. Harris HS, Watson FR, Spratt JS Jr (1969) Carcinoma of the larynx. Am J Surg 118:575–584
4. Hong WK, Lippman SM, Itri L et al. (1990) Prevention of second malignant tumors in head and neck cancer with 13-cis-retinoic acic (13cRA): Placebo-controlled, double-blind randomized trial. Proc Am Ass Clin Oncol 9:171
5. Powell RW, Redd BL, Wilkins SA (1965) An evaluation of treatment of cancer of the larynx. Am J Surg 10:635–643
6. Shah JP, Tollefson HR (1974) Epidermoid carcinoma of the supraglottic larynx: Role of neck dissection in initial surgical treatment. Am J Surg 128:494–499
7. Shaha AR, Shah JP (1982) Carcinoma of the supraglottic larynx. Am J Surg 144:456–458
8. Wang CC, Schultz MD, Miller D (1972) Combined radiation therapy and surgery for carcinoma of the supraglottis and pyriform sinus. Am J Surg 124:551–554
9. Induction chemotherapy plus radiation compared with surgery plus radiation in patients with advanced laryngeal cancer. The Dept of Veteran's Affairs Laryngeal Cancer Study Group. NEJM 324:1685–1690, 1991

Karzinome der Nasennebenhöhlen

Y. Abubakr und *M. Al-Sarraf*

I. Epidemiologie

Häufigkeit:	< 1 % aller Malignome, 3 % aller Karzinome des HNO-Bereiches. In den USA 1300 Neuerkrankungen und 577 Todesfälle/Jahr;
Inzidenz:	0,5–1/100 000 Einwohner/Jahr; Höhere Inzidenzraten (2,0–3,5 pro 100 000) werden aus Japan, Uganda und Zimbabwe berichtet. Bantus haben eine höhere Inzidenz.
Geschlecht/ Rasse:	Verhältnis Mann/Frau 2:1, Kaukasier häufiger betroffen als schwarze Bevölkerung;
Alter:	Altersgipfel zwischen der 5. und 6. Lebensdekade.
Lokalisation:	(Häufigkeit in absteigender Reihenfolge): Sinus maxillaris (80 %–85 %), Sinus sphenoidalis (10 %–20 %), Sinus ethmoidalis und frontalis (< 1 %).
Risikofaktoren:	Die Ätiologie ist weitgehend ungeklärt. Als Risikofaktoren gelten: Zigarettenrauchen und Alkoholismus. Andere Faktoren: Exposition von spezifischen Chemikalien (Nikkel, Isopropyl-Alkohol, aromatische Hydrocarbone, Senfgas), Rauch und Staub. Die Exposition von Holzstaub steht fraglich im Zusammenhang mit der Entstehung von Adenokarzinomen der Nasenhöhle und des Sinus ethmoidalis. Schuh- und Textilarbeiter haben ein erhöhtes Risiko. Patienten, die einer Applikation von Thorotrast ausgesetzt waren, entwickelten gehäuft Karzinome im Sinusbereich.

II. Pathologie und Stadieneinteilung

Plattenepithelkarzinome ca. 70 %, Adenokarzinome < 10 % (am häufigsten im Sinus ethmoidalis oder der Nasenhöhle), adenozystische Karzinome ca. 20 %, maligne Lymphome ca. 5 % (normalerweise vom Non-Hodgkin-Typ), extramedulläre Plasmazytome (80 %–90 % der extramedullären Plasmozytome treten in der Kopf-/Halsregion auf, 40 % davon in den Nasennebenhöhlen), Melanome (selten, < 1 % aller sinonasalen Malignome – am häufigsten in der Nasenhöhle), olfaktorische Neuroblastome (selten, entwickeln sich aus dem olfaktorischen Epithel, oft binodal), undifferenzierte Karzinome (gewöhnlich in fortgeschrittenen Stadien) und Sarkome, Hämangioperizytome (selten).

Stadieneinteilung

T	**Primärtumor**
TX	Primärtumor kann nicht beurteilt werden
T0	Kein Primärtumor nachweisbar
Tis	Karzinoma in situ
T1	Tumor auf die Mukosa des Antrum begrenzt, keine Knochenerosion oder -destruktion.
T2	Tumor mit Erosion oder Destruktion der Infrastruktur einschließlich der harten Gaumenplatte und/oder des mittleren Nasenganges.
T3	Eine der folgenden Tumorinvasionen: Wange, Hinterwand des Sinus maxillaris, Orbitaboden oder mediale Wand der Orbita, vorderer Teil des Sinus ethmoidalis.
T4	Tumor infiltriert die Orbita und/oder die Lamina cribrosa, den hinteren Anteil des Sinus ethmoidalis oder sphenoidalis, den Nasopharynx, weiche Gaumenplatte, Fossa pterygomaxillaris oder temporalis oder die Schädelbasis.

Lymphknoten- und Stadieneinteilung: s. Kapitel „Karzinome der Mundhöhle".

III. Diagnostik

Die Diagnosestellung erfolgt meist aufgrund unspezifischer Symptome erst in fortgeschrittenen Stadien mit einer Verzögerung von 6–12 Monaten. Die üblichen Symptome schließen eine nasale Obstruktion, Nasenausfluß, Epistaxis, Schmerzen oder eine Gesichtschwellung ein. Eine orbitale Invasion kann einen Exophthalmus, eine Diplopie bzw. ein konjunktivales Ödem verursachen. Parästhesien im Gesichtsbereich deuten auf eine Infiltration des N. trigeminus hin.

Eine Fistel zur Mundhöhle kann durch eine Tumorinfiltration des Nasenbodens entstehen. Zervikale Lymphknotenmetastasen sind selten: ca. 10 % (1 %–28 %). Fernmetastasen treten in 5 %–15 % aller Fälle auf.

- Anamnese
- klinische Untersuchung (Orbita, Nasen- und Mundhöhle, Nasopharynx neurologischer Status inkl. Hirnnerven)
- CT-Untersuchung (Primärlokalisation)
- NMR (bessere Abgrenzung des Tumors, möglicherweise Differenzierung zwischen Malignom und gutartigem Tumor)
- Thoraxröntgen
- Endoskopie (inkl. Biopsie)
- Laborparameter (Leber-, Nierenfunktion, hämatologische Parameter).

IV. Behandlungsstrategie

Paranasale Karzinome finden sich bei Diagnosestellung gewöhnlich in lokal fortgeschrittenem Erkrankungsstadium. Metastasen sind selten (s. oben). Die meisten Behandlungsmißerfolge sind durch lokoregionäre Rezidive bedingt. Die Primärtherapie beinhaltet in der Regel chirurgische und/oder strahlentherapeutische Maßnahmen.

1 Operation

Angestrebt wird die radikale chirurgische Exzision, ggf. mit Enukleation des Auges. Sie kann zu einer erheblichen kosmetischen Entstellung sowie zu einer Beeinträchtigung der Sprach- und Schluckfunktionen führen. Verbunden mit diesen Eingriffen sind eine Mortalitätsrate von 4 %–5 %, Komplikationen wie Blutungen, Liquoreinblutungen, Liquorfisteln, Meningitiden sowie eine aufwendige Rehabilitation.

Für die alleinige chirurgische Therapie variieren die 5-Jahres-Überlebensraten von 86 % bei T 1-Tumoren bis zu 20 %–40 % bei fortgeschrittenen Tumorstadien, wie sie meist bei Diagnosestellung zu finden sind.

2 Strahlentherapie

Bei kurativer Intention werden Dosierungen von 60–70 Gy als Primärtherapie für fortgeschrittene Tumoren oder in Kombination mit der Chirurgie eingesetzt. Prä- und postoperative Strahlentherapie sind in ihrer Wirksamkeit vermutlich gleichwertig. Die 5-Jahres-Überlebensraten bei alleiniger Strahlentherapie betragen 10 %–56 %.

Verschiedene Studien ergaben mit einer kombinierten Chemo-/Strahlentherapie etwas bessere Ergebnisse als mit der jeweiligen Einzelanwendung. Die häufigste Komplikation ist die strahleninduzierte Erblindung, die beim ipsilateralen Auge in 65 %, beim kontralateralen Auge in 18 % innerhalb von 10 Jahren auftritt.

3 Chemotherapie

Die Chemotherapie wird in palliativer Intention bei fortgeschrittener, metastasierter oder rezidivierter Erkrankung eingesetzt, da die Behandlungsergebnisse operativer Verfahren sowie der Strahlentherapie unter dem Aspekt des großen Ausmaßes an funktionellen und kosmetischen Einbußen meist unbefriedigend sind.

Die guten Ergebnisse der Chemotherapie im Rahmen multimodaler Therapiekonzepte der Kopf-/Halstumoren führten zu einer Prüfung dieses Konzepts auch für die Behandlung der NNH-Karzinome. Derzeit liegen nur wenige Studienergebnisse vor. Die meisten bisher veröffentlichten Daten stammen aus retrospektiven Analysen oder aus größeren Phase II-Studien. In einer Studie von Bjork-Erikson et al. wurden drei Zyklen einer Therapie mit Cisplatin (100 mg/m^2 an Tag 1) und 5-FU-Dauerinfusion (1000 mg/m^2/24 h Tag 1–5) mit anschließender Strahlentherapie (Dosis 48 Gy) eingesetzt. Nach Abschluß der Chemo-/Strahlentherapie wurde eine chirurgische Tumorausräumung im Bereich der Nasenhöhle und -Nebenhöhle durchgeführt. Die Ansprechrate der Chemotherapie lag bei 70 % (keine CR). Nach Strahlentherapie konnte bei 8 von 12 Patienten kein vitaler Tumor mehr nachgewiesen werden. Mikroskopische Tumoranteile fanden sich bei 3 von 12 Patienten, bei einem Patienten ein infiltrierender Tumor. Zehn von 12 Patienten leben derzeit nach einer mittleren Beobachtungszeit von 27 Monaten krankheitsfrei.

Mit einer simultanen Chemo-/Strahlentherapie liegt die Rate klinisch kompletter Remissionen nach Erfahrungen der WSU bei NNH-Tumoren bei 87 % (Tabelle 9). Hinsichtlich weiterer Ergebnisse zur Chemotherapie der Plattenepithel- und undifferenzierten Karzinome siehe Kapitel „Karzinome der Mundhöhle" und Tabellen 2–14.

V. Literatur

1. Björk-Eriksson T, Mercke C, Petruson B, Ekholm S (1992) Potential impact on tumor control and organ preservation with cisplatin and 5-fluorouracil for patients with advanced tumors of the paranasal sinuses and nasal fossa. A prospective pilot study. Cancer 70:2615–2620
2. Goepfert H, Jesse RH, Lindberg RD (1973) Arterial infusion and radiotherapy in the treatment of advanced cancer of the nasal cavity and paranasal sinuses. Am J Surg 126:464–468
3. Jesse RH (1965) Preoperative vs postoperative radiation in the treatment of squamous carcinoma of the paranasal sinuses. Am J Surg 110:552–556
4. Sisson GA, Johnson NE, Ammiri CS (1963) Cancer of the maxillary sinus: Clinical classification and management. Ann Otol Rhinol Laryngol 72:1050–1059

Anhang

Tabellen zu den Kopf-Hals-Karzinomen

Tabelle 1. Kopf-Hals-Karzinome: Prognosefaktoren für das Therapieansprechen auf Induktions-Chemotherapie und das Überleben bei nicht vorbehandelten Patienten

Stadium

Stadium III vs. IV

aktuelles T- und N-Stadium

Lymphknotenbeteiligung:
- klinisch positiv vs. negativ
- extrakapsuläre Streuung
- Lymphknotenfixation
- Region der lymphonodulären Metastasierung
- ipsilateral vs. contralateral
- einseitig vs. beidseitig
- eine vs. multiple Manifestationen
- Zahl der beteiligten Lymphknoten: 1 vs. 2–4 vs. > 4

Status des Primärtumors (T)
- oberflächlich vs. invasiv
- negative vs. positive Resektionsränder
- Knochenerosion
- Tumorgröße: T 1–2 vs. T 3 vs. T 4
- Bei T 4: Zahl der beteiligten Organe

Tumorlokalisation
Ansprechen auf die Primärtherapie
Radiotherapie und/oder Chemotherapie
Art der chemotherapeutisch induzierten Remission:
- komplette Remission
- klinisch vs. histologisch
- partielle Remission
- kein Ansprechen

Art der Chemotherapie
- Anzahl der Kurse
- Anzahl der Kurse nach maximalem Ansprechen
- Sonstiges

Tabelle 2. Gesamtansprechrate und Rate kompletter Remissionen mit Cisplatin-haltiger Therapie bei unvorbehandelten lokal fortgeschrittenen Kopf-Hals-Karzinomen

Sub-stanz (-en)	Zahl der Studien	Patientenzahl (n)		CR		CR + PR	
		Bereich	Gesamt	Bereich	Gesamt	Bereich	Gesamt
C	3	22– 30	80	0– 4	1	3,5 – 40	28
CB	8	16–291	506	0–19	7	37 – 81	49
CB (V oder O)	8	14– 85	396	0–32	16	58 – 93	74
CMB	14	10– 93	440	0–33	19	46 – 89	73
CBM (V oder O)	5	21– 67	227	0–35	21	48 – 86	67
CF	24	17–117	1098	13–66	38	38 –100	78
Andere	9	7–162	337	4–36	23	64 –100	74

C Cisplatin, *B* Bleomycin, *V* Vinblastin, *O* Vincristin, *M* Methotrexat, *F* 5-Fluorouracil.

Tabelle 3. Kopf-Hals-Karzinome: Gesamtansprechrate und Rate kompletter Remissionen nach Induktions-Chemotherapie in Abhängigkeit von der Tumorlokalisation (Wayne State University)

Lokalisation	Patienten-zahl (n)	Ansprechen [%]	
		CR	CR+PR
Zunge	45	42	89
Mundhöhle	33	30	88
Larynx	23	39	83
Sinus piriformis	22	23	82
Tonsille	21	52	90
Pharynx	17	39	88
Unbekannter Primärtumor	3	0	3

Tabelle 4. Randomisierte Studien zur Strahlentherapie *(RT)* versus RT + simultane Chemotherapie *(CT)* bei unvorbehandelten Kopf-Hals-Karzinomen: Häufigkeit kompletter Remissionen

Substanz	Autor [Referenz]	Evaluierte Patienten [N]	CR [%]	
			RT	CT+RT
Bleomycin	Cachin [1]	186	68	67
	Kapstad [2]	29	14	27
	Shanta [3]	157	19	79
	Vermund [4	222	58	63
	Fu [5]	96	45	67
5-FU	Lo [6]	138	32	44
Hydroxyurea	Richards [7]	40	20	65
	Hussey [8]	40	56	67
	Stefani [9	126	47	42
Cisplatin	Haselow [10]	319	36	39

Tabelle 5. Randomisierte Studien zur Strahlentherapie *(RT)* versus RT + simultane Chemotherapie *(CT)* bei unvorbehandelten Kopf-Hals-Karzinomen: Lokale Tumorkontrollraten

Substanz	Autor [Referenz]	% Kontrolle		p-Wert
		RT (J)[a]	CT+RT (J)[a]	
Bleomycin	Morita [11]	65 (2)	73 (2)	
	Vermund [4]	58 (5)	53 (5)	
	Fu [5]	26 (2)	58 (2)	0,001
5-FU	Shigematsu [12]	29 (2)	38 (2)	
	Lo [6]	13 (2)	49 (2)	< 0,05
Hydroxyurea	Hussey [8]	28 (2)	30 (2)	
Mitomycin-C	Weissberg [13]	55 (5)	75 (5)	< 0,01

[a] J: Beobachtungszeitraum in Jahren

Tabelle 6. Randomisierte Studien zur Strahlentherapie *(RT)* versus RT + simultane Chemotherapie *(CT)* bei unvorbehandelten Kopf-Hals-Karzinomen: Häufigkeit von Fernmetastasen (%)

Substanz	Autor [Ref.]	RT	CT+RT	p-Wert
Bleomycin	Vermund [4]	12	23	0,03
	Fu [5]	24	38	> 0,25
Mitomycin-C	Weissberg [13]	12	11	n.s.

n.s. = nicht signifikant

Tabelle 7. Strahlentherapie *(RT)* versus RT + simultane Chemotherapie *(CT)* – randomisierte Studien bei unvorbehandelten Kopf-Hals-Karzinomen: Überlebenszeit

Substanz	Autor [Referenz]	Überlebensrate [%]		p-Wert
		RT (J)[a]	CT+RT (J)[a]	
Bleomycin	Cachin [1]	42 (2)	42 (2)	n.s.[b]
	Shanta [3]	24 (5)	66 (5)	s.[c]
	Vermund [4]	42 (5)	38 (5)	n.s.
	Fu [5]	24 (3)	43 (3)	n.s.
5-FU	Shigematsu [12]	59 (2)	56 (2)	n.s.
	Lo [6]	13 (5)	32 (5)	s.
Hydroxyurea	Richards [7]	35 (5)	50 (5=	n.s.
	Hussey [8]	27 (2)	31 (2)	n.s.
	Stefani [9]	31 (2)	22 (2)	n.s.
Mitomycin-C	Weissberg [13]	40 (5)	48 (5)	n.s.

[a] J = Überlebenszeit in Jahren; [b] n.s. = nicht signifikant;
[c] s. = signifikant

Tabelle 8. Simultane Chemo-/Strahlentherapie *(RT)* mit Platinanaloga bei unvorbehandelten Kopf-Hals-Karzinomen

Chemo-therapie	RT Dosis (GY)	Patienten (n)	Studien (n)	CR n (%)	CR+PR n (%)	Über-lebensrate [%] nach 12/24 Monaten
Cisplatin	60–75	309	5	202 (65 %) (60–70 %)[a]	259 (84 %) (80–88 %)[a]	60–80/55–60
Cisplatin/5-FU	60–72	105	3	61 (58 %) (48–68 %)[a]	100 %	75/60
Cisplatin/5-FU/ Folinsäure	70	59	1	48 (81 %) (71–91 %)[a]	59 (100 %)	72/52
Cisplatin/5-FU/ Vindesin	60	43	1	33 (77 %) (64–90 %)[a]	43 (100 %)	n.e./55
Carboplatin	50–74	56	1	37 (66 %) (53–79 %)[a]	55 (98 %) (94–100 %)[a]	82/53

[a] Bereich.
n.e.: nicht evaluierbar.

Tabelle 9. Kopf-Hals-Karzinome: Rate kompletter Remissionen mit kombinierter Cisplatin-/Strahlentherapie in Abhängigkeit von der Primärlokalisation

Lokalisation	Patienten-zahl (n)	CR	
		(n)	[%]
	124	90	73
Oropharynx	51	37	73
Nasopharynx	27	24	89
Mundhöhle	22	12	55
Hypopharynx	8	3	37
Larynx	8	7	87
Sinus	8	7	87

Tabelle 10. Gesamtansprechraten (CR+PR) der am häufigsten eingesetzten Monotherapeutika bei rezidivierten Kopf-Hals-Karzinomen

Substanz	Patientenzahl (n)	Gesamtansprechrate [%]
Methotrexat	988	31
Bleomycin	347	21
Cisplatin	288	28
5-Fluorouracil	188	15

Tabelle 11. Gesamtansprechraten (CR+PR) der Kombinationschemotherapie bei rezidivierten Kopf-/Halskarzinomen

Kombination unter Einschluß von	Evaluierte Patienten (n)	Gesamtansprechrate [%]
Cisplatin[a]	577	43
Cyclophosphamid	313	44
Nitrosoharnstoffe	223	36
Mitomycin-C	81	57
andere	282	48

[a] Andere als 5-FU/Cisplatin.

Tabelle 12. Kopf-Hals-Karzinome: Gesamtansprechrate (CR+PR) auf 5-FU plus Methotrexat bei rezidivierter oder metastasierter Erkrankung

Autor	Jahr	Patienten- zahl (n)	CR + PR	
			(n)	[%]
Pitman [14]	1980	16	15	(94)
Jacobs [15]	1982	30	5	(16)
Ringbor [16]	1983	16	9	(56)
Browman [17]	1983	14[a]	6	(43)
		18[b]	12	(67)
Coates [18]	1984	9[c]	1	(11)
		12[d]	5	(42)

[a] Sequentielle Therapie.
[b] Simultane Therapie.
[c] Methotrexat gefolgt nach 1 h von 5-FU.
[d] 5-FU gefolgt nach 1 h von Methotrexat.

Tabelle 13. Ergebnisse der Chemotherapie mit Cisplatin *(C)* und 5-FU bei Patienten mit rezidivierten Kopf-Hals-Karzinomen

Autor	Jahr	Applikation	Patienten (n)	Ansprechrate [%]	
				CR	CR+PR
Kish et al. [19]	1984	C 100 mg/m^2 Tag 1 5-FU 1,0 g/m^2/24 h Tag 1–4	30	27	70
Rowland et al. [20]	1984	C 100 mg/m^2 Tag 1 5-FU 1,0 g/m^2/24 h Tag 1–5	21	24	71
Creagan et al. [21]	1984	C 100 mg/m^2 Tag 1 5-FU 1,0 g/m^2/24 h Tag 1–4	20	–	25
Merlano et al. [22]	1984	5-FU 500 mg/m^2/6 h Tag 1–4 Leucovorin 200 mg/m^2/ Tag 1–4 C 50 mg/m^2 Tag 5	17	0	6
Sridhar et al. [23]	1984	C 100 mg/m^2 Tag 1 5-FU 40 mg/m^2/h Tag 2–6	20	17	72
Kish et al. [24]	1985	C 100 mg/m^2 Tag 1 5-FU 1,0 g/m^2/24 h Tag 1–4	18	22	72
Kish et al. [24]	1985	C 100 mg/m^2 Tag 1 5-FU 600 mg/m^2 Bolus Tag 1 und 8	20	10	20
Merlano et al. [25]	1985	C 20 mg/m^2 Tag 1–5 5-FU 400–200 mg/m^2 Bolus Tag 1–5	27	15	59
Dasmahapatra et al. [26]	1985	C 100 mg/m^2 Tag 1 5-FU 1,0 g/m^2/24 h Tag 1–5	18	–	11
Amrein u. Waitzman [27]	1985	C 80 mg/m^2/24 h Tag 1 5-FU 800 mg/m^2/24 h Tag 2–6	39	18	46
Raymond u. Cyman [28]	1985	C 100 mg/m^2 Tag 1 5-FU 1,0 g/m^2/24 h Tag 1–5	16	–	75
Fosser et al. [29]	1985	C 100 mg/m^2 Tag 1 5-FU 1,0 g/m^2/24 h Tag 1–5	21	19	62
Jacobs et al. [30]	1992	C 100 mg/m^2 Tag 1 5-FU 1,0 g/m^2/24 h Tag 1–5	79	6	32
Forastiere et al. [31]	1992	C 100 mg/m^2 Tag 1 5-FU 1,0 g/m^2/24 h Tag 1–4	87	6	32

Tabelle 14. Randomisierte Studien bei Patienten mit rezidivierten oder metastasierten Kopf-Hals-Karzinomen

Autor	Jahr	Substanz(en)	Patienten (n)	CR (n)	PR (n)	CR+PR [%]	
Holoye et al. [32]	1978	Cy/M/B/F/O	22		11	50	
		CY/B/M/F	22		13	59	
Davis, Kessler [33]	1979	C	30		4	13	
		C/B/M	27		3	11	
Al-Sarraf [34]	1980, 83	M	24			33	
		C/O/B	27	2	6	40	
DeConti, Schoenfield [35]	1981	M	24			33	
		M/(L)	80		19	24	
		M/(L)/Cy/CA	76		14	18	
Jacobs et al. [36]	1983	C	40	3	4	18	
		C/M	39	6	7	33	
Browman et al. [17]	1983	M/F	37		12	38	
		M/F	42	5	21	67	
Hong et al. [37]	1983	M	21		4	24	
		C	23	1	5	29	
Taylor et al. [38]	1984	HD-M/(L)	19	1	5	32	
		M	18		4	22	
Grose et al. [39]	1985	M	50	3	5	35	
			50		4	8	
Vogl et al. [40]	1985	M	83	7	22	35]	s.
		C/B/M	80	13	25	48]	
Veronesi et al. [41]	1985	C (LOW)	28		5	18	
		C (HIGH)	31	1	4	16	
Kish et al. [24]	1985	C/F [B]	20	2	2	20]	s.
		C/F [I]	18	2	2	72]	
Williams et al. [42]	1986	M	98		16	16	
		C/V/M	92	1	21	24	
Jacobs et al. [30]	1992	C	83	3	11	17]	s.
		F	83	2	9	13	
		C/F	79	5	20	32]	
Forastiere et al. [31]	1992	M	88	2	7	10]	s
		C/F	87	5	23	32]	
		CP/F	86	2	16	21	

Abkürzungen: *CP* Carboplatin, *Cy* Cyclophosphamid, *M* Methotrexat, *B* Bleomycin, *F* 5-FU, *O* Vincristin, *C* Cisplatin, *L* Leucovorin, *CA* Cytosin-Arabinosid, *V* Vinblastin, *HD* Hochdosis, *[B]* Bolus, *[I]* Infusion, *s.* signifikanter Unterschied.

Literatur zu den Tabellen

1. Cachin Y, Jortay A, Eschwege F et al. (1977) Preliminary results of a randomized EORTC study comparing radiotherapy and concomitant bleomycin to radiotherapy alone in epidermoid carcinomas of the oropharynx. Eur J Cancer 13:1389–1395

2. Kapstad B, Bang G, Renhaes S, Dahler A (1978) Combined preoperative treatment with cobalt and bleomycin in patients with head and neck carcinoma – A controlled clinical study. Int J Radiat Oncol Biol Phys 4:85–89

3. Shanta V, Krishnamurthi S (1980) Combined bleomycin and radiotherapy in oral cancer. Clin Radiol 31:617–620

4. Vermund H, Kaalhus O, Winther F et al. (1985) Bleomycin and radiation therapy in squamous cell carcinoma of the upper aero-digestive tract: A phase III clinical trial. Int J Radiat Oncol Biol Phys 11:1877–1886

5. Fu KK, Phillips TL, Silverberg IJ et al. (1987) Combined radiotherapy and chemotherapy with bleomycin and methotrexate for advanced inoperable head and neck cancer: Update of a Northern California Oncology Group randomized trial. J Clin Oncol 5:1410–1418

6. Lo TMC, Wilev AI, Ansfield FJ et al. (1976) Combined radiation therapy and 5-fluorouracil for advanced squamous cell carcinoma of the oral cavity and oropharynx: A randomized study. Am J Roentgenol 126:229–235

7. Richards GJ, Chambers RG (1969) Hydroxyurea: A radiosensitizer in the treatment of neoplasms of the head and neck. Am J Roentgenol 105:555–565

8. Hussey DH, Abrams JP (1975) Combined therapy in advanced head and neck cancer: Hydroxyurea and radiotherapy. Prog Clin Cancer 6:79–86

9. Stefani S, Eelles RW, Abbate J (1978) Hydroxyurea and radiotherapy in head and neck cancer. Radiol 101:391–398

10. Haselow RE, Warshaw MG, Oken MM et al. (1990) Radiation alone versus radiation with weekly low dose cis-platinum in unresectable cancer of the head and necl. In: Fee WE Jr, Goepfert H, Johns ME et al. (eds) Head and Neck Cancer, vol 2. Decker, Philadelphia, pp 270–281

11. Morita K (1980) Clinical significance of radiation therapy combined with chemotherapy. Strahlentherapie 156:228–233

12. Shigematsu Y, Sakai S, Fuchihata H (1971) Recent trials in the treatment of maxillary sinus carcinoma, with special reference to the chemical potentiation of radiation therapy. Acta Otolaryng 71:63–70

13. Weissberg JB, Son YH, Papac RJ et al. (1989) Randomized clinical trial of mitomycin C as an adjunct to radiotherapy in head and neck cancer. Int J Radiat Oncol Biol Phys 17:3–9

14. Pitman SW, Kowel CD, Papac RJ, Bertino JR (1980) Sequential methotrexate-5-fluorouracil: a high active drug combination in advanced squamous cell carcinoma of the head and neck. Presented at the international head and neck oncology research conference, September 1980. Proc Amer Assoc Cancer Res + Amer Soc Clin Oncol 21:473

15. Jacobs C (1982) Use of methotrexate and 5-FU for recurrent head and neck cancer. Cancer Treat Rep 66:1925–1928

16. Ringbor U, Ewert G, Kinnman J et al. (1983) Sequential methotrexate-5-fluorouracil treatment of squamous cell carcinoma of the head and neck. Cancer 52:971–973

17. Browman GP, Archibald SD, Young JEM et al. (1983) Prospective randomized trial of one-hour sequential versus simultaneous methotrexate plus 5-fluorouracil in advanced and recurrent squamous cell head and neck cancer. J Clin Oncol 1:787–792

18. Coates AS, Tattersoll MHN, Swanson C et al. (1984) Combination therapy with methotrexate and 5-fluorouracil: A prospective randomized clinical trial of order of administration. J Clin Oncol 2:756–761

19. Kish JA, Weaver A, Jacobs J et al. (1984) Cisplatin and 5-fluorouracil infusion in patients with recurrent and disseminated epidermoid cancer. Cancer 53:1819–1824

20. Rowland KM, Taylor SG IV, O'Donnell MR et al. (1984) Cisplatin/5-fluorouracil infusion chemo-therapy in advanced recurrent cancer of the head and neck. An ECOG Pilot Study. Proc Amer Soc Clin Oncol 3:184

21. Creagan ET, Ingle JN, Schutt AJ, O'Fallon JR (1985) A phase II study of cis-diamminedichloro-platinum and 5-fluorouracil in advanced upper aerodigestive neoplasms. Head and Neck Surg 6:1020–1023

22. Merlano M, Conte PF, Tatorek R et al. (1984) Ineffectiveness of 5-fluorouracil and cisplatin as a second line chemotherapy in head and neck cancer: Tumori 70:267

23. Sridhar KS, Hirch R, Foundilas G et al. (1984) Sequential cisplatin (DDP) and 5-fluorouracil (5-FU) in advanced squamous cell head and neck cancer (H & N Ca). Proc Amer Assoc Cancer Res 25:180

24. Kish JA, Ensley JF, Jacobs J et al. (1985) A randomized trial of cisplatin (CACP) and 5-fluorouracil (5-FU) infusion and CACP + bolus for recurrent and advanced squamous cell carcinoma of the head and neck. Cancer 56:2740–2744

25. Merlano M, Tatarek R, Grimaldi A et al. (1985) Phase I–II trial with cisplatin and 5-FU in recurrent head and neck cancer: An effective outpatient schedule. Cancer Treat Rep 69:961–964

26. Dasmahaparta KS, Citrin P, Hill GJ et al. (1985) A prospective evaluation of 5-fluorouracil plus cisplatin in advanced squamous cell cancer of the head and neck. J Clin Oncol 3:1486–1489

27. Amrein PC, Weitzman SA (1985) Treatment of squamous cell carcinoma of the head and neck with cisplatin and 5-fluorouracil. J Clin Oncol 3:1632–1639

28. Raymond MG, Lyman GH (1985) Treatment of unresectable/recurrent epidermoid carcinoma of the head and neck (ECHN) with cisplatin plus 5-fluorouracil infusion. Proc Amer Soc Clin Oncol 4:133

29. Fosser VP, Paccagnella A, Venturelli E et al. (1985) Cisplatin (CDDP) + 5-fluorouracil (5FU) 120 hour infusion in patients (Pts) with recurrent and disseminated head and neck cancer. Proc Amer Soc Clin Oncol 4:150

30. Jacobs C, Lyman G, Velez-Garcia E et al. (1992) A phase III randomized study comparing cisplatin and fluorouracil as single agents and in combination for advanced squamous cell carcinomas of the head and neck. J Clin Oncol 10:259–263

31. Forastiere A, Match B, Schuller D et al. (1992) Randomized comparison of cisplatin plus fluorouracil and carboplatin plus fluorouracil versus methotrexate in advanced squamous cell carcinomas of the head and neck. J Clin Oncol 10:1245–1251

32. Holoye PY, Byers RM, Gard DA et al. (1978) Combination chemotherapy of head and neck cancer Cancer 42:1661–1669

33. Davis S, Kessler W (1979) Randomized comparison of cisplatinum v cisplatinum, bleomycin and methotrexate in recurrent squamous cell carcinoma of the head and neck. Cancer Chemother Pharmacol 3:57–59

34. Al-Sarraf M (1980) The cost and clinical value of combination cisplatinum, oncovin and bleomycin (COB) v methotrexate in patients with advanced head and neck epidermoid cancer. Proc Am Soc Clin Oncol 21:354 (abstr)

35. DeConti RC, Schoenfeld D (1981) A randomized prospective comparison of intermittent methotrexate with leucovorin and a methotrexate combination in head and neck cancer. Cancer 48:1061–1073

36. Jacobs C, Meyers F, Hendrickson C et al. (1983) A randomized phase II study of cisplatin with or without methotrexate for recurrent squamous cell carcinoma of the head and neck. A Northern California Oncology Group study. Cancer 52:1563–1569

37. Hong WK, Schaefer S, Issell B et al. (1983) A prospective randomized trial of methotrexate v cisplatin in the treatment of recurrent squamous cell carcinoma of the head and neck. Cancer 52:206–210

38. Taylor SG, McGuire WP, Hauck WW et al. (1984) A randomized comparison of high-dose infusion methotrexate versus standard dose weekly therapy in head and neck squamous cancer. J Clin Oncol 2:1006–1011

39. Grose WE, Lehane DE, Dixon DO et al. (1985) Comparison of methotrexate and cisplatin for patients with advanced squamous cell carcinoma of the head and neck region. A Southwest Oncology Group study. Cancer Treat Rep 69:577–581
40. Vogl SE, Schoenfeld DA, Kaplan BH et al. (1985) A randomized prospective comparison of methotrexate with a combination of methotrexate, bleomycin and cisplatin in head and neck cancer. Cancer 56:432–442
41. Veronesi A, Zagonel V, Tirelli U et al. (1983) High-dose v low-dose cisplatin in advanced head and neck squamous carcinoma. A randomized study. J Clin Oncol 3:1105–1108
42. Williams SD, Valez-Garcia E, Essessec J et al. (1986) Chemotherapy for head and neck cancer. Comparison of Cisplatin + Vinblastin + Bleomycin v methotrexate. Cancer 57:18–23

Schilddrüsenkarzinom

G. Benker

I. Epidemiologie, Ätiologie [1–5]

Häufigkeit:
< 1 % aller Karzinomtodesfälle, aber häufigster Tumor der endokrinen Organe. Okkulte/mikroskopische Karzinome sind häufig (3 %–10 % aller Sektionsfälle). Sterblichkeit etwa 1/100 000 Einwohner.

Ätiologie:
Genetische Faktoren (beim C-Zellkarzinom und der multiplen endokrinen Neoplasie); Induktion durch externe Bestrahlung [1, 5] im Kindes- und Jugendalter (während ein Risiko nach ^{131}Jod nicht gezeigt werden konnte); Jodversorgung (für den histologischen Typ und damit die Prognose, nicht für die Häufigkeit).

II. Pathologie und Stadieneinteilung

Schilddrüsenkarzinome sind morphologisch und prognostisch heterogen. Die auf den Vorschlägen der WHO beruhende Klassifikation der Deutschen Gesellschaft für Endokrinologie und die Stadieneinteilung der UICC [6] siehe unten. Innerhalb der einzelnen histologischen Typen gibt es einzelne Besonderheiten; so hat das gekapselte und das okkulte papilläre Karzinom eine bessere Prognose als das histologisch grob-invasive [7]. Onkozytäre Varianten (eine Besonderheit der zytoplasmatischen Differenzierung) haben eine schlechtere Prognose [8–10].

Klassifikation der Schilddrüsenkarzinome (WHO):

Karzinome der Thyreozyten:
   Differenziertes Karzinom
      Papilläres Karzinom
      Follikuläres Karzinom
   Undifferenziertes Karzinom (spindelzellig, polymorphzellig, kleinzellig),
Karzinome der C-Zellen (medulläres Karzinom).

Neben diesen Karzinomen, die die weitaus häufigste Gruppe darstellen, gibt
es eine Reihe von seltenen anderen Tumoren:
  Sarkome (Fibrosarkom, andere Sarkome)
  Verschiedenartige Malignome
    Karzinom-Sarkom
    Malignes Hämangioendotheliom
    Malignes Lymphom
    Malignes Teratom
  Nicht klassifizierbare maligne Tumoren
  Metastasen extrathyreoidaler Tumoren

Stadieneinteilung (UICC 1987):

Tx   Primärtumor kann nicht beurteilt werden
T0   Kein Anhalt für Primärtumor
T1   Tumor 1 cm oder weniger in größter Ausdehnung, begrenzt auf die
      Schilddrüse
T2   Tumor mehr als 1 cm, aber nicht mehr als 4 cm in größter Ausdehnung,
      begrenzt auf die Schilddrüse
T3   Tumor mehr als 4 cm in größter Ausdehnung, begrenzt auf die Schild-
      drüse
T4   Tumor jeder Größe mit Ausbreitung über die Schilddrüse hinaus
Nx   Regionäre Lymphknoten können nicht beurteilt werden
N0   Kein Anhalt für regionäre Lymphknotenmetastasen
N1a   Regionäre LK-Metastasen ipsilateral
N1b   Regionäre LK-Metastasen bilateral, in der Mitte, kontralateral oder media-
      stinal
M0   Kein Anhalt für Fernmetastasen
M1   Fernmetastasen

Aufgrund der UICC-Stadieneinteilung lassen sich Risikogruppen bilden [10]:

Patienten mit niedrigem Risiko: T0–3, N0–1a, M0
Patienten mit hohem Risiko: Alle T4; alle N1b; alle M1

Nicht nur die Stadieneinteilung, sondern auch und gerade der histologische Typ
sind entscheidend für die Prognose, wie die folgende Übersicht zeigt [8]:

Tumortyp	5-Jahres-Überlebenszeit	10-Jahres-Überlebenszeit
follikulär	72%	60%
papillär	86%	78%
onkozytär	83%	50%
anaplastisch	9%	–
C-Zellkarzinome	70%	55%

Prognostische Untersuchungen, die das TNM-Stadium, den histologischen Typ und andere Einflußgrößen berücksichtigen, sind u. a. von der EORTC und anderen Gruppen durchgeführt worden [11–18].

III. Diagnostik

Der Verdacht auf ein Schilddrüsenkarzinom ergibt sich
- aus dem Lokalbefund (kalter Knoten, Wachstum),
- aus sonographischen und szintigraphischen Befunden,
- aus dem Familienscreening beim C-Zellkarzinom,
- bei Nachweis eines Phäochromozytoms im Rahmen einer multiplen endokrinen Neoplasie (MEN Typ II).

Gesichert wird die Diagnose durch Operation und histologische Untersuchung; dies bildet dann gleichzeitig den ersten Schritt der Therapie. Diagnostische Probeentnahmen (außer Feinnadelpunktionen sog. „kalter Knoten") sind nicht sinnvoll, da ein negatives Ergebnis wegen der u. U. problematischen Abgrenzung benigner und maligner Veränderungen im Schnellschnitt nichts besagt. (Ausnahme: Offensichtliche Inoperabilität des Tumors.)
Präoperative Bestimmung von Tumormarkern ist nicht sinnvoll – außer beim C-Zellkarzinom im Rahmen des Familienscreenings.

IV. Behandlungsstrategie

Die Behandlungsmaßnahmen sind außerordentlich differenziert, je nach den Besonderheiten des Tumortyps, der Ausbreitung und dem Alter des Patienten [19]. Enge Kooperation zwischen den beteiligten Disziplinen ist erforderlich.

1 Chirurgische Therapiemaßnahmen

Papilläre sowie follikuläre Karzinome: Thyreoidektomie. Ausnahme: Kleine papilläre Karzinome (sog. okkulte Karzinome) bei jungen Patienten: Lobektomie ipsilateral unter Mitnahme des Isthmus [1]; keine „Knotenexstirpation"! Lobektomie ist im Zweifelsfall stets das bessere Verfahren als das Inkaufnehmen der Nachoperation, die nach subtotaler Operation bei histologischer Diagnose „Karzinom" sonst erforderlich werden könnte.
C-Zellkarzinome: Thyreoidektomie unter Mitnahme der hinteren Kapsel. Bei Lymphknotenmetastasen: Modifizierte Neck-dissection.
Anaplastische Karzinome: Operation soweit von den lokalen Gegebenheiten (invasives Wachstum) her möglich.

2 Radiojodtherapie

Eine Radiojodablation wird nach totaler Thyreoidektomie durchgeführt, um evtl. verbliebene Tumorzellen auszuschalten; dies ist nur in hierfür zugelassenen nuklearmedizinischen Einrichtungen möglich. Vor der Radiojodtherapie darf keine diagnostische Jodgabe, und in den letzten 4 Wochen vor der Therapie keine Schilddrüsenhormongabe erfolgen (Absprache mit dem behandelnden Nuklearmediziner!). Die Radiojodgabe wird wiederholt, solange speicherndes Gewebe nachweisbar ist. Sie dient außerdem bei Auftreten verdächtiger Befunde im Verlauf (Metastasenverdacht) zur Diagnose und gegebenenfalls Therapie.

3 Strahlentherapie

Die externe Strahlentherapie wird kontrovers beurteilt [20, 21]. Bei primären malignen Lymphomen der Schilddrüse ist sie die Methode der Wahl [23]. Bei differenzierten Karzinomen sind Erfolge möglicherweise bei organüberschreitenden Tumoren (T 4) sowie bei Fernmetastasen (palliativ) zu erreichen. Entdifferenzierte Tumoren können palliativ bestrahlt werden [22] oder im Rahmen eines radiologisch-onkologischen Gesamtkonzepts behandelt werden (s. u.). Bei niedrigen Risikogruppen differenzierter Karzinome (s. o.) ist Wirksamkeit nicht belegt und nicht zu erwarten. Prospektive Vergleichsstudien liegen nicht vor.

4 Endokrine Therapie

Die orale Gabe von Levothyroxin (zwischen ca. 150 und 300 µg/Tag) verfolgt das Ziel, das TSH in den untersten Normbereich zu supprimieren. Dies wird überprüft mit dem Serum-TSH. Wegen möglicher schädlicher Auswirkungen von Schilddrüsenhormon in überhöhter Dosis sollte ein TSH-Wert von 0,2–0,3 mU/L nicht unterschritten werden. Auf Hypokalzämien (durch Schädigung der Nebenschilddrüsen durch die Operation) ist zu achten, gegebenenfalls Ausgleich durch Vitamin D-Analoga und Kalziumsupplementation (endokrinologische Kontrolle).

5 Nachsorge

Die Nachsorge umfaßt Führung des Patienten, Überwachen der suppressiven Schilddrüsenhormontherapie und Kontrolle auf Rezidivfreiheit: Lokal durch klinische Untersuchung und Halssonographie, systemisch durch Bestimmung des Tumormarkers Thyreoglobulin (beim C-Zellkarzinom: Calcitonin und CEA) sowie – abhängig vom Risiko – Ganzkörperszintigraphie [10]. Rezidive und Metastasen können noch nach Jahren bis Jahrzehnten auch nach scheinbar kurativer Erstbehandlung auftreten [24].

6 Chemotherapie

Chemotherapie kommt nur nach Ausschöpfen der obengenannten Maßnahmen in Betracht, da viele differenzierte Schilddrüsenkarzinome trotz Fernmetastasen noch einen Verlauf über viele Jahre haben können und den Allgemeinzustand dabei oft wenig beeinträchtigen. Ein lebensverlängernder Effekt der Chemotherapie ist nicht belegt, doch kann es im Einzelfall zu eindrucksvollem temporären Ansprechen des Tumors kommen [25, 26].

Indikationen für Chemotherapie:

- Schilddrüsenlymphome (wie andere Non-Hodgkin-Lymphome)
- Anaplastische Karzinome vorzugsweise in Kombination mit Strahlentherapie (z. B. mit Adriamycin oder cis-Platin als Radiosensitizer [1]).
- Differenzierte Schilddrüsenkarzinome nur bei Progression und Versagen anderer Therapiemaßnahmen. Im Einzelfall gute Erfolge möglich, insgesamt jedoch nur begrenzte und palliative Erfolge mit Abnahme der Tumormasse oder nachgewiesene Verlängerung der Überlebenszeit. Solange in diesen letzteren Fällen Nutzen und Risiko nicht abschätzbar sind, Therapie vorwiegend im Rahmen von Studien.

Tabelle 1. Schilddrüsenkarzinom: Behandlungsergebnisse mit Chemotherapie (*anapl. Ca* = anaplastisches Karzinom)

Quelle	Behandlungsplan	Anzahl	Ergebnisse	Bemerkungen
Gottlieb et al. [30]	**ADM** 75 mg/m^2 q 3 Wochen	43	15 R und pR	Diff. und anapl. Ca
Burgess et al. [31]	**ADM** 75 mg/m^2 q 3 Wochen	53	17 R und pR	Follow-up von [30]
Benker et al. [25]	**ADM** 75 mg/m^2 q 3 Wochen (+ **BLM** 30 mg q 1 Wo)	52 (21 mit Komb)	16 R und pR	Diff. und anapl. Ca
Shimaoka et al. [32] (ECOG)	**ADM** 60 mg/m^2 q 3 Wochen **ADM** 60 mg/m^2 + **DDP** 40 mg/m^2 q 3 Wochen	41 43	0 R 7 pR 5 R 6 pR	Versch. Histologie; beim anapl. Ca Erfolg nur mit der Kombination
Scherübl et al. [33]	**ADM** 50 mg/m^2 + **DDP** 60 mg/m^2 + **VDS** 3 mg/m^2 3 Wochen	20	1 pR	nur medulläre Karzinome
Kim et al. [34]	**ADM** 10 mg/m^2/ Woche + Bestrahlung	9	8 R	anapl. Ca.
Tennvall et al. [35]	**ADM** 20 mg/ Woche + hyperfraktionierte Bestrahlung	16	5 R	anapl. Ca; bei 9 wurde Operation ermöglicht
Rogers et al. [36]	**Act-D** 0,5 mg 2mal pro Woche + Bestrahlung	6	3 R	anapl. Ca.

Die Ergebnisse größerer Chemotherapiestudien sind in Tabelle 1 dargestellt. Die umfangreichsten Erfahrungen bestehen mit Doxorubin als Monotherapie oder in Kombination mit cis-Platin. Darüber hinaus sind eine Reihe kleinerer Studien und Einzelfälle mitgeteilt worden; Übersicht in [25, 27]. Von 148 Patienten, die mit Adriamycin-Monotherapie behandelt wurden, sprachen 48 an; von 123 Patienten unter verschiedenen Kombinationstherapieformen 47.

7 „Biological Response Modifiers"

Immuntherapie [28] sowie Versuche mit Interleukin 2 und Lymphokinaktivierten Killerzellen [29] erbrachten bisher keine Erfolge.

V. Literatur

1. Robbins J, Merino MJ, Boice JD Jr, Ron E, Ain KB, Alexander HR, Norton JA, Reynolds J (1991) Thyroid cancer: a lethal endocrine neoplasm. Ann Intern Med 115:133–147
2. Levi F, Franceschi S, Te VC, Negri E, La Vecchia C (1990) Descriptive epidemiology of thyroid cancer in the Swiss Canton of Vaud. J Cancer Res Clin Oncol 116:639–647
3. Glattre E, Akslen LA, Thoresen SO, Haldoren T (1990) Geographic patterns and trends in the incidence of thyroid cancer in Norway 1970–1986. Cancer Detect Prev 14:625–631
4. Ishida T, Izuo M, Ogawa T, Kurebayashi J, Satoh K (1988) Evaluation of mass screening for thyroid cancer. Jpn J Clin Oncol 18:289–295
5. Schneider AB (1990) Radiation-induced thyroid tumors. Endocrinol Metab Clin North Am 19:495–508
6. UICC International Union Against Cancer (1987) Schilddrüse (ICD-O 193) In: Hermanek P, Scheibe O, Spiessl B, Wagner G (eds) TNM Klassifikation maligner Tumoren. Springer, Heidelberg, p 37–38
7. Schröder S, Dralle H, Rehpenning W, Böcker W (1987) Prognosekriterien des papillären Schilddrüsenkarzinoms. Langenbecks Arch Chir 371:263
8. Bretzel RG, Schatz H (1985) Prognose bei Schilddrüsenkarzinom. Lebensversicherungsmedizin 6:172–179
9. Cooper DS, Schneyer CR (1990) Follicular and Hurthle cell carcinoma of the thyroid. Endocrinol Metab Clin North Am 19:577–591
10. Reiners C, Hüfner M (1987) Nachsorge des papillären, follikulären und onkozytären Schilddrüsenkarzinoms. In: Börner W, Reiners C (eds) Schilddrüsenmalignome. Diagnostik, Therapie und Nachsorge. Schattauer, Stuttgart, p 159–183
11. Byar DP, Green SB, Dor P, Williams D, Conon J, Gilse HA van, Mayer M, Sylvester RJ, Glabbeke M van (1979) A prognostic index for thyroid carcinoma. A study of the EORTC thyroid cancer cooperative group. Europ J Cancer 15:1033–1041
12. Cunningham MP, Duda RB, Recant W, Chmiel JS, Sylvester JA, Fremgen A (1990) Survival discriminants for differentiated thyroid cancer. Am J Surg 160:344–347
13. Brennan MD, Bergstralh EJ, Heerden JA van, McConahey WM (1991) Follicular thyroid cancer treated at the Mayo Clinic, 1946 through 1970: initial manifestations, pathologic findings, therapy, and outcome. Mayo Clin Proc 66:11–22
14. DeGroot LJ, Kaplan EL, McCormick M, Straus FH (1990) Natural history, treatment, and course of papillary thyroid carcinoma. J Clin Endocrinol Metab 71:414–424
15. Samaan NA, Schultz PN, Hickey RC (1988) Medullary thyroid carcinoma: prognosis of familial versus sporadic disease and the role of radiotherapy. J Clin Endocrinol Metab 67:801–805

16. Palestini N, Cappello N, Cottino F, Durando R, Vecchiato D, Rendine S, Abeatici S (1989) Multifactorial study of prognostic factors in differentiated thyroid carcinoma. Ital J Surg Sci 19:137–144
17. Thoresen SO, Akslen LA, Glattre E, Haldorsen T, Lund EV, Schoultz M (1989) Survival and prognostic factors in differentiated thyroid cancer – a multivariate analysis of 1,055 cases. Br J Cancer 59:231–235
18. McConahey WM, Taylor WF, Gorman CA, Woolner LB (1981) Retrospective study of 820 patients treated for papillary carcinoma of the thyroid at the Mayo Clinic between 1946 and 1971. In: Andreoli M, Monaco F, Robbins J (eds) Advances in Thyroid Neoplasia. Field Educational Italia, Rom
19. Benker G, Reiners C, Krause U, Bamberg M, Reinwein D (1988) Schilddrüsenkarzinome – aktuelle diagnostische und therapeutische Strategien. Internist 29:564–569
20. Benker G, Olbricht T, Reinwein D, Reiners C, Sauerwein W, Krause U, Mlynek ML, Hirche H (1990) Survival rates in patients with differentiated thyroid carcinoma. Influence of postoperative external radiotherapy. Cancer 65:1517–1520
21. Sautter-Bihl ML, Heinze HG (1992) Externe Strahlentherapie des differenzierten Schilddrüsenkarzinoms [The external radiotherapy of differentiated thyroid carcinoma]. Dtsch Med Wochenschr 117:665–668
22. Junor EJ, Paul J, Reed NS (1992) Anaplastic thyroid carcinoma: 91 patients treated by surgery and radiotherapy. Eur J Surg Oncol 18:83–88
23. Logue JP, Hale RJ, Stewart AL, Duthie MB, Banerjee SS (1992) Primary malignant lymphoma of the thyroid: a clinicopathological analysis. Int J Radiat Oncol Biol Phys 22:929–933
24. Rösler H, Birrer A, Lüscher D, Kindser J (1992) Langzeitverläufe beim differenzierten Schilddrüsenkarzinom. Schweiz med Wschr 122:1843–1857
25. Benker G, Windeck R, Reinwein D, Seeber S (1987) Differenzierte Karzinome der Thyreozyten: Medikamentöse Therapie (Chemotherapie). In: Börner W, Reiners C (eds) Schilddrüsenmalignome. Diagnostik, Therapie und Nachsorge. Schattauer, Stuttgart, p 143–158
26. Ahuja S, Ernest H (1987) Chemotherapy of thyroid carcinoma. J Endocrinol Invest 10:303–310
27. Benker G, Dabag S, Reinwein D, Seeber S (1984) Chemotherapie der Schilddrüsenkarzinome. In: Becker HD, Heinze HG (eds) Maligne Schilddrüsentumoren. Springer, Berlin Heidelberg New York, p 187–196
28. Lo Gerfo P, Feind C, Weber C, Ting W (1983) Immunotherapy of thyroid cancer by induction of autoimmune thyroiditis. Surgery 94:959–965
29. Rosenberg SA, Longo DL, Lotze MT (1989) Principles and application of biologic therapy. In: DeVita VT, Hellman S, Rosenberg SA (eds) Cancer: principles & practice of oncology. Lippincott, Philadelphia, p 301–347
30. Gottlieb JA, Stratton Hill C (1975) Adriamycin (NSC 123 127) therapy in thyroid carcinoma. Cancer Chemother Rep 6:283–296
31. Burgess MH, Stratton Hill C (1978) Chemotherapy in the management of thyroid cancer. In: Greenfield LD (ed) Thyroid cancer. CRC Press, Palm Beach, Florida, p 233
32. Shimaoka K, Schoenfeld DA, Dewys WD, Creech RH, DeConti R (1985) A randomized trial of doxorubicin versus doxorubicin plus cisplatin in patients with advanced thyroid carcinoma. Cancer 56:2155–2160
33. Scherübl H, Raue F, Ziegler R (1990) Combination chemotherapy of advanced medullary and differentiated thyroid cancer. Phase Ii study. J Cancer Res Clin Oncol 116:21–23
34. Kim JH, Leeper RD (1987) Treatment of locally advanced thyroid carcinoma with combination doxorubicin and radiation therapy. Cancer 60:2372–2375
35. Tennvall J, Tallroth E, Hassan A el, Lundell G, Akerman M, Biorklund A, Blomgren H, Lowhagen T, Wallin G (1990) Anaplastic thyroid carcinoma. Doxorubicin, hyperfractionated radiotherapy and surgery. Acta Oncol 29:1025–1028
36. Rogers JD, Lindberg RD, Stratton Hill C, Gehan E (1974) Spindle and giant cell carcinoma of the thyroid: a different therapeutic approach. Cancer 34:1328–1332

Nebennierentumoren

B. Eriksson und *K. Öberg*

Nebennierenrindenkarzinome

I. Epidemiologie [1–4]

Häufigkeit: 0,05 %–0,2 % aller Krebsarten
Inzidenz: 0,2/100 000 im Jahr
Lokalisationen: linke Nebenniere 50 %, rechte Nebenniere 47 %, 3 % bilateral
Ätiologie: gewöhnlich nicht bekannt, kann jedoch als Teil eines erblichen Syndroms mit anderen Karzinomen (Mamma-, Bronchialkarzinome, Sarkome) verknüpft sein. Genetische Aberrationen, z. B. des chromosomalen Locus 11p, 13q und 17p wurden beschrieben.

II. Pathologie, Stadieneinteilung und klinisches Erscheinungsbild [5–8]

Histopathologisch ist die Abgrenzung eines Nebennierenrindentumors von einem Phäochromozytom am ehesten durch den Nachweis einer negativen Chromogranin A-Färbung möglich.

Das einzig verläßliche Kriterium der Differenzierung eines Nebennierenrindenkarzinoms von einem Adenom ist das Vorhandensein von Metastasen oder invasivem Wachstum in benachbarte Organe. Hämorrhagien, Kalzifizierungen und Nekrosen im Gewebe sind weniger schlüssige Parameter. Mitosen und Kernpolymorphien lassen Malignität vermuten, sind jedoch nicht immer in den Tumoren zu finden.

DNA-Analysen können Hinweise zur Differenzierung geben, da aneuploide Chromosomensätze in Nebennierenrindenkarzinomen häufiger als in Adenomen anzutreffen sind.

Als andere mögliche Differentialdiagnosen sind das Nierenzellkarzinom und Metastasen anderer bösartiger Tumoren zu nennen.

Gekürzte TNM-Klassifikation:

T   **Primärtumor**
T1   Tumor kleiner als 5 cm ohne Infiltration in benachbarte Organe
T2   Tumor größer als 5 cm mit Infiltration in benachbarte Organe
T3   Tumor im umgebenden Fettgewebe
T4   Tumorinfiltration in anliegende Organe
N   **Regionale Lymphknoten**
N0   Kein Befall regionaler Lymphknoten
N1   Regionale Lymphknotenmetastasen
M   **Fernmetastasen**
M0   Keine Fernmetastasen
M1   Fernmetastasen

Stadieneinteilung nach Macfarlane:

Stadium I   T1, N0, M0
Stadium II   T2, N0, M0
Stadium III   T1 oder T2 N1 M0, T3 N0 M0
Stadium IV   Jedes T, jedes N M1, T3 T4 N1

Klinisches Bild

Nebennierenrindenkarzinome können aus allen Zonen der Rinde hervorgehen und daher Symptome wie Hyperkortisolismus, Hyperaldosteronismus, Virilisierung oder Feminisierung kombiniert oder einzeln hervorrufen. Endokrine Veränderungen werden bei über der Hälfte aller Patienten bei überwiegendem Auftreten eines Cushing-Syndroms beobachtet. Tumoren mit endokriner Symptomatik werden als funktionelle Tumoren bezeichnet, nicht-produktive dagegen synthetisieren Steroide, die aufgrund enzymatischer Defekte in den Tumorzellen peripher unwirksame Vorläufersubstanzen sezernieren. Diese Vorläufermoleküle können im Urin bestimmt werden.

Die am häufigsten auftretenden Symptome sind Schmerz, Gewichtsverlust, subfebrile Temperaturen und Müdigkeit. Ein schnell sich entwickelndes Cushing-Syndrom besonders im Zusammenhang mit Virilisierung oder Hyperaldosteronismus erlaubt meist die Unterscheidung eines Nebennierenkarzinoms von anderen Erkrankungen benigner Natur. Zum Zeitpunkt der Erstdiagnose bestehen meist große Primärtumoren (größer 10 cm) oder Fernmetastasen (etwa 50 % der Fälle), entsprechend einem Stadium III oder IV. Fernmetastasen sind bevorzugt in Lymphknoten, Lunge, Leber und Skelettsystem lokalisiert.

Die 5-Jahres-Überlebensraten liegen insgesamt bei 20 %; im Stadium II bei 55 %; Stadium III 15 % und Stadium IV 5 %.

III. Diagnostik

1. *Biochemisch:* Urin: Cortisol, Aldosteron, Steroidprofil. Serum: Östradiol, Testosteron, Dehydroxyepiandrosteronsulfat (DHAS), 11-Desoxycortisol und 17-Hydroxyprogesteron. Urinkatecholamine und P-Chromogranin A zum Ausschluß eines Phäochromozytoms.
2. *Histopathologie:* Chromogranin A-Färbung zum Ausschluß eines Phäochromozytoms. Vimentinfärbung zur Differentialdiagnose des Nebennierenrindentumors (gewöhnlich positiv) vom Nierenzellkarzinom (negativ).
3. *Ausbreitungsdiagnostik:*
   a) lokal: Computertomographie, Ultraschall, NMR, Angiographie
   b) systemisch: Computertomographie, Ultraschall, Röntgenthorax, Skelett- und Jodcholesterinszintigraphie.

IV. Behandlungsstrategie (Abb. 1)

1 Chirurgie

Die primäre Operation bietet für das lokal ausgedehnte Nebennierenrindenkarzinom die größte Chance der Heilung. Tumoreinbrüche in benachbarte Organe

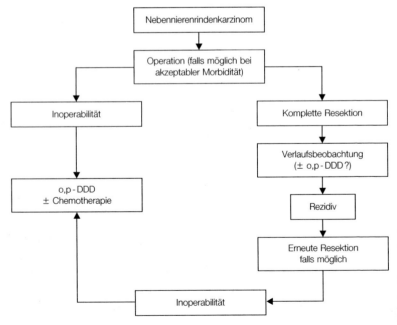

Abb. 1. Therapiestrategie bei Nebennierenrindenkarzinomen

verlangen häufig ausgedehnte Eingriffe wie Nephrektomie, Splenektomie und Leberresektion. Auch bei Fernmetastasen sollte die Resektion des Primarius zur Erleichterung der hormonell bedingten Symptome, zur Reduktion der Tumorlast und zur Vereinfachung konservativer Behandlungsstrategien durchgeführt werden [9]. Darüber hinaus sollten solitäre hepatische, pulmonale oder zerebrale Herde operativ angegangen werden, da verlängerte Remissionsdauern beschrieben wurden. Wiederholte Operationen bei Rezidivherden sollten ebenso in Betracht gezogen werden.

2 Strahlentherapie

Die Erfahrungen mit einer Strahlenbehandlung dieser Entität sind begrenzt [10]. Durch Radiotherapie kann ein palliativer Effekt auf ossäre Metastasen erreicht werden, abdominelle Lokalrezidive lassen sich in palliativer Absicht günstig beeinflussen ohne Einfluß auf das Langzeitüberleben. In unserem Patientengut ließen sich anhaltende Remissionen (2 Jahre) durch eine Behandlung kleiner inoperabler Lokalrezidive mit Alpha-Interferon als Sensitizer in Kombination mit lokaler Radiatio erzielen.

3 Chemotherapie (Tabelle 1)

3.1 Chemotherapie bei fortgeschrittenem Nebennierenrindenkarzinom

Als einziges Therapeutikum mit nachgewiesener Wirkung bei Nebennierenkarzinom ist o,p'DDD, ein Isomer des Insektizids DDT, bekannt. o,p'DDD kontrolliert hormonell bedingte Symptome bei 60 %–75 % aller Patienten [3, 11]. Partielle Remissionen wurden in etwa 30 % beobachtet, gelegentlich wurden komplette Remissionen beschrieben. Ein signifikanter Einfluß auf die Überlebenszeit wurde jedoch nicht nachgewiesen [3]. Das größte Problem stellt die oft intolerable Toxizität bei therapeutischen Dosen dar. Mit einer Kombination von o,p'DDD mit Streptozotozin (SPT), wurden gute Ergebnisse bei zwei Patienten beobachtet [12]. Bisher wurden etwa 20 Patienten behandelt und Ansprechraten von 58 % mit einer medianen Remissionsdauer von 6 Monaten erreicht ([12] und unveröffentlichte Ergebnisse).

Demgegenüber haben sich herkömmliche Chemotherapiestrategien als sehr enttäuschend erwiesen. Cisplatin (DDP) und Adriamycin (ADM) scheinen als Einzelsubstanzen eine gewisse Wirkung beim Nebennierenrindenkarzinom aufzuweisen. Bei jedoch kleinen Untersuchungszahlen sind die Remissionsraten nicht genau beurteilbar.

Kombinationstherapien, z. B. Cyclophosphamid, ADM und DDP oder Cyclophosphamid, ADM und 5-FU, haben in Einzelfällen partielle Remissionen erbracht. Eine andere möglicherweise wirksame Kombination stellt die Kombination von DDP und VP-16 dar, jedoch besteht ein offensichtlicher Bedarf an wirkungsvolleren Zytostatika, wie z. B. Taxol oder Taxoter.

Tabelle 1. Behandlung des metastasierten Nebennierenrindenkarzinoms

Quelle	Therapieplan	n = aw. Pat. / S = Stadium / V = Vorbehandlung	Therapieresultate in % (Anzahl der Patienten)					RD = Remissiondauer / ÜZ = Überlebenszeit
			CR	PR	CR+PR	NC	PD	Median (Monate)
Lubitz et al. 1973 [11]	**o.p.-DDD** 5–10 g/Tag 2 × oder 3 × tägl. (p.o.)	n = 75, S = IV, V = n.a.		60 (45)	**60** (45)			RD = 6, ÜZ = 5
van Slooten et al. 1984 [14]	**o.p.-DDD** 4 × tägl.; Serumspiegel bei Dosen > 10 µg/ml	n = 34, S = IV (26)		29 (10)	**29** (10)			RD = 11 (PR), ÜZ = 24 (> 14 µg/ml)
Luton et al. 1990 [3]	**o.p.-DDD** 7 g/Tag 3 × tägl.	n = 37, S = IV, V = n.a.		22 (8)	**22** (8)	5	73	RD = 12, ÜZ = n.a.
Tattersall et al. 1980 [15]	**DDP** 100 mg/m² alle 3 Wochen	n = 4, S = IV, V = 4		(4)				RD = 8, ÜZ = 12 (v. Beginn d. Diagn.)
Hag et al. 1980 [16]	**ADM** 40 mg/m² alle 4 Wochen	n = 8, S = n.a., V = n.a.		(1)				RD = n.a., ÜZ = n.a.
van Slooten et al. 1983 [17]	**CPM** 600 mg/m², **ADM** 40 mg/m², **DDP** 50 mg/m² alle 3 Wochen	n = 11, S = IV, V = 2		18 (2)	**18** (2)	54,5	18,5	RD = 7,5, ÜZ = 10+
Johnsson et al. 1986 [18]	**DDP** 40 mg/m², **ETP** 100 mg/m² alle 3 Wochen	n = 2, S = IV, V = 2		(2)				RD = 1 (verst.) und 8 Mo+

Tabelle 1. (Fortsetzung)

Quelle	Therapieplan	n = aw. Pat. S = Stadium V = Vorbehand-lung	Therapieresultate in % (Anzahl der Patienten)					RD = Remissiondauer ÜZ = Überlebenszeit
			CR	PR	CR+PR	NC	PD	Median (Monate)
Eriksson et al. 1987 [12]	**SPT** 0,5 g/m² Tag 1–5; 1 mg/m² alle 3 Wochen **o.p.-DDD** 4 g/Tag alle 6 h (p.o.)	n = 3 S = IV V = 0		(2)			1	RD = 12 und 7 Jahre ÜZ = 12 und 7 Jahre
Crocket et al. 1989 [19]	**CPM** 600 mg/m² **VCR** 1,5 mg/m² Tag 1 **DDP** 100 mg/m² Tag 3 **VM 26** 150 mg/m² Tag 4	n = 1 S = IV V = 1		(1)				RD = 7,5 ÜZ = 9,5
Stein et al. 1989 [13]	**Suramin** 350 mg/m²/Tag c.i. (loading Phase) 100 mg/m² c.i. (Erhaltung)	n = 10 S = IV V = 6		20 (2)	**20** (2)	5	3	RD = 6 und 2 Mo ÜZ = n.a.

DI Dauerinfusion.
n.a. nicht angegeben.

3.2 Adjuvante Chemotherapie

Die bisherigen Untersuchungen zur adjuvanten Behandlung mit o,p'DDD haben noch keine schlüssigen Daten ergeben [10]. SPT plus o.p.-DDD als adjuvante Therapie zeigte bei 9 von 11 Patienten eine krankheitsfreie Überlebensdauer von 3 Jahren (unveröffentlicht).

4 Wachstumsfaktorhemmende Substanzen

Mit der antiparasitären, wachstumsfaktorhemmenden Substanz Suramin wurden partielle Remissionen bei einer kleinen Zahl von Patienten beobachtet. Jedoch machen die lange Plasmahalbwertszeit (mehr als 50 Tage) und der enge therapeutische Index diese Substanz für den klinischen Einsatz unbrauchbar [13]. Der Nachweis verschiedener Wachstumsfaktoren beim NNR-Karzinom können neue Wege in der Therapie mit wachstumsfaktorhemmenden Substanzen oder Suraminanaloga erschließen.

5 Symptomatische antihormonelle Therapie

Eine Reihe von steroidsynthesehemmenden Substanzen, die durch Hormonausschüttung bedingte Symptome verhindern, wie Metyrapon, Aminoglutethimid, Ketoconazol und Mefipriston, haben selbst keine antitumorale Wirkung, sind aber wegen geringer Nebenwirkungen, insbesondere des Ketoconazols, für den klinischen Einsatz geeignet.

Phäochromozytom

I. Epidemiologie [20–23]

Frequenz: 0,005 %–0,1 % in Autopsien, 0,1 %–1 % aller Hypertoniefälle
Inzidenz: 0,2–0,4/100 000 pro Jahr
Lokalisation: 90 % aller Phäochromozytome sind in der Medulla lokalisiert, das rechte Organ ist häufiger betroffen. Extraadrenale Tumoren werden zusammen mit Befall des Zuckerkandl'schen Organs und paravertebraler sympathischer Ganglien angetroffen. Tumoren der Blase, der Thoraxorgane und des Gehirns werden beschrieben
Ätiologie: Unbekannt. Bilaterale medulläre Phäochromozytome bilden häufig eine Komponente der Multiplen Endokrinen Neoplasie Typ II (MENII), Vorkommen auch im Rahmen der von Hippel-Lindau'-schen Erkrankung und der von Recklinghausen'schen Krankheit.

II. Stadieneinteilung und klinisches Bild [21–25]

Phäochromozytome entstehen aus den chromaffinen Zellen der Medulla sowie der extramedullären Organe (Paragangliome). Die Häufigkeit maligner Phäochromozytome schwankt zwischen 5% und 46% in unterschiedlichen Untersuchungsreihen. Resezierte Tumoren von Hypertonikern messen üblicherweise zwischen 3 und 5 cm bei einem durchschnittlichen Gewicht von etwa 100 g. Mikroskopisch ähneln sie chromaffinen Zellen und sind lamellenartig oder alveolär angeordnet. Positive Chromogranin-A- und Synaptophysinfärbung unterstreichen den neuroendokrinen Charakter. Nicht eindeutig geklärt sind bisher pathologische Unterscheidungsmerkmale zwischen gut- und bösartigen Tumoren. Maligne Tumoren scheinen größer und schwerer zu sein, doch dies ist kein obligates Kriterium. Das eindeutigste Merkmal bildet der Nachweis von Sekundärtumoren an Lokalisiationen, an denen chromaffines Gewebe physiologischerweise nicht anzufinden ist. Maligne Phäochromozytome sind mitosenreicher, ein Übergreifen auf Tumorkapsel und Gefäße findet man ebenso häufig bei der benignen Variante. Aneuploidien finden sich signifikant häufiger auf malignen Tumoren. In einer großen Untersuchungsreihe wurden 5-Jahres-Überlebensraten von 36% ermittelt, nach Auftreten von Metastasen beträgt die Überlebenszeit meist weniger als 3 Jahre.

Gekürzte TNM-Klassifizierung

T   Primärtumor
N   Lokale Lymphknoten
M   Fernmetastasen

Stadieneinteilung

Stadium I   T, N0, M0
Stadium II   T, N1, M0
Stadium III   T, N1, M1

Klinisches Erscheinungsbild [21, 23, 26]

Die klinische Symptomatik eines Phäochromozytoms wird durch freigesetzte Katecholamine und nur selten durch die Tumormasse bedingt. Häufig treten Kopfschmerzen, Herzrasen, Angstgefühl und Sehstörungen, Brust- und Bauchschmerzen auf. Intermittierende Hypertonie findet sich bei 50% aller Patienten. Frühzeitige Diagnosestellung ist von großer Wichtigkeit, da durch tumorbedingte Katecholaminausschüttung häufig unvorhersehbare schwere hypertensive Krisen hervorgerufen werden, die von beträchtlicher Morbidität und gelegentlicher Mortalität begleitet sind.

294   B. Eriksson und K. Öberg

III. Diagnostik [23, 26–31]

Biochemie::	*Urin:* Noradrenalin, Adrenalin, Dopamin, Vanillinmandel-säure (VMA); *Plasma:* Chromogranin A, Neuropeptid Y, Vasoaktives Intestinales Peptid (VIP), Somatostatin, Calcitonin
Histochemie:	Immunhistochemischer Nachweis von Chromogranin A, Synaptophysin und NSE
Ausbreitungs-diagnostik:	*Lokal:* Computertomographie, NMR, Ultraschall. *Systemisch:* Computertomographie, NMR, Ultraschall, Somatostatinszinigraphie, ^{131}-J-MIBG-Szintigraphie, Röntgen-Thorax.

IV. Behandlungsstrategie (Abb. 2)

1 Chirurgisches Vorgehen [26, 32]

Chirurgische Eingriffe sollten elektiv durchgeführt werden und so geplant sein, daß es weder durch Anästhetika noch durch Manipulation zu einer Ausschüttung von Katecholaminen kommt. Zur Verminderung des intraoperativen Risikos werden meist 10–20 mg Phenoxybenzamin viermal täglich p.o. und 40 mg Propranolol dreimal täglich p.o. für die Dauer von ein bis zwei Wochen präoperativ appliziert. Falls es intraoperativ trotz medikamentöser Alpharezeptorblockade zu hypertensiven Krisen kommt, helfen Bolusgaben von Phentolamin oder Natriumnitroprussidinfusionen. Da 80 %–90 % aller Phäochromozytome intraabdominell oder intraadrenal liegen, empfiehlt sich eine komplette Adrenalektomie mit en-bloc-Resektion umgebenden Gewebes, bilaterale Läsionen verlangen eine beidseitige Adrenalektomie. Im Falle des MEN I könnte eine kontralaterale Nebenniere bei normalem Aspekt hyperplastisches Gewebe enthalten, so daß bei primär nicht bilateral durchgeführter Adrenalektomie spätere Nachresektionen notwendig werden könnten.

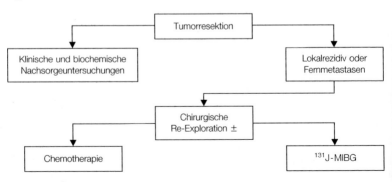

Abb. 2. Therapiestrategie bei Phäochromozytom

Tabelle 2. Behandlung des metastasierten malignen Phäochromozytoms

Quelle	Behandlung	n = eval. Pat.	Behandlungsergebnisse (n)								RD = Remissiondauer; ÜZ = Überlebenszeit; Median (Monate)
			Biochem. Ansprechen				Tumoransprechen				
			CR	PR	NC	PD	CR	PR	NC	PD	
Shapiro et al. 1991 [33]	131-J-MIBG (kum. Dosis 11–916 mCi)	n = 28		12	6	10		8	9	11	
Lumbroso et al. 1991 [34]	131-J-MIBG (kum. Dosis 100–711 mCi)	n = 20		5	3	12		2	7	11	ÜZ = 16
Krempf et al. 1991 [45]	131-J-MIBG (Einzeldosis 2,9–9,25 GBq)	n = 15		4	5	6		2	7	6	
Troncone et al. 1991 [36]	131-J-MIBG (Einzeldosis 2,6–7,4 GBq)	n = 5	1	1	2	1		2	2	1	
Keiser et al. 1985 [37]	**CPM** 750 mg/m² i.v. d 1 **VCR** 1,4 mg/m² i.v. d 1 **DTIC** 600 mg/m² i.v. d 1+2 alle 3–4 Wochen	n = 3		3				2	1		
Averbuch et al. 1985 [38]	**CPM** 750 mg/m² i.v. d 1 **VCR** 1,4 mg/m² d 1 **DTIC** 600 mg/m² i.v. d 1+2 alle 3 Wochen	n = 14	3	8	2	1	2	6	5	1	RD = 21
Feldman 1983 [39]	**SPT** 2 g pro Mo	n = 1		1				1			

2 Strahlentherapie (Tabelle 2) [33–36]

Wegen der hohen Sensitivität (85 %) und Spezifität (100 %) der [131]-J-MIBG-Szintigraphie des Phäochromozytoms wird dieses Isotop in höherer Dosierung zur Behandlung des rezidivierten oder metastasierten Phäochromozytoms eingesetzt. Die Aufnahme des Isotops im Tumorgewebe sollte eine Strahlendosis von mindestens 5,4 Gbq pro Dosis ergeben; eine ausgedehnte Knochenmarkinfiltration stellt eine Kontraindikation dieser Behandlungsmethode dar. Nach Absetzen aller die Aufnahme des MIBG-Isotops beeinträchtigenden Medikamente eine Woche vor Behandlungsbeginn und der Applikation von Thyreostatika 24 Stunden zuvor, wird die 60–90-minütige Infusion unter kontinuierlicher Blutdruckmessung begonnen. Hypertensive Krisen können durch Verminderung der Infusionsrate gemildert werden. Einzeldosen von bis zu 12 Gbq werden ohne Nebenwirkungen vertragen, wiederholte MIBG-Applikationen sind zur Kontrolle des Tumors notwendig. Ein sechswöchiger Abstand zwischen den Behandlungszyklen wird empfohlen, das Intervall kann sich jedoch bei verzögerter Erholung des Knochenmarks verlängern. Biochemische Remissionen wurden in 20 %–50 %, eine Reduktion der Tumormasse bei 10 %–30 % aller Patienten erreicht. Die mediane Remissionsdauer beträgt meist weniger als zwei Jahre.

3 Chemotherapie (Tabelle 2)

Chemotherapie des malignen Phäochromozytoms [37–39]

Über die monotherapeutische Aktivität von Zytostatika bei der Behandlung des Phäochromozytoms liegen nur wenige Daten vor. Die einzig bisher beschriebene wirksame Kombinationstherapie besteht aus Cyclophosphamid (CPM), Vincristin (VCR) und Dacarbazin (DTIC); die geringe Anzahl der so behandelten Patienten läßt aber keine sichere Aussage über die Ansprechrate zu.

An unserer Institution wurde bei zwei Patienten eine Kombination von Alpha-Interferon mit CPM, VCR und DTIC angewendet; biochemisches Ansprechen und Tumorremissionen dauern mittlerweile mehr als zwei Jahre an.

V. Literatur

1. Clemmesen J (1965) Statistical studies in the etiology of malignant neoplasma. II Munksgaard, Copenhagen, Danish Cancer Registry under National Anti-Cancer League
2. Bradley L III (1975) Primary and adjunctive therapy in carcinoma of the adrenal cortex. Surg Gynecol Obstet 141:507
3. Luton JP, Cerdas S, Billaud L et al. (1990) Clinical features of adrenocortical carcinoma, prognostic factors, and the effect of mitotane therapy. N Engl J Med 322 (17):1195–1201
4. Yano T, Linehan M, Anglard T et al. (1989) Genetic changes in human adrenocortical carcinomas. J Natl Cancer Inst 81 (7):518–523
5. Cibas E, Medeiros J, Weinberg D et al. (1990) Cellular DNA profiles of benign and malignant adrenocortical tumors. Cancer 14 (10):948–955

6. Macfarlane D (1958) Cancer of the adrenal cortex. The natural history, prognosis and treatment in a study of fifty-five cases. Ann R Coll Surg Engl 23:155–185
7. Gröndal S, Eriksson B, Hagenäs L et al. (1990) Steroid profile in urine: a useful tool in the diagnosis and follow up of adrenocortical carcinoma. Acta Endocrinol (Copenh) 122:656–663
8. Bodie B, Novick A, Pontes E et al. (1989) The Cleveland Clinic experience with adrenal cortical carcinoma. J Urol 141:257–260
9. Thompson NW (1983) Adrenocortical carcinomas. In: Thompson NW, Vinik AI (eds) Endocrine Surgery Update. Grune and Stratton, New York
10. Schteingardt DE, Motazedi A, Noonan RA, Thompson NW (1982) Treatment of adrenal carcinomas. Arch Surg 117:1142–6
11. LubitzJA, Freeman L, Okun R (1973) Mitotane use in inoperable adrenal cortical carcinoma. JAMA 223:1109–1112
12. Eriksson B, Öberg K, Curstedt T et al. (1987) Treatment of hormone-producing adrenocortical cancer with o.p'DDD and streptozocin Cancer 59 (8):1398–1403
13. Stein LA, La Rocca R, Thomas R et al. (1989) Suramin. an anticancer drug with a unique mechanism of action. J Clin Oncology 7 (4):499–508
14. Slooten H van, Moolenar AJ, Seters AP van, Smeenk D (1984) The treatment of adrenocortical carcinoma with o.p'DDD: prognostic implications of serum level monitoring. Eur J Cancer Clin Oncol 20 (1):47–53
15. Tattersall MHN, Lander H, Bain B et al. (1980) Cis-platinum treatment of metastatic adrenal carcinoma. Med J Aust 1:419–421
16. Haq M, Legha S, Samaan N et al. (1980) Cytotoxic chemotherapy in adrenal cortical carcinoma. Cancer Treat Rep 64:909–913
17. Slooten H van, Oosterom AT van (1983) CAP (Cyclophosphamide, Doxorubicin and Cisplatin) Regimen in Adrenal Cortical Carcinoma. Cancer Treat Rep 67 (4):377–379
18. Johnson D, Greco A (1986) Treatment of metastatic adrenal cortical carcinoma with cisplatin and etoposide (VP-16). Cancer 58:2198–2202
19. Crock P, Clark ACL (1989) Combination chemotherapy for adrenal carcinoma: response in a 5 1/2-year-old male. Medical and Pediatric Oncology 17:62–65
20. Page DL, DeLellis RA, Hough AJ (1986) Tumors of the adrenal. In: Atlas of Tumor Pathology. AFIP, Washington DC
21. Manager WM, Gifford RW Jr, Hoffman BB (1985) Pheochromocytoma a clinical and experimental overview. Curr Probl Cancer 9:1
22. Irvin GL, Fishman LM, Sher JA (1983) Familial pheochromocytoma. Surgery 94:938
23. Cryer PE (1985) Pheochromocytoma. Clin Endocrinol Metab 14:203
24. Lewis PD (1971) A cytophotometric study of benign and malignant pheochromocytomas. Virchows Arch 9:371
25. Medeiros LJ, Wolf BC, Balogh K et al. (1985) Adrenal pheochromocytoma a clinicopathologic review of 60 cases. Hum Pathol 16:580
26. Heerden JA van, Sheps SG, Hamberger B et al. (1982) Pheochromocytoma: current status and changing trends. Surgery 91:367
27. Bravo EL, Gifford RW Jr (1984) Pheochromocytoma diagnosis, localisation and management. N Engl J Med 311:1298–1303
28. Modlin IM, Farndon JR, Shepherd A et al. (1979) Pheochromocytoma in 72 patients: clinical and diagnostic features, treatment and long term results. Br J Surg 66:456–465
29. Sheedy PE II, Hattery RR, Stephens DH et al. (1983) Computed tomography of the adrenal gland. In: Hagga JR, Alfidi FJ (eds) Computed Tomography of the Whole Body, Vol 2. Mosby, St. Louis, 681–697
30. Reinig JW, Doppman JL (1986) Magnetic resonance imaging of the adrenal. Radiologe 26:186
31. Shapiro B, Copp JE, Sisson JC et al. (1985) Iodine-131 metaiodobenzylguanidine for the locating of suspected pheochromocytoma: experience in 400 cases. J Nucl Med 26:576
32. Ross EJ, Prichard BNC, Kaufmann L et al. (1969) Preoperative and operative management of patients with pheochromocytoma: Anesth Analg Reanimatol 59:154–162

33. Shapiro B, Sisson JC, Wieland DM (1991) Radiopharmaceutical therapy of malignant pheo-chromocytoma with I^{131} metaiodobenzylguanidine: results from ten years of experience. J Nucl Bio Med 35:269–276

34. Lumbroso J, Schlumberger M, Tenenbaum F et al. (1991) I^{131}-metaiodobenzylguanidine therapy in 20 patients with malignant pheochromocytoma. J Nucl Biol Med 35:288–291

35. Krempf F, Lumbroso J, Mornex R et al. (1991) Treatment of malignant pheochromocytoma with I^{131} metaidobenzylguanidine: a French multicenter study. J Nucl Biol Med 35:284–287

36. Troncone L, Ruffini V, Daidone MS et al. (1991) I^{131}-metaidobenzylguanidine treatment of malignant pheochromocytoma: experience of the Rome group

37. Keiser H, Goldstein DS, Wade JL et al. (1985) Treatment of malignant pheochromocytoma with combination chemotherapy: Hypertension I:8–24

38. Averbuch SD, Steakley CS, Young RC et al. (1988) Malignant pheochromocytoma: Effective treatment with a combination of cyclophosphamide, Vincristine and Dacarbazine. Ann Int Med 109:267–273

39. Feldman M (1983) Treatment of metastatic pheochromocytoma with streptozocin. Arch Int Med 143:1799–1800

Neuroendokrine Darm- und Pankreastumoren (Apudome)

B. Eriksson und *K. Öberg*

Karzinoide

I. Epidemiologie [1–3]

Häufigkeit: 0,4%–1% aller gastrointestinaler Tumoren
Inzidenz: 0,2–0,5/100000 pro Jahr; ca. 2,5/100000 pro Jahr unter Einschluß der Appendix-Karzinoide
Lokalisation: Vorderdarm- (foregut-)Karzinoide: Thymus, Lunge, Magen: 20% Mitteldarm- (midgut-)Karzinoide: Jejunum, Ileum, Appendix, Coecum: 65%; Enddarm- (hindgut-)Karzinoide: distales Kolon und Rektum: 15%
Ätiologie: unbekannt.

II. Pathologie, Stadieneinteilung und klinische Symptomatik [1, 3–7]

Die Diagnose basiert auf dem Nachweis neuroendokriner Eigenschaften der Tumorzellen (APUD) mit positiver argyrophiler Färbung und Chromogranin A-Immunreaktivität. Die klassischen „Midgut"-Karzinoide enthalten Serotonin und weisen eine positive Silberfärbung (Masson) auf. Andere neuroendokrine immunhistochemische Marker sind die neuronenspezifische Enolase (NSE) und das Synaptophysin. Das biologische Tumorverhalten zeigt eine Abhängigkeit von der Lokalisation des Primärtumors. Appendix-Karzinoide, die die häufigsten Tumoren darstellen (30%) und oft zufällig bei der Appendektomie mit einem Durchmesser von < 1 cm gefunden werden, sind selten maligne. Andere Dünndarmkarzinoide weisen eine potentielle Malignität auf und metastasieren vorzugsweise in regionale Lymphknoten und in die Leber. Multiple, synchrone Primärtumoren werden bei 20%–30% der Patienten beobachtet. Es werden üblicherweise fünf histologische Varianten des Karzinoids beschrieben: glandulär, trabeculär, nestförmig, undifferenziert und gemischtförmig. Tumoren mit nestförmigem Wachstumsverhalten sollen einen gutartigeren Verlauf aufweisen als Tumoren mit glandulärem oder undifferenziertem Wachstumsmuster.

Die traditionelle TNM-Klassifikation findet bei den Apudomen in der Regel keine Anwendung. Die klinische Symptomatik wird meist durch das sog. Karzinoidsyndrom hervorgerufen, das bei „Midgut"-Karzinoiden mit Lebermetastasen in ca. 80 % der Fälle auftritt. Es ist gekennzeichnet durch Flush-Symptomatik, Durchfälle, Bronchialspastik und Rechtsherzversagen. Es tritt nur selten bei „Foregut"-Karzinoiden (Lunge) und Ovarial-Karzinoiden auf. Die „Foregut"-Karzinoide gehen mit variablen klinischen Symptomen einher wie zum Beispiel Akromegalie, Cushing-Syndrom, rezidivierende Ulcera gastroduodeni (Zollinger-Ellison-Syndrom). „Hindgut"-Karzinoide weisen üblicherweise keine hormonell induzierte klinische Symptomatik auf, sondern werden durch abdominelle Tumorbildung, intestinale Blutungen oder Obstruktionen klinisch apparent.

5-Jahres-Überlebensraten

	Lokal begrenzter Tumor	Regionale Metastasen	Disseminierte Metastasierung
Midgut	75 %	59 %	19 %
Foregut	95 %	71 %	11 %
Hindgut	77 %	44 %	17 %
Appendix	99 %	100 %	27 %
Karzinoid-Syndrom (Lebermetastasen)			21 %

III. Diagnostik

1. *Laborparameter:* Urin-5HIAA/24 Std., Plasma-Neuropeptid-K, Substanz-P, Chromogranin A, Serum-Gastrin, pankreatisches Polypeptid, HCG-α/β, Histamin-Metaboliten im Urin. Pentagastrin-Stimulationstest mit Analyse des Neuropeptid-K.
2. *Histopathologische Diagnose:* Argyrophile (Grimelius), argentaffine (Masson) Färbungen, Chromogranin A, NSE, Synaptophysin.
3. *Ausbreitungsdiagnostik:*
   • Primärtumor: Körperliche Untersuchung, CT, Ultraschall, Magen-Darm-Passage, Angiographie, Broncho-Gastro-Koloskopie.
   • Systemische Erkrankung: CT, NMR, Ultraschall, Somatostatin-Szintigraphie (Octreo-Scan), Positronenemissionstomographie (PET), Knochenszintigraphie.

IV. Therapiestrategie (Abb. 1)

1 Chirurgische Therapiemaßnahmen

Bei Vorhandensein eines Karzinoid-Syndroms (s. oben) ist aufgrund der üblicherweise bestehenden Lebermetastasierung eine kurative chirurgische Tumorresek-

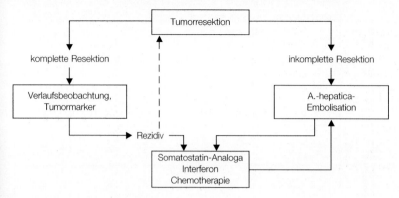

Abb. 1. Therapiestrategie bei Karzinoiden

tion meist nicht möglich. In diesen Fällen kann eine weitestgehende, wenngleich nicht radikale Tumorresektion für den weiteren Krankheitsverlauf dennoch von klinischer Bedeutung sein. Bei lokal begrenzten Tumoren werden diese einschließlich der regionalen Lymphknoten reseziert. Intestinale Obstruktionen infolge von Fibrosierungen werden häufig bei Patienten mit „Midgut"-Karzinoiden angetroffen; hierbei ist eine Anastomosenanlage von Bedeutung. Großzügige Dünndarmresektionen sollten wegen der möglichen Entwicklung eines Kurzdarmsyndroms vermieden werden.

Embolisationen der Arteria hepatica können eine langanhaltende Verbesserung des Karzinoidsyndroms induzieren, sind jedoch nur selten kurativ [9]. In letzter Zeit wird zunehmend eine Chemo-Embolisation erprobt mit entweder Gelfoam allein oder in Kombination mit verschiedenen Zytostatika. Alternativ kommen hierzu auch lipophile Substanzen in Kombination mit Zytostatika in Betracht. Diese Therapieformen bedürfen jedoch einer Überprüfung mittels größerer Studien.

2 Strahlentherapie

Die Mehrzahl der neuroendokrinen Tumoren ist strahlentherapieresistent. Sie kann jedoch innerhalb eines palliativen Therapiekonzepts zur symptomatischen Behandlung von Knochenmetastasen eingesetzt werden.

3 Chemotherapie (Tabelle 1)

Verschiedene Zytostatika wurden bei Patienten mit malignem Karzinoid entweder als Einzelsubstanz oder in Kombination geprüft. Die Therapieergebnisse sind häufig aber nur schwer beurteilbar, da ein biochemisches Ansprechen und eine

Tabelle 1. Karzinoide: Behandlungsergebnisse mit Mono- und Kombinationschemotherapie

Quelle	Therapieplan	n = eval. Pat. / V = Vorbehandlung	CR	PR	CR+PR	NC	PD	ÜZ = Überlebenszeit Median (Monate)
Moertel et al. ECOG [10]	**SPT** 500 mg/m² × 5 i.v./6 Wo **5-FU** 400 mg/m² × 5 i.v./6 Wo	n = 42 V = 0	9	24	**33**	36	31	ÜZ = 6,8 ÜZ = 11,5
	SPT 500 mg/m² × 5 i.v./6 Wo **CPM** 100 mg/m² × 5 i.v./3 Wo **5-FU** 500 mg/m² × 5 i.v./6 Wo	n = 47 V = 0	4	22	**26**	36	38	
		n = 11 V = 0	–	18	**18**	64	18	
	CPM 1000 mg/m² i.v./3 Wo	n = 8 V = 0	–	–	**–**	25	75	
Öberg et al. 1987 [11]	**SPT** 500 mg/m² × 5 i.v. Induktion **SPT** 1500 mg/m² /3 Wo i.v. Bolus **5-FU** 400 mg/m² × 5 i.v. Induktion **5-FU** 400 mg/m²/3 Wo-Bolus i.v.	n = 24 V = 0	–	8	**8**	58	34	ÜZ = 18
	SPT 500 mg/m² × 5 i.v. Induktion **SPT** 1500 mg/m²/3 Wo i.v. Bolus	n = 7	–	14	**14**	15	71	ÜZ = 7,5
Ridolfi R. et al. 1991 [12]	**SPT** 500 mg/m² × 5 i.v./4 Wo **5-FU** 500 mg/m² × 5 i.v./4 Wo	n = 9	–	22	**22**	44,5	33,5	ÜZ = 16
Moertel et al. 1986 [13]	**DDP** 90 mg/m²/3-4 Wo	n = 15	–	7	**7**	–	93	–
Rougier et al. 1991 [14]	**FAP**-Protokoll: **5-FU** 400 mg/m² i.v. T 1-3 **ADM** 50 mg/m² i.v. T 2 **DDP** 90 mg/m² i.v. T 2, q 4 Wo	n = 15	7	7	**14**	66	20	ÜZ = 27
Moertel et al. 1991 [15]	**ETP (VP16)** 130 mg/m² × 3 i.v./4 Wo **DDP** 45 mg/m² × 2 i.v./4 Wo	anaplastisch n = 18 Karzinoid n = 13 EPT n = 14[a]	17 – –	50 – 14	**67** **–** **14**	33 85 64	– 15 22	ÜZ = 19 ÜZ = 10,5 ÜZ = 15,5

[a] EPT = endokriner Pankreastumor.

Tabelle 2. Karzinoide – IFN-α-Therapie

Quelle	Therapie	n = eval. Pat.	Therapieresultate in % (Biochemisches und/oder Tumoransprechen)							RD = Remissionsdauer / ÜZ = Überlebenszeit
			biochemisches Ansprechen (%)		Tumorremissionen (%)					Median (Monate)
			CR	PR	CR	PR	NC	PD		
Moertel et al. 1989 [16]	**IFN-2a** 24 MU/m² × 3/Wo s.c.	27	–	39	–	20	–	–		
Schober et al. 1989 [17]	**IFN-2b** 3 MU/m² × 3/Wo s.c.	15	–	56	–	20	73	7		ÜZ > 10
Hansen et al. 1989 [18]	**IFN-2b** 5 MU/m² tägl. s.c. allein[a] oder mit Embolisation	19	–	40[a], 86	–	10[a], 86	40	20		ÜZ > 40
Bartsch et al. 1990 [19]	**rIFN-2c** 2 MU/m² tägl. s.c.	18	–	44	–	0	35	21		
Välimäki et al. 1991 [20]	**nIFN-α** 3 MU/m² tägl. s.c.	8	–	50	–	12,5	38	12		
Öberg et al. 1986 [21]	**nIFN-α** 6 MU/m² tägl. i.m.	37	–	49	–	11	39	14		RD = 34
Öberg et al. 1989 [22]	**rIFN-2b** 5 MU/m² × 3/Wo s.c.	21	–	53	–	0	37	10		

Tabelle 2. (Fortsetzung)

Quelle	Therapie	n = eval. Pat.	Therapieresultate in % (Biochemisches und/oder Tumoransprechen)							RD = Remissionsdauer ÜZ = Überlebenszeit
			biochemisches Ansprechen (%)		Tumorremissionen (%)					Median (Monate)
			CR	PR	CR	PR	NC	PD		
Norheim et al. 1987 [1]	**nIFN-α** 6 MU/m² tägl. s.c.	20	–	50	–	11	50	–		
Öberg 1991 [23]	**nIFN-α** 5–6 MU × 5–7 s.c./Wo	111	–	42	–	15	39	19		ÜZ = 80
Tiensuu et al. 1992 [24]	**rIFNA-2-α** 3 MU/m² × 3/Wo vs. **rIFN-2-α** 3 MU/m² × 3/Wo + **SPT + ADM**/3 Wo	22	– –	9 0	– –	17 0	75 100	16 –		
Tiensuu et al. 1992 [25]	**αIFN-α** 2b 3 MU × 3/Wo s.c. + **Octreotid** 100 µg × 2/Tag	22 EPT n = 14[a]	18 –	59 14	– 14	0 –	18 64	5 22		ÜZ = 60 ÜZ = 15,5

[a] *EPT* endokriner Pankreastumor.

objektive Tumorremission oft nicht gesondert berichtet wurden. Die mittels Chemotherapie erreichbaren Remissionsraten betragen in der Regel nur 10 %–30 % mit Remissionsdauern von ca. 7 Monaten und zum Teil beträchtlichen Nebenwirkungen. Eine möglicherweise vielversprechende Kombination bei Patienten mit anaplastischen neuroendokrinen Tumoren ist die Kombination von Etoposid und Cisplatin mit einer Remissionsrate von 67 %. In vielen Fällen ist aber ein biochemisches Ansprechen von ebenso großer klinischer Bedeutung wie eine objektive Tumorregression, da die klinische Beschwerdesymptomatik meist auf die Hormonproduktion und nicht auf den Tumor selbst zurückzuführen ist.

4 „Biological response modifiers"/Zytokine (Tabelle 2)

Alpha-Interferon wird seit Anfang der 80er Jahre für die Behandlung des Karzinoidsyndroms angewendet. Die biochemische Ansprechrate beträgt im Median 42 %, die Rate objektiver Tumorremissionen hingegen nur ca. 15 %. Von klinischer Bedeutung mag aber sein, daß zahlreiche Patienten eine Krankheitsstabilisierung, langanhaltende Remissionen und lange Überlebenszeiten (60–80 Monate) aufweisen, die den mit Chemotherapie berichteten Remissions- und Überlebenszeiten überlegen sind. Es existiert für Alpha-Interferon beim Karzinoidsyndrom keine enge Dosis-Wirkungsbeziehung [16]: höhere Dosen sind nicht wirksamer als mäßige oder geringe Alpha-Interferon-Dosierungen. Die am häufigsten angewendeten Dosierungen betragen ca. 3–6 Mio. E 3–5 × wöchentlich subkutan. Die Kombination von Interferon-α mit dem Somatostatin-Analog Octreotid erzielt eine hohe biochemische Ansprechrate (77 %), aber keine additive oder synergistische Wirkung im Hinblick auf die Induktion einer Tumorremission.

5 Somatostatin-Analoga (Tabelle 3)

Derzeit werden zahlreiche neue Somatostatin-Analoga geprüft. Octreotid (Sandostatin) ist seit 1985 bei zahlreichen Patienten mit neuroendokrinen Tumoren eingesetzt worden. Die biochemischen Ansprechraten mit dieser Substanz betragen 30 %–70 %; nur vereinzelt wurde über eine objektive Tumorremission berichtet. Das biochemische Ansprechen ist oft von langanhaltender Dauer. Viele Patienten weisen eine Krankheitsstabilisierung auf. Im Gegensatz zum Interferon wurde für Octreotid eine enge Dosiswirkungsbeziehung nachgewiesen: höhere Dosierungen erzielen signifikant höhere Ansprechraten. Die medianen Überlebenszeiten vom Beginn der Behandlung betragen > 2 Jahre.

Tabelle 3. Karzinoide: Therapie mit Somatostatin-Analoga

| Quelle | Therapie | n = eval. Pat. | Biochemisches Ansprechen % (*Objektive Tumorremissionen) | | | | | RD = Remissionsdauer |
			CR	PR	CR+PR	NC	PD	Median (Monate)
Kvols et al. 1986 [26]	**Octreotid** 150 μg × 3/Tag	n = 25	–	72	**72 (4)***	16	12	Rd = > 12
Öberg et al. 1991 [27]	**Octreotid** 50 μg × 2/Tag	n = 22	–	28	**28 (9)***	36	36	RD = > 12
Vinik et al. 1989 [28]	**Octreotid** 100 μg × 3/Tag	n = 14	–	63	**63**	12	25	

Endokrine Pankreastumoren

I. Epidemiologie [29, 30]

Häufigkeit: < 1 % aller malignen Tumoren
Inzidenz: ca. 0,4/100 000 pro Jahr
Lokalisation: meist solitäre Tumoren; gleichmäßige Verteilung innerhalb des Pankreas. Ausnahme: Gastrinome, die meist im Pankreaskopf oder Duodenum lokalisiert sind (80 %–90 %). Multiple Primärtumoren bei Patienten mit Gastrinomen und bei der „Multiplen Endokrinen Neoplasie" Typ 1 (MEN-1)
Ätiologie: unbekannt bei sporadischen Tumoren. Bei MEN-1 chromosomale Aberration im Bereich 11q13.

II. Pathologie, Stadieneinteilung und klinische Symptomatik [31–39]

Klassifizierung üblicherweise gemäß dem vorherrschenden klinischen Syndrom. Es sind mindestens 8 klinische Syndrome beschrieben worden: das Hypoglykämie- oder Insulinom-Syndrom, das Gastrinom oder Zollinger-Ellison-Syndrom, das Vipom oder WDHA (watery diarrhea hypokalemia hypochlorhydria)-Syndrom, das Glucagonom-Syndrom, das Somatostatin-Syndrom, Cushing-Syndrom, Acromegalie und Hyperkalzämie (s. S. 113): Daneben existieren zahlreiche Übergangs- und Mischformen.

Für die Verifizierung des neuroendokrinen Tumorursprungs stellen die Grimelius-Silber-Färbetechnik und der immunzytochemische Nachweis von Chromogranin A die wichtigsten Methoden dar. Histologisch wurden verschiedene Wachstumsformen beschrieben, die jedoch für eine präzise Diagnostik irrelevant sind. Die Tumorzellen sind meist monomorph; ein Zell- oder Kernpolymorphismus wird selten beobachtet. Es existieren keine verläßlichen histologischen Kriterien für die Feststellung eines malignen Wachstumsverhalten. Die einzigen Anzeichen der Malignität sind das invasive Wachstum in benachbarte Organe oder das Auftreten von Metastasen.

Malignität: Insulinome sind in ca. 90 % der Fälle benigne; alle übrigen Tumoren sind potentiell maligne. Es gibt keinen statistisch nachweisbaren Unterschied in der Malignitätsrate zwischen sporadischen und familiären Tumoren. Die Vorsorgeuntersuchungen bei Angehörigen von MEN-1-Familien führen jedoch häufig zu einer frühzeitigen Diagnose.

5- und 10-Jahres-Überlebensraten (vom Zeitpunkt der Diagnose): Benigne Tumoren: 80 %–100 %; maligne Tumoren: 50 % bzw. 35 %. Bei Nachweis von Lebermetastasen bei Diagnosestellung: 40 % bzw. 22 % [40].

Es existiert kein spezifisches Staging-System für endokrine Pankreastumoren. Gelegentlich wird die TNM-Klassifikation für exokrine Pankreastumoren angewendet.

Endokrine Pankreastumoren: Klassifizierung gemäß dem vorherrschenden klinischen Syndrom

Tumor	Syndrom	Lokalisation	Tumormarker	Literatur
Insulinom	Hypoglykämie, zentralnervöse Symptome	Pankreas	Insulin, c-Peptid	[31]
Zollinger-Ellison; Gastrinom	Dyspepsie, peptische Ulzera, Diarrhoe, Dysphagie	Pankreas Duodenum Ovarien	Gastrin, Pankreatisches Poly-peptid	[32]
Nicht-funktionell	Schmerz, abdominelle Tumor-masse, Juckreiz, Ikterus	Pankreas	Pankreatisches Polypeptid, humanes Choriongonadotropin (HCG-α und -β)	[37]
VIP-om, WDHA, Verner-Morrison	Wäßrige Diarrhoe, Hypokaliämie, Achlorhydrie, metabolische Azidose	Pankreas	Vasoaktives intestinales Polypeptid (VIP), Calcitonin	[33]
Glucagonom	Exanthem, Diabetes, Hypochlor-hydrie	Pankreas	Glucagon	[34]
Somatostatinom	Diabetes, Cholelithiasis, Diarrhoe, Steatorrhoe, Hypochlorhydrie	Pankreas Duodenum	Somatostatin	[35]
ACTH-om GFR-om	Cushing-Syndrome Acromegalie	Pankreas Pankreas	CRF, ACTH Growth hormone relasing factor (GRF)	[36]
Tumor assiziiert mit Hyper-kalzämie	Erhöhtes Calcium	Pankreas	Parathyroid hormone related peptide (PTH-rp)	

III. Diagnostik

1 Labor

Serum: Insulin, C-Peptid, Proinsulin, Gastrin, HCG-α und -β, Calcitonin.
Plasma: vasoaktives intestinales Polypeptid (VIP), Glucagon, Somatostatin und Chromogranin.
Stimulationsteste: z. B. Sekretin-Test mit Messung von Serumgastrin (bei Verdacht auf Gastrinom) und 12–72 Stunden Fasten mit Bestimmung der Insulin/Glukose-Ratio bei Verdacht auf Insulinom. Ein Stimulationstest mit einer standardisierten Mahlzeit kann eine Pankreasbeteiligung bei MEN-1 aufdecken.

2 Histopathologische Diagnostik

Grimelius-Silber-Färbung und immunzytochemischer Nachweis von Chromogranin.

3 Ausbreitungsdiagnostik

Primärtumor: körperliche Untersuchung, Ultraschall, CT, selektive Angiographie, evtl. transhepatische venöse Blutprobe, PET, intraoperative Sonographie.
Systemische Erkrankung: Ultraschall und CT des Abdomens, Röntgen-Thorax, Knochenszintigramm, Octreo-Scan.

IV. Behandlungsstrategie (Abb. 2)

1 Chirurgische Therapiemaßnahmen

Bei malignen endokrinen Pankreastumoren sind folgende Vorgehensweisen möglich:

- Falls möglich, radikale Tumorresektion, ggf. unter Einschluß benachbarter Organe, Lymphknoten, Milz, Nebennieren, Ovarien und Resektion isolierter Lebermetastasen [41].
- Palliative „debulking"-Operation zur Symptomkontrolle, falls keine medikamentöse Symptomkontrolle möglich.
- Eine Embolisation der Arteria hepatica kann eine symptomatische Verbesserung und Reduktion der Hormonspiegel bei 50%–70% der Patienten bewirken; in vereinzelten Fällen wurde eine Reduktion der Tumorgröße bei einer Remissionsdauer von 6–12 Monaten beobachtet [42]. Re-Embolisationen sind gewöhnlich nur von kurzer Erfolgsdauer.

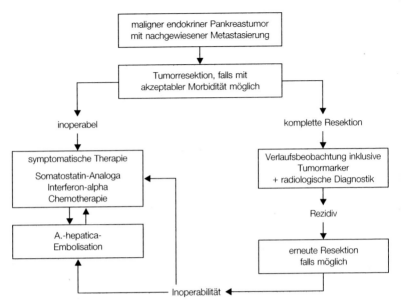

Abb. 2. Therapiestrategie bei malignen endokrinen Pankreastumoren

2 Strahlentherapie

Neuroendokrine gastrointestinale Tumoren werden üblicherweise als strahlenresistent angesehen. Es gibt jedoch vereinzelte Berichte über komplette Remissionen primär unresezierbarer Tumoren mit einer externen Strahlentherapie [43]. Eine gesicherte Indikation besteht bei der palliativen Behandlung von ZNS und Skelettmetastasen.

3 Chemotherapie

Die wirksamsten Zytostatika sind Streptozotocin (SPT) und Chlorozotocin mit Remissionsraten von 30%–35% (Tabelle 4). Für Adriamycin (ADM) und 5-Fluorouracil (5-FU) wurden Ansprechraten von 15%–20% beobachtet. DTIC wurde vorrangig bei Glucagonomen eingesetzt.

3.1 Palliative Chemotherapie bei fortgeschrittenen endokrinen Pankreastumoren

In zahlreichen retrospektiven, nicht randomisierten Studien wurden mit einer Kombinationstherapie, hauptsächlich SPT + 5-FU oder SPT + ADM, höhere

Tabelle 4. Therapie maligner endokriner Pankreastumoren

Quelle	Therapie	n=eval. Pat. V=Vorbehandlung	Therapieergebnisse in % (Biochemisches und/oder Tumoransprechen)					RD=Remissionsdauer ÜZ = Überlebenszeit Median (Monate)
			CR	PR	**CR+PR**	NC	PD	
Broder et al. 1973 [47]	**SPT** 0,6–1,0 g/m² wöchentlich	n = 52 V = 38 %	20	22	**42**	25	23	RD: 10+ ÜZ: 42 (CR+PR) ÜZ: 17,5 (NC+PD)
Moertel et al. 1982 [48]	**ADM** 60 mg/m² q 4 Wo	n = 20 V = 100 %		20	**20**	naª	na	RD: 4 ÜZ: 6
Altimari et al. 1987 [49]	**DTIC** 250mg/m² Tag 1–5, q 4 Wo	n = 10 V = 70 %	10	40	**50**	20	30	RD: 30 ÜZ: na
von Schrenck et al. 1988 [50]	**SPT** 1,5 g/m², Tag 1+8 **5-FU** 600mg/m² (Gastrinome) Tag 1+8 **ADM** 40 mg/m² q 4 Wo	n = 10 V = 0		40	**40**		60	RD: 7
Eriksson et al. 1990 [51]	**SPT** 0,5 g/m² Tag 1–5 **SPT** 1 g/m² q 3 Wo **ADM** 40mg/m² Tag 3, q 3 Wo	n = 25 V = 0	4	32	**36**	40	24	RD: 22 ÜZ: na
Moertel et al. 1991 [52]	**VP-16** 130 mg/m² Di[b] Tag 1–3 **DDP** 45 mg/m² Di Tag 2–3, q 4 Wo	n = 74 V = 71 %		14	**14**	64	21	RD: 5 ÜZ: 15,5
Moertel et al. 1992 [44]	**SPT** 0,5 g/m² Tag 1–5 **ADM** 50 mg/m² Tag 1+22, q 6 Wo	n = 36 V = 0	14	55	**69**	na	na	RD: 18 ÜZ: 26
	SPT 0,5 g/m² Tag 1–5 **5-FU** 400 mg/m² Tag 1–5, q 6 Wo	n = 33 V = 0	4	42	**45**	na	na	RD: 14 ÜZ: 17
	CHLZ° 150 mg/m² q 7 Wo	n = 33	6	24	**30**	na	na	RD: 17

Tabelle 4. (Fortsetzung)

Quelle	Therapie	n = eval. Pat. V = Vorbehandlung	Therapieergebnisse in % (Biochemisches und/oder Tumoransprechen)					RD = Remissionsdauer ÜZ = Überlebenszeit Median (Monate)
			CR	PR	**CR+PR**	NC	PD	
Eriksson et al. 1993 [40]	**SPT** 0,5 g/m² Tag 1–5 **SPT** 1 g/m² q 3 Wo **5-FU** 400 mg/m² Tag 1–3, dann **5-FU** 400 mg/m² q 3 Wo	n = 31 V = 23%	0	54	**54**	20	25	RD: 23 ÜZ: na
Kvols et al. 1987 [46]	**Octreotid** 150–450 µg/Tag s.c.	n = 22 V = 55%		63	**63**	23	14	RD: na
Eriksson et al. 1993 [40]	**IFN-α** 5 MU 3 ×/Wo s.c.	n = 57 V = 49%		51	**51**	24,5	24,5	RD: 20 ÜZ: 50

[a] *na* = nicht angegeben.
[b] *DI* = Dauerinfusion.
[c] *CHLZ* = Chlorozotocin.

Ansprechraten beobachtet als mit einer Monotherapie. Dabei handelt es sich vorwiegend um ein biochemisches Ansprechen, eine objektive Tumorremission wird selten erzielt [40, 44]. Die (biochemische) Ansprechrate beträgt mit den verschiedenen Kombinationstherapien etwa 50 % mit einer medianen Ansprechdauer von etwa 2 Jahren.

3.2 Adjuvante Chemotherapie

Eine adjuvante Chemotherapie ist bei diesen Tumoren nicht indiziert.

3.3 Intraarterielle Chemotherapie

Bislang wurde kein signifikanter Vorteil für eine intraarterielle Chemotherapie gegenüber einer systemischen Behandlung nachgewiesen. Hinsichtlich der intraarteriellen Chemo-Embolisation (vorzugsweise mit ADM und DDP) bleiben weitere Studienergebnisse abzuwarten.

4 „Biological response modifiers"/Zytokine

4.1 Interferon-alpha

Patienten mit Therapieversagen nach Chemotherapie weisen in ca. 50 %–60 % der Fälle ein Ansprechen auf eine Behandlung mit Interferon-α (i.m. oder s.c.) auf [40, 45]. Hierbei handelt es sich überwiegend um ein biochemisches Ansprechen. Eine objektive Tumorremission findet sich bei nur etwa 10 %–20 % der Patienten mit nur seltenem Nachweis einer kompletten Remission.

4.2 Somatostatin-Analoga

Für das Somatostatin-Analogon Octreotid wurden biochemische Ansprechraten von 30 %–70 % beschrieben [46]. Gelegentlich findet sich auch eine Symptomkontrolle ohne Reduktion der zirkulierenden Hormonspiegel. Wegen seines raschen symptomatischen Wirkungseintritts kann Octreotid auch in akuten Situationen, z. B. während der Operation oder bei Embolisationen, angewendet werden. Bei der Langzeitbehandlung entwickelt sich häufig eine Tachyphylaxie mit der Notwendigkeit einer kontinuierlichen Dosiserhöhung. Die mediane Ansprechdauer auf Octreotid beträgt etwa 16 Monate [40]. Objektive Tumorremissionen sind nur sehr selten beschrieben worden.

V. Literatur

1. Norheim I, Öberg K, Theodorsson-Norheim E et al. (1987) Malignant carcinoid tumours: An analysis of 103 patients with regard to tumour localization, hormone production and survival. Ann Surg 206:115–125
2. Berge T, Lindell F (1976) Carcinoid tumours. Scand Sect A 84:322–330
3. Surveillance Epidemiology and End Results (SEER) Program: Division of Cancer Prevention and Control, National Cancer Institute, Bethesda MD (unpublished data)

4. Williams ED, Sandler M (1963) The classification of carcinoid tumours. Lancet i:238–239
5. Moertel CG (1987) An odyssey in the land of small tumours. J Clin Oncol 5:1503–1522
6. Johnson LA, Lavin P, Moertel CG et al. (1983) Carcinoids: The association of histologic growth pattern and survival. Cancer 51:882–889
7. Godwin JD (1975) Carcinoid tumors: An analysis of 2837 cases. Cancer 36:560–569
8. Moertel CG, Sauer WG, Dockerty MB, Baggentoss AH (1961) Life history of the carcinoid tumor of the small intestine. Cancer:901–912
9. Carrasco CH, Charusangavej C, Ajani J et al. (1986) The carcinoid syndrome: palliation by hepatic artery embolization. Am J Radiology 147:149–154
10. Moertel CG, Hanley JA (ECOG) (1979) Combination chemotherapy trials in metastatic carcinoid tumor and the malignant carcinoid syndrome. Cancer Clin Trials 2:327–334
11. Öberg K, Norheim I, Lundqvist G, Wide L (1987) Cytotoxic treatment in patients with malignant carcinoid tumors; Response to streptozotocin – alone or in combination with 5-FU. Acta Oncol 26:429–432
12. Ridolfi R, Amaducci L, Derni S et al. (1991) Chemotherapy with 5-Fluorouracil and Streptozotocin in carcinoid tumors of gastrointestinal origin: Experiences with 13 patients. J of Chemotherapy 3:328–331
13. Moertel CG, Rubin J, O'Connell MJ (1986) Phase II study of Cisplatin therapy in patients with metastatic carcinoid tumor and the malignant carcinoid syndrome. Cancer Treat Rep 70:1459–1460
14. Rougier P, Oliveira J, Ducreux M et al. (1991) Metastatic carcinoid and islet cell tumours of the pancreas: a phase II trial of the efficacy of combination chemotherapy with 5-Fluorouracil, Doxorubicin and Cisplatin. Eur J Cancer 27:1380–1382
15. Moertel CG, Kvols LK, O'Connell MJ, Rubin J (1991) Treatment of neuroendocrine carcinomas with combined etoposide and cisplatin. Cancer 68:227–232
16. Moertel CG, Rubin J, Kvols K (1989) Therapy of metastatic carcinoid tumor and the malignant carcinoid syndrome with recombinant leukocyte A interferon. J Clin Oncol 7 (7):865–868
17. Schober C, Schuppert F, Schmoll E et al. (1989) Interferon alpha-2b in patients with advanced carcinoids and apudoma. Blut, (abstract 34th Ann Cong German Soc Hematol + Oncol) Hannover, Oct 1.–4. 59 (3):331
18. Hanssen LE, Schrumpf E, Kolbenstvedt AN et al. (1989) Treatment of malignant metastatic midgut carcinoid tumours with recombinant human alpha-2b interferon with or without prior hepatic artery embolization. Scand J Gastroenterol 24:787–795
19. Bartsch HH, Stockmann F, Arnold R, Creutzfeldt W (1990) Treatment of patients with metastatic carcinoid tumors by recombinant human interferon-alpha – results from a phase II study. J Cancer Res Clin Oncol (15th Intl Cancer Cong Hamburg, Aug. 16–22, 1990) 116:305
20. Välimäki M, Jarvinen H, Salmela P et al. (1991) Is the treatment of metastatic carcinoid tumor with interferon not as successful as suggested? Cancer 67:547–549
21. Öberg K, Norheim I, Lind E et al. (1986) Treatment of malignant carcinoid tumors with human leukocyte interferon. Long-term results. Cancer Treat Rep 70:1297–1304
22. Öberg K, Alm G, Magnusson A et al. (1989) Treatment of malignant tumors with recombinant interferon alpha-2b (Intron-A); Development of neutralizing interferon antibodies and possible loss of antitumor activity. J Nat Canc Inst 81:531–535
23. Öberg K, Eriksson B (1991) The role of interferons in the management of carcinoid tumours. Acta Oncol 30:519–522
24. Tiensuu Janson E, Rönnblom L, Ahlström H et al. (1992) Treatment with alpha-interferon versus alpha-interferon in combination with streptozotocin and doxorubicin in patients with malignant carcinoid tumors: A randomized trial. Annals of Oncol 3:635–638
25. Tiensuu Janson E, Ahlström H, Andersson T, Öberg KE (1992) Octreotide and Interferon alpha: A new combination for the treatment of malignant carcinoid tumours. Eur J Cancer 28A:1647–1650
26. Kvols LK, Moertel CG, O'Connell MJ et al. (1986) Treatment of the malignant carcinoid syndrome; Evaluation of a long-acting somatostatin analogue. N Engl J Med 315:663–666

27. Öberg K, Norheim I, Theodorsson E (1991) Treatment of malignant midgut carcinoid tumours with a long-acting somatostatin analogue octreotide. Acta Oncol 30:503–507
28. Vinik AI, Thompson N, Eckhauser F, Moattari AR (1989) Clinical features of carcinoid syndrome and the use of somatostatin analogue in its management. Acta Oncol 28:389–402
29. Buchanan KD, Johnson LF, O'Hare MMT et al. (1986) Neuroendocrine tumors. A European view. Am J Med 81:14–22
30. Eriksson B, Arnberg H, Lindgren PG et al. (1990) Neuroendocrine pancreatic tumors: clinical presentation, biochemical and histopathological findings in 84 patients. J Int Med 228:103–113
31. Wilder RM, Allan FN, Power MH et al. (1927) Carcinoma of the islands of the pancreas. Hyperinsulinism and hypoglycemia. J Am Med Assoc 89:348–355
32. Zollinger RM, Ellison EH (1955) Primary peptic ulcerations of the jejunum associated with islet cell tumors of the pancreas. Ann Surg 142:709–728
33. Verner-Morrison JV, Morrison AB (1958) Islet cell tumor and syndrome of refractory diarrhea and hypokalemia. Am J Med 25:374–380
34. Mallinson CN, Bloom SR, Warin AP et al. (1974) A glucagnoma syndrome. Lancet ii:1–5
35. Ganda OP, Weir GC, Sveldner JS et al. (1977) "Somatostatinoma": A somatostatin containing tumor of the endocrine pancreas. N Engl J Med 296:963–967
36. Imura H (1980) Ectopic hormone syndromes. Clin Endocrinol Metab 9 (2):235–259
37. Kent RB, Heerden J van, Nejland L (1981) Non-functioning islet cell tumors. Ann Surg 193 (2):185–190
38. Grimelius L, Wilander E (1980) Silver stains in the study of endocrine cells of the gut and pancreas. Invest Cell Pathol 3:3–12
39. Lloyd RV, Mermark T, Schmidt K et al. (1984) Immunohistochemical detection of chromogranin and neurone specific enolase in pancreatic endocrine neoplasms. Am J Surg Pathol 8:607–614
40. Eriksson B, Öberg K (1993) An update of the medical treatment of malignant endocrine pancreatic tumors. Acta Oncol (in press)
41. Wellbourn RB, Wood SM, Polak JM et al. (1981) In: Bloom SR, Polak JM (eds) Gut Hormones, ed 2. Churchill Livingstone, London, pp 547–554
42. Ajani, Carrasco CH, Charnsangavej C et al. (1988) Islet cell tumors metastatic to the liver: Effective palliation by sequential hepatic artery embolization. Ann Intern Med 108:340–344
43. Tennvall J, Ljungberg B, Gustavsson A et al. (1992) Radiotherapy for unresectable endocrine pancreatic carcinomas. Eur J of Surg Oncology 18:73–76
44. Moertel CG, Lefkopoulo M, Lipsitz M (1992) Streptozocin – doxorubicin, or chlorozotocin in the treatment of advanced islet-cell carcinoma. N Engl J Med 326 (8):519–523
45. Eriksson B, Öberg K, Alm G et al. (1986) Treatment of malignant endocrine pancreatic tumors with human leukocyte interferon. Lancet ii:1307–1309
46. Kvols L, Buck M, Moertel CG et al. (1987) Treatment of metastatic islet cell carcinoma with a somatostatin analogue (SMS 201-995). Ann Intern Med 107:162–168
47. Broder LE, Carter SK (1973) Pancreatic islet cell carcinoma. Results of therapy with streptozocin in 2 patients. Ann Intern Med 79:108–118
48. Moertel CG, Lavin P, Hahn G (1982) Phase II Trial of doxorubicin therapy for advanced islet cell carcinoma. Cancer Treat Rep 66 (7):1567–1569
49. Altimari A, Badrinath K, Reisel H et al. (1987) DTIC therapy in patients with malignant intraabdominal neuroendocrine tumors.
50. Schrenck T von, Howard J, Doppman J (1988) Prospective study of chemotherapy in patients with metastatic gastrinoma. Gastroenterol 94:1326–1334
51. Eriksson B, Skogseid B, Lundqvist G et al. (1990) Medical treatment and long-term survival in a prospective study of 84 patients with endocrine pancreatic tumors. Cancer 65 (9):1883–1890
52. Moertel CG, Kvol L, O'Connell et al. (1991) Treatment of neuroendocrine carcinomas with combined etoposide and cisplatin. Cancer 68:227–232

Maligne Gehirntumoren

B. Müller, M. Bamberg und *P. Krauseneck*

I. Epidemiologie [16, 17, 43]

Häufigkeit (Tabelle 1):   Primäre Hirntumoren: Sektion: 1,4%–4,2%
Metastasen: Sektion: 2%–4%;

Inzidenz: Primäre Hirntumoren: 5–15/100000/Jahr
Metastasen: 4–12/100000/Jahr.

II. Klassifikation [18, 43]

Primäre/sekundäre Tumoren

- Primäre, d. h. von ortsständigem Gewebe ausgehende maligne Prozesse, hierzu zählen auch primär isoliert zerebral auftretende Germinome und Lymphome vs.
- sekundäre, d. h. metastatische Prozesse.

Tabelle 1. Häufigkeit verschiedener primärer Hirntumoren bei Biopsien/Operationen, bzw. im Obduktionsgut [16] in % aller Hirntumoren

	Cushing 1932 n = 2000	Zülch 1975 n = 9000	Jänisch 1976 n = 1687	Pia 1985 n = 4186
Gliome gesamt	28,8	38,7	56,8	31,3
davon:				
Glioblastome	10,3	12,2	28,0	11,9
Astrozytome	9,8	6,6	24,1	7,8
Oligodendrogliome	1,3	9,6	1,4	6,3
pilozyt. Astrozyt.	6,1	6,0	–	3,7
Ependymome	1,3	4,3	3,3	1,6
Medulloblastome	4,3	4,2	3,4	3,0
Meningiome	13,4	16,6	19,3	13,1
Neurinome	8,7	6,8	5,0	3,8
Sarkome (Lymphome)[a]	0,7	4,3	2,6	1,6
Hypophysenadenome	17,8	6,6	4,5	9,1
unklassifizierbare	9,6	3,2	2,9	3,4

[a] Früher wurden die primär zerebralen Lymphome als Sarkome oder „unklassifizierbar" eingestuft.

Extrazerebrale/intrazerebrale Tumoren

- extrazerebrale Tumoren, d. h. von den Hirnanhangsgeweben ausgehende und durch extrazerebrale Gefäße versorgte Tumoren
  vs.
- intrazerebrale, d. h. im Hirnparenchym gelegene, von Hirngefäßen versorgte (Blut-Hirn-Schranke!) Tumoren. Dazu gehören vor allem die hirneigenen Tumoren, die vom zerebralen Stützgewebe ausgehen (Gliome u. a.).

Malignitätsskala menschlicher Hirntumoren (WHO)

Tumor	Grad I benigne	Grad II semibenigne	Grad III maligne	Grad IV maligne
Angioblastom	#			
Chordome		#		
Epidermoide	#			
Gangliozytom/G. gliom	#	x	O	
Glomustumoren	#			
Hypophysenadenom	#		O	
Kraniopharyngeom	#			
Lipom	#			
Meningeom	#		x	
Neurinom	#		x	
Pineocytom	#	x		
Plexuspapillom	#		x	
Subependymom	#			
Ependymom	x	#	x	
pilozytisches Astrozytom (z. B. Optikusgliom)	#		O	
Astrozytom		#	x	
Oligodendrogliom		#	x	
Glioblastom				#
Germinom			#	
Medulloblastom + PNET[a]				#
Lymphom			x	#
Sarkom				#
Metastatische Prozesse				#

Erklärungen: # Regelfall, x weniger häufig, O sehr selten
[a] PNET = Primitiver neuroektodermaler Tumor mit multipotenter Differenzierung (neuronal, ependymal, etc., z. B. auch Pinealoblastom). Modifiziert (u. a. nach Angaben von P. Kleihues) nach K. J. Zülch [42].

Die in der allgemeinen Onkologie übliche Klassifikation nach dem TNM-System ist auf Hirntumore nicht sinnvoll anwendbar. Weitgehend etabliert ist die im wesentlichen auf Zülch und Rubinstein beruhende WHO-Klassifikation [43], die derzeit überarbeitet wird. Neben der primären histopathologischen Typisierung erfolgt ein Grading, das neben histologischen Merkmalen auch klinisch-prognostische Parameter einbezieht, an der sich die therapeutischen Entscheidungen orientieren müssen. Eine weitere Besonderheit ist der häufig fast fließende Übergang zwischen (semi)benignen und (semi)malignen Formen.

III. Diagnostik

Im Vordergrund stehen heute die Computer- und Kernspintomographie inkl. Kontrastmittelstudien. Die Angiographie hat an Bedeutung verloren. Ist eine Resektion primär nicht indiziert, ist die (stereotaktische) Biopsie anzustreben, auf die nur im Falle multipler zerebraler Herde bei gesichertem, zur ZNS-Metastasierung neigendem Primärtumor (vor allem Bronchialkarzinome, Mammakarzinome, Melanome) oder wenn therapeutische Schritte nicht in Betracht kommen, verzichtet werden kann.

a) Bei allen liquorraumnahen Prozessen: Liquorpunktion (Kontraindikation Einklemmungsgefahr). Gelegentlich (z. B. Lymphome) kann eine positive Liquorzytologie eine histologische Klärung ersetzen. Wichtig ist die Abgrenzung gegen entzündliche und andere gutartige Raumforderungen (Abszesse, Kavernom, Meningeom)!

b) Tumorsuche bei Verdacht auf Hirnmetastasen unbekannten Ursprungs:
   • Lymphknotenpalpation,
   • Röntgen-Thorax a.p. und seitlich,
   • Oberbauchsonographie,
   • dermatologische, gynäkologische bzw. urologische Untersuchung,
   • evtl. Skelettszintigraphie,
   • Labor: Blutbild mit Differenzierung, BSG, Hämokkult, evtl. Immunelektrophorese, Tumormarker (insbesondere CEA und β-HCG)

c) bei unklaren, suspekten Befunden weitere Diagnostik (z. B. Thorax-CT, Bronchoskopie).

Läßt sich mit diesem kleinen Suchprogramm kein Hinweis auf einen möglichen Primärtumor gewinnen, so ist die Chance, ihn auch mit großem diagnostischen Aufwand zu finden, gering. Die Suche nach einem möglichen Primärtumor darf das weitere Prozedere nicht länger verzögern. Auch hier ist die baldige Resektion respektive Biopsie des zerebralen Prozesses vordringlich.
Hirneigene Malignome metastasieren extrem selten außerhalb des ZNS, so daß sich hier ein weiteres Staging erübrigt.

IV. Behandlungsstrategie

Standardisierte Hirntumorbehandlung in Abhängigkeit vom Malignitätsgrad (WHO). Siehe auch [19, 20, 24].
(Faustregeln. Topographie und Größe des Tumors, oder der Zustand des Patienten können Modifikationen erzwingen, bzw. sinnvoll machen.)

WHO-Grad I:	Operation mit dem Ziel der kompletten Tumorentfernung. Selten „Radiochirurgie".
WHO-Grad II:	Operation mit individuellem Therapieziel, u. U. nur stereotaktische Biopsie. Bestrahlung bei progredientem Tumor. Vorwiegend individuelles Therapiekonzept. Chemotherapie nach Ausschöpfung von Operation und Bestrahlung.
WHO-Grad III und Grad IV:	Primär multimodale Behandlung mit Operation („So schonend wie möglich, so radikal wie möglich!"), postoperativer Strahlentherapie und adjuvanter Chemotherapie; Ausnahmen: lokales Germinom (Bestrahlung in der Regel kurativ), anaplastisches Hypophysenadenom (keine Chemotherapieerfahrungen, sehr selten).

1 Neurochirurgische Intervention

1.1 Resektion

Mit Ausnahme der zerebralen Lymphome ist generell eine möglichst weitgehende Resektion anzustreben. Bei multiplen Herden, zentralen Befunden, Herden in eloquenten Regionen ist dies meist ausgeschlossen. Doch sollte auch hier geprüft werden, ob durch eine Teilresektion die Raumforderung gemindert und so die Bedingungen für weitere therapeutische Schritte verbessert werden können, da Radio- und Chemotherapie initial durch Ödeminduktion eher zur weiteren Raumforderung beitragen.

Isolierte, gut abgegrenzte Prozesse in stummen Regionen sind eine Domäne der Resektion [27]. Die topographische Dichte essentieller Funktionen verbietet aber in der ZNS-Chirurgie die großzügige Resektion im Gesunden, so daß bei malignen Prozessen in aller Regel die Resektion nicht kurativ ist.

1.2 Drainage und Anlage von Reservoirs

Bei akut auftretendem Hydrozephalus durch Verlegung der Liquorwege kann eine notfallmäßige Entlastung durch (bevorzugt externe) Liquordrainage nötig sein (häufig bei Tumoren der Vierhügelregion).

Weitere drainierende Verfahren sind das Anlegen von (punktierbaren) Reservoirs, die Liquorentnahme oder Entlastung raumfordernden Zysteninhaltes ermöglichen. Auch kann eine sezernierende Zyste oder der Liquorraum lokal zytostatisch behandelt werden.

2 Strahlentherapie [1, 2, 26, 31]

Indikation: Histologisch oder zytologisch gesicherte Tumoren des ZNS (unter bestimmten Voraussetzungen auch bei (semi)benignen). Auf die histologische Sicherung kann allenfalls bei gesichertem, metastasierendem Primärtumor verzichtet werden.

2.1 Externe, konventionelle Schädelradiatio

Standardmethode ist die Photonenbestrahlung. Bei primären Tumoren (außer Lymphomen) ist nur die Bestrahlung des (erweiterten) Tumorbettes indiziert, bei multilokulären, besonders auch metastatischen Prozessen eine Ganzschädelradiatio. Die Tumordosierung beträgt dabei 55–60 Gy, eine Ganzhirnbestrahlung sollte 40–50 Gy nicht übersteigen. Als Einzeldosen werden 1,8 Gy/d empfohlen. Höhere Dosen tragen ein überproportionales Risiko einer Strahlenläsion. Eine Hyperfraktionierung mit mehrfach täglichen Dosen zeigte keine Überlebenszeitvorteile. Bei liquorraumnahen Prozessen sollten die oberen Halssegmente mit einbezogen werden (sog. Pinkel-Schema, u. U. ist die Radiatio auf die gesamte Neuraxis sinnvoll (Tumoren der hinteren Schädelgrube, vor allem Medulloblastome). Die Toleranz des Myelons ist geringer, weshalb die prophylaktische Bestrahlung eine Gesamtdosis von 35–40 Gy nirgends überschreiten sollte.

2.2 Stereotaktische Bestrahlungen

Hier wird mit stereotaktischer CT-Planung eine sehr präzise und konzentrierte Dosisverteilung angestrebt. Damit sind für kleine Tumorvolumina hohe Dosen in kurzer Zeit (evtl. einmalige Dosis) applizierbar, es kommt zu einer umschriebenen Nekrose. Grundsätzlich ist diese Technik als interstitielle Therapie mit Einbringen des Strahlers in das Gewebe oder als externe Konvergenzbestrahlung anwendbar. Bei der interstitiellen Bestrahlung ist die Dosisleistung durch Wahl des Isotops (IR 192, J 125) und die Dauer, von einer kurzzeitigen offenen Applikation als Brachycurietherapie bis zur langfristigen Implantation, modifizierbar. Generell sind jedoch diese Verfahren nur auf umschriebene, bis 4 cm Durchmesser große Prozesse anwendbar. Wegen der höheren Tumordosen sind sie auch bei isolierten Metastasen primär kaum strahlensensibler Tumoren (z. B. Nierenzellkarzinome) indiziert, vor allem die nicht-invasive externe Bestrahlung in nur einer Sitzung.

2.3 Korpuskuläre Strahlenarten

Die vorläufig nur in speziellen Zentren verfügbaren korpuskulären Strahlenquellen (Protonen, Neutronen, Pi-Mesonen, Bor-Neutronen-Einfang) haben bisher keinen klinischen Vorteil gebracht.

3 Chemotherapie

Ein grundsätzliches Problem der Neuroonkologie ist, daß zu der Frage der Chemosensitivität einer Tumorentität noch die Liquorgängigkeit der in Betracht

Maligne Gehirntumoren 321

Tabelle 2. Liquorgängigkeit von Zytostatika

Alkylanzien: Nitrosoharnstoffe (ACNU, BCNU, CCNU u. a.)	++	
Procarbazin	++	
Hydroxyurea	++	
Hexitol-Derivate (DAG, DBD, DIAC-DAG)	++	
Thio-Tepa	+	
Dacarbazin/DTIC	(+)	
Cyclophosphamid/Ifosfamid	+/–	nicht die aktiven Metaboliten
Antimetaboliten: Cytosin-Arabinosid	++	nur bei Dauerinfusion ≥ 2 h
Methotrexat	–/+	nur bei Hochdosisbehandlung
5-Fluorouracil	++	z. T. widersprüchliche Daten
Antibiotika: Adriamycin, Bleomycin etc.	–	
AZQ (Aziridinylbenzoquinon)	++	Ausnahme, nicht im Handel
Mitosehemmer: VM 26	–/+	z. T. widersprüchliche Daten
VP 16	–/+	nur bei Hochdosisbehandlung
Vinkaalkaloide	–	
Platinderivate	–	
Zytokine, Interferone	–	

Überwiegend tierexperimentelle Daten, ergänzt durch Daten einzelner Patienten und kleiner Patientenserien.
Erklärungen:
++ = 20%–30% des Serumspiegels werden im Liquor erreicht.
+   = um 10% des Serumspiegels werden im Liquor erreicht.
–   = 0%–2% des Serumspiegels werden im Liquor erreicht.

kommenden Substanzen zu berücksichtigen ist (Ausnahme: extrazerebrale Malignome). Auch wenn die pathologischen Gefäße ausgedehnter hirneigener Tumoren die typische Blut-Hirn-Schranke vermissen lassen, so ist sie doch in den Proliferationszonen am Rande des Tumors intakt. Aus diesem Grund muß bei der Wahl der Zytostatika auf deren Liquor- bzw. ZNS-Gängigkeit (Tabelle 2) geachtet und die geeignete Applikation – i. a. in Form von wenigen, eher höher dosierten Einzelgaben (i.v.) – gewählt werden.
Wesentlich bei allen liquorraumnahen Prozessen ist die regelmäßige Kontrolle des Liquors und ggf. konsequente intrathekale Therapie, die (zusätzlich) über

Tabelle 3. Generelle Therapieempfehlungen zur Chemotherapie bei malignen Hirntumoren in Abhängigkeit vom Allgemeinzustand (Karnofsky-Status)

Maligne Gliome WHO Grad III und IV (auch Gangliogliome, Ependymome, Plexuspapillome):

• Karnofsky unter 50 %:	keine adjuvante Chemotherapie, bei Progression Monotherapie mit ACNU. Falls erfolglos, Chemotherapie beenden.
• Karnofsky 50 %–60 %:	adjuvante Chemotherapie mit ACNU, bei Progression Umstellung auf Procarbazin oder Polychemotherapie, z. B. BCNU + VM 26 mit Prüfsubstanzen.
• Karnofsky über 70 %:	adjuvante Polychemotherapie mit z. B. ACNU + VM 26, bei Progression Umstellung auf das Alternativschemata, bei erneuter Progression Monotherapie mit Substanzen 2. Wahl wie Cisplatin, Ara-C u. a. oder individuelle Weiterbehandlung

einen ventrikulären Zugang (Rickham-Kapsel, Ommaya-Reservoir) durchgeführt werden sollte. Bei malignen Gliomen ist eine primäre Liquoraussaat selten, findet sich aber in 6 % der Fälle im Rezidiv.

3.1 Maligne hirneigene Tumoren (Tabellen 4–8) [19, 20, 24]

Maligne Gliome: Anaplastische Astrozytome und Oligodendrogliome, Glioblastome

Hier gilt die Monotherapie mit einem Nitrosoharnstoff (BCNU) zusätzlich zu Operation und Bestrahlung als „Gold-Standard", wobei die gravierende Lungentoxizität des BCNU einen anderen Nitrosoharnstoff (ACNU oder CCNU) favorisieren läßt. Bei günstigerer prognostischer Konstellation konnten einige Studien die Ergebnisse mit Polychemotherapie verbessern.

Negativ wirkte sich dagegen der Versuch aus, durch hohe lokale Dosen (osmotische Öffnung der Bluthirnschranke, intraarterielle Therapie) die Therapiechancen zu verbessern. Sie führte zu z. T. wesentlich höherer Toxizität aber nicht zu längeren Überlebenszeiten. Die einzige randomisierte Studie [33] wurde deshalb vorzeitig abgebrochen.

Tabelle 4. Maligne Gliome: Ergebnisse nach Operation ± Chemo- und Strahlentherapie [40]

Therapie	n (E/A)	R	GB %	Alter	KPS	Bp %	mÜLZ	18-m-%
OP + Steroide	31/42	*	89	57	?	3	14w	0
OP + BCNU (80 mg/m²/× 3 d alle 6 W)	51/68	*	92	57	?	10	19w	4
OP + RAD (50–60 GyGH)	68/93	*	92	56	?	3	36w	4
OP + RAD + BCNU	72/100	*	90	57	?	6	35w	19

Erklärungen zu Abkürzungen s. S. 325

Tabelle 5. Maligne Gliome: Ergebnisse der Chemotherapie

Therapie [Referenz]	n (E/A)	R	GB%	Alter	KPS	Bp%	mÜLZ	18-m-%
CCNU (100–130 mg/m² × d 1 alle 6 W) [4]	103/?	*	100	55	?	?	36w	
MeCCNU (220 mg/m²/× d 1 oral alle 8 W) [41]	91/111	*	82	54	60	?	24w	10
BCNU (80 mg/m²/× 3 d alle 6 W) [40]	51/68	*	92	57	?	10	19w	4

Erklärungen zu Abkürzungen s. S. 325

Tabelle 6. Maligne Gliome: Ergebnisse der Strahlentherapie

Dosis (T/H) [Referenz]	n (E/A)	R	GB%	Alter	KPS	Bp%	mÜLZ	18-m-%
0/50–60 H [40]	68/93	*	92	56	?	3	36w	4
0/55–60 H [6]	55/?	*	36			4	21w	
0/60 H [41]	94/118	*	87	57	60	?	36w	10
0/50 H [7] (15 × 3–3,5 Gy)	81/?	*	38	≥ 50	≥ 70	10	~ 40w	15

Erklärungen zu Abkürzungen s. S. 325

Sonstige hirneigene Tumoren

Bei anderen hirneigenen Tumorentitäten im Erwachsenenalter fehlen systematische Vergleichsstudien, auch wegen der geringen Inzidenz dieser Neoplasien. Ependymome des Großhirns, maligne Varianten des Gangliozytoms etc. sollten wegen gleichartiger Prognose und Verlauf wie die malignen Gliome behandelt werden. Bei Ependymomen ist wegen der großen Neigung zur Liquoraussaat eine zusätzliche intrathekale Chemotherapie zu empfehlen, bei infratentoriellem Sitz ist auch eine Neuraxisbestrahlung zu erwägen.

Bei Medulloblastomen werden bei kompletter Remission des Tumors und Sanierung des Liquorraumes nach Resektion und Radiatio vereinzelt langfristige „Heilungen" beobachtet. Dennoch ist wegen der hohen Rezidivneigung und Chemosensitivität eine begrenzte (ca. 6 Monate), intensive adjuvante Polychemotherapie zu empfehlen. Aussagekräftige prospektive Studien bei Erwachsenen zum Wert einer adjuvanten Chemotherapie und/oder Neuraxis-Bestrahlung fehlen jedoch. Die Kombination einer Neuraxisbestrahlung mit einer Polychemotherapie birgt erhebliche hämatotoxische Risiken. Die Schemata orientieren sich entweder an den Protokollen der pädiatrischen Onkologie oder an denen der malignen Gliome. Auch hier ist unsres Erachtens die intrathekale Chemoprophylaxe – nicht simultan zur Radiatio – indiziert.

Tabelle 7. Maligne Gliome: Ergebnisse von Strahlentherapie und Monochemotherapie

Chemotherapie [Referenz]	Rad. (T/H)	n (E/A)	R	GB%	Alter	KPS	Bp%	mÜLZ	18-m-%
BCNU [34] 80 mg/m²/d 1–3 alle 8w	60Hv40H17T	166/185	*	81	56	75	0	57w	29
BCNU [21] 80 mg/m²/d 1–3 alle 6w	20T40H	242/253	*	82	54	75	11	50w	29
CCNU [39] 100 mg/m²/d 1 alle 6w	60T	94/?	*	41	47	65	?	52w	
ACNU [38] 100 mg/m²/ d 1 + d 40	50–60?	40/57	*	65	50	?	?	60w	
PCZ [10] 150 mg/m²/d 1–28 alle 8w	60H	128/153	*	89	56	70	?	47w	29

Erklärungen zu Abkürzungen s. S. 325

Tabelle 8. Maligne Gliome: Ergebnisse von Strahlentherapie und Polychemotherapie

Chemotherapie [Referenz]	Rad. (T/H)	n (E/A)	R	GB%	Alter	KPS	Bp%	mÜLZ	18-m-%
BCNU [34] 80 mg/m²/d 1–3 **PCZ** 150 mg/m²/ d 56–84 p.o. alle 16w	60Hv40H17T	176/196	*	79	56	75	0	49w	32
BCNU [34] 80 mg/m²/d 1–3 **HU** 1 g/m²/d 2–22 p.o. **PCZ** 150 mg/m²/ d 56–84 p.o. **VM26** 130 mg/ m²/d 56, 63, 70, 77, 84, 91 alle 16w	60Hv40H17T	168/190	*	79	57	75	0	60w	37
BCNU [21] 80mg/m²/d 1–3 **VM26** 50 mg/ m²/d 2–3 alle 6w	20T40H	259/269	*	81	55	75	6	53w	34

Erklärungen zu Abkürzungen s. S. 325

3.2 Primär zerebrale Lymphome (Tabelle 9)

Hier gilt wegen der Gefahr einer schnellen und irreversiblen Verschlechterung der Hirnfunktionen besonders, daß die Diagnose mittels Biopsie/Immunzytologie rasch gestellt werden muß.

Die Erfolge einer primären, intensiven Chemotherapie inkl. intrathekaler Applikation [3, 5, 13] übertreffen heute deutlich die früheren Ergebnisse. Deshalb sollte

Tabelle 9. Ergebnisse der Strahlen- und Chemotherapie bei primär zerebralem Lymphom (PCL)

Referenz	Radiatio	Chemotherapie		n	mÜLZ	24-m-ÜL
	(T/H/N)	i.v.	ith			
[12]	T 15–60	–	–	68		1/21
[9]	H40T20	–	–	15	15m	5/15
[11]	H+T: 40–96	3/17	1/17	17	16m	9/17
[14]	H+T: 30–60 (N 40)	HD-MTX (prä Rad!)	–	61	14m	40%
[8]	H30	MTX 3,5 g/m² d 1, 22, 43 (prä Rad!)	–	13	> 9m	4/5
[36]	H40T15	–	–	13	10m	23%
[37]	H40T20	Ara-C 150 mg/m² d 1–5 alle 4W (10/22)	Ara-C (10/22)	22	26m	60%
[36]	H40T15	MTX 1 g/m² d 1, d 8 – RAD – Ara-C 3 g/m² d 1, d 2, d 22, d 23	MTX 6×	41	29m	75%
[3]	H55–62	CCNU 100 mg/m² d 1 oral PCZ 60 mg/m² d 8–21 Vincristin 1,4 mg/m² d 8, 29 alle 6–8 W ein Jahr lang	–	16	41m	10/17

Erklärungen:

n (A/E)	n – Fallzahl, ggf. Zahl der Aufgenommenen (A) und Evaluierten
*	Arm einer randomisierten Studie
GB%	prozentualer Anteil der Glioblastome
Bp%	prozentualer Anteil nur biopsierter Patienten
Alter	mittleres Alter
KPS	Karnofsky-Status (Mittel oder Median, bzw. Einschlußbereich)
mÜLZ	mediane Überlebenszeit
18-m-%	prozentualer Anteil der über 18-Monate Überlebenden
24-m-ÜL	Überlebende nach 2 Jahren
T/H	Dosis Tumorbett/Ganzhirnradiatio
N	Neuraxis-Radiatio

eine adjuvante Chemotherapie als Regel gelten. Auch besteht ein hohes Risiko der Meningeose, das regelmäßige Liquoruntersuchungen und prophylaktische intrathekale Chemotherapie (Ara-C, MTX) erfordert. Die hohe Chemosensitivität der Lymphome rechtfertigt bei frühzeitiger (!) Behandlung eine Zytostatikagabe auch bei schlechtem Allgemeinzustand. Wegen des Risikos einer späten Neurotoxizität sollte MTX als hochwirksame Substanz nur *vor* einer Radiatio appliziert werden.

Ein besonderes Problem, auch wegen der noch schlechteren Prognose, stellen die Lymphome bei AIDS-Kranken und Transplantierten dar.

3.3 Keimzelltumoren

Lokal begrenzte Germinome können u. U. radiotherapeutisch kurativ behandelt werden. Kleinere Serien [30] der letzten Jahre (nicht nach primär/sekundär getrennt) belegen die Effizienz einer Chemotherapie, evtl. sogar im neoadjuvanten Ansatz. Die Schemata orientieren sich bei diesem chemosensiblen Tumor an denen der primären Keimzelltumoren.

3.4 Extrazerebrale Tumoren

Die Hauptgruppe bilden die malignen Meningeome und Meningosarkome sowie andere Sarkomarten (Lipo-, Rhabdomyo-) und das Hämangioperizytom. Da keine Liquorschranke besteht, können hier die aus der Allgemeinonkologie bekannten Sarkomschemata angewandt werden. Systematische Beobachtungen für diese spezielle Lokalisation liegen nicht vor. Bei Chordomen wurden Sarkomprotokolle nur vereinzelt mit Erfolg eingesetzt.

3.5 Metastasen

Hier orientiert sich Indikationsstellung und Auswahl der Substanzen an den für den Primärtumor gültigen Richtlinien. Hierbei werden Schemata bevorzugt, die bzgl. Applikationsweise und Substanzwahl relativ gute Liquorgängigkeit versprechen. Auch eine evtl. chemotherapeutische Vorbehandlung muß hinsichtlich Toxizität und Resistenz berücksichtigt werden, auch deshalb, weil die Hälfte der Patienten nicht an der Hirnmetastase, sondern an der Progredienz des Grundleidens stirbt. Auch beim Nachweis solider Hirnmetastasen muß man an eine in 50 % im Verlauf zusätzlich auftretende leptomeningeale Beteiligung denken. Wo effektive Schemata zur Verfügung stehen und die Lebenserwartung des Patienten auch von seiten des systemischen Tumorleidens noch eine Perspektive eröffnet, kann eine auch nur partiell erfolgreiche Therapie der ZNS-Manifestation nicht nur das Überleben verlängern, sondern auch die Lebensqualität erheblich verbessern.

Bronchialkarzinome:

Die Kombination von CDDP/VP-16 erwies sich in unserem Krankengut nicht nur bei kleinzelligen sondern auch bei Adenokarzinomen und vereinzelt auch bei undifferenzierten Plattenepithelkarzinomen zum Teil als überraschend gut wirksam [15, 23, 28, 32, 35].

Mammakarzinome:

Tamoxifen alleine kann eine objektive Remission von ZNS-Filiae bewirken. Eine meningeosis carcinomatosa ist häufig und spricht bei frühzeitiger und konsequenter kombinierter intrathekaler und intravenöser Behandlung gut an, mit u. U. jahrelanger Remission [22, 25, 29].

Melanome:

Es existiert kein etabliertes Therapieprotokoll. Bei erstaunlichen Einzelerfolgen sind die Gesamtergebnisse kaum zu beeinflussen. Die angewandten Schemata basieren überwiegend auf Dacarbazin. Daneben werden CDDP und Nitrosoharnstoffe eingesetzt. Interferone werden wegen der Neurotoxizität nicht appliziert.

Die ZNS Manifestationen *hämatologischer Systemerkrankungen* werden nach internistischen Richtlinien behandelt, die auch die wichtige intrathekale Behandlung mit abdecken.

3.5 Meningeosis neoplastica

Da der Nachweis maligner Zellen im Liquor oft erst im weiteren Verlauf gelingt, muß bei Vorliegen anderweitig nicht erklärter neurologischer Symptome bei bekannter Neoplasie und deutlich erhöhtem Liquoreiweiß eine Meningeose angenommen und behandelt werden. Meningeosen sind bei hämatologischem Grundleiden potentiell kurabel, während bei soliden Tumoren nur selten mehrjährige Verläufe zu erzielen sind. Unbehandelt beträgt die Überlebenszeit im Median nur 4 Wochen bei solidem Primärtumor. Die Therapie ist jedoch weitgehend uniform:

Sofern nicht eine rein palliative Symptomlinderung im Vordergrund steht, sollte stets eine ventrikuläre Applikationsmöglichkeit (Rickhamkapsel, Ommaya-Reservoir) geschaffen werden, da bei lumbaler Gabe häufig intrakraniell keine ausreichenden Wirkspiegel erreicht werden.
Wir verwenden in erster Linie wegen der praktisch fehlenden Hämatotoxizität als Basisbehandlung Ara-C (40–80 mg/Inj. lumbal, 20–40 mg/Inj. ventrikulär) mit lumbal 10–40 mg Triamcinolonacetonid (Kristallsuspension), anfangs bis 3 ×/ Woche bis zum Ansprechen von Klinik und Liquorbefund. Verlängerung auf wöchentliche Intervalle ist in der Regel nach 2 Wochen, jeweils 3 ×; danach Beendigung der intrathekalen Eingabe solange der Liquor saniert bleibt. Ggf. erneut intensivierte Therapie erforderlich.
Steroide sollten ausschließlich lumbal appliziert werden, wobei auch wegen der Auslösung von Arachnitiden Acetat-Verbindungen vermieden werden müssen. Zu bevorzugen sind Triamcinolon-acetonid-Kristallsuspension.
Bei mangelhaftem Ansprechen kommt alternativ eine Therapie mit MTX (20–30 mg/Inj. lumbal, 10–15 mg/Inj. ventrikulär unter Liquorspiegelkontrolle $1/10^6$ mg/dl) zum Einsatz – evtl. im Wechsel mit Ara-C (Schaukeltherapie). MTX strömt aus

dem Liquorraum kontinuierlich in geringer Menge aus und führt dadurch auch in niedrigen Dosen zu einer Hämatotoxizität, wegen der eine niedrigdosierte aber längerfristige Leukovorinsubstitution indiziert ist (15 mg alle 6–12 h für 72 h). Wo eine effiziente systemische Chemotherapie verfügbar ist, sollte diese stets eingesetzt werden, da Ansprechen und Überlebenszeit deutlich verbessert werden.
Ist die Meningeose hiermit nicht zu beherrschen, so ist eine Strahlentherapie einzuleiten.

4 Immuntherapie/Zytokine

Es werden nur wenige kasuistisch erwähnte, und in kontrollierten Studien nicht reproduzierbare, Erfolge mit den verschiedenen Formen der passiven und aktiven Immuntherapie (auch Zytokine) erzielt werden.

5 Ergebnisse klinischer Studien (Tabellen 4–9)

Die tabellarische Zusammenfassung nicht einheitlich konzipierter Studien bietet eine Vielfalt an Problemen. Bei den malignen Gliomen sind die prognostischen Faktoren ausschlaggebender als die Therapie selbst, weshalb sie unbedingt berücksichtigt werden müssen. Daneben gibt es methodische Aspekte, die auch in den Originalarbeiten nicht immer ausreichend dargestellt sind. Dies, so wie die für die erwarteten Therapieeffekte viel zu kleinen Fallzahlen auch randomisierter Studien, ist der Hauptgrund für viele „negative" – besser nicht aussagekräftige – Therapiestudien in der Neuroonkologie.
Derartige Tabellen stellen daher nur eine grobe Orientierungshilfe dar.

Maligne Gliome – Neudiagnosen (Tabellen 4–8, s. S. 322–324)

Maligne Gliome – Rezidivbehandlung bzw. Phase-II-Studien

Da Studiendesign, Patientengut und Zielkriterien in Phase-II-Studien noch heterogener sind, lassen sie sich nicht übersichtlich tabellarisch fassen.
Für folgende Substanzen ist aus Phase-II (z.T. auch Phase III)-Studien eine mäßige bis geringe Wirksamkeit gesichert (Übersicht bei [24]):
AZQ, CDDP, Ara-C, Dibromodulcitol, DTIC (?), 5-FU, HU, Vincristin (?), VM 26, VP 16.

Primär zerebrale Lymphome (Tabelle 9, s. S. 325)

Kontrollierte Phase-III-Studien zu primären zerebralen Lymphomen fehlen, folgende offene Studien belegen jedoch die Effektivität der adjuvanten Chemotherapie auch für die zerebralen Lymphome.

V. Literatur

1. Bamberg M, Hess CF (1992) Radiation therapy of malignant gliomas. Onkologie 15:178–189
2. Borgelt B, Gelber R, Larson M, Hendrickson F, Griffin T, Roth R (1981) Ultrarapid high dose irradiation schedules for the palliation of brain metastases: Final results of the first two studies by the radiation therapy oncology group. Int J Radiat Oncol Biol Phys 7:1633–1638
3. Chamberlain M, Levin VA (1993) Primary central nervous lymphoma: A role for chemotherapy. J Neurooncol 14:271–275
4. Cianfriglia F, Pompili A, Riccio A, Grassi A (1980) CCNU-Chemotherapy of hemispheric supratentorial glioblastoma multiforme. Cancer 45:1289–1299
5. DeAngelis LM, Yahalom J, Thaler HT, Kher U (1992) Combined modality therapy for primary CNS lymphomas. J Clin Oncol 10:635–643
6. EORTC Brain Tumor Group (1978) Effect of CCNU on survival rate of objective remission and duration of free interval in patients with malignant brain glioma – final evaluation. Europ J Cancer 14:851–855
7. EORTC Brain Tumor Group (1983) Misonidazole in radiotherapy of supratentorial malignant gliomas in adult patients: A randomized double blind study. Eur J Cancer Clin Oncol 19:39–42
8. Gabbai AA, Hochberg FH, Linggood RM, Bashir R, Hotleman K (1989) High-dose methotrexate for non aids primary central nervous lymphoma. J Neurosurg 70:190–194
9. Gonzalez DG, Schuster-Uitterhoue ALJ (1983) Primary non-Hodgkin's lymphoma of the central nervous system. Results of radiotherapy in 15 cases. Cancer 51:2048–2052
10. Green SB, Byar DP, Walker MD, Pistenmaa DA, Alexander E Jr, Batzdorf U, Brooks WH, Hunt WE, Mealey J. Jr, Odom GL, Paoletti P, Ransohoff J, Robertson JT, Selker RG, Shapiro WR, Smith KR Jr (1983) Comparisons of carmustine, procarbazine, and high-dose methylprednisolone as additions to surgery and radiotherapy for the treatment of malignant glioma. Cancer Treat Rep 67:123–132
11. Helle TL, Britt RH, Colby TC (1984) Primary lymphoma of the cerebral nervous system. Clinicopathological study of experience at Stanford. J Neurosurg 60:94–103
12. Henry JM, Heffner RR Jr, Dillard SH et al. (1974) Primary malignant lymphomas of the central nervous system. Cancer 34:1293–1302
13. Hochberg FH, Loffler JS, Prados M (1991) The therapy of primary brain lymphoma. J Neurooncol 10:191–201
14. Hochberg FH, Miller DC (1988) Primary central nervous system lymphoma. J Neurosurg 68:835–853
15. Holoye PY, Libnoch JA, Anderson T, Cox JD, Byhardt RW, Hoffmann RG (1985) Combined methotrexate and high-dose vincristine chemotherapy with radiation therapy for small cell bronchogenic carcinoma. Cancer 55:1436–1445
16. Jänisch W, Schreiber D, Güthert H (1988) Neuropathologie – Tumore des Nervensystems. Gustav Fischer, Stuttgart New York
17. Jellinger K (1987) Pathology of Human Intracranial Neoplasia. In: Jellinger K (ed) Therapy of Malignant Brain Tumors. Springer, Wien New York, 1–90
18. Kleihues P (1988) Tumoren des Nervensystems. Springer, Berlin Heidelberg New York
19. Kornblith PL, Walker M (1988) Chemotherapy for malignant gliomas. J Neurosurg 68:1–17
20. Krauseneck P, Mertens H-G (1987) Results of chemotherapy of malignant brain tumors in adults. In: Jellinger K (ed) Therapy of malignant brain tumors. Springer, Wien, 349–395
21. Krauseneck P, Müller B, Köpcke W, Messerer D, Aydemir Ü, Kleihues P, Wiestler O (1991) Postoperative Strahlen- und Chemotherapie mit BCNU und BCNU+VM26 bei malignen supratentoriellen Gliomen des Erwachsenenalters. Abschlußbericht
22. Kreuser ED, Herrmann R, Krauseneck P, Mende S, Thiel E (1991) Systemische Therapie zerebraler Metastasen beim Mammakarzinom. DMW 116:1203–1207
23. Lee JS, Murphy WK, Glisson BS, Dhingra HM, Holoye PY, Hong WK (1989) Primary chemotherapy of brain metastasis in small-cell lung cancer. J Clin Oncol 7:916–922
24. Mahaley MS Jr (1991) Neuro-oncology index and review (adult primary brain tumors). J Neurooncol 11:85–147

25. Mende S, Bleichner F, Stoeter P, Meuret G (1983) Erfolgreiche Behandlung von Hirnmetasta-
    sen bei Mamma-Karzinom mit nicht liquorgängigen Zytostatika und Hormonen. Onkologie
    6:58–61
26. Mundinger F (1987) Stereotactic biopsy and technique of implantation (instillation) of radionuc-
    lids. In: Jellinger K (ed) Therapy of malignant brain tumors. Springer, Wien New York, 134–194
27. Patchell RA, Tibbs PA, Walsh JW, Dempsey RJ, Maruyama Y, Kryscio RJ (1989) Surgical
    treatment of single brain metastases: A prospective randomized trial (meeting abs ASOC Proc
    8:333
28. Postmus PE, Haaxma-Reiche H, Sleijfer DT, Kirkpatrick A, McVie JG, Kleisbauer JP, EORTC
    Lung Cancer Cooperative Group (1989) High dose etoposide for brain metastases of small cell
    lung cancer – a phase II study. Br J Cancer 59:254–256
29. Rosner D, Nemoto T, Pickren J, Lane W (1983) Management of brain metastasis from breast
    cancer by combination chemotherapy. Neuro-Oncology 2:2
30. Rustin GJS, Bagshawe KD, Begent RHJ, Crawford SM (1986) Successful management of
    metastatic and primary germ cell tumors in the brain. Cancer 57:2108–2113
31. Sauer R (1987) Radiation therapy of brain tumors. In: Jellinger K (ed) Therapy of malignant
    brain tumors. Springer, Wien New York, 195–276
32. Seier FE, Demuth K, Müller B, Krauseneck P (1991) Chemotherapie von Hirnmetastasen bei
    Bronchialkarzinomen. Verh der dt Ges f Neurologie 6:424–425
33. Shapiro WR, Green SB (1987) Reevaluating the efficacy of intra-arterial BCNU [letter]. J
    Neurosurg 66:313–315
34. Shapiro WR, Green SB, Burger PC, Mahaley MS Jr, Selker RG, Gilder JC van, Robertson JT,
    Ransohoff J, Mealey J Jr, Strike TA, Pistenmaa DA (1989) Randomized trial of three chemo-
    therapy regimens and two radiotherapy regimens and two radiotherapy regimens in postope-
    rative treatment of malignant glioma. Brain Tumor Cooperative Group Trial 8001. J Neurosurg
    71:1–9
35. Splinter TAW et al. (1984) Preliminary results of a phase II trial of cisplatin and oral VP 16-213
    in non small cell lung cancer. Proc 10th ESMO Meeting, Nizza 61 (Abstr)
36. Stewart DJ, Maroun JA, Hugenholtz H, Benoit B, Girard A, Richard M, Russell N, Huebsch L,
    Drouin J (1987) Combined intraommaya methotrexate, cytosine-arabinoside, hydrocortisone
    and thio-TEPA for meningeal involvement of malignancies. J Neurooncol 5:315–322
37. Strik H, Müller B, Bogdahn U, Krauseneck P (1992) Management of primary cerebral
    lymphoma. Cancer Res Clin Oncol 118 (Suppl):R116 (Abstr)
38. Takakura K, Abe H, Tanaka R, Kitamura K, Miwa T, Takeuchi K, Yamamoto S, Kageyama N,
    Handa H, Mogami H, Nishimoto A, Uozmi T, Matsutani M, Nomura K (1986) Effects of ACNU
    and radiotherapy on malignant glioma. J Neurosurg 64:53–57
39. Trojanowski T, Peszynski J, Turowski K, Kaminski S, Goscinski I, Reinfus M, Krzyszkowski T,
    Pyrich M, Bielawski A, Leszczyk C et al. (1988) Postoperative radiotherapy and radiotherapy
    combined with CCNU chemotherapy for treatment of brain gliomas. J Neurooncol 6:285–291
40. Walker MD, Alexander E Jr, Hunt WE, MacCarty CS, Mahaley MS Jr, Mealey J Jr, Norrell HA,
    Ransohoff J, Wilson CB, Gehan EA, Strike TA (1978) Evaluation of BCNU and/or radiotherapy
    in the treatment of anaplastic gliomas. J Neurosurg 49:333–343
41. Walker MD, Green SB, Byar DP, Alexander E Jr, Batzdorf U, Brooks WH, Hunt WE, MacCarty
    CS, Mahaley MS Jr, Mealey J Jr, Owens G, Ransohoff J, Robertson JT, Shapiro WR, Smith
    KR Jr, Wilson CB, Strike TA (1980) Randomized comparisons of radiotherapy and nitrosou-
    reas for the treatment of malignant glioma after surgery. N Engl J Med 303:1323–1329
42. Zülch KJ (1971) Atlas of the histology of brain tumors. Springer, Berlin Heidelberg New York
43. Zülch KJ (1979) Histological typing of tumours of the central nervous system. WHO, Genf

Osteosarkom

S. R. Patel und *R. S. Benjamin*

I. Definition

Ein Tumor, der aus proliferierenden malignen Spindelzellen besteht, die Osteoid oder Knochensubstanz produzieren.

II. Epidemiologie

45 % der primären Knochensarkome;
eine der 5 häufigsten Ursachen für die Krebstodesfälle in der Altersgruppe < 15 Jahre;
Prävalenz: ca. 900 neue Fälle/Jahr in den USA; 61 % der Fälle in der zweiten Dekade, 10 % in der dritten Dekade [1];
Alter: zweigipflige Verteilung, 2.–3. und 6. Lebensdekade;
Geschlecht: m > w, 1,5–2 : 1;
Lokalisation:
- Prädilektionsstellen: Metaphysen der langen Röhrenknochen (50 %) [1];
- häufigste Lokalisationen in absteigender Reihenfolge: distaler Femur, proximale Tibia, proximaler Humerus.

III. Ätiologie

Primär: unbekannt.
Sekundär:
1. Radium Exposition
2. Strahlentherapie
3. Paget-Krankheit
4. andere benigne Knochenerkrankungen.

IV. Klassifikation [2]

A. *Konventionell:*
1. Osteoblastische Osteosarkome
2. Chondroblastische Osteosarkome
3. Fibroblastische Osteosarkome.

B. *Varianten:*
Klinische Varianten
- Osteosarkom des Kiefers
- Osteosarkom nach Radiatio
- Osteosarkom bei M. Paget
- Multifokales Osteosarkom
- Osteosarkom auf dem Boden anderer benigner Knochenerkrankungen.

Morphologische Varianten
- Gut differenziertes intraossäres Osteosarkom
- Osteoblastom-ähnliches Osteosarkom
- Teleangiektatisches Osteosarkom
- Kleinzelliges Osteosarkom
- Malignes fibröses Histiozytom
- Entdifferenziertes Chondrosarkom
- Entdifferenzierter Riesenzelltumor.

V. Diagnostik

Klinische Merkmale: Alter, Lokalisation, Anamnese und klinische Untersuchung.
Radiologische Auswertung: Röntgen, Knochen-Szintigramm, CT (Lokalbefund), NMR (für Weichteilgewebe und intramedulläre Strukturen), CT-Thorax.
Pathologische Diagnostik:
1. Nadelbiopsie − 89 % diagnostische Erfolgsrate am M. D. Anderson Cancer Center [3].
   Die Biopsiestelle sollte einer Exzision zugänglich sein und nicht die chirurgische Resektion beeinträchtigen.
2. Offene Biopsie − wenn die Nadelbiopsie die klinisch-radiologische Diagnose nicht bestätigt.

VI. Stadieneinteilung

Chirurgisches Staging der Knochensarkome [4]

Stadium	Malignitätsgrad	Lokalisation
IA	Niedrig (G 1)	Intrakompartimentär (T 1)
IB	Niedrig (G 1)	Extrakompartimentär (T 2)
IIA	Hoch (G 2)	Intrakompartimentär (T 1)
IIB	Hoch (G 2)	Extrakompartimentär (T 2)
III	Jedes G; Regionäre oder Fernmetastasen (M 1)	Jedes (T)

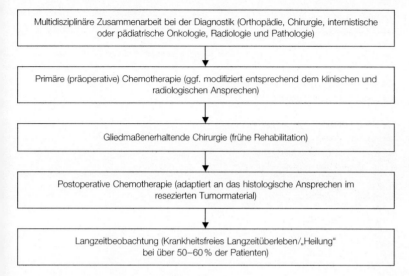

Abb. 1. Behandlungsstrategie bei Osteosarkom

VII. Prognostische Variablen [2, 5]

Ansprechrate auf die präoperative Chemotherapie
Morphologie
Tumorausdehnung
Grading und Lokalisation des Primärtumors
Dauer der Symptome
Gewichtsverlust > 4,5 kg
Schwellung der Primärlokalisation
Nekrosezeichen/Osteolysen.

VIII. Behandlungsstrategie

1. Die wichtigsten monotherapeutisch wirksamen Zytostatika sind in Tabelle 1 aufgeführt. Bei der adjuvanten Therapie und der Behandlung metastasierter Osteosarkome ist die Kombination von Cisplatin + Adriamycin der Grundpfeiler der Kombinationstherapie. Ob die Addition von Ifosfamid und/oder Methotrexat einen Vorteil gegenüber der alleinigen Therapie mit Cisplatin + Adriamycin bietet, ist Gegenstand aktueller Studien. Dabei ist auch die Frage der adäquaten Methotrexat-Dosierung (hoch- oder niedrigdosiert) weiterhin umstritten [6].

Tabelle 1. Osteosarkome – Zytostatische Monotherapie bei metastasierter Erkrankung

Autor	Therapie	Anzahl der Patienten (n)	Vorbehand-lung	Ansprech-rate [%]
Cortes et al. 1972 [7]	**ADM** 17,5–35 mg/m²/Tag 1–3, q 28 Tage	17	ja	41
Jaffe et al. 1983 [8]	**HD-MTX** 50–500 mg/kg, alle 2–3 Wo **CF** 6–15 mg p.o. alle 6 h × 12–16 Dosen	24	ja	48
Rosen et al. 1980 [9]	**HD-MTX** 8–12 g/m² jede Woche **CF** 9 mg p.o. q 6 h × 12 Dosen	41	nein	75
Mavligit et al. 1981 [10]	**DDP** (ia) 120 mg/m² q 4 Wo	15	ja	52
Marti et al. 1985 [11]	**IFO** 1,8 g/m²/Tag 1–5 + **MESNA;** q 4 Wo	18	ja	33

2. Das Ansprechen auf die präoperative Chemotherapie ist der wichtigste Prognosefaktor für die kontinuierliche krankheitsfreie Überlebenszeit (CDFS) [2].
3. Die Kombination von präoperativer *und* postoperativer Chemotherapie ist besser als die alleinige postoperative adjuvante Chemotherapie (Tabelle 2–5).
   Vorteile:
   - Das histologische Ansprechen auf die Chemotherapie kann beurteilt werden (Tabelle 6).
   - Die postoperative Chemotherapie kann entsprechend dem präoperativen chemotherapeutischen Ansprechen modifiziert werden.
   - Möglichkeit einer Gliedmaßen-erhaltenden Operation mit entsprechender prothetischer Versorgung.
   - Frühzeitige Behandlung okkulter Mikrometastasen.

IX. Forschungsschwerpunkte

- Dosisintensivierte Chemotherapie-Protokolle unter Zuhilfenahme von Wachstumsfaktoren.
- Biologische Therapie/Immuntherapie:
  Bisher nur wenige Daten vorhanden; für alpha-Interferon wurde eine geringe Aktivität nachgewiesen [31].

Tabelle 2. Osteogene Sarkome – Metastasiertes Stadium: Polychemotherapie

Autor	Therapie	Anzahl der Patienten (n)	Ansprechrate [%]
Benjamin et al. 1978 [12]	**ADM** 60 mg/m^2 **DTIC** 600mg/m^2 $\pm$ **VCR** 1,4 mg/m^2, q 4 Wo	46	35
Pratt et al. 1987 [13]	**ADM** **DDP**	23	52
Morgan et al. 1981 [14]	**VCR** 2 mg **HD-MTX** 250 mg/kg + **CF** **DDP** 3 mg/kg, q 2–3 Wo	31	29
Mosende et al. 1977 [15]	**BLM** 12mg/m^2/Tag 1–2 **CPM** 600mg/m^2/Tag 1–2 **Act-D** 450 µg/m^2/Tag 1–2 alle 2 Wo	13	62

Tabelle 3. Osteogene Sarkome – Initial postoperative adjuvante Chemotherapie

Autor	Therapie	Anzahl der Patienten (n)	Krankheitsfreie Überlebenszeit [%]
Cortes et al. 1978 [16]	**ADM** 30 mg/m^2 Tag 1–3 alle 4 Wo $\times$ 6	88	39 (5 Jahre)
Ryan et al. 1990 [17]	**DTIC** 200 mg/m^2 Tag 1–5 **VCR** 2 mg iv Tag 1 **CPM** 400 mg/m^2 Tag 2 **ADM** 40mg/m^2 Tag 2, ♀ 3 Wo	58	47 (> 8 Jahre)
Bleyer et al. 1982 [18]	**VCR** 1,5 mg/m^2 + **HD-MTX** 0,69–7,5 g/m^2 + **CF** 12mg/m^2 p.o. q 6 Std. $\times$ 12 Dosen alternierend mit **ADM** 30 mg/m^2 Tag 1–3, q 3 Wo über 9 Mo	22	67 (3 Jahre)
Winkler et al. 1982 [19]	**MTX** 200 mg/kg + **CF** **VCR** 1,5 mg/m^2 **ADM** 45 mg/m^2 **CPM** 1,2 g/m^2	71	57 (5 Jahre)

Tabelle 4. Osteogenes Sarkom – Adjuvante Chemotherapie – randomisierte Studien mit adjuvanter Chemotherapie *(CTx)* vs Kontrollgruppe ohne Chemotherapie

Autor	Therapie	Anzahl Pat.	Krankheitsfreies Überleben [%]		Gesamt-überleben [%]		p-Wert
			CTx	Keine CTx	CTx	Keine CTx	
Edmonson et al. 1984 [20]	**HD-MTX** 3–7,5 g/m^2 + **VCR** alle 3 Wo für 1 Jahr	38	40	50	80	62	NS
Eilber et al. 1987 [21]	**ADM** 30 mg Tag 1–3, **RT** **MTX** 100 mg/kg + **VCR** 1 mg/m^2	59	55	20	80	48	< 0,1
Link et al. 1986 [22]	**CPM** + **BLM** + **ACT-D** + **HD-MTX** + **CF** + **ADM** + **DDP**	36	66	17	72	72	,001/NS

Tabelle 5. Osteosarkom – Primäre (präoperative) Chemotherapie

Autor	Präoperative Therapie	Zahl der Patienten (n)	% mit Nekrosen > 90 %	Cont. DFS[a] in %
Rosen et al. 1976 (T 5) [23]	**VCR** 1,5 mg/m^2 **MTX** 200 mg/kg **CF** 9 mg q 6 h × 12 p.o. alternierend T 10–14 mit **ADM** 45 mg/m^2 iv für 2–4 Monate	31	48	52 (8 Jahre)
Rosen et al. 1982 (T 10) [23]	**MTX** 8–12 mg/m^2 (plus **CF**) Wo 0, 1, 2, 3, 9, 10, 14, 15 + **VCR** 2 mg 24 h nach **MTX** **BLM, CPM, Act.-D (BCD)** Wo 6 **ADM** 30mg/m^2 Tag 1–3, Wo 11 (Resektion/Amputation Wo 4 oder Endoprothese Wo 16) Postop./Zyklus q 8 Wo Grad I–II Ansprechen (T 10A): **ADM + DDP** Wo 0, 3 **BCD** Wo 6 Grad III–IV Ansprechen (T 10B): **BCD** Wo 0; **MTX/VCR/CF** Wo 3, 4, 8, 9 **ADM** Wo 5	57	39	93 (20 Mo.)
Saeter et al. 1991 (T 10) [24]	siehe T 10 [23]	97	17	54 (5 Jahre)

Tabelle 5. (Fortsetzung)

Autor	Präoperative Therapie	Zahl der Patienten (n)	% mit Nekrosen > 90 %	Cont. DFS[a] in %
Winkler et al. (1988) (COSS-82) [25]	**HD-MTX + BCD** (wie oben) versus **HD-MTX + ADM** 45 mg/m² Tag 1–2 + **DDP** 120 mg/m²	59 66	26 p < ,001) 60	44 (5 Jahre) 66 (5 Jahre)
Jaffe et al. 1987 [26]	**DDP** 150mg/m² (IA) q 2 Wo × 6–7	22	50	na
Winkler et al. 1990 (COSS-86) [27]	**ADM, MTX, IFS** + **DDP** intraarteriell 120–150 mg/m² versus **ADM, MTX, IFS** (wie oben) + **DDP** intravenös (wie oben) **OP** Wo 10; postop. Therapie mit **ADM, MTX, IFO, DDP** bis Wo 40	109 (gesamt) 50 59	68 69	na na
Bacci et al. 1986 [28]	**MTX** 0,75 vs. 7,5 g/m² Tag 0 und 21 **CF** 15 mg p.o. q 6 × 12 Dosen **DDP** 120–150 mg/m² Dauerinf. i.v. über 72 h; Tag 6 und 27	65	52 (n.s.)	70 vs. 74 (1 Jahr) (n.s.)
Benjamin et al. 1990 [29]	**ADM** 90 mg/m² über 4 Tage als Dauerinf. **DDP** 160 mg/m² Tag 5 (IA) q 4 Wo × 3–5	60	68	76 (5 Jahre)
Bramwell et al. 1992 [30]	**ADM** 25 mg/m² Tag 1–3 **DDP** 100 mg/m² Tag 1 24 h Dauerinf.; q 3 Wo × 6 vs. **MTX** 8 g/m² Tag 0 + **CF** 24 h **ADM + DDP** Tag 10 (siehe oben) q Tag 31 × 4 **OP** nach 3 × **ADM/DDP** vs. 2 × **MTX/ADM/DDP**	89 90	41 22	57 (5 Jahre) p < 0,50 41 (5 Jahre)

[a]: Kontinuierliches krankheitsfreies Überleben

Tabelle 6. Ansprechkriterien

Remissionsstatus (konventionell)	Tumornekrosen (MDACC)	Grading (MSKCC)
CR	90–100 %	III–IV
PR	60– 89 %	II
NC	< 60 %	I

X. Literatur

1. Uribe-Botero G, Russell WO, Sutow WW, Martin RG (1977) Primary osteosarcoma of bone: a clinicopathologic investigation of 243 cases with necropsy studies in 54. Am J Clin Pathol 67:4427–4435
2. Raymond AK, Chawla SP, Carrasco CH, Ayala AG, Fainning CV, Grice B, Armen T, Plager C, Papadopoulos NEJ, Edeiken J, Wallace S, Jaffe N, Murray JA, Benjamin RS (1987) Osteosarcoma chemotherapy effect: a prognostic factor. Sem Diag Path 4:212–313
3. Ayala AG, Ro JY, Fanning CV, Carrasco CH (1990) Needle biopsy of bone lessions. Cancer Bull 42:305–313
4. Enneking WF, Spanier SS, Goodman MA (1980) A system for the surgical staging of muscopuloskeletal sarcoma. Clin Orthop 153:106–120
5. Taylor WF, Ivins JC, Unni KK, Beabout JW, Golenzer HJ, Black LE (1989) Prognostic variables in osteosarcoma: a multiinstitutional study. J Natl Cancer Inst 81:21–30
6. Grem JL, King SA, Wittes RE, Leyland-Jones B (1988) The role of methotrexate in osteosarcoma. J Natl Cancer Inst 80:626–655
7. Cortes EP, Holland JF, Wang JJ, Sinks LF (1973) Chemotherapy of advanced osteosarcoma, Bone: certain aspects of neoplasia; proceedings of the 24th symposium of the Colston Research Society (eds Price and Ross). Butterworths, London, pp 265–280
8. Jaffe N (1983) Progress in the treatment of osteosarcoma. Clinical Cancer Briefs 5:3–13
9. Rosen G, Caparros B, Nirenberg A, Juergens H, Huvos AG (1980) The successful management of metastatic osteogenic sarcoma: a model for the treatment of primary osteogenic sarcoma. Therapeutic Progress in Ovarian Cancer, Testicular Cancer and the Sarcomas (ed van Oosterom AT et al.). Martinus Nijhoff Publishers, The Hague Boston London, pp 349–366
10. Mavligit GM, Benjamin R, Patt YZ, Jaffe N, Cuang V, Wallace S, Murray J, Ayala A, Johnston S, Hersh EM, Calvo II DB (1981) Intraarterial cisplatinum for patients with inoperable skeletal tumors. Cancer 48:1–4
11. Marti C, Kroner T, Remagan W, Berchthold W, Cserhati M, Varini M (1985) High-dose ifosfamide in advanced osteosarcoma. Cancer Treat Rep 69:115–117
12. Benjamin RS, Baker LH, O'Bryan RM, Moon TE, Gottlieb JA (1978) Chemotherapy for metastatic osteosarcma – studies by the MD Anderson Hospital and the Southwest Oncology Group. Cancer Treat Rep 62:237–238
13. Pratt CB, Meyer WH (1987) Response to chemotherapy of patients with metastatic or unresectable osteosarcoma at diagnosis and after failing adjuvant chemotherapy. Proc Am Soc Clin Oncol 6:214
14. Morgan E, Baum E, Bleyer A, Movassaghi N, Provisor A, Lampkin B, Lukens S, Sather H, Hammond D (1981) Treatment of relapsed osteogenic sarcoma in children. Proc Am Assoc Cancer Res 22:399
15. Mosende C, Gutierrez M, Caparros B, Rosen G (1977) Combination chemotherapy with bleomycin, cyclophosphamide and dactinomycin for the treatment of osteogenic sarcoma. Cancer 40:2779–2786
16. Cortes EP, Holland JF, Glidewell O (1978) Amputation and adriamycin in primary osteosarcoma: a 5-year report. Cancer Treat Rep 62:271–277
17. Ryan J, Baker L, Benjamin R, Murphy W, Balcerzak S, Gottlieb J (1990) Long term follow up in the cure of osteogenic sarcoma. Chir Organi Mov LXXV:48–48
18. Bleyer WA, Haas JE, Feigl P, Greenlee TK, Schaller RT, Morgan A, Pendergrass TW, Johnson FL, Dernstein ID, Chard RL, Hartman (1982) Improved three-year disease-free survival in osteogenic sarcoma. J Bone and Joint Surgery 64-B:233–238
19. Winkler K, Beron G, Schellong G, Stollmann B, Prindull G, Lasson U, Brandeis W, Henze G, Ritter J, Russe W, Stengel-Rutkowski L, Treuner J, Landbeck G (1982) Cooperative osteosarcoma study COSS-77: results after more than 4 years. Klin Paediatr 194:251–256
20. Edmonson JH, Green SJ, Ivins JC, Gilchrist GS, Creagan ET, Pritchard DJ, Smithson WA, Dahlin DC, Taylor WF (1984) A controlled pilot study of highdose methotrexate as postsurgical adjuvant treatment for primary osteosarcoma. J Clin Oncol 2:152–156

21. Eilber F, Giuliano A, Eckhardt J, Patterson K, Mosely S, Goodnight J (1987) Adjuvant chemotherapy for osteosarcoma: a randomized prospective trial. J Clin Oncol 5:21–26

22. Link MP, Goorin AM, Miser AW, Green AA, Pratt CB, Belasco JB, Pritchard J, Malpas JS, Baker AR, Kirkpatrick JA, Ayala AG, Shuster JJ, Abelson HT, Simone JV, Vietti TJ (1986) The effect of adjuvant chemotherapy on relapse-free survival in patients with osteosarcoma of the extremity. N Engl J Med 314:1600–1602

23. Rosen G, Caparros B, Huvos AG, Kosloff C, Nirenberg A, Cacavio A, Marcove RC, Lane JM, Mehta B, Urban C (1982) Preoperative chemotherapy for osteogenic sarcoma: Selection of postoperative adjuvant chemotherapy based on the response of the primary tumor to preoperative chemotherapy. Cancer 49:1221–1230

24. Saeter G, Alvegard A, Elomaa I, Stenwig AE, Holmström T, Solheim OP (1991) Treatment of osteosarcoma of the extremities with the T-10 protocol, with emphasis on the effects of preoperative chemotherapy with single-agent high-dose methotrexate: A scandinavian sarcoma group study. J Clin Oncol 9:1766–1775

25. Winkler K, Beron G, Delling G, Heise U, Kabisch H, Purfürst C, Berger J, Ritter J, Jürgens H, Gerein V, Graf N, Russe W, Gruemayer ER, Ertelt W, Kotz R, Preusser P, Prindull G, Brandeis W, Landbeck G (1988) Neoadjuvant chemotherapy of osteosarcoma: results of a randomized cooperative trial (COSS-82) with salvage chemotherapy based on histological tumor response. J Clin Oncol 6:329–337

26. Jaffe N, Raymond AK, Ayala A, Carrasco CH, Wallace S, Robertson R, Griffiths M, Wang Y-M (1987) Effect of escalating courses of intraarterial cis-diamminedichlorplatinum-II on the primary tumor in pediatric osteosarcoma. Proc Am Soc Clin Oncol 6:217

27. Winkler K, Bielack S, Delling G, Salzer-Kuntschik M, Kotz R, Greenshaw C, Jürgens H, Ritter J, Kusnierz-Glaz C, Erttmann R, Gädicke G, Graf N, Ladenstein R, Leyvraz S, Mertens R, Weinel P (1990) Effect of intraarterial versus intravenous cisplatin in addition to systemic doxorubicin, high dose methotrexate, and ifosfamide on histologic tumor response in osteosarcoma (Study COSS-86). Cancer 66:1703–1710

28. Bacci G, Picci P, Gherlinzoni F, Horn JR van, Orlandi M, Normand R, Manfrini M, Pignatti G, Campanacci M (1986) Neoadjuvant chemotherapy for high grade osteosarcoma of the extremities: is a good response to preoperative treatment an indication to reduce postoperative chemotherapy? Chemioterapia 5:140–143

29. Benjamin RS, Chawla SP, Carrasco CH, Raymond AK, Murray JA, Armen TO, Wallace S, Ayala A, Papadopoulos NEJ, Plager C, Romsdahl MM, Martin RG (1990) Primary chemotherapy for osteosarcoma with systemic adriamycin and intra-arterial cisplatin. Cancer Bull 42:314–317

30. Bramwell VHC, Burgers M, Sneath R, Souhami R, Oosterom AT van, Voute PA, Rouesse J, Spooner D, Craft AW, Somers R, Pringle J, Malcolm AJ, Eijken J, Thomas D, Uscinska B, Machin D, Glabbeke M van (1992) A comparison of two short intensive adjuvant chemotherapy regimens in operable osteosarcoma of limbs in children and young adults: The first study of the European Osteosarcoma Intergroup. J Clin Oncol 10:1579–1591

31. Salem PA, Benjamin RS, Howard J, Gutterman JU (1991) Phase II trial of recombination interferon alpha 2-b in the treatment of advanced metastatic and refractory sarcoma. Proc Am Assoc Cancer Res 32:200

Ewing-Sarkom

H. Jürgens

I. Epidemiologie [1, 2, 3]

Häufigkeit: 10 %–15 % aller primären malignen Knochentumoren
Inzidenz: 0,6/1 Mio. Einwohner pro Jahr
Alter: selten < 5 und > 30 Jahre, Häufigkeitsgipfel 10–15 Jahre
Geschlecht: männliche Prädisposition 1,5 : 1
Lokalisationen: vgl. Abb. 1; ca. 45 % Stamm, 55 % Extremitäten, häufigste Einzellokalisationen: Becken 20 %, Femur 20 %, Fibula 10 %, Tibia 10 %
Ätiologie: weitgehend ungeklärt, unreifer mesenchymaler Tumor mit Tendenz zu neuronaler Differenzierung.

II. Pathologie und Stadieneinteilung [1, 4–6]

Knochentumor mit intramedullärer, gewöhnlich diaphysärer Ausdehnung und transkortikalem Weichteildurchbruch, von gewöhnlich harter Konsistenz mit weicheren hämorrhagischen und zystisch degenerierten Arealen. Histologisch uniformes klein-, blau-, rundzelliges Bild mit mäßiger Mitosenzahl. Vereinzelt unvollständig pseudorosettenartige Anordnung der Tumorzellen. In der PAS-Färbung gewöhnlich Nachweis reichlicher intrazytoplasmatischer Glykogenablagerungen. Immunhistochemisch Positivität mesenchymaler Marker, z. B. Vimentin; variabler Nachweis neuronaler Differenzierung: NSE, Leu7, PGP9.5, S100; daher unscharfe Abgrenzung gegenüber malignen peripheren neuroektodermalen Tumoren (MPNT, PNET). Diese beiden Tumoren werden heute als unterschiedliche Differenzierungen desselben Malignoms angesehen. Die Definitionen sind noch nicht vereinheitlicht. Vorgeschlagen ist, als Ewingsarkom den klein-, rundzelligen Knochentumor zu definieren, der bis zu einem neuronalen Marker exprimiert und als PNET alle klein-, rundzelligen Tumoren mit mehr als einem neuronalen Marker. Die Proliferationsaktivität, immunhistochemisch nachweisbar mit proliferationsassoziierten Kernantigenen, z. B. Ki-67, ist relativ gering und liegt zwischen 10 % und 15 %.
Zytogenetisch relativ konsistenter Nachweis einer tumorspezifischen Translokation t(11;22) (q24; q12) sowohl bei Ewing-Sarkomen wie bei malignen peripheren neuroektodermalen Tumoren als Hinweis auf die enge histogenetische Verwandtschaft.
Klinisch wird gewöhnlich lediglich zwischen einer primär metastasierten (10 %–15 %) und primär lokalisierten Erkrankung unterschieden. Keine einheit-

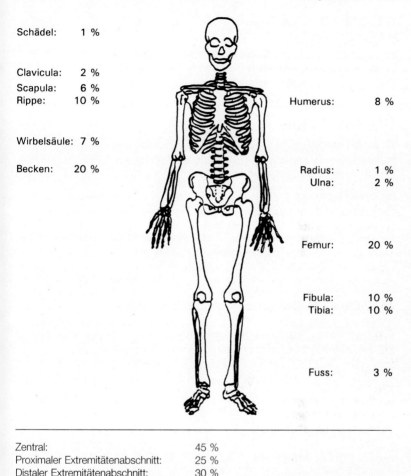

Schädel:	1 %
Clavicula:	2 %
Scapula:	6 %
Rippe:	10 %
Wirbelsäule:	7 %
Becken:	20 %
Humerus:	8 %
Radius:	1 %
Ulna:	2 %
Femur:	20 %
Fibula:	10 %
Tibia:	10 %
Fuss:	3 %

Zentral:	45 %
Proximaler Extremitätenabschnitt:	25 %
Distaler Extremitätenabschnitt:	30 %

Abb. 1. Skelettverteilung von Ewing-Sarkomen in Prozent (basierend auf 300 Patienten der CESS-Studien mit primär nicht metastasiertem Ewing-Sarkom

liche Definition unterschiedlicher T-Stadien trotz eindeutiger Abhängigkeit der Prognose von der Tumormenge, lymphonoduläre Metastasierung extrem selten. Systemische Metastasierung in Lungen und Knochen bzw. Knochenmark. Bei Patienten mit primärer Metastasierung vergleichbare Inzidenz von Lungen- bzw. Knochenmetastasen.

5–10-Jahres-Überlebensraten:

Primärtumor – ausschließlich Lokaltherapie	< 10 %
Primärtumor – Lokal- und Systemtherapie	ca. 60 %
Primär pulmonal metastasiertes Ewingsarkom	ca. 40 %
Primär ossär metastasiertes Ewingsarkom	< 20 %.

III. Diagnostik [1, 7]

Klinische Präsentation: Schmerzen, meist bewegungsunabhängig, lokale Schwellung, unter Umständen überwärmt, febrile Episoden (wichtigste klinische Differentialdiagnose: Osteomyelitis).

Laboruntersuchungen:

Unspezifische Tumormarker: BSG, LDH, Ferritin (Korrelation mit dem Tumorvolumen).

Spezifische Tumormarker: Serum-NSE (bei neuronal differenziertem Ewing-Sarkom).

Apparative Diagnostik der Primärtumorregion: konventionelle Röntgendiagnostik, Sonographie, Computertomographie (CT), Kernspintomographie (NMR), Skelettszintigraphie (auch Metastasensuche), evtl. Angiographie.

Apparative Tumorausbreitungsdiagnostik: konventionelles Thorax-Röntgenbild, thorakale Computertomographie, Skelettszintigraphie, Kernspintomographie szintigraphisch verdächtiger Skelettregionen, Knochenmarksbiopsie und -aspiration.

Histopathologische Diagnose: Biopsie: konventionelle Pathomorphologie, Immunhistochemie, evtl. Elektronenmikroskopie, Zyto- und Molekulargenetik.

IV. Behandlungsstrategie [1, 7]

Die Ewing-Sarkom-Behandlung besteht aus systemischer Kombinationschemotherapie und Lokaltherapie. Heute favorisiert: Therapiebeginn nach bioptischer Sicherung der Diagnose mit systemischer Chemotherapie, Dauer insgesamt ca. 10 Monate, Lokaltherapie nach ca. dreimonatiger Vorbehandlung des Tumors mit Chemotherapie.

1 Chemotherapie [1, 7]

Die wirksamsten Zytostatika sind in der Reihenfolge der Wertigkeit alkylierende Substanzen, Ifosfamid (IFO) und Cyclophosphamid (CYC), und Anthrazykline, Adriamycin (ADM), gefolgt von Etoposid (VP-16), Actinomycin D und Vinca-Alkaloiden, Vincristin (VCR). Weniger wirksam Methotrexat (MTX) und Cisplatin (DDP). Derzeit aktuell: vier-Mittel-Kombinationschemotherapie, z. B. Vincristin,

Actinomycin D, Cyclophosphamid und Adriamycin (VACA), oder Ifosfamid statt Cyclophosphamid (VAIA). In Erprobung zusätzlich Etoposid (VP-16) als fünftes Medikament (EVAIA).

In Tabelle 1 sind die Ergebnisse der wichtigsten internationalen Ewingsarkomstudien zusammengestellt. Das rezidivfreie Überleben ist umso höher, je intensiver die eingesetzte Chemotherapie, je höher der Anteil operierter anstelle bestrahlter Patienten.

Das aktuelle Chemotherapieprotokoll der Europäischen Ewingsarkomstudie EICESS 92 der Deutschen Gesellschaft für Pädiatrische Hämatologie und Onkologie (GPOH) und der britischen Arbeitsgruppen UKCCSG und MRC ist in Abb. 2 wiedergegeben [8]. Die Chemotherapieintensität ist nach dem Rückfallrisiko stratifiziert: Standardrisiko – Primärtumorvolumen < 100 ml, Hochrisiko (HR) – Primärtumorvolumen ≥ 100 ml.

2 Strahlentherapie [18–21]

Strahlendosen jenseits von 55 Gy gelten als kurativ. Lokalrezidivrisiko 10 %–40 % in Abhängigkeit vom Ausgangsvolumen des Tumors, daher Favorisierung chirurgischer Lokalbehandlung. Wichtig: Bestrahlung des gesamten tumortragenden Kompartiments mit mindestens 45 Gy, Booster auf das Tumorfeld in seiner primären Ausdehnung mit einem Sicherheitsabstand von mindestens 2 cm, Ausnahme: rückgebildete Tumorausdehnung in Körperhöhlen, z. B. Becken. Bei mikroskopischen Tumorresten nach Tumorresektion und gutem histologischen Ansprechen auf die primäre Chemotherapie postoperative Bestrahlung mit 45 Gy, bei schlechtem Ansprechen und intraläsionaler Operation volle Strahlendosis. Derzeit in Erprobung: präoperative Strahlentherapie mit 45 Gy zur Kompartimentsanierung und Prävention intraoperativer systemischer Tumorstreuung.

3 Chirurgische Therapiemaßnahmen [22–24]

Ablative und mutilierende Eingriffe, wenn möglich, vermeiden, insbesondere bei gutem klinischen Ansprechen auf primäre Chemotherapie. Operative Verfahren der Wahl: weite Resektion im Gesunden, bei marginaler Resektion Nachbestrahlung erforderlich, bei gutem Ansprechen (< 10 % vitaler Tumor, Resektionsränder frei) 45 Gy, bei schlechtem Ansprechen 55–60 Gy. Intraläsionale Eingriffe in vitalen Tumor möglichst umgehen, postoperativ volle Bestrahlungsdosis erforderlich.

4 Therapie bei primär metastasierten Patienten

4.1 Lungenmetastasen [25]

Zusätzlich Lungenparenchymbestrahlung, auch bei vollständiger Remission unter Chemotherapie, 18 Gy bei Patienten > 14 Jahren, 14 Gy bei Patienten < 14 Jahren. Nach durchgeführter Lungenbestrahlung bei Fortsetzung der Chemotherapie Vorsicht mit Anthrazyklinen (Kardiomyopathie).

Tabelle 1. Ergebnisse multizentrischer Ewing-Sarkom-Studien

Studie/Institution (Literatur)	Patientenzahl	Behandlungsstrategie	Follow-up (Jahre)	NED	Ergebnisse in Subgruppen
IESS I 1990 [9]	342	Radiatio, Chemotherapie	> 6	48 %	VACA (59 %) VAC (55 %) VAC + Lungenrad. (42 %) Becken (34 %) Nicht-Becken (57 %)
IESS II 1990 [10]	214	Radiatio, Operation, Chemotherapie	1–9	64 %	VACA hochdosiert (73 %) VACA mittlere Dosis (56 %)
MSKCC [11]	67	Prot. T 2, T 6, T 9, Radiatio, Operation	1–10	79 %	Zentrale Tumoren (65 %) Distale Tumoren (95 %) Proximale Tumoren (79 %) Radiatio (76 %) Amputation (77 %) OP + Radiatio (85 %)
Istituto Nazionale Italien [12]	34	Radiatio, Chemotherapie	2–6	59 %	Extremitäten (67 %) Zentral ossär (40 %) Radiatio ausreichend (76 %) Radiatio unzureichend (33 %)
Villejuif Frankreich [13]	30	Radiatio, Chemotherapie	5–8	50 %	Röhrenknochen (69 %) Zentral ossär (35 %)
12 Zentren Frankreich [14]	70	Radiatio, Chemotherapie	2–5	54 %	Röhrenknochen (78 %) Flache Knochen (37 %) Rippen (50 %)
Bologna Italien [15]	144	Radiatio, Operation Chemotherapie	5–16	41 %	Sequentielle Chemoth. (32 %) Komb. Chemotherapie (54 %) OP + Radiatio (60 %) Radiatio (28 %) Becken (24 %) Nicht-Becken (46 %)
SJCRH, USA [16]	50	Radiatio, Operation, Chemotherapie	3	80 %	< 8 cm (82 %) > 8 cm (64 %)
CESS 81, Deutschland [17]	93	Radiatio, Operation, Chemotherapie	2–6	55 %	Zentral (53 %) Proximal (45 %) Distal (75 %) Operation (64 %) Radiatio + OP (69 %) Radiatio (50 %) < 100 ml Tu-Volumen (80 %) > 100 ml Tu-Volumen (32 %) histolog. Response --- gut (79 %) --- schlecht (31 %)

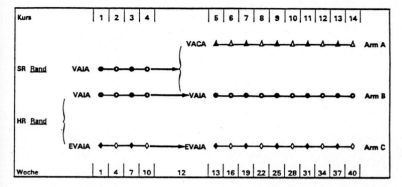

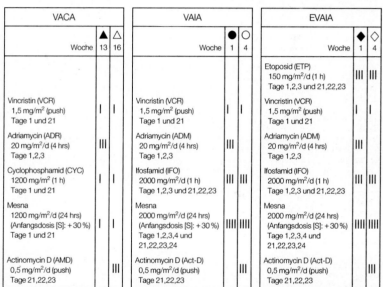

VACA			VAIA			EVAIA		
	▲	△		●	○		◆	◇
Woche	13	16	Woche	1	4	Woche	1	4
						Etoposid (ETP) 150 mg/m²/d (1 h) Tage 1,2,3 und 21,22,23	III	III
Vincristin (VCR) 1,5 mg/m² (push) Tage 1 und 21	I	I	Vincristin (VCR) 1,5 mg/m² (push) Tage 1 und 21	I	I	Vincristin (VCR) 1,5 mg/m² (push) Tage 1 und 21	I	I
Adriamycin (ADR) 20 mg/m²/d (4 hrs) Tage 1,2,3	III		Adriamycin (ADM) 20 mg/m²/d (4 hrs) Tage 1,2,3	III		Adriamycin (ADM) 20 mg/m²/d (4 hrs) Tage 1,2,3	III	
Cyclophosphamid (CYC) 1200 mg/m² (1 h) Tage 1 und 21	I	I	Ifosfamid (IFO) 2000 mg/m²/d (1 h) Tage 1,2,3 und 21,22,23	III	III	Ifosfamid (IFO) 2000 mg/m²/d (1 h) Tage 1,2,3 und 21,22,23	III	III
Mesna 1200 mg/m²/d (24 hrs) (Anfangsdosis [S]: +30 %) Tage 1 und 21	I	I	Mesna 2000 mg/m²/d (24 hrs) (Anfangsdosis [S]: +30 %) Tage 1,2,3,4 und 21,22,23,24	IIII	IIII	Mesna 2000 mg/m²/d (24 hrs) (Anfangsdosis [S]: +30 %) Tage 1,2,3,4 und 21,22,23,24	IIII	IIII
Actinomycin D (AMD) 0,5 mg/m²/d (push) Tage 21,22,23		III	Actinomycin D (Act-D) 0,5 mg/m²/d (push) Tage 21,22,23		III	Actinomycin D (Act-D) 0,5 mg/m²/d (push) Tage 21,22,23		III

Abb. 2. Therapiediagramm der Ewing-Sarkomstudie EICESS 92. Standardrisiko *(SR):* Primär-tumorvolumen < 100 ml, Hochrisiko *(HR):* Primärtumorvolumen ≥ 100 ml, *Rand.* = Randomisation

4.2 Ossäre Metastasierung [26]

Schlechte Therapieergebnisse mit konventioneller Behandlung, heute angestrebt: Knochenmarktransplantation (autolog/allogen) in vollständiger Erstremission nach Konditionierung mit Ganzkörperbestrahlung (12 Gy) und Hochdosischemothera-pie, z. B. Melphalan und VP-16.

5 Weitere Therapieansätze [1, 7, 27]

Lokoregionale Hyperthermie als Inkrement für Chemo- und/oder Radiotherapieeffekt in klinischer Erprobung. Zytokintherapie mit Interleukin, Interferon und Tumornekrosefaktor trotz positiver in-vitro-Ergebnisse bislang klinisch wenig erprobt, die wenigen vorliegenden Ergebnisse sind noch wenig überzeugend. Supportivtherapie mit G-CSF bzw. GM-CSF bei intensiver Chemotherapie häufig eingesetzt, kontrollierte Studien mit Nachweis einer dadurch verbesserten Langzeitüberlebensrate stehen aus.

V. Literatur

1. Jürgens H, Donaldson SS, Göbel U (1992) Ewing's Sarcoma. In: Voûte PA, Barrett A, Lemerle J (eds) Springer, Berlin Heidelberg New York Tokyo, pp 295–313
2. Price OHG, Jeffree GM (1977) Incidence of bone sarcomas in SW England, 1946–74, in relation to age, sex, tumour site and histology. Br J Cancer 36:511–522
3. Glass AG, Fraumeni JF Jr (1970) Epidemiology of bone cancer in children. JNCI 44:187–199
4. Huvos AG (1991) Ewing's sarcoma. In: Huvos AG (ed) Bone tumors. Diagnosis, treatment and prognosis. Saunders, Philadelphia, pp 523–552
5. Campanacci M (1990) Ewing's sarcoma. In: Campanacci M (ed) Bone and soft tissue tumors. Springer, Vienna New York, pp 309–538
6. Roessner A, Jürgens H (1993) Round cell tumors of bone. Path Res Pract (in press)
7. Jürgens H, Winkler K, Göbel U (1992) Bone tumours. In: Plowman PN, Pinkerton CR (eds) Paediatric Oncology. Clinical practice and controversies. Chapman & Hall Medical, London New York Tokyo Melbourne Madras, pp 325–350
8. Jürgens H, Craft AW (1992) European Intergroup Cooperative Ewing's Sarcoma Study. Study manual
9. Nesbit ME, Gehan EA, Burgert EO et al. (1990) Multimodal therapy of primary nonmetastatic Ewing's sarcoma of bone: a long-term follow-up of the First Intergroup Study. J Clin Oncol 8:1664–1674
10. Burgert EO, Nesbit ME, Garnsey LA et al. (1990) Multimodal therapy for the management of nonpelvic localized Ewing's sarcoma of bone: Intergroup Study IESS-II. J Clin Oncol 8:1514–1524
11. Rosen G, Caparros B, Mosende C, McCormick B, Huvos AG, Marcove RC (1978) Curability of Ewing's sarcoma and considerations for future therapeutic trials. Cancer 41:888–899
12. Gasparini M, Lombardi F, Gianni C, Fossati-Bellani F (1981) Localized Ewing's sarcoma: results of integrated therapy and analysis of failures. Eur J Cancer Clin Oncol 17:1205–1209
13. Zucker JM, Henry-Amar M, Sarazzin D, Blacke R, Platte C, Schweisguth O (1983) Intensive systemic chemotherapy in localized Ewing's sarcoma in childhood. A historical trial. Cancer 52:415–423
14. Deméocq F, Carton P, Patte C, Oberlin O, Sarrazin D, Lemerle J (1984) Traitement du sarcome d'Ewing par chimiothérapie initiale intensive. Press Med 13:717–721
15. Bacci G, Toni A, Avella M et al. (1989) Long-term results in 144 localized Ewing's sarcoma patients treated with combined therapy. Cancer 63:1477–1486
16. Hayes FA, Thompson EI, Meyer WH et al. (1989) Therapy for localized Ewing's sarcoma of bone. J Clin Oncol 7:208–213
17. Jürgens H, Exner U, Gadner H et al. (1988b) Multidisciplinary treatment of Ewing's sarcoma of bone. A 6-year experience of a European Cooperative Trial. Cancer 61:23–32
18. Donaldson SS (1981) A story of continuing success – radiotherapy for Ewing's sarcoma. Int J Radiat Oncol Biol Phys 7:279–281

19. Perez CA, Tefft M, Nesbit ME, Burgert EO, Vietti TJ, Kissane J, Pritchard DJ, Gehan EA (1981) Radiation therapy in the multimodal management of Ewing's sarcoma of bone: report of the Intergroup Ewing's Sarcoma Study. Natl Cancer Inst Monogr 56:263–271

20. Dunst J, Sauer R, Burgers JMV, Hawlizcek R, Kürten R, Müller RP, Wannenmacher M, Jürgens H (1988) Radiotherapie beim Ewing-Sarkom: aktuelle Ergebnisse der GPO Studien CESS 81 und CESS 86. Klin Pädiatr 200:261–266

21. Dunst J, Sauer R, Burgers JMV, Hawliczek R, Kürten R, Winkelmann W, Salzer-Kuntschik M, Müschenich M, Jürgens H, Cooperative Ewing's Sarcoma Study Group (1991) Radiation therapy as local treatment in Ewing's sarcoma. Results of the Cooperative Ewing's Sarcoma Studies CESS 81 und CESS 86. Cancer 67:2818–2825

22. Pritchard DJ (1980) Indications for surgical treatment of localized Ewing's sarcoma of bone. Clin Orthop 153:39–43

23. Kotz R, Ramach W, Sigmund R, Wagner O (1982) Operative Therapie maligner Knochentumoren und Behandlungsergebnisse. Langenbecks Arch Chir 358:387–392

24. Winkelmann W, Jürgens H (1989) Lokalkontrolle beim Ewing-Sarkom. Vergleichende Ergebnisse nach intraläsionaler, marginaler bzw. Tumorresektion im Gesunden. Z Orthop Grenzgeb 127:424–426

25. Paulussen M, Braun-Munzinger G, Burdach S, Deneke S, Dunst J, Fellinger E, Göbel U, Mittler U, Treuner J, Voûte PA, Winkler K, Jürgens H (1993) Behandlungsergebnisse beim ausschließlich pulmonal primär metastasierten Ewingsarkom. Eine retrospektive Analyse von 42 Patienten. Klin Pädiatr (im Druck)

26. Burdach S, Jürgens H, Valen F van, Zessack N, Dilloo D, Hanenberg H, Pennings C, Ladenstein R, Gadner H, Göbel U (1992) Myeloablation, stem cell grafting and cytokine therapy in poor prognosis Ewing sarcoma: current concepts and future directions. Bone Marrow Transplantation 10:18

27. Issels RR, Mittermüller J, Gerl A, Simon W, Ortmaier A, Denzlinger C, Sauer H, Wilmanns W (1991) Improvement of local control by regional hyperthermia combined with systemic chemotherapy (ifosfamide plus etoposide) in advanced sarcomas: updated report on 65 patients. J Cancer Res Clin Oncol 117:141–147

Weichteilsarkom

J. Schütte und *S. Seeber*

I. Epidemiologie [1–3]

Häufigkeit: ca. 0,8–1 % aller malignen Tumoren
Inzidenz: ca. 2/100000 pro Jahr
Lokalisationen: ca. 10 %–15 % an den oberen Extremitäten, ca. 40 % an den unteren Extremitäten; etwa 30 % am Körperstamm, ca. 10 %–15 % im Kopf-Hals-Bereich
Ätiologie: weitgehend ungeklärt [hochdosierte Strahlentherapie, Herbizide (Phenoxyessigsäure), Holzschutzmittel (Chlorophenole), Dioxin, Thorotrast, Vinylchlorid, Arsen?].

II. Pathologie und Stadieneinteilung [1, 4]

Mindestens 15 histologische Subtypen: Alveoläres Weichteilsarkom, Angiosarkom, epitheloides Sarkom, extraskelettales Chondrosarkom, extraskelettales Osteosarkom, Fibrosarkom, Leiomyosarkom, Liposarkom, malignes fibröses Histiozytom, malignes Hämangioperizytom, malignes Mesenchymom, malignes Schwannom, Rhabdomyosarkom, Synovialsarkom, nicht näher klassifizierbares Sarkom.

Es werden 3 (bis 4) **histopathologische Malignitätsgrade** (UICC) unterschieden:

GX: Differenzierungsgrad nicht bestimmbar
G1: Gut differenziert
G2: Mäßig differenziert
G3/4: Schlecht differenziert/undifferenziert.

5–10-Jahres-Überlebensraten: 90 %–100 % (Grad I), 50 %–70 % (Grad II), 20 %–50 % (Grad III/IV).

Kurzgefaßte TNM-Klassifikation (UICC)

T   **Primärtumor**
T1   Tumordurchmesser $\leq$ 5 cm
T2   Tumordurchmesser > 5 cm
N   **Regionäre Lymphknoten**
N1   Regionäre Lymphknotenmetastasen
M   **Fernmetastasen**

Stadieneinteilung (UICC):

Stadium IA	G 1	T 1	N 0	M 0
Stadium IB	G 1	T 2	N 0	M 0
Stadium IIA	G 2	T 1	N 0	M 0
Stadium IIB	G 2	T 2	N 0	M 0
Stadium IIIA	G 3–4	T 1	N 0	M 0
Stadium IIIB	G 3–4	T 2	N 0	M 0
Stadium IVA	jedes G	jedes T	N 1	M 0
Stadium IVB	jedes G	jedes T	jedes N	M 1

III. Diagnostik

Biopsie („Inzisionsbiopsie"); lokale Ausbreitungsdiagnostik: klinische Untersuchung, Kernspintomographie (NMR), alternativ Computertomographie, evtl. Angiographie, Skelettszintigraphie; *systemische Tumorausbreitungsdiagnostik:* thorakale Computertomographie, Sonographie/Computertomographie des Abdomens/Beckens.

IV. Behandlungsstrategie (s. Abb. 1)

1 Chirurgische Therapiemaßnahmen [1, 5]

1.1 Extremitätentumoren

- „Weite Exzision" („En-bloc"-Resektion mit einem Sicherheitsabstand von mindestens 1–2 cm): Lokalrezidivrate ca. 40 %–50 %; ca. 10 %–15 % nach zusätzlicher Strahlentherapie.
- „Radikale Exzision" (Kompartmentresektion oder meist Amputation): Lokalrezidivrate etwa 10 %–15 %.

1.2 Weichteilsarkome von Körperstamm, Kopf und Hals

Möglichkeiten für eine komplette Tumorresektion und hochdosierte Strahlentherapie oft begrenzt. Die 5-Jahres-Überlebensraten betragen daher nur etwa 15 %–35 % [1, 5].

1.3 Metastasen

Lymphknotenmetastasen: 10 %–20 % bei Rhabdomyosarkomen, epitheloiden Sarkomen, malignen fibrösen Histiozytomen und Synovialsarkomen, im übrigen nur 5 %–8 %. Eine prophylaktische oder diagnostische Lymphadenektomie ist daher in der Regel nicht indiziert.
Hämatogene Dissemination: Nach zum Teil wiederholter, meist pulmonaler Metastasektomie sind 5-Jahres-Überlebensraten von 20 %–38 % erreichbar.

350   J. Schütte und S. Seeber

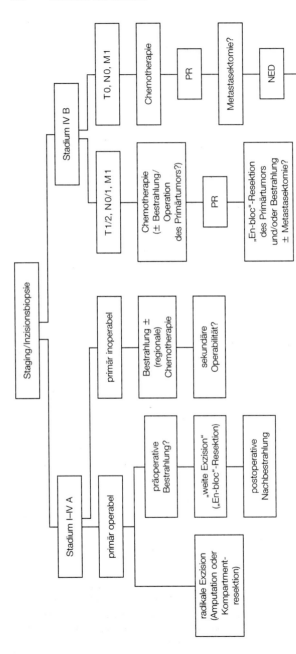

PR = Partielle Remission
NED = „no evidence of disease"

Abb. 1. Therapiestrategie bei Weichteilsarkom

2 Strahlentherapie [6]

Indikationen; adjuvant bei „weiter Exzision" des Primärtumors (s. o.); nach inkompletter Tumorresektion; bei primär inoperablen (Extremitäten-)Tumoren, bei denen mit alleiniger Strahlentherapie eine lokale Tumorkontrolle bei bis zu 30 %–80 % der Patienten und in Einzelfällen eine sekundäre Operabilität erreichbar ist. In kontrollierten Studien werden derzeit verschiedene Therapiemodalitäten geprüft: prä- vs. postoperative Strahlentherapie vs. Brachytherapie; Photonen vs. Neutronen vs. Photonen plus Neutronen.

3 Chemotherapie (s. Tabellen 1 und 2)

Die wirksamsten Zytostatika sind Ifosfamid (IFS) und Adriamycin (ADM) mit durchschnittlichen Ansprechraten von 20 %–35 % (Tabelle 1). Substanzen mit geringerer Ansprechrate sind Actinomycin-D (17 %), DTIC (16 %), Methotrexat (≤ 18 %), Cyclophosphamid (13 %), CCNU (10 %) und Cisplatin (≤ 10 %).

3.1 Chemotherapie bei fortgeschrittenen WTS

In zahlreichen nicht randomisierten Studien wurden mit einer Kombinationschemotherapie zum Teil höhere Ansprechraten beschrieben als mit einer Monotherapie, z. B. mit Anthrazyklinen [7–19]. Die Ergebnisse randomisierter Studien sind diesbezüglich nicht einheitlich: in nur 3 von 7 Untersuchungen [20–26], in denen Adriamycin allein mit einer Anthrazyklin-haltigen Kombination (z. B. ADM/DTIC, ADM/IFS, ADM/CPM, CYVADIC, ADM/CPM/VCR) verglichen wurde, fanden sich signifikant höhere Remissionsraten für die Kombinationstherapien ADM/DTIC [21, 24] und ADM/IFS [25]. Hinsichtlich der prognostisch relevanteren Rate kompletter Remissionen sowie der Remissionsdauer und der Überlebenszeiten konnte bisher jedoch kein signifikanter Vorteil zugunsten einer Kombinationschemotherapie nachgewiesen werden. Die zusätzliche Gabe von Ifosfamid [27] – nicht aber von Cyclophosphamid [28] – zu der Kombination von ADM/DTIC erbrachte zwar eine höhere Remissionsrate als für ADM/DTIC (30 % versus 17 %), jedoch waren die Rate kompletter Remissionen, die Remissionsdauer und die Überlebenszeiten gegenüber dem ADM/DTIC-Studienarm nicht signifikant erhöht. Da bislang somit kein überzeugender Nachweis für den Vorteil der Kombinationschemotherapie vorliegt, stellt die Monotherapie mit einem Anthrazyklin oder mit Ifosfamid derzeit auch weiterhin die Therapie der Wahl dar. Als Ausnahme mag das Vorgehen bei einem neoadjuvanten Konzept gelten, da hierbei die eventuell höhere Rate partieller Remissionen von Bedeutung sein kann.

3.2 Adjuvante Chemotherapie

Die überwiegende Mehrzahl randomisierter Studien läßt keinen signifikanten Unterschied in den Gesamtüberlebensraten, krankheitsfreien Überlebenszeiten oder Lokalrezidivraten zugunsten der mit adjuvanter Chemotherapie behandelten Patienten erkennen [29]. Sie ist daher außerhalb kontrollierter Studien nicht indiziert.

Tabelle 1. Weichteilsarkome – Behandlungsergebnisse mit Mono- und Polychemotherapie (Phase II-Studien)

Quelle Jahr	Therapie	n = Anzahl auswertbarer Patienten, S = Stadium, H = Histologie, V = Vorbehandelt	Therapieresultate					ÜZ = Überlebenszeit RD = Remissiondauer Median (Monate)
			CR	PR	CR+PR in %	NC	PD	
Mouridsen EORTC 1987 [9]	**ADM** 75 mg/m² q 3 Wo	n = 83 S: ≥ IIB H: verschiedene V = 0	6	15	**25**	37	25	RD: 11 ÜZ: 10 (gesamt
Stuart-Harris RMH 1983 [10]	**IFS** 5–8 g/m² q 3 Wo	n = 40 S: ≥ IIB H: verschiedene V = 0	6	9	**38**	na	na	RD: 11 ÜZ: na
Bramwell EORTC 1987 [11]	**IFS** 5 g/m² q 3 Wo	n = 40 S: ≥ IIB H: verschiedene V = 0	2	8	**25**	15	15	RD: 7 ÜZ: 8 (gesamt)
Gottlieb SWOG 1975 [12]	**ADM** 60 mg/m² **DTIC** 250 mg/m² × 5 q 3 Wo	n = 218 S: IV H: verschiedene V = 43 %	25	67	**42**	72	54	RD: na ÜZ: 10 (gesamt ÜZ: 15 (CR+PR)
Sledge RMH 1988 [13]	**ADM** 60 mg/m² **IFS** 5 g/m² q 3 Wo	n = 39 S: ≥ IIB H: verschiedene V = 0	3	13	**41**	na	na	RD: 7 ÜZ: na
Schütte EORTC 1990 [14]	**ADM** 50 mg/m² **IFS** 5 g/m² q 3 Wo	n = 175 S: ≥ IIB H: verschiedene V = 0	16	45	**35**	82	32	RD: 17 (CR) RD: 10 (PR) ÜZ: 15 (gesamt) ÜZ: 25 (CR) ÜZ: 17 (PR) ÜZ: 14 (gesamt)

Tabelle 1. (Fortsetzung)

Quelle Jahr	Therapie	n = Anzahl auswertbarer Patienten, S = Stadium, H = Histologie, V = Vorbehandelt	Therapieresultate					ÜZ = Überlebenszeit, RD = Remissiondauer, Median (Monate)
			CR	PR	CR+PR in %	NC	PD	
Bramwell NCI Canada 1988 [15]	**ADM** 50 mg/m² **IFS** 5 g/m² **DTIC** 850 mg/m² q 3 Wo	n = 26 S: ≥ IIB H: verschiedene V = 0	–	7	**27**	13	6	na
Casali INT Milano 1991 [16]	**EPI-ADM** 90 mg/m² **IFS** 2,5 g/m² × 3 **DTIC** 300 mg/m² × 3 q 3 Wo	n = 45 S: IV H: verschiedene V = 0	5	17	**49**	na	na	na
Yap SWOG 1980 [17]	**ADM** 50 mg/m² **CPM** 500 mg/m² **DTIC** 250mg/m² × 5 **VCR** 2,0 mg, d 1+5 q 3 Wo	n = 125 S: ≥ IIB H: verschiedene V = 14%	21	42	**50**	38	26	RD: 9 (CR), 7 (PR) ÜZ: 16 (CR+PR) ÜZ: 7 (NC+PD)
Pinedo EORTC 1984 [18]	**ADM** 50 mg/m² **CPM** 500mg/m² **DTIC** 250 mg/m² × 5 **VCR** 2,0 mg q 4 Wo	n = 84 S: ≥ IIB H: verschiedene V = 0	14	18	**38**	24	28	RD: 16 (CR+PR) ÜZ: 32 (CR) ÜZ: 13 (PR) ÜZ: 11 (gesamt)
Spielmann IGR 1988 [19]	**DDP** 30 mg/m² × 4 ci **VDS** 1 mg/m² × 4 ci q 3 Wo	n = 23 S: ≥ IIB H: verschiedene V = 1000%	–	3	**13**	na	na	RD: 5 ÜZ: na

Wo = Wochen; *na* = nicht angegeben.

Tabelle 2. Weichteilsarkome – Ergebnisse der Chemotherapie (randomisierte Studien)

Quelle Jahr	Therapie	n = Anzahl auswertbarer Patienten; S = Stadium; H = Histologie; V = Vorbehandelt	Therapieresultate					ÜZ = Überlebenszeit; RD = Remissiondauer; Median (Monate)
			CR	PR	CR+PR in %	NC	PD	
Omura GOG 1983 [20]	**ADM** 60 mg/m² q 3 Wo	n = 80 S: III–IV H: Uterus V = 0 n = 66	5	8	**16** (n.s.)	23	44	RD: 4 ÜZ: 8 (gesamt)
	ADM 60 mg/m² **DTIC** 250 mg/m² × 5 q 3 Wo		7	9	**24**	16	34	RD: 4 (CR+PR) ÜZ: 7 (gesamt)
Borden ECOG 1987 [21]	**ADM** 70 mg/m² q 3 Wo	n = 94 S: IV H: verschiedene V = 0 n = 92	5	12	**18** (p < 0,05)	10	67	RD: na ÜZ: 8 (gesamt)
	ADM 60 mg/m² **DTIC** 250 mg/m² × 5 q 3 Wo		6	22	**30**	11	53	RD: na ÜZ: 8 (gesamt)
Schoenfeld ECOG 1982 [22]	**ADM** 70 mg/m² q 3 Wo	n = 66 S: IV H: verschiedene V = 0 n = 70	4	14	**27** (n.s.)	13	26	RD: 5 ÜZ: 9 (gesamt)
	ADM 50 mg/m² **CPM** 750 mg/m² **VCR** 2 mg, q 3 Wo		3	10	**19**	11	38	RD: 7 ÜZ: 9 (gesamt)
Edmonson ECOG 1992 [25]	**ADM** 80 mg/m² q 3 Wo	n = 94	3	15	**19** (p < 0,05)	na	na	na (ns)
	ADM 30 mg/m² × 2 **IFS** 3,75 g/m² × 2 q 3 Wo	n =87	4	26	**35**	na	na	na (ns)

Tabelle 2. (Fortsetzung)

Quelle Jahr	Therapie	n = Anzahl auswertbarer Patienten S = Stadium H = Histologie V = Vorbehandelt	Therapieresultate					ÜZ = Überlebenszeit RD = Remissiondauer Median (Monate)
			CR	PR	CR+PR in %	NC	PD	
Santoro EORTC 1991 [26]	**ADM** 75 mg/m² q 3 Wo	n = 212	8	43	**24**	na	na	na (ns)
	ADM 50 mg/m² **IFS** 5 g/m², q 3 Wo	n = 202	12	42	(n.s.) **27**	na	na	na (ns)
	CPM 500 mg/m² **VCR** 2 mg/m² **ADM** 50 mg/m² **DTIC** 750 mg/m² q 3 Wo	n = 135 S: ≥ IIB H: verschiedene V = 0	11	27	(n.s.) **28**	na	na	na (ns)
Antman SWOG/CALGB 1990 [27]	**ADM** 20 mg/m² × 3 **DTIC** 300 mg/m² × 3 q 3 Wo	n = 157 S: IV H: verschiedene V = 0	3	24	**17** (p < 0,05)	na	na	na (ns)
	ADM 20 mg/m² × 3 **DTIC** 300 mg/m² × 3 **IFS** 2,5 g/m² × 3, q 3 wo	n = 158	2	45	**30**	na	na	na (ns)
Baker SWOG 1987 [28]	**ADM** 60 mg/m² **CPM** 500 mg/m² **DTIC** 250 mg/m² × 5, q 3 Wo	n = 97 S: IV H: verschiedene V = 0	11	22	**33** (n.s.)	na	na	RD: 7 ÜZ: 11 (gesamt)
	ADM 60 mg/m² **DTIC** 250 mg/m² × 5, q 3 Wo	n = 79	11	14	**33**	na	na	RD: 8 ÜZ: 9 (gesamt)

Wo = Wochen; *na* = nicht angegeben; *ns* = nicht signifikant.

3.3 Neoadjuvante und intraarterielle Chemotherapie

Häufig in Kombination mit einer präoperativen Strahlentherapie bei primär inoperablen WTS durchgeführt. Eindeutige Ergebnisse, daß eine neoadjuvante Chemotherapie (+/– Strahlentherapie) einer alleinigen präoperativen Strahlentherapie überlegen ist, liegen nicht vor. Auch wurde bisher kein Nachweis erbracht, daß eine intraarterielle Therapie gegenüber einer systemischen/intravenösen Therapie von Vorteil ist [30].

4 „Biological Response Modifiers"/Zytokine

Bisherige Untersuchungen mit Interferon, Interleukin und Tumornekrosefaktor haben enttäuschende Ergebnisse gezeigt. Ob sich durch höherdosierte Chemotherapie mit zusätzlicher Gabe von G(M)-CSF eine signifikante Verbesserung der Behandlungsergebnisse erzielen läßt, wird gegenwärtig im Rahmen randomisierter Studien geprüft.

5 Resistenzmodulatoren

Bei kindlichen Sarkomen wurde eine Korrelation der Prognose mit der Expression des p-Glykoproteins [*pgp170 kD* (mdr-1)] beobachtet [31]. Bei Weichteilsarkomen des Erwachsenen wurde eine *pgp*-Expression bei 13 %–66 % der Tumoren nachgewiesen [32]. Ob das Therapieansprechen und somit auch die Prognose der Patienten durch eine medikamentöse mdr-1-Modulation verbessert werden können, ist Gegenstand aktueller Untersuchungen.

V. Literatur

1. Enzinger FM, Weiss SW (eds) (1988) Soft Tissue Tumors. Mosby, St Louis Washington DC
2. McClay EF (1989) Epidemiology of Bone and Soft Tissue Sarcomas. Sem Oncol 16:264–272
3. Silverberg E, Boring CC, Squires TS (1990) Cancer Statistics, 1990. In: Ca-A Cancer Journal for Clinicians, vol 40. American Cancer Society Inc:9–26
4. UICC (1990) TNM-Atlas. In: Spiessl B et al. (eds) Illustrierter Leitfaden zur TNM/pTNM-Klassifikation maligner Tumoren. Springer, Berlin Heidelberg New York, pp 85–87
5. Yang JC, Rosenberg SA (1989) Surgery for Adult Patients with Soft Tissue Sarcomas. Sem Oncol 16:289–296
6. Tepper JE (1989) Role of Radiation Therapy in the Management of Patients with Bone and Soft Tissue Sarcomas. Sem Oncol 16:281–288
7. Antman KH (1988) Chemotherapy of Advanced Soft Tissue Sarcomas. In: Ryan JR, Baker LO (eds) Recent Concepts in Sarcoma Treatment. Kluwer Academic Publishers, Dordrecht Boston London, pp 174–182
8. Kane MJ (1989) Chemotherapy of Advanced Soft Tissue and Osteosarcomas. Sem Oncol 16:297–304
9. Mouridsen HT, Bastholt L, Somers R et al. (1987) Adriamycin Versus Epirubicin in Advanced Soft Tissue Sarcomas. A Randomized Phase II/Phase III Study of the EORTC Soft Tissue and Bone Sarcoma Group. Eur J Cancer Clin Oncol 23:1477–1483
10. Stuart-Harris R, Harper PG, Parsons CA et al. (1983) High-Dose Alkylation Therapy using Ifosfamide Infusion with Mesna in the Treatment of Adult Advanced Soft Tissue Sarcoma. Cancer Chemother Pharmacol 11:69–72

11. Bramwell V, Mouridsen HT, Santoro A et al. (1987) Cyclophosphamide versus Ifosfamide: Final Report of a Randomized Phase II Trial in Adult Soft Tissue Sarcomas. Eur J Cancer Clin Oncol 23:311–321
12. Gottlieb JA, Baker LH, O'Bryan RM et al. (1975) Adriamycin (NSC-123127) Used Alone and in Combination for Soft Tissue and Bony Sarcomas. Cancer Chemother Rep 6:271–282
13. Sledge G, Loehrer P, Brenner D et al. (1988) Treatment of Advanced Soft Tissue Sarcomas with Ifosfamide and Adriamycin. Proc Am Soc Clin Oncol 7:277
14. Schütte J, Mouridsen HT, Stewart W et al. (1990) Ifosfamide plus Adriamycin in Previously Untreated Patients with Advanced Soft Tisue Sarcoma. Eur J Cancer 26:558–561
15. Bramwell V, Eisenhauer E (1988) A Pilot Study of Adriamycin, Dacarbazine and Ifosfamide in Advanced Adult Soft Tissue Sarcomas. In: Ryan JR, Baker LO (eds) Recent Concepts in Sarcoma Treatment. Kluwer Academic Publishers, Dordrecht Boston London, pp 169–174
16. Casali P, Pastorino U, Santoro A et al. (1991) Epirubicin, ifosfamide and dacarbazine (EID) in advanced soft tissue sarcomas. Eur J Cancer 27 (Suppl 2):350
17. Yap B-S, Baker LH, Sinkovics JG et al. (1980) Cyclosphosphamide, Vincristine, Adriamycin, and DTIC (CYVADIC) Combination Chemotherapy for the Treatment of Advanced Sarcomas. Cancer Treat Rep 64:93–98
18. Pinedo HM, Bramwell VHC, Mouridsen HT et al. (1984) Cyvadic in Advanced Soft Tissue Sarcoma: A Randomized Study Comparing Two Schedules. Cancer 53:1825–1832
19. Spielmann M, Sevin D, LeChevalier T et al. (1988) Second Line Treatment in Advanced Sarcomas with Vindesin (VDS) and Cisplatin (DDP) by Continuous Infusion (CI). Proc Am Soc Clin Oncol 7:276
20. Omura GA, Major FJ, Blessing JA et al. (1983) A randomized study of adriamycin with and without dimethyl trazenoimidazole carboxamide in advanced uterine sarcomas. Cancer 52:626–632
21. Borden EC, Amato DA, Rosenbaum C et al. (1987) Randomized Comparison of Three Adriamycin Regimens for Metastatic Soft Tissue Sarcomas. J Clin Oncol 5:840–850
22. Schoenfeld D, Rosenbaum C, Horton J et al. (1982) A comparison of adriamycin versus vincristine and adriamycin, and cyclophosphamide for advanced sarcoma. Cancer 50:2757–2762
23. Muss HB, Bundy B, DiSaia PJ et al. (1985) Treatment of recurrent advanced uterine sarcoma: A randomized trial of doxorubicin versus doxorubicin versus doxorubicin and cyclophosphamide. Cancer 55:1648–1653
24. Lerner H, Amato D, Stevens C et al. (1983) Leiomyosarcoma: The Eastern Cooperative Oncology Group experience with 222 patients. Proc Am Assoc Cancer Res 24:142
25. Edmonson J, Blum R, Ryan L et al. (1992) Phase III Eastern Cooperative Oncology Group study of doxorubicin alone versus ifosfamide + doxorubicin or mitomycin + doxorubicin + cisplatin against soft tissue sarcomas. Proc Am Soc Clin Oncol 11:413
26. Santoro A, Rouesse J, Steward W et al. (1989) A Randomized EORTC Study in Advanced Soft Tissue Sarcomas: ADM vs. ADM+IFS vs. CYVADIC. Proc Am Soc Clin Oncol 9:309
27. Antman K, Baker L, Balcerak S et al. for CALGB & SWOG (1991) A randomized study of doxorubicin & dacarbazine & ifosfamide in advanced sarcoma. Eur J Cancer 27 (Suppl 2):350
28. Baker LH, Frank J, Fine G et al. (1987) Combination Chemotherapy Using Adriamycin, DTIC, Cyclophosphamide, and Actinomycin D for Advanced Soft Tissue Sarcomas: A Randomized Comparative Trial. A Phase III, Southwest Oncology Group Study (7613). J Clin Oncol 5:851–861
29. Elias AD, Antman KH (1989) Adjuvant Chemotherapy for Soft Tissue Sarcoma: An Approach in Search of an Effective Regimen. Sem Oncol 16:306–311
30. Eilber FR, Giuliano AE, Huth JF et al. (1990) Intravenous vs. Intraarterial Adriamycin, 2800r Radiation and Surgical Excision for Extremity Soft Tissue Sarcomas: A Randomized Prospective Trial. Proc Am Soc Clin Oncol 9:309
31. Chen HS, Thorner PS, Haddad G, Ling V (1990) Immunohistochemical detection of p-glycoprotein: Prognostic correlation in soft tissue sarcoma of childhood. J Clin Oncol 8:689–704
32. Fredericks WJ, Chen YF, Baker RM (1991) Immunoblot detection of p-glycoprotein in human tumors and cell lines. In: Ozols (ed) Molecular and Clinical Advances in Anticancer Drug Resistance. Kluwer Academic Publishers, Boston, 121–149

Nephroblastom (Wilms-Tumor)

W. Havers

I. Epidemiologie [1, 2, 3]

Häufigkeit: ca. 6 % aller Tumoren im Kindesalter
Inzidenz: 0,8/100 000 unter 15jährige pro Jahr
                Altersgipfel 2. bis 4. Lebensjahr, nach dem 10. Lebensjahr
                extrem selten
Lokalisation: rechte oder linke Niere, etwa 5 % sind bilateral
Ätiologie: das Nephroblastom wird überzufällig häufig bei einer Reihe von
                Fehlbildungssyndromen (Aniridie, Beckwith-Wiedemann-Syn-
                drom, unterschiedliche renale und urogenitale Fehlbildungen)
                gefunden [4]; etwa 1 % aller Kinder mit Nephroblastom haben
                einen oder mehrere Verwandte mit der gleichen Krankheit; in
                einem Teil der Nephroblastome wurde eine Deletion in der
                Region p13 des Chromosom 11 gefunden; wahrscheinlich sind
                weitere Gene an der Tumorentstehung beteiligt.

II. Histologie [5, 6]

Das klassische Nephroblastom ist triphasisch und enthält eine blastemische, eine
epitheliale (Tubuli) und eine mesenchymale (Stroma) Komponente. Die drei Kom-
ponenten können sehr unterschiedlich repräsentiert sein und auch fehlen. Gutartige Varianten, die vor allem bei Kindern unter einem Jahr beobachtet werden,
und die prognostisch ungünstigen Entitäten müssen von den Tumoren mit Standardhistologie abgegrenzt werden.

Nephroblastom-Varianten mit günstiger Histologie:
- konnatales mesoblastisches Nephrom
- multizystisches bzw. zystisches, partiell differenziertes Nephroblastom
- fibroadenomatöses Nephroblastom.

Prognostisch ungünstige histologische Befunde:
- anaplastisches Nephroblastom
- Klarzellsarkom der Niere
- maligner Rhabdoidtumor.

III. Stadieneinteilung [7, 8]

Stadium I: Tumor auf die Niere und das Nierenbecken beschränkt, vollständige Entfernung

Stadium II: Tumorausdehnung über die Niere hinaus, vollständige Entfernung
- Ausdehnung über die Tumorpseudokapsel hinaus in perirenales oder perihiläres Gewebe
- Befall der extrarenalen Nierengefäße
- Einbruch in den Ureter mit Wandinfiltration
- Befall regionaler und hilärer Lymphknoten

Stadium III: Lokaler, nicht hämatogen entstandener Resttumor im Abdomen durch Tumorausdehnung über die Pseudokapsel hinaus, unvollständige Entfernung
- prä- oder intraoperative Tumorruptur
- prä- oder intraoperative Biopsie
- peritoneale Metastasen
- wegen lokaler Infiltration in vitale Strukturen unvollständige Tumorentfernung
- Tumorthrombus in der Vena cava
- Befall der Lymphknoten außerhalb der Nierenregion

Stadium IV: Hämatogene Fernmetastasen, insbesondere in Lunge, Leber, Knochen und Gehirn;

Stadium V: Bilaterales Nephroblastom, synchron oder metachron.

Etwa 80 % aller Erkrankten haben einen Tumor mit Standardhistologie im Stadium I bis III.

IV. Diagnostik [8–10]

Lokal: Sonographie, Ausscheidungsurographie, Computertomographie des Abdomens.

Tumorausbreitung: Röntgenaufnahme und Computertomographie des Thorax, Skelettszintigraphie (Klarzellsarkom!), Computertomographie des Schädels (Rhabdoitumor!)

Wegen der möglichen Bilateralität ist stets die kontralaterale Niere ausreichend gut zu untersuchen.

V. Behandlungsstrategie [11]

Grundsätzlich ist zwischen der Behandlung der Nephroblastome mit Standardhistologie und der Behandlung der histologisch günstigen und der ungünstigen Entitäten zu unterscheiden. Bei Nierentumoren mit ungünstiger Histologie werden oft Chemotherapie-Protokolle für Weichteilsarkome angewendet.

Eine präoperative Chemotherapie zur Verbesserung der Operabilität und Vermeidung der Tumorruptur ist zu diskutieren. Sie führt häufig zu einem Down-Staging und hilft den Einsatz der Strahlentherapie zu vermeiden [7, 12].

1 Chirurgische Therapiemaßnahmen [13]

Transperitoneale Entfernung der tumortragenden Niere, ohne die Pseudokapsel zu verletzen. Probeentnahmen aus den pararenalen und paraaortalen Lymphknoten und allen verdächtigen Läsionen im Abdomen.
Inspektion der kontralateralen Niere.
Eine Biopsie oder Punktion des Tumors darf nur bei sicher inoperablen Tumoren durchgeführt werden.
Bei isolierten Metastasen ist die Metastasektomie in Erwägung zu ziehen.

2 Strahlentherapie

Die Indikation zur Strahlentherapie ist abhängig von der intraabdominellen Ausbreitung des Tumors zum Zeitpunkt der Operation.
Eine abdominelle Bestrahlung – Tumorbett einschließlich der benachbarten Wirbelsäule – wird durchgeführt
• bei Patienten mit Stadium II N+
• bei Patienten mit Stadium III

Das Bestrahlungsfeld umfaßt die Tumorausdehnung zum Zeitpunkt der Diagnose mit einem ausreichenden Sicherheitsabstand. Die empfohlenen Strahlendosen liegen im Bereich des Abdomens bzw. des Primärtumors zwischen 10 und 30 Gy [7, 14].
Bei Patienten mit multiplen Lungenmetastasen wird eine Bestrahlung der gesamten Lunge (12–15 Gy) empfohlen [15–17].

3 Chemotherapie

Das Nephroblastom war der erste Tumor im Kindesalter, bei dem ein Ansprechen auf eine systemische Chemotherapie gefunden wurde. Actinomycin-D (AMD) ist heute noch in alle Chemotherapie-Protokolle integriert. Weitere wirksame Zytostatika sind Vincristin (VCR, Ansprechrate etwa 60%), Adriamycin (ADR, Ansprechrate etwa 60%) und Cyclophosphamid (CPL, Ansprechrate etwa 30%) [8].

3.1 Präoperative Chemotherapie [7, 18]

Die in den Studien der International Society of Pediatric Oncology (SIOP) gebräuchliche präoperative Chemotherapie besteht aus vier wöchentlichen Gaben Vincristin (1,5 mg/m^2 KO) und Actinomycin-D (15 mcg/kg KG) an drei Tagen in der ersten und dritten Behandlungswoche.

3.2 Postoperative Chemotherapie [7, 8]

Über die postoperative Chemotherapie bei Tumoren mit Standardhistologie in den häufigsten Stadien informiert Abbildung 1. In der National Wilms' Tumor Study werden die gleichen Substanzen mit ähnlicher Behandlungsdauer und Behandlungsintensität verwendet.

Stadium I

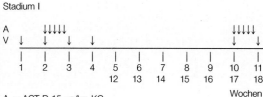

A = ACT D 15 µg/kg KG
V = VCR 1,5 mg/m² KO

Stadium II–III Standardhistologie

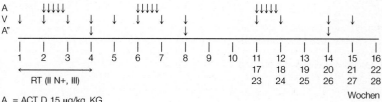

A = ACT D 15 µg/kg KG
V = VCR 1,5 mg/m² KO
A" = ADR 50 mg/m² KO

Abb. 1. Postoperative Chemotherapie für Patienten mit Nephroblastom Stadium I–III und Standardhistologie (entsprechend der Nephroblastomstudie SIOP Nr. 9/GPO)

VI. Prognose [7–9, 11, 19]

Die 5-Jahres-Überlebensrate aller Kinder mit Nephroblastom liegt bei über 80 % [1]. Patienten mit niedrigen Stadien und günstiger Histologie haben eine deutlich bessere Überlebensrate. So beträgt die rezidivfreie Überlebensrate in den bisherigen SIOP-Studien für Patienten mit Stadium I nach 5 Jahren 86 %, während die Überlebensrate nach 5 Jahren bei 94 % liegt. Patienten mit ungünstiger Histologie haben eine 5-Jahres-Überlebensrate von etwa 50 % zu erwarten. Eine ähnliche Prognose haben Patienten mit Wilms-Tumor und Standardhistologie mit primären Metastasen.

VII. Literatur

1. Haaf HG, Kaatsch P, Keller B et al. (1990) Jahresbericht 1990 des Kinderkrebsregisters Mainz. Johannes Gutenberg Universität, Mainz
2. Stiller C, Parkin DM (1990) International variations in the incidence of childhood renal tumors. Br J Cancer 62:1026
3. Breslow N, Olshan A, Beckwith JB, Green DM (1993) Epidemiologie of Wilms Tumor. Med Pediatr Oncol 21:158
4. Clericuzio CL (1993) Clinical phenotypes and Wilms Tumor. Med Pediatr Oncol 21:182
5. Beckwith JB (1983) Wilms' tumor and other renal tumors of childhood: A selective review from the National Wilms' Tumor Study Pathology Center. Hum Pathol 14:481
6. Schmidt D, Harms D (1983) Histologie und Prognose des Nephroblastoms unter Berücksichtigung der Sondervarianten. Klin Pädiat 195:214
7. Ludwig R, Weirich A, Pötter R et al. (1992) Präoperative Chemotherapie des Nephroblastoms. Vorläufige Ergebnisse der Therapiestudie SIOP-9/GPO. Klin Pädiatr 204:204
8. Green DM, D'Angio GJ, Beckwith JB et al. (1993) Wilms' Tumor (Nephroblastoma, Renal Embryoma). In: Pizzp PA, Poplack DG (ed) Principles and practice of pediatric oncology. Lippincott, Philadelphia, pp 713–737
9. Gutjahr P (1993) Wilms-Tumor (Nephroblastoma). In: Gutjahr P (ed) Krebs bei Kindern und Jugendlichen. Deutscher Ärzte-Verlag, Köln, pp 329–348
10. Weirich A, Rieden K, Troger J et al. (1991) Diagnostische Sicherheit der bildgebenden Verfahren beim Neuroblastom vor präoperativer Chemotherapie: Erste Ergebnisse. Klin Pädiatr 203:251
11. Exelby PR (1991) Wilms' Tumor 1991. Clinical evaluation and treatment. Urol Clin North Am 18:589
12. Gutjahr P, Schwenger M, Spaar HJ et al. (1990) Bedeutung der präoperativen Chemotherapie und der Radiotherapie bei 373 Kindern mit Wilms-Tumor. Dtsch Med Wochenschr 115:248
13. Leape LL, Breslow NE, Bishop HC (1978) The surgical treatment of Wilms' tumor: Result of the National Wilms' Tumor study. Ann Surg 198:351
14. Thomas PRM, Tefft M, Compaan PJ et al. (1991) Results of two radiotherapy randomizations in the Third National Wilms' Tumor Study (NWTS-3). Cancer 68:1703
15. Kraker J de, Lemerle J, Voûte PA et al. (1990) Wilms' tumor with pulmonary metastases at diagnoses: The significance of primary chemotherapy. J Clin Oncol 8:1187
16. Green DM, Finklestein JZ, Breslow NE et al. (1991) Remaining problems in the treatment of patients with Wilms' Tumor. Pediatr Clin North Am 38:475
17. Macklis RM, Oltikar A, Sallan SE (1991) Wilms' tumor patients with pulmonary metastases. Int J Radiat Oncol Biol Phys 21:1187
18. Greenberg M, Burnweit C, Filler R et al. (1991) Preoperative chemotherapy for children with Wilms' tumor. J Pediatr Surg 26:949
19. Voûte PA, Tournade MF, Delemarre JFM et al. (1987) Preoperative chemotherapy (CT) as first treatment in children with Wilms' tumor, results of the SIOP nephroblastoma trials and studies. Proc Annu Meet Am Soc Clin Oncol 6:880

Retinoblastom

W. Havers

I. Epidemiologie [1–5]

Häufigkeit:	ca. 2,5 % aller Tumoren im Kindesalter
Inzidenz:	0,4/100 000 unter 15jährige Kinder, 1 Retinoblastom auf etwa 16 000 Neugeborene
Lokalisation:	in 60 % der Kinder mit Retinoblastom ist ein Auge betroffen (unilateral), 40 % haben ein bilaterales Retinoblastom
Ätiologie:	das Retinoblastom entsteht durch Funktionsverlust beider Allele des Retinoblastomgens auf dem Chromosom 13; bei einem hereditären Retinoblastom ist eine Mutation des Gens bereits in der Keimzelle vorhanden, die Kinder haben in der Regel eine bilaterale Krankheit; das hereditäre Retinoblastom ist autosomal dominant vererbbar, die Penetranz beträgt etwa 90 %; für Nachkommen des Genträgers errechnet sich ein Erkrankungsrisiko von 45 % (Tabelle 1); die zweite Mutation des hereditären Retinoblastoms und beide Mutationen des sporadisch auftretenden, nicht hereditären Retinoblastoms ereignen sich während der Reifung der Retinazelle.

II. Pathologie, Stadieneinteilung und Prognose [5–9]

Histologisch besteht das Retinoblastom aus undifferenzierten Zellen und/oder hochdifferenzierten Zellformationen. Der Differenzierungsgrad ist unterschiedlich

Tabelle 1. Phänotyp und genetische Formen von Retinoblastomen und Erkrankungsrisiko bei Verwandten ersten Grades

Relativer Anteil	Phänotyp	Erkrankungsrisiko für eigene Kinder	Geschwister des Kranken	Genetische Form
40 %	familiär, bilateral oder unilateral-multifokal	45 %	45 %	Transmission von einem Genträger
	bilateral oder unilateral-multifokal	45 %	nicht erhöht	neue Mutation
60 %	unilateral unifokal	nicht erhöht	nicht erhöht	somatische Mutation

und hat keinen Einfluß auf die Prognose. Der Tumor kann die Hüllen des Auges durchbrechen und entlang des N. Optikus in das Zentralnervensystem vordringen. Auf Behandlung und Prognose hat die histologisch dokumentierte Ausbreitung des Tumors entscheidenden Einfluß.

Ausschließlich zur Abschätzung der Prognose im Hinblick auf den Erhalt des kranken Auges bzw. der Sehkraft wird die Reese-Klassifikation verwendet, die aufgrund der Fortentwicklung in der Therapie mehrfach modifiziert wurde (s. unten):

Essener Prognose-Klassifikation im Hinblick auf die Erhaltung von Sehkraft (Höpping 1983 [9], mod. nach Reese 1976)

Klassifikation	Charakteristika
Gruppe I sehr günstige Prognose	Tumoren bis 4 PD und 4 D außer: Tumoren in Makula-Nähe oder an die Papille angrenzend

Gruppe II
günstige
Prognose
	– kleinere(r) Tumor(en) von 8–10 PD, wenn sie
	   nicht aus anderen Gründen in die Gruppe III–IV
	   gehören
	– Tumor in Makula-Nähe, auch wenn er klein ist

Gruppe III
zweifelhafte
Prognose wegen
spezieller
Risiken oder
Lokalisation
des Tumors
	– Tumoren an Papille angrenzend, auch wenn sie
	   klein sind
	– Tumoren mit Netzhautablösung
	– kleinere Tumoren mit lokalisierter Glaskörperaus-
	   saat
	– kleiner Tumor, der wegen seiner Höhe nicht von
	   der Ora serrata abgrenzbar ist
	(Zuordnung zu III nur, wenn nicht aus anderen
	Gründen zu Gruppe IV oder V gehörig)

Gruppe IV
ungünstige
Prognose
	– exzessives Tumorwachstum mit oder ohne lokali-
	   sierter Glaskörperaussaat oder Netzhautablösung
	– große Tumoren, an Papille angrenzend oder
	   überlappend
	– große Tumoren, nicht abgrenzbar von der Ora
	   serrata

Gruppe V
sehr ungünstige
Prognose aber nicht
hoffnungslos
	– massives Tumorwachstum bis zur Größe der hal-
	   ben Netzhaut
	   mit oder ohne diffuse Glaskörperaussaat
	– totale Ablatio

Histopathologische Ausbreitungsstadien
(5-Jahres-Überlebensraten in %)

Retinoblastom in der Netzhaut (mit/ohne Glaskörperbeteiligung)	Metastasen selten	97 %
massiver Aderhauteinbruch	Fernmetastasen häufiger	76 %
Skeraeinbruch oder -durchbruch	Fernmetastasen sehr häufig	20 %
Invasion in den N. Optikus Absetzrand frei Absetzrand mit Tumor belegt	Metastasen selten häufig ZNS-Metastasen	89 % 39 %

III. Diagnostik [8, 10]

Lokal: Untersuchung des Augenhintergrundes, bei Kindern bis zum 5. Lebensjahr in der Regel in Narkose, Ultraschalluntersuchung des Bulbus, CT der Orbita. *Systemische Tumorausbreitungsdiagnostik:* Knochenmarkpunktion, Skelettszintigraphie, Ultraschalluntersuchung des Abdomens, Röntgenaufnahme des Thorax, Lumbalpunktion und MR des ZNS.

IV. Therapie [5, 8, 11, 12]

Ein tumortragendes Auge, bei dem durch konservative Therapie keine Sehkraft mehr zu erhalten ist, wird enukleiert. Insbesondere bei den unilateralen Tumoren ist das Tumorwachstum in der Regel bei Diagnose bereits weit fortgeschritten, so daß das tumortragende Auge blind ist. Wegen der Gefahr der Tumorinduktion durch Strahlentherapie und Chemotherapie wird man bei großen unilateralen Tumoren nicht zögern, die Enukleation durchzuführen.

Konservative Behandlungsmaßnahmen zur Behandlung des intraokulären Tumors:
Lichtkoagulation und Kryotherapie [13, 14],
Strahlentherapie
- perkutane Strahlentherapie mit 50 Gy (zur genauen Ausrichtung des Strahlengangs wird das Auge mit einer Vakuumlinse über eine Mechanik mit dem Kollimator des Bestrahlungsgerätes verbunden [15]);
- radioaktive Kontaktstrahler, die auf die Sklera aufgenäht werden [16].

Beim Retinoblastom sind ausgezeichnete Behandlungserfolge in der Primärbehandlung ohne Einsatz der Chemotherapie erzielt worden. Da ca. 20 % der Patienten mit hereditärem Retinoblastom 20 Jahre nach Diagnosestellung an einem malignen Zweittumor erkranken, sind Behandlungsmodalitäten wie Strah-

lentherapie und Chemotherapie, die selbst cancerogen wirken, so weit wie möglich einzuschränken [17].
Das Auftreten von Metastasen verschlechtert die Prognose der Kinder erheblich [18, 19]. Durch Einsatz von Strahlentherapie und Chemotherapie (Cyclophosphamid, Ifosfamid, Vincristin, Cisplatin, Etoposid und andere) sind Metastasen in Einzelfällen erfolgreich behandelt worden [19, 20]. Systemische Untersuchungen fehlen wegen der kleinen Fallzahlen. Bei diffuser Metastasierung wurde eine Hochdosistherapie mit nachfolgender Knochenmarktransplantation versucht.

V. Literatur

1. Haaf HG, Kaatsch P, Michaelis J (1990) Jahresbericht 1989 des Kinderkrebsregisters Mainz. Johannes Gutenberg-Universität, Mainz
2. Young JL, Ries LG, Silverberg E (1986) Cancer incidence, survival, and mortality for children younger than age 15 years. Cancer 8:598
3. Horsthemke B (1992) Genetics and cytogenetics of retinoblastom. Cancer Genet Cytogenet 63:1
4. Vogel F (1979) Genetics of retinoblastoma. Hum Genet 52:1
5. Höpping W, Havers W, Passarge E (1990) Retinoblastom. In: Bachmann KD, Ewerbeck H, Kleihauer E et al. (Hrsg) Pädiatrie in Praxis und Klinik. Fischer/Thieme, Stuttgart, pp 755–770
6. Messmer EP, Höpping W, Havers W et al. (1987) Die Wertigkeit von Ophthalmoskopie und Histologie für die Prognose der Patienten mit Retinoblastom. Klin Pädiat 199:200
7. Reese AB (1976) Tumors of the eye. Harper & Row (3. ed), New York
8. Höpping W, Alberti W, Havers W et al. (1985) Das Retinoblastom. In: Lund EO, Waubke TN (Hrsg) Die Augenerkrankungen im Kindesalter. Enke, Stuttgart, pp 199–217
9. Höpping W (1983) The new Essen prognosis classification for conservative sight saving treatment of retinoblastoma. In: Lommatsch PK, Blodi FC (eds) Intraocular tumors. Akademie-Verlag, Berlin, pp 497–505
10. Abramson DH (1985) Treatment of retinoblastoma. In: Blodi FC (eds) Contemporary issues in ophthalmology. Livingstone, New York, pp 63–93
11. Havers W, Alberti W, Messmer EP et al. (1986) Retinoblastoma. In: Riehm H (ed) Malignant neoplasis in childhood and adolescence. Monogr Paediat Karger, Basel, pp 342–358
12. Abramson DH, Ellsworth RM (1980) The surgical management of retinoblastoma. Ophthalmol Surg 11:596
13. Shields JA, Parson H, Shields CL et al. (1989) The role of cryotherapy in the management of retinoblastoma. Am J Ophthalmol 108:260
14. Höpping W, Meyer-Schwickerath G (1964) Light coagulation treatment in retinoblastoma. In: Bonuik M (ed) Ocular and adnexal tumors. Mosby, St Louis, pp 192–196
15. Schipper JK (1983) An accurate and simple method for megavoltage radiation therapie of retinoblastoma. Radiother Oncol 1:31
16. Shields JA, Giblin ME, Shields CL et al. (1989) Episcleral plaque radiotherapy for retinoblastoma. Ophthalmology 96:530
17. Roarty JD, McLean JW, Zimmerman LE (1988) Incidence of second neoplasms in patients with bilateral retinoblastoma. Ophthalmology 95:1583
18. Havers W, Höpping W, Schmitt G (1978) Letale Verläufe bei Retinoblastom. Retrospektive Studie über 22 Patienten. Helv Paediat Acta 33:329
19. Kingston JE, Hungerford JL, Plowman PN (1987) Chemotherapy in metastatic retinoblastoma. Ophthal Paediat Gen 8:69
20. White L (1983) The role of chemotherapy in the treatment of retinoblastoma. Retina 3:194

Neuroblastom

F. Berthold

I. Epidemiologie [1]

Häufigkeit:	7,2 % aller Malignome im Kindesalter (unter 15 Jahren)
Inzidenz:	0,9/100 000 unter 15jährige

altersspezifische Inzidenzen (1985–1989):

< 1 Jahr	5,4/100 000
1 bis < 5 Jahre	1,8/100 000
5 bis < 10 Jahre	0,2/100 000
10 bis < 15 Jahre	0,1/100 000

Alter:	25 % – Quantil	6 Monate
	Median	16 Monate
	75 % – Quantil	35 Monate

II. Diagnostik

Die Diagnose wird durch histologische Untersuchung von Tumorgewebe gestellt. Zur Erfassung individueller Risiken ist es aber unverzichtbar, Tumorgewebe zusätzlich molekularbiologisch untersuchen zu lassen (z. B. Onkogenamplifizierung N myc, Chromosomendeletionen del 1p 36. 1–3, Erstellung immunologischer Markerprofile für späteres Knochenmarkpurging u. v. a.). Die Patientenführung soll daher von Anfang an in einem pädiatrisch-onkologischen Zentrum erfolgen. Die Histologie (zentrale Begutachtung!) sichert die Diagnose und ermöglicht das prognostisch relevante Grading.

Histologische Gradeinteilung beim Neuroblastom (mod. nach Hughes [2, 3])

Maligni-tätsgrad	Histologisches Bild
1	Ganglioneuroblastom 1a diffuses Ganglioneuroblastom: diffuse Mischung von unreifen, ausreifenden und reifen Zellelementen 1b Ganglioneuroblastom vom Kompositionstyp: Ganglioneurom mit wechselnd großen Arealen undifferenzierten Neuroblastomgewebes (abrupter Übergang zwischen beiden Tumorkomponenten)
2	Mischbild aus undifferenzierten Zellen und mindestens einigen Zellen mit partieller Differenzierung in Ganglienzellen (vesiculäre Kerne mit

erkennbarem Nukleolus, Zytoplasma-Kern-Relation angestiegen, zytoplasmatische Fortsätze).

3   Undifferenziertes, klein- und rundzelliges Tumorgewebe.

Anaplasie Nebeneinanderbestehen von typischem Neuroblastomgewebe (Grad 1, 2, 3) und Tumoranteilen ohne histologische Neuroblastomkriterien, die aber große und polymorphe Zellkerne mit sehr vielen und häufig atypischen Mitosen enthalten.

Neben dieser Gradeinteilung spielen international auch die Klassifikationen nach Shimada [4] und nach Joshi et al. [10] eine Rolle.

In begründeten Ausnahmefällen kann die Diagnose Neuroblastom auch klinisch gestellt werden, wenn 3 der folgenden 4 Kriterien zutreffen:

1. radiologisch typischer Tumor (Lokalisation, Binnenstruktur) im CT, MRT, Ultraschall;
2. eindeutige szintigraphische Anreicherung von mIBG im Tumorgebiet;
3. eindeutig erhöhte Katecholaminmetabolite in Serum und/oder Urin;
4. charakteristische Tumorzellnester im Knochenmark (Homer-Wright-Rosetten).

III. Stadieneinteilung

Die internationale Stadieneinteilung [5, 6] stellt eine Weiterentwicklung der Evans-Klassifikation dar und ist inzwischen allgemein akzeptiert.

13 % der Patienten gehören zum Stadium 1, 12 % zum Stadium 2, 21 % zum Stadium 3, 46 % zum Stadium 4 und 8 % zum Stadium 4S.

Internationale Stadieneinteilung des Neuroblastoms (INSS) [5, 6]

Stadium 1:   Der Tumor ist auf das Ursprungsorgan begrenzt; makroskopisch komplette Entfernung mit oder ohne mikroskopischen Resttumor; verdächtige ipsi- und kontralaterale Lymphknoten histologisch negativ (direkt am Tumor adhärente Lymphknoten dürfen positiv sein).

Stadium 2a: Unilateraler Tumor mit makroskopisch inkompletter Entfernung; verdächtige nichtadhärente ipsilaterale und kontralaterale Lymphknoten sind histologisch negativ.

Stadium 2b: Unilateraler Tumor mit makroskopisch kompletter oder inkompletter Entfernung; ipsilaterale nichtadhärente regionale Lymphknoten positiv, verdächtige kontralaterale Lymphknoten histologisch negativ.

Stadium 3:   Nichtresektabler Tumor mit Infiltration über die Mittellinie (definiert als Wirbelkante der Gegenseite) hinaus mit oder ohne Lymphknotenbefall oder unilateraler Tumor mit kontralateraler Lymphknotenbeteiligung oder Mittellinientumor mit bilateraler Ausbreitung durch Infiltration oder Lymphknotenbefall.

Stadium 4:   Dissemination des Tumors zu entfernten Lymphknoten, Knochen, Knochenmark, Leber, Haut und/oder anderen Organen (außer Stadium 4S).

Stadium 4S: Lokalisierter Primärtumor wie beim Stadium 1, 2a, 2b mit Disseminierung nur in Leber, Haut und/oder Knochenmark (weniger als 10 % Tumorinfiltration).

Die TNM-Klassifikation spielt beim Neuroblastom eine untergeordnete Rolle.

IV. Risikogruppen [7–9]

Die Behandlung erfolgt risikoadaptiert. In die Risikoabschätzung gehen Stadium, Resektabilität, histologischer Grad, LDH, Alter und Allgemeinzustand bei Diagnose ein (Tabellen 1–3). Aufgrund der sehr guten Prognose für Kinder mit Neuroblastom der Stadien 1 und 2 wird hier auf eine weitere Aufteilung in Risikogruppen verzichtet.
Molekularbiologische Risikofaktoren (z. B. N myc-Amplifizierung, DNA-Ploidie, 1p Deletionen) haben bei ausgewählten Patientengruppen eine hohe prognostische Aussagekraft, sind aber nicht für alle Patienten verfügbar. Die Wahl von prognostischen Faktoren und die Wahl von Risikogruppen ist häufig Therapiestudienabhängig und geschieht nach praktischen Gesichtspunkten.

Tabelle 1. Risikogruppen Neuroblastom Stadium 3

Gruppe	Definition	Prognose > 6 J.	
		EFS %	S %
3 – A	kein Risikofaktor[a] ungünstig	90 ± 9	90 ± 9
3 – B	1 Risikofaktor[a] ungünstig	76 ± 7	85 ± 6
3 – C	2 Risikofaktoren[a] ungünstig	48 ± 9	56 ± 9
3 – D	3 Risikofaktoren[a] ungünstig	22 ± 14	22 ± 14

[a] Risikofaktoren: – LDH erhöht (altersabhängig!).
    – Primärtumor nur biopsierbar (radikalste Operation zählt: Erst-Op, verzögerte Erst-Op, Zweit-, Dritt-Op).
    – Alter ≥ 9 Monate bei Diagnose.
EFS ereignisfreies Überleben.
S Überleben.

Tabelle 2. Risikogruppen beim Neuroblastom Stadium 4S

Gruppe	Definition	Prognose > 6 J. EFS%	S%
4S – A	Primärtumor komplett entfernbar (initialer AZ ohne progn. Bedeutung)	89 ± 6	96 ± 4
4S – B	Primärtumor nicht komplett entfernbar initialer AZ: nicht kritisch krank	72 ± 9	71 ± 14
4S – C	Primärtumor nicht komplett entfernbar initialer AZ: kritisch krank	0	0

AZ Allgemeinzustand.

Tabelle 3. Risikogruppen Neuroblastom Stadium 4

Gruppe	Definition	Prognose > 6 J. EFS%	S%
4 – A	LDH normal	37 ± 12	48 ± 12
4 – B	LDH erhöht, keine weiteren Risikofaktoren[a] vorhanden	18 ± 10	13 ± 11
4 – C	LDH erhöht und 1–3 weitere Risikofaktoren[a] vorhanden	8 ± 3	9 ± 3

[a] Risikofaktoren: – Primärtumor nicht komplett entfernbar (radikalste Operation zählt: Erst-Op, verzögerte Erst-Op, Zweit-, Dritt-Op); Leukozyten erniedrigt (altersabhängig!); Histologiegrad 3 (Hughes et al.)

V. Tumormarker

Die in Tabelle 4 aufgelisteten Tumormarker unterscheiden sich hinsichtlich Spezifität, prognostischer Bedeutung und ihrer Eignung als Verlaufsparameter.

Tabelle 4. Tumormarker beim Neuroblastom

Tumormarker	Nutzen		
	diagnostisch	prognostisch	Verlauf
Vanillinmandelsäure (VMA) Homovanillinsäure (HVA), Dopamin	+	(+)	+
Neuronspezifische Enolase (NSE)	(+)	(+)	+
LDH	–	++	–
Ferritin	–	+	–

VI. Remissionskriterien (Tabelle 5)

Tabelle 5. Internationale Neuroblastom-Remissions-Kriterien (INRC) [5, 6]

Remission	Primärtumor	Metastasen
Vollremission	kein Tumor	kein Tumor Katecholamine normal
Teilremission	verkleinert um > 50 %	alle Metastasen verschwunden (^{99}Tc-Szintigramm darf noch positiv sein)
Gemischte Remission	kein neuer Tumor; teils mehr als 50 % Abnahme und teils weniger als 50 % Abnahme meßbarer Tumorherde; < 25 % Zunahme eines vorhandenen Herdes	
Keine Remission	kein neuer Tumor; < 50 % Abnahme, jedoch < 25 % Zunahme eines bestehenden Tumorherdes	
Progression	jeder neue Tumorherd; > 25 % Zunahme eines bestehenden Tumorherdes; vorher tumorzellfreies Knochenmark jetzt tumorzellhaltig	

VII. Behandlungsstrategie

Die Behandlung von Kindern und Jugendlichen mit Neuroblastom sollte nur in einem spezialisierten pädiatrisch-onkologischen Zentrum mit allen Möglichkeiten zur interdiszipliären Kooperation erfolgen. In der Bundesrepublik werden 86 % aller diagnostizierten Neuroblastome nach einheitlichen Richtlinien kooperativ multizentrisch behandelt (z. Zt. Neuroblastomstudie NB 90, Abb. 1 und 2).

Die Therapie erfolgt stadien- und risikoadaptiert und umfaßt die möglichst komplette operative Entfernung des Primärtumors (zum Teil auch mittels Zweit- und Drittoperationen), hochdosierte Polychemotherapie einschließlich autologer Knochenmarktransplantation und Bestrahlung des Primärtumorbettes und von Knochenmetastasen bei fortgeschrittenen Stadien. Die Immuntherapie (monoklonale Antikörper, Interleukin 2 u. a.) ist erst noch in der Erprobungsphase. Säuglinge mit Neuroblastom des Stadiums 4S sollen aufgrund der regelmäßig einsetzenden Spontanregression nur in lebensbedrohlichen Umständen chemotherapeutisch behandelt werden.

VIII. Prognose

Die geschätzte Überlebenswahrscheinlichkeit für alle Patienten beträgt nach 3 Jahren 59 % und nach 5 Jahren 56 %. Abbildung 3 zeigt, daß die Prognose stark stadienabhängig ist. In den letzten 10 Jahren konnten Prognoseverbesserungen von 8 %–15 % erreicht werden.

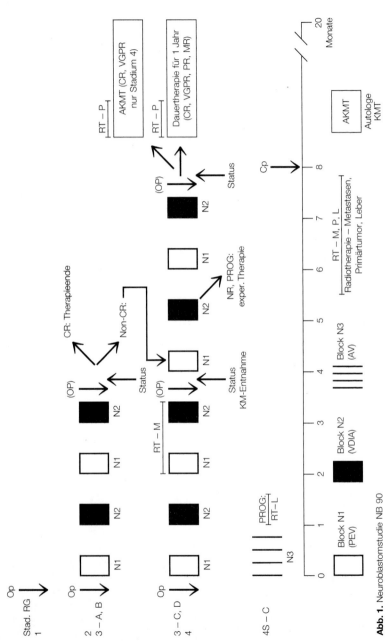

Abb. 1. Neuroblastomstudie NB 90

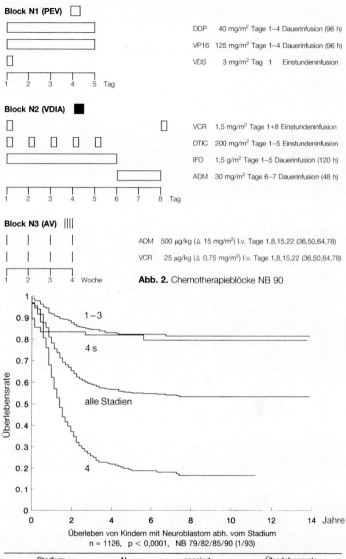

Block N1 (PEV) □

DDP	40 mg/m² Tage 1–4 Dauerinfusion (96 h)
VP16	125 mg/m² Tage 1–4 Dauerinfusion (96 h)
VDS	3 mg/m² Tag 1 Einstundeninfusion

1 2 3 4 5 Tag

Block N2 (VDIA) ■

VCR	1,5 mg/m² Tage 1+8 Einstundeninfusion
DTIC	200 mg/m² Tage 1–5 Einstundeninfusion
IFO	1,5 g/m² Tage 1–5 Dauerinfusion (120 h)
ADM	30 mg/m² Tage 6–7 Dauerinfusion (48 h)

1 2 3 4 5 6 7 8 Tag

Block N3 (AV) ||||

ADM	500 µg/kg (≙ 15 mg/m²) I.v. Tage 1,8,15,22 (36,50,64,78)
VCR	25 µg/kg (≙ 0,75 mg/m²) I.v. Tage 1,8,15,22 (36,50,64,78)

1 2 3 4 Woche

Abb. 2. Chemotherapieblöcke NB 90

Überleben von Kindern mit Neuroblastom abh. vom Stadium
n = 1126, p < 0,0001, NB 79/82/85/90 (1/93)

Stadium	N	zensiert	Überlebensrate
1–3	531	86 %	0,82 (± 0,02)
4	491	36 %	0,17 (± 0,02)
4s	104	82 %	0,80 (± 0,04)
alle	1126	64 %	0,53 (± 0,02)

Abb. 3. Überlebensraten bei Kindern mit Neuroblastom

IX. Neuroblastomfrüherkennung

Im ersten Pilotprogramm werden regional Neuroblastom-Früherkennungsunter-suchungen angeboten. Ziel ist es, Neuroblastompatienten in Frühstadien anhand erhöhter Katecholamin-Ausscheidung im Urin (getrocknet auf Filterpapier) zu erkennen. Der Nutzen eines solchen Screenings ist noch nicht bewiesen und kann wissenschaftlich nur durch epidemiologischen Vergleich von Screening- mit Nichtscreeninggebieten belegt werden.

X. Literatur

1. Haaf HG, Kaatsch P, Keller B, Michaelis J (1991) Jahresbericht des Kinder-Krebsregisters Mainz 1990. IMSD der Universität Mainz, 18–19
2. Hughes M, Marsden HB, Palmer MK (1974) Histologic patterns of neuroblastoma related to prognosis and clinical staging. Cancer 34:1706–1711
3. Harms D, Wilke H (1979) Neuroblastom-Grading. Klin Pädiat 191:228–233
4. Shimada H, Chatten J, Newton WA Jr, Sachs N, Hamondi AB, Chiba T, Marsden HB, Misngi K (1984) Histopathologic prognostic factors in neuroblastic tumors: Definition of subtypes of ganglioneuroblastoma and an age-linked classification of neuroblastomas. JNCI 73:405–416
5. Brodeur GM, Seeger RC, Barrett A, Berthold F, Castleberry RP, d'Angio G, Bernardi B, Evans AE, Favrot M, Freemann Al, Haase G, Hartmann O, Hayes FA, Helson L, Kemshead J, Lampert F, Ninane J, Ohkawa H, Philip T, Pinkerton CR, Pritchard J, Sawada T, Siegel S, Smith EI, Tsuchida Y, Voute PA (1988) International criteria for diagnosis, staging, and response to treatment in patients with neuroblastoma. J Clin Oncol:1874–1881
6. Brodeur GM, Pritchard J, Berthold F et al. (1993) Revisions of the international criteria for neuroblastoma diagnosis, staging and response to treatment. J Clin Oncol 11:1466–77
7. Berthold F, Kassenböhmer R, Zieschang J Multivariate evaluation of prognostic factors in localized neuroblastoma. Am J Ped Hem/Oncol, im Druck
8. Berthold F, Harms D, Lampert F, Niethammer D, Zieschang J (1990) Risk factors in neuro-blastoma of infants. Karger, Basel. Contrib Oncol 41:101–117
9. Berthold F, Trechow R, Utsch S, Zieschang J (1992) Prognostic factors in metastatic neuro-blastoma. A multivariate analysis of 182 cases. Am J Ped Hem Oncol 14:207–215
10. Joshi VV, Canto AB, Altschuler G, Larkin EW, Neill JSA, Shuster JJ, Holbrook CT, Hayes FA, Nitschke R, Duncan MH, Shochat SJ, Talbert J, Smith EI, Castleberry RP (1922): Age-linked prognostic categorization based on a new histologic grading system of neuroblastomas. A clinicopathological study of 211 cases from the Pediatric Oncology Group. Cancer 69:2197–2211

Thymom

J. Schütte und *S. Seeber*

I. Epidemiologie [1–4]

Häufigkeit: ca. 0,2 %–1,5 % aller malignen Tumoren; ca. 20 % aller mediastinalen Tumoren und ca. 50 % der Tumoren im vorderen oberen Mediastinum; invasive Thymome ca. 30 %–40 %, nichtinvasive Thymome ca. 60 %–70 %.

Altersgipfel: um das 50. Lebensjahr ohne Geschlechtsprädilektion.

II. Pathologie und Stadieneinteilung [1, 2, 4–7]

Thymome sind epithelialen Ursprungs. Makroskopisch weisen sie oft fibröse Septen und zystische Degenerationen auf. Es existieren verschiedene histopathologische Klassifikationen der invasiven Thymome, wobei zumeist nach dem vorherrschenden Zelltyp unterschieden wird, z. B.: lymphozytenreich (23 %), epithelial (42 %), und gemischtförmig (lympoepithelial; 35 %). Andere Klassifikationen unterteilen in
a) spindelzellförmige (15 %) (entsprechend dem Thymusepithel in Involution),
b) prädominant lymphozytäre (33 %),
c) differenziert epitheliale (48 %) (unter Einschluß der lymphoepithelialen Formen), und
d) undifferenziert epitheliale (4 %) Formen.

Mit Ausnahme der undifferenzierten epithelialen Formen (gelegentlich auch „Thymuskarzinom" genannt), bei denen bereits zytologische Kriterien der Malignität vorliegen, ist bei den übrigen Formen aufgrund zytopathologischer Merkmale keine Unterscheidung in invasive („maligne") oder nichtinvasive Formen möglich. Das entscheidende Kriterium für die Bestimmung der Malignität eines Thymoms ist daher die meist bereits makroskopisch erkennbare Invasivität des Tumors. Nichtinvasive Tumoren besitzen eine intakte „Tumorkapsel"; bei invasiven Tumoren ist diese durchbrochen. Lymphogene und hämatogene Fernmetastasen finden sich bei Erstdiagnose nur selten (< 5 %–10 %).
Basierend auf dem Grad der Invasivität existieren verschiedene klinische Stadieneinteilungen:

Stadieneinteilung der Thymome nach Masago et al. [5]:

Stadium I:	Makroskopisch vollständig von „Tumorkapsel" umgeben und fehlender mikroskopischer Nachweis einer Kapselinvasion.
Stadium II:	(A) Makroskopische Invasion in umgebendes Fettgewebe, mediastinale Pleura, oder beides; (B) Mikroskopische Kapselinvasion.
Stadium III:	Makroskopische Invasion in benachbarte Organe (z. B. Perikard, Lunge, große Gefäße).
Stadium IVA:	Pleurale oder perikardiale Dissemination.
Stadium IVB:	Lymphogene oder hämatogene Metastasierung.

Stadieneinteilung der Thymome nach Bergh et al. [6]:

Stadium I:	„Tumorkapsel" intakt oder nur mikroskopische Invasion innerhalb der „Kapsel".
Stadium II:	Perikapsuläre Invasion in das mediastinale Fettgewebe.
Stadium III:	Invasives Wachstum in benachbarte Organe und/oder intrathorakale Metastasen.

III. Diagnostik

Kernspin- und/oder Computertomographie, Abdomen-Sonographie, Untersuchungen bzgl. funktioneller Operabilität, Immunglobuline quantitativ, Immunelektrophorese, Knochenszintigramm, ggf. neurologische Untersuchungen bei V. a. Myasthenie.

IV. Klinische Symptomatik und Begleiterkrankungen

Meist Dyspnoe, Husten, thorakale Schmerzen. Zusätzlich immunologische Begleiterkrankungen bei ca. 50 %–70 % der Patienten. Die häufigsten sind: Myasthenia gravis (~ 50 %–70 %), Zytopenien (bes. aplastische Anämie) (~ 5 %), Hypogammaglobulinämie (~ 5 %), systemischer Lupus erythematodes, Sjögren-Syndrom, Pemphigus vulgaris, rheumatoide Arthritis etc. [1, 2, 3, 8, 9].

V. Behandlungsstrategie (Abb. 1)

1 Chirurgische Therapiemaßnahmen [1–3, 5, 8]

Therapie der Wahl im Stadium I – und falls möglich auch im Stadium II – ist die komplette Tumorresektion. Bei nichtinvasiven Thymomen treten Rezidive nach vollständiger Tumorentfernung bei nur 2 %–10 % der Patienten auf, bei invasiven Tumoren (Stadium II und III) bei ca. 10 %–35 %.

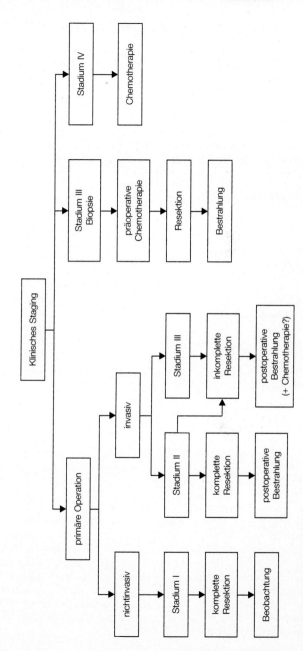

Abb. 1. Therapiestrategie bei Thymom

Nach zumeist alleiniger Operation betragen die 5- bzw. 10-Jahres-Überlebens-raten bei Patienten mit nichtinvasiven Thymomen ca. 85 % bzw. 71 %–80 %, bei invasiven Thymomen ca. 50 %–67 % bzw. 35 %–53 % [1, 8]. Neben der Invasivi-tät ist die Radikalität der Tumorresektion von entscheidender prognostischer Bedeutung. Patienten mit invasivem Tumor [Stadium II(–III)], aber vollständiger Resektion, weisen gleiche Überlebensraten auf wie bei nichtinvasivem Tumor [8]. Entgegen früheren Berichten zeigte sich in neueren Untersuchungen kein pro-gnostischer Unterschied zwischen den Patienten mit und ohne begleitende Mya-stenie. Patienten mit epithelialer bzw. lymphoepithelialer Tumorhistologie wiesen in einigen retrospektiven Studien eine schlechtere Prognose auf als diejenigen mit anderen histologischen Formen.

2 Strahlentherapie [1, 7, 8, 10–12]

Thymome gelten als bedingt strahlensensible Tumoren. Im Stadium I ist eine adjuvante Strahlentherapie nach kompletter Tumorresektion wegen der nur geringen Rezidivrate (s. o.) in der Regel nicht indiziert. Im Stadium II und III sollte eine adjuvante Strahlentherapie auch nach kompletter Resektion erfolgen, da hierdurch eine signifikante Reduktion der Rezidivrate erreichbar scheint. Eine palliative Strahlentherapie ist ggf. bei inoperablem Tumor indiziert. Im Rahmen eines neoadjuvanten Therapiekonzepts scheint eine präoperative Bestrahlung nicht hilfreich zu sein.

3 Chemotherapie [13–22]

Eine zytostatische Chemotherapie ist indiziert bei primär inoperablen Tumoren (Stadium III oder IV) und im Rezidiv nach Operation (± Strahlentherapie). Sie kann im Rahmen einer palliativen Behandlung mit evtl. nachfolgender Strahlentherapie oder auch innerhalb eines neoadjuvanten Therapiekonzepts mit nachfolgender Operation und Strahlentherapie erfolgen. Ungeklärt ist ihre Indikation bei Patien-ten im Stadium III nach subtotaler Resektion. Mit einer zusätzlichen postoperati-ven Strahlentherapie beträgt die mediastinale Rezidivrate zwar nur ca. 20 %, die Gesamtrezidivrate durch Auftreten extramediastinaler Rezidive jedoch ca. 50 % [11, 12]. Ob eine zusätzliche adjuvante Chemotherapie in dieser Situation oder eine primäre, neoadjuvante Chemotherapie (s. o.) von Nutzen sind, kann derzeit nicht beantwortet werden.

Aufgrund zumeist kleiner Fallzahlen (n ≤ 5) ist eine statistisch relevante Aussage über die monotherapeutische Zytostatikaaktivität nicht möglich. Remissionen wurden mit Cisplatin, Oxazophosphorinen, Adriamycin und Nitrosoharnstoffen beobachtet. Auch die Kortikosteroide zählen zu den bei Thymomen gut wirksa-men Substanzen (11/13 Remissionen), wobei ihre Aktivität nicht auf die lymphozytären oder lymphoepithelialen Formen begrenzt zu sein scheint [13]. Die reproduzierbar höchsten Remissionsraten wurden bisher mit Kombinationsche-motherapien erzielt. Für Cisplatinhaltige Kombinationen wurden Remissionsraten von bis zu 90 % beschrieben (Tabelle 1).

Tabelle 1. Ergebnisse zytostatischer Chemotherapie bei fortgeschrittenen Thymomen

Quelle Jahr	Therapie	n = Anzahl auswertbarer Patienten, S = Stadium, H = Histologie, v = Vorbehandelt	Therapieresultate					ÜZ = Überlebenszeit RD = Remissiondauer (Monate, Median)
			CR	PR	CR+PR in %	NC	PD	
Loehrer 1988 [14]	**ADM** 50 mg/m², **DDP** 50mg/m², **CPM** 500 mg/m², q 3 Wo, dann RT	n = 20, S: III–IV, H: verschiedene, v = 7 (RT)	3	10	**65**	na	na	RD: 12 ÜZ: 30+
Fornasiero 1991 [15]	**ADM** 40 mg/m², T1, **DDP** 50 mg/m², T1, **VCR** 1,5 mg, T3, **CPM** 700 mg/m², T4, q 3 Wo (dann RT?)	n = 32, S: III–IV, H: verschiedene, v = 0	15	14	**91**	2	1	RD: na ÜZ: 15
Dy 1988 [16]	**DDP** 20 mg/m², T1–5, **VLB** 0,2 mg/kg, T1+2, **BLM** 30 mg im/Woche × 12, q 3 Wo × 4, dann RT	n = 4, S: III–IV, H: verschiedene, v = 0	2	1	–	na	na	na
Macchariani 1991 [17]	**DDP** 75 mg/m², T1, **EPI-ADM** 100 mg/m², T1, **ETP** 120 mg/m², T1+3+5, q 3 Wo, dann OP ± RT	n = 7, S: III, H: verschiedene, v = 0	–	7	–	0	0	RD: 8+ – 24+ ÜZ: 8+ – 24+
Evans 1980 [18]	**CPM** 650 mg/m², T1+8, **VCR** 2 mg, T1+8, **PROC** 100 mg/m², T1–14 po, **PRED** 40 mg/m², T1–14 po, q 4 Wo	n = 5, S: III–IV, H: verschiedene, v = 0	–	4	–	1	–	na

Tabelle 1. (Fortsetzung)

Quelle Jahr	Therapie	n = Anzahl auswertbarer Patienten S = Stadium H = Histologie v = Vorbehandelt	Therapieresultate					ÜZ = Überlebenszeit RD = Remissiondauer (Monate, Median)
			CR	PR	**CR+PR in %**	NC	PD	
Gödel 1989 [19]	**CPM** 750 mg/m², T1 **ADM** 50 mg/m², T1 **VCR** 2 mg, T1 **PRED** 100 mg, T1–5 po +/– **BLM** 8 mg/m² iv, T14 q 3–4 Wo	n = 13 S: III–IV H: verschiedene v = 7 (RT)	5	–	**38**	na	na	na

WO = Wochen; *na* = nicht angegeben; *OP* = Operation; *RT* = Radiotherapie.

VI. Literatur

1. Verley JM, Hollmann KH (1985) Thymoma – A comparative study of clinical stages, histologic features, and survival in 200 cases. Cancer 55:1074–1086
2. Batata MA, Martini N, Huvos AG et al. (1974) Thymomas: Clinicopathologic features, therapy, and prognosis. Cancer 34:389–396
3. LeGolviani DP, Abell MR (1977) Thymomas. Cancer 39:2142–2157
4. Rosai J, Levine GD (1976) Tumors of the thymus. Atlas of tumor pathology. 2nd series. Armed Forces Institute of Pathology, Washington DC, 34–153
5. Masaoka A, Monden Y, Nakahara K et al. (1981) Follow-up study of thymomas with special reference to their clinical stages. Cancer 48:2485–2492
6. Bergh NP, Gatzinsky P, Larsson S et al. (1981) Tumors of the thymus and thymic region: I. Clinicopathological studies of thymomas. Ann Thorac Surg 25:91–99
7. Sellors TH, Thackray AC, Thomson AD (1967) Tumors of the thymus. Thorax 22:193–221
8. Maggi G, Giaccone G, Donadio M et al. (1986) Thymoma – A review of 169 cases, with particular reference to results of surgical treatment. Cancer 58:765–776
9. Souadjian JV, Enriquez P, Siverstein MN et al. (1974) The spectrum of diseases associated with thymoma. Arch Intern Med 134:374–381
10. Ariaiatnam LS, Kalnicki S, Mincer F et al. (1979) The management of malignant thymoma with radiation therapy. Int J Radiat Oncol Biol Phys 5:77–80
11. Curran WJ, Kornstein MJ, Brooks JJ et al. (1988) Invasive thymoma: The role of mediastinal irradiation following complete or incomplete surgical resection. J Clin Oncol 6:1722–1727
12. Arrigada R, Bretel JJ, Caillaud JM et al. (1984) Invasive Carcinoma of the Thymus. A multicenter retrospective review of 56 cases. Eur J Cancer Clin Oncol 20:69–74
13. Shellito J, Khandekar JD, McKeever WP et al. (1978) Invasive thymoma responsive to oral corticosteroids. Cancer Treat Rep 62:1397–1400
14. Loehrer PJ, Perez C, Roth IM et al. (1988) Cisplatin plus adriamycin plus cyclophosphamide in limited and extensive thymoma. Proc Am Soc Clin Oncol 7:199
15. Fornasiero A, Daniele O, Ghiotto C et al. (1991) Chemotherapy for invasive thymoma – A 13-year experience. Cancer 68:30–33
16. Dy C, Calvo FA, Mindan JP et al. (1988) Undifferentiated epithelial-rich invasive malignant thymoma: Complete response to cisplatin, vinblastine, and bleomycin therapy. J Clin Oncol 6:536–542
17. Macchiarini P, Chella A, Ducci F et al. (1991) Neoadjuvant chemotherapy, surgery, and postoperative radiation therapy for invasive thymoma. Cancer 68:706–713
18. Evans WK, Thompson DM, Simpson WJ et al. (1980) Combination chemotherapy in invasive thymoma – Role of COPP. Cancer 46:1523–1527
19. Göldel N, Böning L, Frederik A et al. (1989) Chemotherapy of invasive thymoma. A retrospective study of 22 cases. Cancer 63:1493–1500
20. Hu E, Levine J (1986) Chemotherapy of malignant thymoma – Case report and review of the literature. Cancer 57:1101–1104
21. Chahinian AP, Bhardwaj S, Meyer RJ et al. (1981) Treatment of invasive or metastatic thymoma – Report of eleven cases. Cancer 47:1752–1761
22. Uematsu M, Kondo M (1986) A proposal for treatment of invasive thymoma. Cancer 58:1979–1984

Kaposi-Sarkom

K. Kotz und *R. L. Krigel*

I. Epidemiologie

Formen des Kaposi-Sarkoms [1]

Klassisches Kaposi-Sarkom:

Indolenter Tumor; typisches Auftreten an unteren Extremitäten bei älteren Männern mediterraner oder osteuropäischer jüdischer Abstammung.

Endemisches afrikanisches Kaposi-Sarkom

Indolenter oder invasiver Tumor; typisches Auftreten bei Afrikanern im frühen Erwachsenenalter.

Transplantations-assoziiertes Kaposi-Sarkom:

Auftreten bei Patienten nach Organtransplantation; mögliche Regredienz nach Beendigung der Immunsuppression.

Nicht-epidemisches Kaposi-Sarkom bei Homosexuellen:

Auftreten bei HIV-negativen, homosexuellen Männern.

Epidemisches Kaposi-Sarkom:

Auftreten in Assoziation mit einer HIV-Infektion (weitere Beschreibung s. unten).

Inzidenz: Nach Berichten der Weltgesundheitsorganisation (WHO) wurden im November 1991 in Deutschland 6968 Aids-Fälle registriert. In Europa stellt das Kaposi-Sarkom bei 14 % der Aids-Patienten das diagnostische Erstsymptom dar [2].

Das Inzidenzmuster der Kaposi-Sarkome läßt an einen sekundären Infektionsprozeß denken:

- Es tritt häufiger bei HIV-infizierten Homosexuellen als bei HIV-infizierten (intravenösen) Drogenabhängigen und HIV-infizierten Patienten mit Hämophilie auf [3, 4].
- Es tritt häufiger auf bei Frauen, die eine HIV-Infektion durch bisexuelle Drogenabhängige als durch heterosexuelle (intravenöse) Drogenabhängige akquirieren [3].

● In den USA variiert die Inzidenz des Kaposi-Sarkoms bei Aids-Patienten in Abhängigkeit von geographischen Gegebenheiten [3].

● Die abnehmende Inzidenz des Kaposi-Sarkoms bei Aids-Patienten in Deutschland (30 % bis 1986, weniger als 20 % bis 1989) [4] sowie andernorts ist möglicherweise bedingt durch Veränderungen im Sexualverhalten.

● Ursächlich wurden verschiedene Viren, einschließlich Zytomegalievirus [5] und humanes Papillomavirus [6], mit dem Auftreten eines Kaposi-Sarkoms in Verbindung gebracht; ein solcher Zusammenhang ist bislang aber nicht bewiesen.

Lokalisationen: Das Kaposi-Sarkom ist bei Diagnosestellung meist fortgeschrittenen und multifokalen Charakters. Die Tumormanifestationen tendieren zu einer Progression von initialen Haut- und Schleimhautläsionen zu einer späteren Beteiligung innerer Organe.

II. Pathologie und Stadieneinteilung

Pathologie

Proliferation vaskulärer Strukturen, spindelförmige Zellen und extravasale Erythrozyten.

Stadieneinteilung

Es existiert derzeit keine allgemeingültige Stadieneinteilung. Die Staging-Klassifikation der New York University (s. unten) weist eine prognostische Relevanz hinsichtlich des Überlebens der Patienten auf [7].

Stadieneinteilung der New York University

Stadium I	CD4 $\geq$ 300/µl	5-Jahres-Überleben: 31 Monate
Stadium II	CD4 < 300/µl	5-Jahres-Überleben: 20 Monate
Stadium III	systemische Symptome	5-Jahres-Überleben: 15 Monate
Stadium IV	Anamnese mit opportunistischen Infektionen	5-Jahres-Überleben: 7 Monate

Die Staging-Klassifikation der „Aids Clinical Trials Group" ist in Anlehnung an das TNM-System entwickelt worden. Dabei werden Patienten in zwei Kategorien unterteilt: „good risk" (T 0 I 0 S 0) oder „poor risk" (T 1 oder I 1 oder S 1) [8] (s. folgende Übersicht).

Stadieneinteilung der „Aids Clinical Trials Group"

	T0, I0 oder S0	T1, I1 oder S1
Tumor (T)	begrenzt auf Haut und/oder Lymphknoten und/oder minimales orales Kaposi-Sarkom	Tumor-assoziierte Ödeme oder Ulzerationen, ausgedehnte orale Beteiligung, gastrointestinales Kaposi-Sarkom oder Beteiligung innerer Organe
Immunsystem (I)	CD4 $\geq$ 200/µl	CD4 $<$ 200/µl
systemische (S) Erkrankung	keine Vorgeschichte opportunistischer Infektionen; keine B-Symptome, guter Allgemeinzustand (Karnofsky $\geq$ 70)	Vorhandensein einer weiteren, gravierenden HIV-bezogenen Erkrankung (z. B. maligne Lymphome etc.) und/oder Nichterfüllung der Kriterien für S0

III. Diagnostik

Diagnostische Biopsie, HIV-Serologie, CD4-Bestimmung, Routinelabor, Röntgen-Thorax in zwei Richtungen. Weitere Untersuchungen abhängig von klinischer Symptomatik und körperlichem Untersuchungsbefund.

IV. Behandlungsstrategie (Abb. 1)

1 Übliche medizinische Versorgung HIV-infizierter Patienten

Antiretrovirale Therapie, Prophylaxe einer Pneumocystis-carinii-Pneumonie, Impfungen, Untersuchung auf Syphilis und Tuberkulose.

2 Chirurgische Therapiemaßnahmen

Die lokale operative Therapie einer begrenzten Zahl von Tumorläsionen ist vertretbar/indiziert bei entsprechender Symptomatik, Blutungen oder kosmetischer Entstellung. Die Therapieverfahren schließen eine Operation, intraläsionale Therapieverfahren, Kryotherapie oder eine Strahlenbehandlung ein. Eine intraläsionale Gabe von Vinblastin kann bei oralen Manifestationen sinnvoll sein [9].

Strahlentherapie

Kaposi-Sarkome weisen eine hohe Strahlensensitivität auf [10]. Eine Strahlentherapie kann sinnvoll sein bei Kaposi-Sarkomen im Bereich der Fußsohlen, der

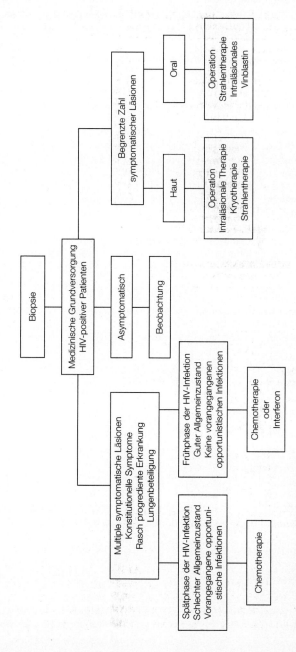

Abb. 1. Behandlungsstrategie Kaposi-Sarkom

Anogenitalregion, des Larynx oder Pharynx, bei inguinalem/femoralem Lymphknotenbefall sowie bei ulzerierten oder kosmetisch entstellenden Hautläsionen
[10].

Chemotherapie

Eine Indikation zur Chemotherapie ist gegeben bei multiplen symptomatischen
Läsionen, konstitutionellen Symptomen, progressiver Erkrankung oder pulmonaler Manifestation des Kaposi-Sarkoms [1]. Die wirksamsten Substanzen sind
Vinblastin, Vincristin, Etoposid, Bleomycin und Adriamycin (Tabelle 1). Das
Ansprechen auf eine Chemotherapie wird mehr durch den Grad der Immundefi-
zienz des Patienten als durch die Wahl der Substanzkombination bestimmt [1].
Ein Effekt der Chemotherapie auf das Langzeitüberleben ist bislang nicht nachgewiesen worden. Es ist daher sinnvoll, zu versuchen, nach Erreichen eines
maximalen Tumoransprechens die Therapie abzusetzen, gegebenenfalls nach
vorheriger Therapieintervallverlängerung [1].
Die antiretrovirale Behandlung ist im Hinblick auf das Kaposi-Sarkom ineffektiv,
kann jedoch bei guter Toleranz fortgeführt werden. Dabei ist möglicherweise eine
supportive Behandlung mit Wachstumsfaktoren (G-CSF, GM-CSF) erforderlich
[1].

Tabelle 1. Chemotherapieprotokolle bei Kaposi-Sarkomen[a]

Therapie	Dosierung/Applikation	Ansprechrate [%]	Literatur
IFN-α_2	36 Mill IU (i.m., s.c.) für 10–12 Wo, dann 36 Mill IU 3 ×/Wo	45	[17]
Vinblastin	4–8 mg i.v. q Wo	36	[18]
Vincristin	2 mg i.v. q Wo	61	[19]
Etoposid	150 mg/m^2 × 3 Tage q 4 Wo	76	[20]
Bleomycin	5 mg/kg i.m. × 3 Tage q 2–3 Wo	48	[21]
Adriamycin	20 mg/m^2 q 2 Wo	48	[22]
Vincristin + Vinblastin	Vincristin 2 mg alternierend mit Vinblastin 0,1 mg/kg q Wo	45	[23]
Bleomycin + Vincristin	Bleomycin 10 mg/m^2 und Vincristin 1,4 mg/m^2 q 2 Wo	72/83	[24, 25]
Adriamycin + Bleomycin + Vincristin	Adriamycin 20 mg/m^2, Bleomycin 10 U/m^2, und Vincristin 1,4 mg/m^2 q 2 Wo	88	[22]
Liposomales Daunorubicin	40 mg/m^2 i.v. q 2 Wo	76	[26]

Abkürzungen: q = alle; i.m. = intramuskulär; s.c. = subkutan; i.v. = intravenös
[a] Mod. nach: Krigel RL, Friedman-Kien AE (1990) Epidemic Kaposi's Sarcoma. Sem Oncol 17.

5 Alpha-Interferon

Die Indikationen für die Anwendung von Alpha-Interferon sind dieselben wie für die Chemotherapie (siehe 4). Interferon weist seine größte Wirksamkeit auf bei Patienten mit einer frühen Krankheitsphase der HIV-Infektion (CD4 > 400) und ohne Anamnese einer opportunistischen Infektion. Ein Effekt auf die Überlebenszeit wurde bislang nicht nachgewiesen [1].

6 Andere Substanzen

Glukokortikoide, beispielsweise bei Pneumocystis-carinii-Pneumonie oder zentralnervösen Lymphomen appliziert, können die Progression der Kaposi-Sarkome beschleunigen und sollten nach Möglichkeit vermieden werden [11]. Zukünftige Therapieverfahren werden möglicherweise auf einem besseren Verständnis der Abhängigkeit von Kaposi-Sarkom-Zellen von parakrinen und autokrinen Wachstumsfaktoren beruhen. So sind beispielsweise Inhibitoren entwickelt worden gegen TAT [12], einen Wachstumsfaktor, für den das HIV *tat*-Gen kodiert [13]. Derzeit werden Inhibitoren der Angiogenese entwickelt, z. B. synthetische Analoge des natürlichen Pilzproduktes Fumagillin [14] sowie ein schwefelhaltiges Polysaccharid-Peptidoglycan (SP-PG), das von Bakterien produziert wird [14, 15]. Darüber hinaus können möglicherweise Interleukin-6 und Oncostatin M wirksame Angriffspunkte für eine medikamentöse Inhibition darstellen [14]. Pentosan-Polysulfat vermag eine antiproliferative Wirkung bei Kaposi-Sarkom-Zellinien infolge Hemmung des Fibroblastenwachstumsfaktors (FGF) zu entfalten [16]. Darüber hinaus mögen zukünftig verbesserte Therapieverfahren gegen die zugrundeliegende HIV-Infektion selbst zur Therapieverbesserung der Kaposi-Sarkome beitragen [12].

V. Literatur

1. Kotz KW, Krigel RL (1993) "Epidemic Kaposi's Sarcoma". In: Meiderhuber (ed) Current Therapy in Oncology
2. Serraino D, Franceschi S, Tirelli U et al. (1992) The epidemiology of acquired immune deficiency and associated tumours in Europe. Ann Onc 3:595-603
3. Beral V, Peterman TA, Berkelman RL et al. (1990) Kaposi's Sarcoma among persons with AIDS: a sexually transmitted infection? Lancet 335:123–128
4. Bunikowski R, Estermann J, Koch M (1992) AIDS in Germany: Clinical manifestations of AIDS. Medizinische Klinik 87:1–7
5. Armes J (1989) A review of Kaposi's Sarcoma. Adv Ca Res 53:73–87
6. Huang YO, Li JJ, Resh MG et al. (1992) HPV-16-related DNA sequences in Kaposi's Sarcoma. Lancet 339:515–518
7. Chachoua A, Krigel R, Lafleur et al. (1989) Prognostic factors and staging classification of patients with epidemic Kaposi's Sarcoma. J Clin Oncol 7:774–780
8. Krown SE, Metroka C, Wernz JC et al. (1989) Kaposi's Sarcoma in the acquired immune deficiency syndrome: A proposal for uniform evaluation, response, and staging criteria. J Clin Oncol 7:1201–1207
9. Epstein JB, Lozada-Nur F, McLeod A et al. (1989) Oral Kaposi's Sarcoma in acquired immunodeficiency syndrome: Review of management and report of the efficacy of intralesional vinblastine. Cancer 64:2424–2430

10. Berson AM, Quivey JM, Harris JW et al. (1990) Radiation therapy for AIDS-Related Kaposi's Sarcoma. Int J Rad Onc Biol Phys 19:569–575
11. Gill PS, Loureiro C, Bernstein-Singer M et al. (1989) Clinical effect of glucocorticoids on Kaposi's Sarcoma related to the acquired immunodeficiency syndrome (AIDS). Ann Int Med 110:937–940
12. Hirsch M, D'Aquilla RT (1993) Therapy for human immunodeficiency virus infection. N Engl J Med 328:1686–1695
13. Ensoli B, Barillari G, Salahuddin SZ et al. (1990) Tat protein of HIV stimulates growth of cells derived from Kaposi's Sarcoma lesions of AIDS patients. Nature 345:84–86
14. Palca J (1992) Kaposi's Sarcoma gives on key fronts. Science 255:1352–1364
15. Nakamura S, Sakurada S, Salahuddin SZ et al. (1992) Inhibition of development of Kaposi's Sarcoma-related lesions by a bacterial cell wall complex. Science 285:1437–1440
16. Wallstein K, Zugmaier G, Calitano J et al. (1991) Tumor growth dependent on Kaposi's Sarcoma-derived Fibroblast Growth Factor inhibited by pentosan polysulfate. J Natl Cancer Inst 83:716–720
17. Evana LM, Itri IM, Campion M et al. (1991) Interferon-alpha in the treatment of acquired immunodeficiency syndrome-related Kaposi's Sarcoma. J Immunother 10:39–50
18. Volberding PA, Abrams DI, Conant M et al. (1985) Vinblastine therapy for Kaposi's Sarcoma in the acquired immunodeficiency syndrome. Ann Int Med 103:335–338
19. Mintzer DM, Real FM, Jovino L et al. (1985) Treatment of Kaposi's Sarcoma and thrombocytopenia with vincristine in patients with acquired immunodeficiency syndrome. Ann Int Med 102:200–202
20. Laubenstein LF, Krigel RL, Odajnyk CM et al. (1984) Treatment of epidemic Kaposi's Sarcoma with etoposide or a combination of doxorubicin, bleomycin, and vinblastine. J Clin Oncol 2:1115–1130
21. Lassoued K, Clauval J, Katlama C et al. (1990) Treatment of the acquired immune deficiency syndrome-related Kaposi's Sarcoma with bleomycin as a single agent. Cancer 66:1869–1872
22. Gill PS, Rarick M, McCutchan A et al. (1991) Systemic treatment of AIDS-related Kaposi's Sarcoma: Results of a randomized trial. Am J Med 90:427–433
23. Kaplan L, Abrams D, Volberding P (1986) Treatment of Kaposi's Sarcoma in acquired immunodeficiency syndrome with an alternating vincristine-vinblastine regimen. Cancer Treat Rep 70:1121–1122
24. Gill P, Rarick M, Bernstein-Singer M et al. (1990) Treatment of advanced Kaposi's Sarcoma using a combination of bleomycin and vincristine. J Clin Oncol 13:315–319
25. Rarick MU, Gill PS, Montgomery T et al. (1990) Treatment of epidemic Kaposi's Sarcoma with combination chemotherapy (vincristine and bleomycin) and zidovudine. Ann Oncol 1:147–149
26. Presant CA, Scolaro M, Kennedy P et al. (1992) Liposomal daunorubicin as tumor-targeted chemotherapy: Initial clinical results in Kaposi's Sarcoma and solid tumors. Proc Am Soc Clin Oncol 11:46

Nierenzellkarzinom

A. D. H. Geboers und F. M. J. Debruyne

I. Epidemiologie [1, 2]

Häufigkeit: ± 2 % aller malignen Tumoren (USA, 1990)
Inzidenz: ± 8/100 000 pro Jahr, M/W 2 : 1
Lokalisation: Nierenparenchym, vom Epithel des proximalen Tubuluskonvolutes ausgehend
Mittleres Alter bei Diagnose: 55–60 Jahre
Ätiologie: Zigarettenrauchen; fraglich: Analgetikaabusus, Kaffee, Cadmium, Blei, Asbest, Adipositas bei Frauen.

II. Pathologie und Stadieneinteilung [3]

Histologisch wird nachfolgendem Wachstumsverhalten unterschieden: trabekulär, alveolär, tubulär und solide.

Zelltyp: *Klarzelltyp (30 %–40 %):*
Runde oder polygonale Zellen mit reichlichem Zytoplasma, die Glykogen und Lipide enthalten.
Granulosazelltyp (9 %–12 %):
Eosinophiles Zytoplasma, reich an Granula und Mitochondrien.
Spindelzelltyp (3 %–10 %):
Ähnlichkeit mit pleiomorphen mesenchymalen Zellen.

Die meisten Tumoren enthalten Zellen vom Granulosa- und Spindeltyp.

Grading:

G 0:   Grad der Differenzierung kann nicht bestimmt werden
G I: gut differenziert
G II: mäßig differenziert
G III: schlecht differenziert

TNM-Klassifikation UICC (gekürzte Fassung; 1992) [90]

T   **Primärtumor**
T 0   Kein Anhalt für Primärtumor
T 1   ≤ 2,5 cm, auf die Niere begrenzt
T 2   > 2,5 cm, auf die Niere begrenzt
T 3   Invasion in größere Venen, Nebenniere oder perirenales Fettgewebe ohne Überschreitung der Gerota Faszie

T 3a	Invasion in Nebenniere oder perirenales Fettgewebe, aber nicht jenseits der Gerota Faszie
T 3b	Invasion in Nierenvene(n) oder V. cava unterhalb des Zwerchfells
T 3c	Invasion in V. cava oberhalb des Zwerchfells
T 4	Durchbruch der Gerota Faszie
N	**Lymphknotenstatus**
N 1	solitär, $\leq$ 2 cm
N 2	solitär > 2 cm, $\leq$ 5 cm; multipel $\leq$ 5 cm
N 3	einer oder mehrere Lymphknoten > 5 cm
M	**Fernmetasten**
M 0	Keine Fernmetastasen nachweisbar
M 1	Nachweis von Fernmetastasen

Stadieneinteilung gemäß UICC [90]

Stadium I	T1	N0	M0
Stadium II	T2	N0	M0
Stadium III	T1–2	N1	M0
	T3	N0–1	M0
Stadium IV	T4	N0–3	M0
	T1–4	N2–3	M0
	T1–4	N0–3	M1

Stadieneinteilung nach Robson (modifiziert nach Flocks und Kadesky) [91]

Stadium I	Begrenzt auf die Niere
Stadium II	Perirenales Fettgewebe
Stadium IIIA	Nierenvene / V. cava
Stadium IIIB	Lymphknoten
Stadium IIIC	Vene(n) plus Lymphknoten
Stadium IV	Infiltration benachbarter Organe oder Fernmetastasen

Prognose: Die ursprünglich von Robson berichteten 5-Jahres-Überlebensraten nach Operation (Stadium I: 66 %; Stadium II: 64 %; Stadium III: 42 %, Stadium IIIB: 18 %: Stadium IV: 11 %) haben sich nur unwesentlich geändert [91]. Für lokalisierte Stadien (T1–2 N0) werden Überlebensraten von 80–95 % nach 5 Jahren berichtet. Bei Tumorwachstum über die Kapsel hinaus sinken die 5-Jahres-Überlebensraten auf ca. 50–60 %, bei einer Lymphknotenbeteiligung auf $\leq$ 20 %. Bei Nachweis von Fernmetastasen betragen die 5–10 Jahres-Überlebensraten 0–20 %.

III. Diagnostik

Häufigkeit der Symptome [4]: Schmerz (41 %), Hämaturie (38 %), tastbarer Tumor (24 %), „Klassische Trias" (10 %), Gewichtsverlust (36 %), Nachtschweiß (18 %), Hypertension (22 %), Hypercalcämie (6 %).

Diagnostischer Stufenplan:

Anamnese (Gewichtsverlust, Nachtschweiß, Flankenschmerz, Hämaturie), körperliche Untersuchung (Bluthochdruck, tastbarer Tumor, Lymphknoten, rechtsseitige Varikozele, paraneoplastische Symptome) und Laborparameter (Hb, Hämatokrit, Kreatinin, alkalische Phosphatase, Calcium, BSG, Leberfunktion, (alpha$_2$-Globulin). Bei dem Verdacht auf einen Nierentumor besteht die primäre Diagnostik in der Sonographie und der i.v. Pyelographie. Im Falle einer soliden oder gemischten zystischen/soliden Raumforderung ist die CT- oder NMR-Untersuchung obligat (Fragestellung: Perirenales Fettgewebe infiltriert, Tumoreinbruch in die Vena renalis oder Vena cava, perihiliäre Lymphadenopathie?).

Angiographie: präoperative Gefäßdarstellung; bei geplanter partieller Nephrektomie; in 20 % Darstellung eines hypovaskulären Tumors.

Cavographie: bei Verdacht auf Tumoreinbruch in die V. cava.

Echokardiographie: Nachweis supradiaphragmaler oder intrakardialer Thromben.

Die bipedale Lymphographie ist durch die CT-Untersuchung ersetzt worden.

Isotopennephrographie (MAG-3, DTPA): Funktionstest der kontralateralen Niere.

CT-Thorax oder Rö-Thorax: Ausschluß pulmonaler Metastasen, ggfs. Knochenszintigramm.

IV. Behandlungsstrategie

1 Chirurgische Therapiemaßnahmen

In 30 %–57 % der Fälle liegt bei Diagnosestellung ein metastasiertes Stadium vor. 50 % der Patienten, die in einem lokalisierten Stadium operiert werden, entwickeln ein Lokalrezidiv oder Fernmetastasen. Die Mehrzahl der Patienten verstirbt innerhalb eines Jahres. Die radikale Operation ist bei kompletter Tumorresektion die einzige effektive Behandlung.

1.1 Radikale Nephrektomie

Das Ziel der radikalen Operation ist die komplette „en block"-Resektion des Tumors mit Entfernung der Niere, der ipsilateralen Nebenniere mit zugehörigem Fettgewebe und der Gerota-Faszie. Die Schnittführung wird so gelegt, daß eine temporäre Ligatur der A. renalis ohne Tumorkontakt durchgeführt werden kann. Der anteriore abdominale, transperitoneale Zugang wird allgemein bevorzugt. Ein Supracostalschnitt im Bereich der 11. oder 12. Rippe kann bei Patienten im schlechten Allgemeinzustand oder metastasiertem Stadium erwogen werden. Die Indikation zur Nephrektomie in metastasierten Stadien ist umstritten. Nach Fowler sprechen für eine Nephrektomie: Reduktion der Tumormasse (Verlängerung der Überlebenszeit?), Induktion einer spontanen Regression in metastasierten Stadien nach Nephrektomie (< 1 %!), Unterstützung einer systemischen Therapie (erhöhte Ansprechraten unter einer Therapie mit BRM), Teil einer systemischen Therapie (aktive spezifische Immuntherapie); im Rahmen einer kompletten Tumorentfernung (synchrone Beseitigung des Primärtumors und der Metastasen); Verbesserung der Lebensqualität (Minderung von Lokalsymptomen); Kontrolle systemischer Manifestationen wie Abgeschlagenheit, Fieber, Hyperkalzämie; psychologische Gründe [54].

1.2 Konservative Chirurgie

Die partielle Nephrektomie kann bei Patienten mit lokalisiertem Nierenzellkarzinom akzeptiert werden, wenn der Erhalt der Nierenfunktion im Vordergrund (Einzelniere, beidseitige Malignität, von Hippel-Lindau Syndrom) steht. Die Indikation zu einer partiellen Nephrektomie bei erhaltener kontralateraler Nierenfunktion ist nicht etabliert (multifokale Tumorgenese, fibrotische Pseudokapsel, Satelliten-Läsionen). Im Falle einer Enukleation sollte ein Sicherheitsabstand von ca. 1 cm im gesunden Nierenparenchym eingehalten werden (intraoperative Anfertigung von Gefrierschnitten der Resektionsränder).

1.3 Retroperitoneale Lymphadenektomie (RPLA)

In 17,5 %–27 % liegt eine lymphonoduläre Metastasierung vor. Die Inzidenz steigt mit dem Tumorstadium an (6 % im Stadium I bis 66 % bei Patienten mit vaskulärer Invasion oder im metastasierten Stadium) [86, 87]. Hinsichtlich der Bedeutung der Lymphadenektomie als Staging-Maßnahme besteht kein Zweifel, der prognostische Einfluß der RPLA auf die Überlebenszeit ist derzeit aber nicht geklärt [88].

2 Strahlentherapie

Der Einsatz der Strahlentherapie beim metastasierten Nierenzellkarzinom ist begrenzt. Aufgrund der Heterogenität der Patientenkollektive und der uneinheitlichen Remissionskriterien ist der Wert der Strahlentherapie derzeit nicht geklärt [55]. Allgemein akzeptierte Indikationen zur palliativen Bestrahlung sind schmerzhafte Knochenmetastasen und neurologisch symptomatische ZNS-Metastasen [56], auf die eine Immuntherapie keinen Einfluß hat.

3 Chemotherapie

Die Ergebnisse der Chemotherapie in metastasierten Stadien sind enttäuschend. Die Aktivität der meisten Chemotherapeutika liegt unter 10 %. Unter 33 geprüften Substanzen wird die höchste Monoaktivität mit 25 % für Vinblastin berichtet [49]. Die wöchentlich intravenös applizierte Dosis lag zwischen 0,1–0,3 mg/kg Körpergewicht. In Sammelstatistiken liegt die Ansprechrate allerdings unter 15 % [51]. Für andere Substanzen wie Nitrosoharnstoffe (insbesondere CCNU), Hydroxyurea und Ifosfamid werden Remissionsraten zwischen 11 %–13 % angegeben [51, 52].
Für die Kombinationstherapie mit Vinblastin konnte kein Vorteil gegenüber der Monotherapie nachgewiesen werden, wohl aber eine Zunahme der Toxizität. Für die Kombination aus Vinblastin, Methotrexat und Bleomycin ± Tamoxifen berichtet Bell et al. eine Ansprechrate von 29 % [53]. Diese Ergebnisse konnten bisher nicht bestätigt werden.

4 Hormontherapie

Erste Studien von Bloom et al. berichteten Ansprechraten von bis zu 16 % bei nur geringer Toxizität [48]. Nachfolgende Studien mit Androgenen, Progesteronen und Antiöstrogenen konnten diese Ergebnisse nicht bestätigen. Die objektiven Remissionsraten dieser Studien lagen unter 5 % [49]. Eine Ursache könnte die fehlende signifikante Expression von Hormonrezeptoren bei Nierenzellkarzinomen sein [50]. Obwohl die Ergebnisse der Hormontherapie enttäuschend sind, kann die Applikation von Hormonen in metastasierten Stadien unter dem Aspekt einer fehlenden Toxizität, den metabolischen Nebeneffekten wie Gewichtszunahme und dem psychologischen Benefit einer Therapiekontinuität bei fehlenden anderen Therapieoptionen gerechtfertigt sein.

5 „Biological Response Modifiers" (BRM)/Zytokine

Das seltene Phänomen der spontanen Regression bei metastasierten Nierenzellkarzinomen führte unter anderem zur Annahme einer immunologischen Abhängigkeit dieser Erkrankung. Diese spontane Regression wird allerdings nur bei weniger als 1 % aller Patienten beobachtet [57]. Die immunologischen Zusammenhänge werden ebenfalls durch die (moderaten) Ergebnisse der Angioinfarzierung oder der aktiven spezifischen Immuntherapie mittels autologer (bestrahlter oder lysierter) Tumorzellen unterstützt. Die Entwicklung der BRM's leitete eine neue immuntherapeutische Phase in der Behandlung des metastasierten Nierenzellkarzinoms ein.

Folgende BRM's wurden bisher in der Behandlung des metastasierten Nierenzellkarzinoms erprobt (s. auch Tabelle 1):

5.1 Interferone (IFN)

In der vorliegenden Literatur sind die Behandlungsergebnisse von insgesamt 1675 Patienten in metastasierten Stadien mit Interferonen oder Interferon-Kombinationen publiziert. In diesen Studien wurden 30 komplette (CR) und 214 partielle Remissionen (PR) mit einer objektiven Ansprechrate von 15,3 % (entsprechend 2,0 % CR und 13,3 % PR) beobachtet. In der Effektivität der verschiedenen Arten von BRM's bestehen deutliche Unterschiede.

Leukozyten-IFN (Cantell Typ)

Aus verschiedenen Lymphokinen bestehende ungereinigte Aufbereitung. Die Ansprechrate beträgt 19 % (4,1 % CR, 14,6 % PR) bei 123 Patienten.

Lymphoblasten IFN

7 Studien wurden mit dieser partiell gereinigten Aufbereitung (Wellferon), die mindestens 8 verschiedene Typen von IFN-alpha enthält, durchgeführt. Die Ansprechrate bei 259 Patienten betrug 17 % (1,5 % CR, 15,8 % PR), die Remissionsdauer zwischen 1–36 Monate.

r-IFN-α2a (Roferon®), r-IFNα2b (Intron A®)

Die Entwicklung DNA-rekombinierter Herstellungsverfahren ermöglichte den Einsatz hochgereinigter Interferone in klinischen Studien. Zwischen den verschiedenen alpha-Interferonen konnte kein Unterschied in der Wirksamkeit nachgewiesen werden. Die Zusammenfassung der Ergebnisse von 14 großen Studien mit 486 Patienten zeigte eine objektive Remissionsrate von 13,9 % (1,6 % CR, 12,3 % PR). Die Ansprechraten der einzelnen Studien lagen zwischen 0 %–29 %. Die Wirksamkeit scheint von der verabreichten Dosis abhängig zu sein. Für niedrige Dosen ($< 5 \times 10^6$ i.U./Tag) liegen die Ansprechraten bei 6,7 % [7, 13, 14, 15]. Die besten Remissionsraten (15,8 %) werden mit einer mittleren Dosierung ($5–10 \times 10^6$ i.U./Tag) erzielt [11, 12, 16, 38], eine Erhöhung der Interferondosis ($> 10 \times 10^6$ i.U./Tag) führt zu keiner weiteren Steigerung der Ansprechraten (13,5 %) [4–10, 12, 13]. Die häufigste Applikationsform ist die i.m.-Gabe. Die s.c.-Applikation ist allerdings hinsichtlich der pharmakologischen Verfügbarkeit und Wirksamkeit vergleichbar [13]. Die Patientenselektion kann einen großen Einfluß auf die Remissionsraten haben. Als günstige Prognosefaktoren gelten guter Allgemeinzustand, eine auf die Lungen begrenzte Metastasierung sowie ein kleines Tumorvolumen [58]. Patienten mit einer Knochen- oder Lebermetastasierung haben eine schlechte Prognose. Eine Multivarianzanalyse der Prognosefaktoren von 186 Patienten, die mit verschiedenen BRM's behandelt wurden, zeigte ein signifikant besseres Ansprechen für männliche Patienten, dagegen signifikant schlechtere Ergebnisse für Patienten mit niedrigem Hb und erhöhter BSG [89].

Ob eine vorangegangene Nephrektomie die Ansprechrate erhöht, ist unklar. Einige Autoren konnten eine positive Korrelation nachweisen [12, 13, 27], andere halten dagegen eine Nephrektomie erst nach einem Ansprechen auf die Therapie für indiziert.

Kombinationen mit r-IFN-α

Die Beobachtung, daß Interferone in Kombination mit anderen biologischen oder chemotherapeutischen Substanzen synergistisch wirken können, führte zu einer Vielzahl von klinischen Studien mit verschiedenen Kombinationstherapien [64].

r-IFN-α und r-IFN-γ

In einigen Phase I- und I/II-Studien, basierend auf einem in vitro-Synergismus der beiden Interferone [62, 67], wurden Remissionsraten von 17 %–38 % für die Kombinationstherapie aus α- und γ-IFN berichtet [24, 25, 27, 61]. In einer randomisierten Studie der EORTC-GU Studiengruppe wurde diese Kombination mit einer Monotherapie bestehend aus r-IFN-α geprüft. Dabei war die Remissionsrate der Kombinationstherapie sogar geringer als die der Monotherapie mit r-IFN-α. Die initial publizierten Ansprechraten wurden auf eine positive Patientenselektion in diesen Studien zurückgeführt [68].

Bei einer Gesamtzahl von 136 Patienten in den o. g. Studien betrug die durchschnittliche Ansprechrate dieser Kombination 14,7 % (1,5 % CR, 13,3 % PR).

r-IFN-α und Vinblastin

Vinblastin weist die höchste Aktivität beim metastasierten Nierenzellkarzinom auf. Basierend auf dem Nachweis eines in vitro-Synergismus zwischen IFN-α und Vinblastin ist dies die am häufigsten geprüfte Kombination. In 8 Studien wurde mit dieser Kombination bei 24% von 259 Patienten eine Remission (2,7% CR, 20,8% PR) induziert. Meist wurde Vinblastin in einer Dosierung von 0,1 mg/kg jede 3. Woche in Kombination mit IFN-α 3 ×/wöchentlich appliziert. Die Ansprechrate ist im Vergleich zu der alleinigen Gabe von α-Interferon etwas erhöht. Die hohen Ansprechraten von bis zu 43% in den ersten Studien konnten in mehreren großen multizentrischen Studien jedoch nicht bestätigt werden. Die Remissionsrate lag in diesen Studien zwischen 9%–16% [46, 47].

r-IFN-α und andere Chemotherapeutika

Für die Kombination mit Doxorubicin [65] oder Cyclophosphamid [69] konnte keine höhere Ansprechrate als mit r-IFN-α allein nachgewiesen werden.

r-IFN-α und andere Substanzen

Interferone wurden zur Herabsetzung der „Flu-like"-Symptomatik mit Aspirin oder Prednison kombiniert [59]. Für die Kombination mit Aspirin wurde eine Remissionsrate von 17% berichtet, eine Minderung der Interferon-Nebenwirkungen trat nicht auf. Unter der Gabe von Prednison wurde eine Reduktion der Toxizität bei unveränderter antitumoraler Wirksamkeit beobachtet [84].

r-IFN-β

Die klinischen Erfahrungen mit IFN-β sind begrenzt. In 2 Phase I/II-Studien wurden 38 Patienten behandelt. Die Remissionsraten und Toxizitäten entsprechen denen einer Behandlung mit r-IFN-α. Die Gesamtansprechrate in diesen 2 Studien betrug 18% (1% CR, 6% PR) [22, 23, 26].

r-IFN-γ

In 7 verschiedenen Studien mit insgesamt 236 Patienten betrug die Ansprechrate 8,4% (Streubreite von 0%–33%). Ein klinischer Hinweis auf eine Dosis-Abhängigkeit ergab sich nicht [17, 71]. Eine Monotherapie mit Gamma-Interferon kann derzeit nicht empfohlen werden.

Auch eine Kombination mit TNF-α zeigte keine Wirksamkeit [70].

5.2 Interleukine mit oder ohne LAK- oder TIL-Zellen

Die von Rosenberg berichtete Ansprechrate von 30% (inkl. 10% kompletter Remissionen) führte zur klinischen Prüfung von IL-2 beim metastasierten Nierenzellkarzinom. In einem Kollektiv von 593 Patienten induzierte IL-2 bei 22,3% (7,1% CR, 1,5% PR) eine Remission. Eine eindeutige Dosis-Wirkungs-Beziehung konnte nicht nachgewiesen werden. Die Addition von LAK-Zellen ergab einen leichten Anstieg der Remissionsrate, führte aber nicht zu einer Verlängerung der Überlebenszeit [71, 72, 73].

Die ersten Ergebnisse der Kombination von IL-2 mit Tumor-infiltrierenden Lymphozyten (TIL) waren erfolgversprechend; spätere Studien zeigten jedoch, daß diese Kombination der Monotherapie mit IL-2 nicht überlegen zu sein scheint. In den meisten Fällen setzt das Ansprechen relativ rasch nach dem Beginn der Therapie ein. Patienten in gutem Allgemeinzustand, Lungen-, Hautoder Subkutanmetastasen und kleinem Tumorvolumen sprechen häufiger an. Der Einfluß dieser Therapie auf die Überlebenszeit ist allerdings noch ungeklärt. Die Toxizität ist dosisabhängig und wird durch die Applikationsform beeinflußt. Die intravenöse Dauerinfusion ist toxischer als die intermittierende Bolusapplikation. Die maximal tolerable Dosis (MTD) für IL-2 als Bolusgabe ist 72 Mio. i.U./m^2/Tag, für die Dauerinfusion 18 Mio. i.U./m^2/Tag. Die Hochdosistherapie mit IL-2 erfordert eine Intensivüberwachung, insbesondere infolge einer hämodynamischen Toxizität. Die niedrig dosierte Therapie kann ambulant und von den Patienten selbst durchgeführt werden.

Tabelle 1. Metastasierte Nierenzellkarzinome: Behandlungsergebnisse mit Zytokinen

Literatur	Dosierung[a]	Applikation	Behandlungsergebnisse				mediane Remissionsdauer in Monaten (Bereich)
			eval. Pat.	CR	PR	CR+PR	
			n	n	n	[%]	
Leukozyten-IFN							
Quesada et al. [28, 29]	3[b]	im täglich	50	3	10	26	3 (1–12+)
DeKernion et al. [30]	3[b]	im 5 ×/Wo	43	1	6	16	9+ (2–19+)
Kirkwood et al. [31]	1[b]	im täglich	14	0	0	0	n.a. (2–7)
	10[b]	im täglich	16	1	2	19	
			123	5	18	19	(1–28)
Lymphoblasten-IFN							
Neidhart et al. [32]	5	im 3 ×/Wo	33	0	5	15	8 (5–10+)
Neidhart et al. [33]	3–>20[b]	im täglich × 10 q 3 Wo	23	1	4	22	15 (2–36)
	5–>50[b]	im täglich × 5 q 3 Wo	9	0	2	22	
Trump et al. [34]	3–>20	im täglich × 10 q 3 Wo	39	0	5	13	6,8 (2,8–14,6)
Vugrin [35]	3	im 3 ×/Wo	21	0	1	5	10
Eisenhauer et al. [36]	30–>100	iv wöchentlich	37	0	4	11	13 (11–52+)
Fujita et al. [37]	3[b]	im täglich	24	2	4	25	4 (1,5–20+)

Tabelle 1. (Fortsetzung)

Literatur	Dosierung[a]	Appli-kation	Behandlungsergebnisse				mediane Remissionsdauer in Monaten (Bereich)
			eval. Pat. n	CR n	PR n	CR+PR [%]	
Umeda und Niijima [12]	5[b]	im 2 ×/Wo – täglich	73	1	16	23	n.a.
			259	4	41	17	(2–36)
rIFN-alpha 2a							
Krown et al. [4]	50	im 3 ×/Wo	19	0	2	11	20,32+
Einzig et al., Krown [5, 6]	3–>36[b]	im täglich	62	0	7	11	n.a.
Quesada et al. [7]	2	im täglich	15	0	0	0	–
	20	im täglich	41	1	11	29	3 (1–12+)
Buzaid et al. [8]	3–>36[b]	im täglich	22	0	5	23	8 (1–17+)
Figlin et al. [9]	3–>36[b]	im täglich	19	1	4	26	9 (1–18)
Umeda und Niijima [12]	3–>36[b]	im täglich	108	2	13	14	n.a.
Schnall et al. [10]	3–>36	im täglich	22	0	1	5	n.a.
			308	4	43	15	
rIFN-alpha 2b							
Muss et al. [13]	2–10	sc 3 ×/Wo	51	1	4	10	13 (11–19)
	30–50	im täglich × 5 q 3 Wo	46	1	2	7	20 (11–25+)
Umeda und Niijima [12]	6–10[b]	im täglich × 3–5 /Wo	45	1	7	18	n.a.
Foon et al. [14]	2	sc 3 ×/Wo	21	0	1	5	5+
			178	4	17	12,9	
		rIFNα-2a + rIFNα-2b	486	8	60	13,9	
IFN-beta							
Rinehart et al. [22, 23]	IFN-β 0,01–150	iv 2 ×/Wo	13	0	2	15	8+, 10+
Kinney et al. [26]	IFN-β-ser 47–>470[b]	iv 3 ×/Wo	25	1	4	20	7
			38	1	6	18,4	

Tabelle 1. (Fortsetzung)

Literatur	Dosierung[a]	Appli-kation	Behandlungsergebnisse				mediane Remissions-dauer in Monaten (Bereich)
			eval. Pat. n	CR n	PR n	CR+PR [%]	
IFN-gamma							
Takaku et al. [17]	8–12	iv/im täglich	32	0	2	6	n.a.
	40	iv täglich × 5 q 2 Wo	30	1	5	20	n.a.
Quesada et al. [18]	5–20	im täglich	14	0	1	7	12+
	0,2–1	DI täglich	16	0	1	6	2
Gamick et al. [19]	0,2–60	iv täglich × 7 q 3 Wo	41	1	3	10	9 (2–13)
Kuebler et al. [20]	0,25	DI täglich × 5 q 4 Wo	24	0	0	0	0
Foon et al. [14]	1	sc 3 ×/Wo	21	0	1	5	9+
Bruntsch et al. [21]	1	iv 3 ×/Wo q 2 Wo	32	0	1	3	13
Otto [39]	10–>	iv 3 ×/Wo q 2 Wo	16	0	4	25	(2,5–29+)
	50[c]	DI täglich × 5 q 2 Wo	10	1	0	10	2
			236	3	17	8,4	

IFN-alpha + IFN-gamma							
Foon et al. [14]	alpha/2 γ/2	sc 3 ×/Wo	47	0	2	4	2,9+
Quesada et al. [24]	alpha 2a/2 γ/2	im täglich im täglich	10	0	0	0	–
	alpha 2a/2 γ/0,2	im täglich im täglich × 7, q 3 Wo	23	0	4	17	6 (4–10)
	alpha 2a/10 γ/5	im Tag 8–14, im Tag 1–7 q 3 Wo	13	0	1	8	n.a.
Geboers et al. [25]	alpha 2c/2 γ/2	sc 2 ×/Wo sc 2 ×/Wo	13	0	5	38	n.a.
Ernstoff [27]	alpha 2a/ 2,5–20 γ/0,6–20	sc täglich × 70 iv täglich × 5 q 3 Wo	30	2	6	20	(0–22)
			136	2	18	14,7	

Tabelle 1. (Fortsetzung)

Literatur	Dosierung[a]	Appli-kation	Behandlungsergebnisse				mediane Remissions-dauer in Monaten (Bereich)
			eval. Pat. n	CR n	PR n	CR+PR [%]	
IFN + Vinblastin							
Figlin et al. [40]	Leu-IFN 3 VBL 0,15 mg/kg	im täglich × 5 ×/Wo iv wöchentlich	23	0	3	13	8+ (1,5–12+)
Fossa et al. [11, 41]	IFN-alpha 2a 18–36[b] VBL 0,1–0,15 mg/kg	im 3 ×/Wo iv q 2–3 Wo	40		10	25	NA
Cetto et al. [42]	IFN-alpha 2b 3–10 VBL 0,1 mg/kg	sc 3 ×/Wo iv q 3 Wo	26	1	7	31	7+ (1–20)
Killokumpu-Lehtinen und Nordman [43]	IFN-alpha 2a 18[b] VBL 0,075–0,15 mg/kg	im 3 ×/Wo iv q 3 Wo	20	3	3	30	13 (3–15)
Bergerat et al. [44]	IFN-alpha 2a 10–20 VBL 0,075–0,15 mg/kg	im 3 ×/Wo iv q 3 Wo	40	1	16	43	8 (2–24+)
Sertoli et al. [45]	IFN-alpha 2 a 18[b] VBL 0,1 mg/kg	im 3 ×/Wo iv q 3 Wo	20	0	2	10	8, 10+
Otto et al. [16]	IFN-alpha 18 VBL 0,1 mg/kg	im 3 ×/Wo iv q 3 Wo	34	2	4	18	n.a.
Schornagel [47]	IFN-alpha 2a 18* VBL 0,1 mg/kg	sc 3 ×/Wo iv q 3 Wo	56	0	9	16	6 (2–12)
			259	7	54	24	
IFN + Andere							
Wadler et al. [69]	IFN-alpha 2b 10 Cyclophos 25 mg	sc 3 ×/Wo po 2 ×/Tag	25	0	1	4	4+
Creagan et al. [66]	IFN-alpha 2a 20 Aspirin 600 mg	im 3 ×/Wo po 4 × täg-lich	29	2	3	17	12+ (5–12+)

Tabelle 1. (Fortsetzung)

Literatur	Dosierung[a]	Appli-kation	Behandlungsergebnisse				mediane Remissions-dauer in Monaten (Bereich)
			eval. Pat. n	CR n	PR n	CR+PR [%]	
Porzsolt et al. [15]	IFN-alpha 2c 2	sc täglich × 5 ×/Wo	46	1	1	4	5+, 14+
	Medroxypro-gesteron 750 mg	po täglich					
Fossa [85]	IFN-alpha 2a 18–36[b]	im 3 ×/Wo	23	1	4	22	9 (4+–15+)
	Prednison 5–20 mg	po täglich					
			123	4	9	10,6	

Auf Interleukin basierende Kombinationen

Literatur	Dosierung[a]	Appli-kation	eval. Pat. n	CR n	PR n	CR+PR [%]	mediane Remissions-dauer
West et al. [78, 79]	6–42 + LAK	DI q 5 Tage, 5 Tage Pause	23	2	5	25	n.a.
Fisher et al. [76]	72[d] + LAK	iv Tag 1–5, Tag 12–16	35	2	3	16	12 (4–16+)
Sosman et al. [74]	6–18	iv × 4 (72 Std Pause) 96 h DI × 4 (72 Std Pause)	23	0	3	17	
Rosenberg et al. [71, 73]	72[d]	iv Tag 1–5, q 2 Wo	54	4	8	22	25+ (3+–33+)
	72[d] + LAK	iv Tag 1–5, q 2 Wo	72	8	17	35	13 (1–36+)
	IL-2 HD Bolus[d] +IFN-alpha 3–6 × 10^6/m^2	iv Tag 1–5, q 2 Wo	35	4	7	31	10+ (5+–14)
	IL-2 HD Bolus[d] + TNF-alpha	iv Tag 1–5, q 2 Wo	10	0	3	30	5+, 13+, 14+
Wang et al. [75]	6–12 Erhaltungs-therapie mit IL-2, IFN-alpha + LAK	DI Tag 1–5, wöchentlich × 3	32	2	5	22	
Negrier et al. [72]	18 ± LAK	DI Tag 1–5, Tag 12–16	32	2	4	19	
Bukowski et al. [77]	60	iv 3 ×/Wo	41	1	4	12	4 (2–20+)
Parkinson et al. [80]	72 18 + LAK	iv Tag 1–3 DI Tag 9–15	47	2	2	9	8 (7,5–26+)

Tabelle 1. (Fortsetzung)

Literatur	Dosierung[a]	Appli-kation	Behandlungsergebnisse				mediane Remissions-dauer in Monaten (Bereich)
			eval. Pat. n	CR n	PR n	CR+PR [%]	
Krigel et al. [81]	30 + IFN-beta 6 × 10^6/m^2	iv 3 ×/Wo	22	1	5	27	43 (21–67)
Stoter et al. [84]	18	DI Tag 1–5, 11–15, q 36 Tage	35	2	4	17	7+ (3+–12+)
	18 + LAK	iv. LAK Tag 12–15, 29–32	44	4	8	27	8+ (3+–11+)
	18 + 5 IFN-alpha + LAK	im, IFN Tag 12–15	10	3	0	30	
Atzpodien et al. [82]	9 × 2 1,8 × 2 + 5 IFN-alpha	sc 2 Tage sc 6 Wo 3 ×/Wo	43	4	6	30	23+ (CR)
Negrier et al. [83]	9 × 2 1,8 × 2 + 5 IFN-alpha	sc 2 Tage sc 6 Wo 3 ×/Wo	35	1	6	30	4 (2+–8+)
			593	42	90	22,3	

[a] Dosierung in 10^6 i.U./m^2.
[b] Einzeldosis in 10^6 i.U.
[c] Dosiseskalation bei fehlendem Ansprechen.
[d] 3mal/Tag.
n.a. nicht angegeben
DI Dauerinfusion
LAK Lymphokin-aktivierte Killerzellen
TIL tumorinfiltrierende Lymphozyten

V. Literatur

1. Silverberg E, Boring CC, Squires (1990) Cancer statistics. CA 40:9–26
2. Paganini-Hill A, Ross RK, Henderson BE (1983) Epidemiology of kidney cancer. In: Skinner DG (ed) Urological cancer. Grune & Stratton, New York, pp 383–407
3. Bears OH, Henson DE, Hutter RVP, Meyers MH (1988) Manual for staging of cancer. Third edition. Lippincott, Philadelphia
4. Krown SE, Einzig AI, Abramson JD et al. (1983) Treatment of advanced renal cell cancer (RCC) with recombinant leucocyte A interferon (rIFN-αA). Proc Am Soc Clin Oncol 2:58
5. Einzig AI, Krown SE, Oettgen HF (1984) Recombinant leucocyte-a interferon (rIFN-α) in renal cell cancer. Proc Am Soc Clin Oncol 4:54
6. Krown SE (1985) Therapeutic options in renal-cell carcinoma. Semin Oncol 12:13–17
7. Quesada JR, Rios A, Swanson D et al. (1985) Antitumor activity of recombinant-derived interferon alpha in metastatic renal cell carcinoma. J Clin Oncol 3:1522–1528
8. Buzaid AC, Robertone A, Kisala C et al. (1987) Phase II study of interferon alpha-2a, recombinant (ROFERON A) in metastatic renal cell carcinoma. J Clin Oncol 5:1083–1089
9. Figlin RA, de Kernion JB, Mukamel E et al. (1988) Recombinant interferon alpha-2a in metastatic renal cell carcinoma. Assessment of antitumor activity and anti-interferon-antibody formation. J Clin Oncol 6:1604–1610
10. Schnall SF, Davis C, Kirkwood JM et al. (1986) Treatment of metastatic renal cell carcinoma (RCC) with intramuscular (IM) recombinant interferon alpha A (IFN, Hoffmann-La Roche) Proc Am Soc Clin Oncol 5:227
11. Fossa SD (1988) Is interferon with or without Vinblastine the "treatment of choice" in metastatic renal cell carcinoma? The Norwegian Radium Hospital's experience 1983–1986. Semin Surg Oncol 4:178–183
12. Umeda T, Niijima N (1986) Phase II study on alpha interferon on renal cell carcinoma: Summary of three collaborative trials. Cancer 58:1231–1235
13. Muss HB, Costanzi JJ, Leavitt R et al. (1987) Recombinant interferon alpha in renal cell carcinoma: a randomised trial of two routes of administration. J Clin Oncol 5:286–291
14. Foon K, Doroshow J, Bonnem E et al. (1988) A prospective randomised trial of α2b-interferon/g-interferon or the combination in advanced metastatic renal cell carcinoma. J Biol Resp Mod 7:540–545
15. Porzsolt F, Messerer D, Hautmann R et al. (1988) Treatment of advanced renal cell cancer with recombinant interferon alpha as a single agent and in combination with medroxyprogesterone acetate. J Cancer Res Clin Oncol 114:95–100
16. Otto U, Bauer HW, Jager N (1987) Alpha-2 recombinant interferon treatment of metastatic renal cell carcinoma. International symposium on the status of treatment of metastatic renal cell carcinoma, IUCC. Vienna Austria, 13–14 March 1987. Abstract
17. Takaku F, Kumamoto Y, Koiso K et al. (1987) Phase II study of recombinant human interferon gamma (S-6810) on renal cell carcinoma. Cancer 60:929–933
18. Quesada JR, Kurzrock P, Sherwin A et al. (1987) Phase II studies of recombinant human interferon gamma in metastatic renal cell carcinoma. J Biol Resp Mod 6:20–27
19. Garnick MB, Reich SD, Maxwell B et al. (1988) Phase I/II trial of recombinant interferon gamma in advanced renal cell carcinoma. J Urol 139:251–255
20. Kuebler JP, Goodmann PJ, Brown TD et al. (1990) Phase II study of continuous infusion recombinant gamma interferon in renal carcinoma, a South West Oncology Group Study. Invest New Drugs 8:307–309
21. Bruntsch U, de Mulder PHM, ten Bokkel Huinink WW et al. (1990) Phase II study of recombinant human interferon-gamma in metastatic renal cell carcinoma. J Biol Resp Mod 9:335–338
22. Rinehart JJ, Malspeis L, Young D et al. (1986) Phase I/II trial of human recombinant β-interferon serine in patients with renal cell carcinoma. Cancer Res 46:5364–5367
23. Rinehart JJ, Young D, Laforge J et al. (1987) Phase I/II trial of interferon-β-serine in patients with renal cell carcinoma, Immunological and biological effects. Cancer Res 47:2481–2485

24. Quesada JR, Evans L, Saks SR et al. (1988) Recombinant interferon alpha and gamma in combination as treatment for metastatic renal cell carcinoma. J Biol Resp Mod 7:234–239

25. Geboers ADH, de Mulder PHM, Debruyne FMJ et al. (1988) alpha and gamma interferon in the treatment of advanced renal cell carcinoma. Sem Surg Oncol 4:191–194

26. Kinney P, Triozzi P, Young D et al. (1990) Phase II trial of interferon-beta-serine in metastatic renal cell carcinoma. J Clin Oncol 5:881–885

27. Ernstoff MS, Nair S, Bahnson RR et al. (1990) A phase IA trial of sequential administration recombinant DNA-produced interferons: combination recombinant interferon gamma and recombinant interferon alpha in patients with metastatic renal cell carcinoma. J Clin Oncol 8:1637–1649

28. Quesada JR, Swanson DA, Gutterman GU (1985) Phase II study of interferon alpha in metastatic renal cell carcinoma: a progress report. J Clin Oncol 3:1086–1092

29. Quesada JR, Swanson DA, Trindade A et al. (1983) Renal cell carcinoma: antitumor effects of leucocyte interferon. Cancer Res 43:940–947

30. DeKernion B, Sarna G, Figlin R et al. (1983) The treatment of renal cell carcinoma with human leucocyte alpha-interferon. J Urol 130:1063–1066

31. Kirkwood JM, Harris JE, Vera R et al. (1985) A randomised study of low and high doses of leucocyte α-interferon in metastatic renal cell carcinoma: The American Cancer Society collaborative trial. Cancer Res 45:863–871

32. Neidhart JA, Gagen MM, Young D et al. (1984) Interferon-α therapy of renal cancer. Cancer Res 44:4140–4143

33. Neidhart JA, Gagen M, Kirsner et al. (1984) Therapy of renal cancer with low (LD), intermediate (ID) and high (HD) dose regimens of human lymphoblastoid interferon (HBLI; Wellferon). Proc Am Soc Clin Oncol 1984:60

34. Trump DL, Elson PJ, Borden EC et al. (1987) High dose lymphoblastoid interferon in advanced renal cell carcinoma: An Eastern Cooperative Oncology Group Study. Cancer Treat Rep 71:165–169

35. Vugrin D, Hood L, Taylor W et al. (1985) A phase II study of human lymphoblastoid interferon in renal cell carcinoma. Cancer Treat Rep 69:817–820

36. Eisenhauwer EA, Silver HK, Venner PM et al. (1987) Phase II study of high dose weekly intravenous human lymphoblastoid interferon in renal cell carcinoma. Br J Cancer 55:541–542

37. Fujita T, Haruyosi A, Naide Y et al. (1988) Antitumor effects of human lymphoblastoid interferon on advanced renal cell carcinoma. J Urol 139:256–258

38. Levens W, Rübben H, Ingenhag W (1989) Long-term Interferon treatment in metastatic renal cell carcinoma. Eur Urol 16:378–381

39. Otto U, Conrad S, Schneider AW et al. (1988) Recombinant Interferon gamma in the treatment of metastatic renal cell carcinoma. Arzneim-Forsch/Drug Res 38 (11):1658–1660

40. Figlin RA, deKernion JB, Maldazys J et al. (1985) Treatment of renal cell carcinoma with α(human leucocyte) interferon and vinblastine in combination: a phase I–II trial. Cancer Treat Rep 69:263–267

41. Fossa SD, DeGarris ST, Heier MS et al. (1986) Recombinant interferon alpha-2a with or without vinblastine in metastatic renal cell carcinoma. Cancer 57:1700–1704

42. Cetto GL, Franceschi T, Turina G et al. (1988) Recombinant alpha-interferon and vinblastine in metastatic renal cell carcinoma: efficacy of low doses. Sem Surg Oncol 4:184–190

43. Kellokumpu-Lehtinen P, Nordman E (1990) Recombinant interferon-α2a and vinblastine in advanced renal cell cancer: a clinical Phase I–II study. J Biol Resp Mod 9:439–444

44. Bergerat J-P, Herbrecht R, Dufour P (1988) Combination of recombinant interferon alpha-2a and vinblastine in advanced renal cell carcinoma. Cancer 62:2320–2324

45. Sertoli MR, Brunetti I, Ardizzoni A et al. (1989) Recombinant α-2a Interferon plus vinblastine in the treatment of metastatic renal cell carcinoma. J Clin Oncol 12:43–45

46. Trump DL, Ravdin PM, Borden EC et al. (1990) Interferon-α-n1 and continuous infusion vinblastine of advanced renal cell carcinoma. J Biol Resp Mod 9:108–111
47. Schornagel JH, Verwey J, ten Bokkel Huinink WW et al. (1989) Phase II study of recombinant interferon alpha-2a and vinblastine in advanced renal cell carcinoma. J Urol 142:253–256
48. Bloom HJG (1971) Medroxyprogesteron acetate in the treatment of metastatic renal cancer. Br J Caner 25:250–265
49. Hrushesky WJ, Murphy GP (1977) Current status of the therapy of advanced renal carcinoma. J Surg Oncol 9:277–288
50. Jakse G, Müller-Holzner E (1988) Hormone receptors in renal cancer. Sem Surg Oncol 4:161–164
51. Harris DT (1983) Hormonal therapy and chemotherapy of renal cell carcinoma. Sem Oncol 10:422–430
52. Oliver IN, Leavitt RD (1984) Chemotherapy and immunotherapy in disseminated renal cancer. In: Javadpour N (ed) Cancer of the kidney. Thieme Stratton, New York, pp 109–120
53. Bell DR, Aroney RS, Fisher RJ, Levi JA (1984) High dose methotrexate with leucovorin rescue, vinblastine and bleomycin with or without tamoxifen in metastatic renal cell carcinoma. Cancer Treat Rep 68:587–590
54. Fowler JE (1987) Nephrectomy in renal cell carcinoma. Urol Clin N Am 14:749–756
55. Brady LW (1983) Carcinoma of the kidney – Role of radiotherapy. Semin Oncol 10:417–421
56. Maor MH, Frias AE, Oswald MJ (1988) Palliative radiotherapy for brain metastases in renal cell carcinoma. Cancer 62:1912–1917
57. Fairlamb DJ (1981) Spontaneous regression of metastases of renal cancer. A report of two cases including the first recorded regression following irradiation of a dominant metastases and review of the world literature. Cancer 47:2101–2106
58. Buzaid AC, Todd MB (1989) Therapeutic options in renal cell carcinoma. Semin Oncol 16:12–19
59. Jones GJ, Loretta MI (1986) Safety and tolerance of recombinant interferon alfa-2a (Roferon-A) in cancer patients. Cancer 57:1709–1715
60. Dekernion. Oral presentation AUA 1991
61. Mulder de PHM, Debruyne FMJ, Fransen MPH, Geboers ADH, Strijk S, Reintjes A, Doesburg WH, Damsma O (1990) Phase I/II study of recombinant interferon alpha and gamma in advanced progressive renal-cell carcinoma. Cancer Immunol Immunother 31:321–324
62. Czarniecki CW, Cristopher WF, Powers DB, Estell DA (1984) Synergistic antiviral and antiproliferative activities of Escherichia Coli-derived human alpha, beta and gamma interferons. J Virol 49:490
63. Maluish AE, Urba WJ, Longo DL, Overton WR, Coggin D, Crisp ER, Williams R, Sherwin SA, Gordon K, Steis RG (1988) The determination of an immunologically active dose of interferon gamma in patients with melanoma. J Clin Oncol 6:434
64. Bonnem EM (1987) Alpha interferon: combination with other antineoplastic modalities. Semin Oncol 14 (2):48–60
65. Muss HB, Welander C, Caponera M et al. (1985) Interferon and doxorubicin in renal cell carcinoma. Cancer Treat Rep 69 (6):721–722
66. Creagan ET, Buckner JC, Hahn RG, Richardson RR, Schaid DJ, Kovach JS (1988) An evaluation of recombinant leucocyte A interferon with aspirin in patients with metastatic renal cell cancer. Cancer 61:1787–1791
67. Hubbell HR, Craft JA, Leibowitz PJ, Gillespie DH (1987) Synergistic antiproliferative effect of recombinant alpha interferon with recombinant gamma interferon. J Biol Resp Mod 6:141–153

68. Mulder de PHM, Debruyne FMJ, van Oosterom A, Bouffioux C, Vermeylen K, Sylvester R (1991) EORTC randomised phase II study of recombinant interferon alpha and gamma in advanced renal cell carcinoma. Proc Am Soc Clin Oncol 166

69. Wadler S, Einzig AI, Dutcher JP et al. (1988) Phase II trial of recombinant Alpha 2b-interferon and low dose cyclophosphamide in advanced melanoma and renal cell carcinoma. J Clin Oncol 11:55–59

70. Mulder de PHM, Debruyne FMJ, Rikken G et al. (1989) Recombinant (r) tumor necrosis factor alpha (TNF-alpha) plus interferon-gamma (IFN-gamma) in the treatment of advanced renal cell carcinoma (RCC). Proc Am Soc Clin Oncol 8:144

71. Rosenberg SA, Lotze MT, Jang JC, Linehan WM, Seipp C, Calabro S, Karp SE, Sherry SM, Steinberg S, White DE (1989) Combination therapy with interleukin-2 and alpha interferon for the treatment of patients with advanced cancer. J Clin Oncol 7:1863–1874

72. Negrier S, Philip T, Stoter G et al. (1990) Interleukin-2 with or without LAK cells in metastatic renal cell carcinoma: a report of a European multicenter study. Eur J Cancer Clin Oncol 25:21–28

73. Rosenberg SA, Lotze MT, Yang JC et al. (1989) Experience with the use of high dose interleukin-2 in the treatment of 652 cancer patients. Ann Surg 210:474–485

74. Sosman JA, Kohler PC, Hank A, Moore KH, Bechhofer R, Storer B, Sondel PM (1988) Repetitive weekly cycles of interleukin-2: Responses of renal carcinoma with acceptable toxicity. J Natl Cancer Inst 80:60–63

75. Wang JCL, Walle A, Novogrodsky A, Suthanthiran M, Silver, Bander NH, Rubin AL, Stenzel KH (1989) A phase II clinical trial of adoptive immunotherapy for advanced renal carcinoma using mitogen-activated autologous leucocytes and continuous infusion interleukin-2. J Clin Oncol 7 (12):1885–1891

76. Fisher RI, Coltman CA, Doroshow JA (1988) Metastatic renal cancer treated with interleukin-2 and lymphokine activated killer cells. Ann Int Med:518–523

77. Bukowski RM, Goodman P, Crawford D, Sergi JS, Redman BG, Whitehead RP (1990) Phase II trial of high dose intermittent interleukin-2 in metastatic renal cell carcinoma: A South West Oncology Group study. J Natl Cancer Inst 82:143–146

78. West WH (1989) Continuous infusion recombinant interleukin-2 (rIl-2) and adoptive cellular therapy of renal cell carcinoma and other malignancies. Cancer Treat Rev 16:83–89

79. West WH, Tauer KW, Yanelle JR et al. (1987) Constant-infusion recombinant interleukin-2 in adoptive immunotherapy of advanced cancer. N Engl J Med 316:898–905

80. Parkinson DR, Fisher RI, Rayner AA et al. (1990) Therapy of renal cell carcinoma with interleukin-2 and lymphokine-activated killer cells: phase II experience with a hybrid bolus and continuous infusion interleukin-2 regimen. J Clin Oncol 8:1630–1636

81. Krigel RL, Radavic Shaller KA, Rudolph AR, Konrad M, Bradley ED, Comis RL (1990) Renal cell carcinoma: treatment with recombinant interleukin-2 plus beta interferon. J Clin Oncol 8:460–467

82. Atzpodien J, Poliwoda H, Kirchner H (1991) Alpha interferon and interleukin-2 in renal cell carcinoma: studies in nonhospitalized patients. Semin Oncol 19 (7):108–112

83. Negrier S, Ravaud A, Bui BN et al. (1991) Subcutaneous interleukin-2(Il-2) and interferon alpha (IFN) in metastatic renal cell cancer (MRCC): a double institution study on 37 patients. Eur J Cancer (Suppl 2) 223:1365

84. Stoter G, Goey SH, Eggermont AMM et al. (1990) Interleukin-2. The experience of the Rotterdam Cancer Institute; Daniël den Hoed Kliniek. Biotherapy 2:261–265

85. Fossa SD, Gunderson R, Moe B (1990) Recombinant interferon-alpha combined with prednisone in metastatic renal cell carcinoma. Cancer 65:2451–2454

86. Giuliani L, Giberti C, Martorana G, Rovida S (1990) Radical extensive surgery for renal cell carcinoma: long term survival and prognostic factors. J Urol 143:468–474

87. Herrlinger A, Schrott KM, Schott G, Sigel A (1991) What are the benefits of extended dissection of the regional lymph nodes in the therapy of renal cell carcinoma? J Urol 146:1224–1227

88. Geboers ADH, Debruyne FMJ (1992) Limitations of surgical curability in renal cell carcinoma. EORTC Genitourinary Group Monograph 11: Recent progress. In: Schröder FH (ed) Bladder and kidney cancer. Wiley-Liss Inc, pp 175–186
89. Geboers ADH, Jansen EPM, Bauland CG, Oosterhof GON, Debruyne FMD (1992) Prognostic factors for the treatment of metastatic renal cell carcinoma with biological response modifiers. Genoa, July 1992, abstract
90. TNM classification of malignant tumors. Fourth edition, 2nd revision, 1992
91. Robson CJ, Churchill BM, Anderson W (1969) The results of radical nephrectomy for renal cell carcinoma. J Urol 101:297–301

Prostatakarzinom

P. W. P. Delcourt und *F. M. J. Debruyne*

I. Epidemiologie [1–4]

Häufigkeit:	häufigster bösartiger Tumor (ca. 20 %) beim Mann; zweithäufigste Ursache tumorbedingter Todesfälle
Inzidenz:	75,3/100 000 pro Jahr
Ätiologie:	unbekannt (genetische, hormonelle, Umwelt- und Ernährungsfaktoren scheinen eine Rolle zu spielen
Alter:	meist > 50 Jahre; ca. 20 % < 65 Jahre, ca. 80 % > 65 Jahre.

II. Pathologie und Stadieneinteilung [5–11]

95 % aller Prostatakarzinome sind Adenokarzinome. Sie entstehen aus dem Epithel der peripheren azinären Prostatadrüsen. Die verbleibenden Karzinome stellen überwiegend Tumoren des Übergangsepithels des intraprostatischen Anteils der Urethra und der Einmündungen der Samenkanäle in den proximalen Anteil der Urethra dar. In diesem Kapitel werden ausschließlich die Adenokarzinome der Prostata dargestellt.

Histologisches „Grading":

Die Einteilung nach Gleason ist das gebräuchlichste „Grading"-System. Es unterscheidet nach dem Grad der Differenzierung/Entdifferenzierung (Grad I–V). Der Gleason-Score entspricht der Summe der (Ent-)differenzierungsgrade der beiden größten Tumorareale (Score 2–10).

Das *histologische „Grading" nach UICC* unterscheidet 3 bis 4 Malignitätsgrade:

GX: Grad der Differenzierung nicht beurteilbar
G1: hochdifferenziert (geringe Anaplasie)
G2: mäßig differenziert (mäßige Anaplasie)
G3–4: wenig differenziert oder undifferenziert (ausgeprägte Anaplasie).

Gekürzte TNM-Klassifikation der Prostatakarzinome (UICC):

T	**Primärtumor**
T1	histologischer Zufallsbefund
T1a	nicht mehr als 3 mikroskopische Karzinomherde
T1b	mehr als 3 mikroskopische Karzinomherde
T1c	nadelbioptisch gesichertes Karzinom
T2	Tumor beschränkt auf die Prostata
T2a	Tumorgröße ≤ die Hälfte eines Lappens
T2b	Tumorgröße > Hälfte eines Lappens
T2c	Befall beider Lappen
T3	Durchbruch der Prostatakapsel
T3a	unilateral
T3b	bilateral
T3c	Befall der Samenblase(n)
T4	Beteiligung benachbarter Strukturen mit Ausnahme der Samenblasen
T4a	Befall des Blasenhalses; der externen Sphinktermuskulatur; des Rektums
T4b	Befall der Levatormuskulatur oder an Beckenwand fixiert
N	**Regionale Lymphknoten**
N1	einzelne Lymphknoten ≤ 2 cm
N2	einzelne Lymphknoten > 2–5 cm; mehrere Lymphknoten ≤ 8 cm
N3	Metastasen > 5 cm
M	**Fernmetastasen**
M1a	nichtregionale Lymphknoten
M1b	ossäre Beteiligung
M1c	andere Metastasen

Stadieneinteilung der Prostatakarzinome nach UICC:

Stadium	0	T1a	N0	M0	G1
Stadium	I	T1a	N0	M0	G2, 3–4
		T1b	N0	M0	jedes G
		T1c	N0	M0	jedes G
Stadium	II	T2	N0	M0	jedes G
Stadium	III	T3	N0	M0	jedes G
Stadium	IV	T4	N0	M0	jedes G
		jedes T	N1, 2, 3	M0	jedes G
		jedes T	jedes N	M1	jedes G

Whitmore-Klassifikation der Prostatakarzinome:

Stadium A: Tumor nicht palpabel (inzidentelles Karzinom):
A1   fokale Ausbreitung, hochdifferenziert
A2   multifokale oder diffuse Ausbreitung, mäßig-schlecht differenziert

Stadium B: tastbar; ohne Kapseldurchbruch:
B1   unilobär; Knoten < 2 cm
B2   unilobär, Durchmesser > 2 cm
B3   intrakapsulär, bilobär, Durchmesser > 2 cm

Stadium C: kapselüberschreitender Tumor:
C1   Beteiligung des Sulcus
C2   über die Basis der Samenblasen hinausreichend; mit oder ohne
            Beteiligung des Sulcus
G3   über die Basis der Samenblasen hinausreichend; mit oder ohne
            Beteiligung anliegender Organe

Stadium D: nachweisbare Metastasen:
D1   lymphonoduläre Metastasierung
D2   übrige Metastasen

III. Diagnostik

Ein auf die Prostata begrenzter Tumor ist gewöhnlich asymptomatisch. Daher wird die Tumorerkrankung bei 40 % aller Patienten erst im fortgeschrittenen Stadium diagnostiziert [12], zumeist mit Symptomen infolge Urethraobstruktion, pathologischen Frakturen und Schmerzen bei Skelettmetastasierung, allgemeiner Schwäche und Anämie.

Die *digitale-rektale Untersuchung* oder die Erhöhung des *PSA (Prostata-Spezifisches Antigen)* geben oft diagnostische Hinweise. Jedoch sind die Spezifität und Sensitivität beider Untersuchungsverfahren zu gering, um als Screening-Methoden früher Stadien nützlich zu sein. Möglicherweise kann die Anwendung der PSA-„density" (PSAD = PSA-Konzentration dividiert durch das Prostatavolumen) sowie der PSA-„velocity" (Rate des PSA-Anstiegs) zur Verbesserung der serologischen Frühdiagnostik beitragen [13, 14]. Innerhalb des Staging-Verfahrens wird das PSA häufig in Kombination mit dem klinischen Stadium und dem Tumorgrad verwendet. Infolge beträchtlicher Konzentrationsüberschneidungen innerhalb verschiedener Stadien ist sein prädiktiver Wert für die Bestimmung des pathologischen Stadiums jedoch nur sehr begrenzt [13].

Die *transrektale Ultraschalluntersuchung (TRUS)* findet Anwendung zur Bestätigung der klinischen Verdachtsdiagnose, zur Diagnostik neu aufgetretener Läsionen sowie im Rahmen einer Nadelbiopsie bei Patienten mit anormalem digitalem Befund oder erhöhter PSA-Konzentration (> 10 ng/ml-Hybritech) [15]. Die TRUS bietet eine höhere Genauigkeit bei der Bestimmung des T-Stadiums (± 65 %) als die digitale-rektale Untersuchung, die Computertomographie und die NMR-Untersuchung. Dennoch ist die Genauigkeit der TRUS für Screening-Verfahren zu gering [16, 17].

Die *endorektale NMR-Untersuchung* vermag einen Beitrag zur Differenzierung von T2- und T3-Tumoren zu liefern; jedoch besteht derzeit noch keine ausreichende Erfahrung, um diese Methode für den generellen Einsatz empfehlen zu können.

Die Bedeutung der *Computertomographie* für die Diagnostik einer Lymphknotenbeteiligung ist begrenzt, da Mikrometastasen nicht erkannt werden. Hierzu dient ausschließlich die *pelvine Lymphadenektomie,* die entweder laparoskopisch oder als offene Operation durchgeführt wird, eventuell gefolgt von einer radikalen Prostatektomie.

Eine *Knochenszintigraphie* ist indiziert bei Patienten mit einem Serum-PSA-Wert > 10 ng/ml oder bei ossärer Schmerzsymptomatik. Sie ist obligat, wenn ein kuratives Behandlungskonzept angestrebt wird [13].

Die Bedeutung der *sauren Phosphatase* innerhalb des Staging-Verfahrens von Prostatakarzinomen bleibt umstritten. Einige Autoren berichten, daß erhöhte Werte der sauren Phosphatase mit Lymphknotenmetastasen einhergehen oder mit der Entwicklung von Knochenmetastasen innerhalb der nächsten 12 bis 14 Monate korrelieren [18]. Andere bezweifeln den prognostischen Wert einer hohen Serum-Konzentration der sauren Phosphatase [19].

IV. Behandlungsstrategie (Abb. 1)

Die Wahl der Behandlung richtet sich nach Erkrankungsstadium, Alter, Begleiterkrankungen sowie Therapiewunsch des Patienten.

1 Abwartende Haltung

Prostatakarzinome sind meist langsam progredient. Die Tumorverdopplungszeit im Stadium A und B beträgt mindestens 2 Jahre [26]. In einigen Fällen werden jedoch raschere Verläufe beobachtet. Es existieren bislang keine prädiktiven Kriterien für den Tumorverlauf. Es ist daher im Einzelfall nicht vorhersehbar, ob eine intensive Therapie oder eine abwartende Haltung die günstigere Entscheidung für den jeweiligen Patienten darstellt. Eine konservative, abwartende Haltung sollte allen Patienten mit lokalisierter Erkrankung zusätzlich zu den Optionen einer radikalen Prostatektomie und einer Strahlentherapie offeriert werden, da die Lebenserwartung von Patienten mit Organ-begrenzter Erkrankung und konservativem Vorgehen statistisch nicht von der normalen Lebenserwartung abweicht [20–24]. Ergebnisse randomisierter Studien zu dieser Fragestellung liegen bisher aber noch nicht vor. Eine abwartende Haltung verlangt regelmäßige Verlaufskontrollen (einschließlich digitaler-rektaler Untersuchung und PSA-Messung), um bei Krankheitsprogression rechtzeitig eine Therapie beginnen zu können.

2 Chirurgische Therapiemaßnahmen

Bei der im Rahmen von Staging-Untersuchungen durchgeführten pelvinen Lymphadenektomie, die entweder laparoskopisch oder als offene Operation der radikalen Prostatektomie vorausgeht, werden die Lymphknoten des kleinen Bekkens unterhalb der Bifurkation der Arteriae iliacae communes im Bereich der

1. Primärbehandlung

Nicht organüberschreitende Erkrankung:

T 1 N 0 M 0:   abwarten
                 oder
T 2 N 0 M 0:   radikale Prostatektomie[a]
                 oder
                 perkutane Radiotherapie

Lokoregionäre Ausbreitung:

T 3 N 0 M 0:   radikale Prostatektomie[a] ± adjuvante Radiotherapie oder
                 neoadjuvante Hormontherapie
                 oder perkutane Radiotherapie
T 4 N 0 M 0:   Hormontherapie
T 3 N 1 M 0:   positive Lymphknoten (pN 1): Hormontherapie
                 negative Lymphknoten (pN 0): siehe oben
T 4 N 1 M 0:   Hormontherapie

Fortgeschrittene, metastasierte Erkrankung:

jedes T N 2–3 M 0:   Hormontherapie
jedes T jedes N M 1:   Hormontherapie

2. Rezidivtherapie

Nach vorheriger radikaler Prostatektomie:

Lokalrezidiv: Radiotherapie
Metastasierung: Hormontherapie

Nach vorheriger Strahlentherapie:

Lokalrezidiv: Hormontherapie
Metastasierung: Hormontherapie

Nach vorheriger hormoneller Therapie:

Chemotherapie oder Schmerztherapie

[a] Jeweils nach vorheriger pelviner Lymphknotendissektion.

Abb. 1. Therapiestrategie bei Prostatakarzinom

Fossa obturatoria entfernt. Im Fall einer lymphonodulären Tumorbeteiligung ist eine systemische Therapie indiziert. Die über einen retropubischen oder perinealen Zugang durchgeführte radikale Prostatektomie schließt die Entfernung der Prostata und der Samenblasen ein. Nach Entwicklung der nervensparenden retropubischen radikalen Prostatektomie von Walsh [27, 28] sowie infolge der hohen Rezidivquote nach externer Strahlentherapie mit 70 Gy ist die Zahl radikaler Prostatektomien in den letzten Jahren deutlich gestiegen.

Ein *Tumorstadium T 1* wird meist zufällig im Rahmen einer transurethralen Resektion oder einer Biopsie diagnostiziert. Ein radikales chirurgisches Vorgehen ist indiziert bei Patienten mit einer Lebenserwartung von 10–15 Jahren und bei persistierendem Tumor, auf den erhöhte PSA-Werte oder ultraschallgeführte Nadelbiopsien hinweisen. Bei 1/3 der Patienten im klinischen Stadium T 1 stellt die radikale Prostatektomie eine unnötige Überbehandlung dar.

Bei *T 2-Tumoren* wird eine radikale Prostatektomie ebenfalls mit kurativer Absicht durchgeführt. 7 %–33 % der Patienten, bei denen eine auf die Prostata begrenzte Erkrankung angenommen wird, weisen jedoch tumorpositive Resektionsränder auf [31–33]. McNeal et al. wiesen nach, daß nur 40 % aller T 2-Läsionen tatsächlich intrakapsulärem Tumorwachstum entsprechen (pT 2). 35 % der Patienten, bei denen ein klinisches Stadium T 2 angenommen wird, weisen einen Kapseldurchbruch in das periprostatische Fettgewebe auf [34]. Zahlreiche dieser Patienten können mit einer radikalen Prostatektomie unter Mitnahme des Gefäßnervenbündels geheilt werden. Eine nervensparende, ejakulationserhaltende radikale Prostatektomie ist nur ratsam bei Patienten, die eine Ejakulationserhaltung wünschen. Bei Patienten mit T 1-Tumoren kann eine bilaterale nervensparende Operation durchgeführt werden, während bei T 2-Tumoren eine Erhaltung des Gefäßnervenbündels nur auf der dem Tumor gegenüberliegenden Seite durchgeführt werden sollte [25].

Die Bedeutung eines radikalen chirurgischen Vorgehens bei *T 3-Tumoren* (extrakapsuläre Ausdehnung) ist umstritten. Bei 10 %–20 % der Patienten mit klinischem T 3-Tumor findet sich jedoch pathologisch eine auf das Organ begrenzte Erkrankung. Obwohl die radikale Prostatektomie für die Mehrzahl der Patienten somit kein kuratives Therapiekonzept verfolgt, stellt sie dennoch bei der Mehrzahl der Patienten die beste lokale Tumorkontrollmaßnahme dar. Für Lymphknotennegative, Tumorrand-positive Tumoren wurde nachgewiesen, daß eine postoperative adjuvante Strahlentherapie die Lokalrezidivrate verringert; ein Überlebensvorteil durch die adjuvante Strahlentherapie wurde bislang jedoch nicht nachgewiesen [25]. Neuerdings wird häufig eine neoadjuvante Hormontherapie bei Patienten mit lokal fortgeschrittener, Lymphknotennegativer Erkrankung propagiert. Ein statistisch signifikanter Nachweis, daß hierdurch ein „downstaging" erreicht werden kann, fehlt bislang.

Bei *Nachweis eines Lymphknotenbefalls* kann die radikale Prostatektomie mit postoperativ eingeleiteter Hormontherapie im Vergleich zur Prostatektomie allein eine Verlängerung des progressionsfreien Intervalls und der Überlebenszeiten induzieren.

3 Strahlentherapie

Kurativ:

Eine externe Strahlentherapie mit 70 Gy ist eine Alternative zur radikalen Prostatektomie bei Patienten mit Organ-begrenztem Tumor, bei denen ein radikales chirurgisches Vorgehen kontraindiziert ist, zum Beispiel infolge hohen Alters, eines hohen Operationsrisikos oder bei Patienten, die eine Operation ablehnen. Die Langzeitüberlebensraten mit diesem Vorgehen sind jedoch geringer als nach radikaler Prostatektomie. Alternative strahlentherapeutische Behandlungstechniken (z. B. 126-Jod-seeds-Implantation, Kombination von Gold-seed-Implantation und externer Strahlentherapie) bieten meist keine Vorteile im Vergleich zur konventionellen, externen Strahlentherapie [37].

Lokale Tumorkontrolle:

Die Bedeutung der Strahlentherapie als lokale Kontrollmaßnahme bei ausgedehnter Erkrankung mit oder ohne Lymphknotenmetastasen bleibt umstritten. Während in einigen Studien exzellente Tumorkontrollraten beobachtet wurden [38], fanden andere Untersucher hohe Lokalrezidivraten und eine erhebliche therapieinduzierte Morbidität [39].

Adjuvante Strahlentherapie:

Eine adjuvante Strahlentherapie nach radikaler Prostatektomie ist indiziert bei Nachweis tumorpositiver Resektionsränder. Ihre Bedeutung liegt vornehmlich in einer Reduktion der Lokalrezidivrate. Ein Vorteil hinsichtlich des Gesamtüberlebens wurde bislang nicht nachgewiesen [42].

Palliative Strahlentherapie:

Eine externe Strahlentherapie ist indiziert zur Schmerzbehandlung bei ossärer Metastasierung, entweder als fokale Strahlentherapie oder als Halbkörperbestrahlung [40]. Bei Patienten mit ausgeprägter, diffuser Schmerzsymptomatik infolge ossärer Metastasierung kann Strontium-89 intravenös als systemische Strahlentherapie verabreicht werden [64]. Eine Strahlentherapie ist auch indiziert zum Beispiel bei Rückenmarkskompression [41].

4 Hormontherapie

Die Hormonbehandlung nimmt eine wichtige Rolle in der Behandlung organüberschreitender Tumoren ein, da die Strahlentherapie bei auf das Becken ausgedehnter Erkrankung häufig nur eine unzureichende Therapiemaßnahme darstellt und derzeit keine hochwirksame zytostatische Chemotherapie existiert. Insgesamt kann mit einer Hormonbehandlung eine Symptomkontrolle oder -verbesserung bei 60 %–80 % der Patienten mit unvorbehandelter ossärer Metastasierung erzielt werden. Eine Tumorprogression infolge Resistenzentwicklung gegenüber der Hormontherapie findet sich aber bei 33 %–40 % der Patienten innerhalb der ersten 12 Monate nach Therapiebeginn [43]. Eine hormonablative Therapie kann entweder medikamentös oder chirurgisch erzielt werden. Eine bilaterale Orchiektomie ist die kostengünstigste Langzeitbehandlung. Ihre Nachteile sind der Verlust von Libido, erektiler Potenz, Irreversibilität und das psychische Trauma. Eine medikamentöse Androgensuppression kann erreicht werden mit DES, LHRH-Agonisten (Buserlin, Goserelin, Leuprolid, Triptorelin) und Ketokonazol (Tabelle 1). Hinsichtlich des progressionsfreien Intervalls und der Überlebensraten sind die bilaterale Orchiektomie, die LHRH-Agonisten und DES als gleichwertig anzusehen. Alle bisherigen LHRH-Agonisten sind als klinisch gleichwertig einzustufen.

Tabelle 1. Prostatakarzinom – Hormontherapie: Medikamente, Dosierung, Applikationsart, Nebenwirkungen

Medikament	Dosierung	Applikation	Nebenwirkungen
Östrogene			
Diäthylstilböstrol (DES)	1–3 mg/Tag als Einzeldosis	p.o.	Kardiovaskuläre, thromboembolische Komplikationen, Gynäkomastie
LHRH-Agonisten:			
Buserelin	Tag 1–7: 1,5 mg/Tag in 3 Applikationen (s.c.); danach: alle 8 Std. 2 Hübe (1 Hub = 100 μg) bds. nasal	s.c. oder intranasal	„Flare-up", Libidoverlust, Impotenz, Gynäkomastie, Hitzewallungen
Goserelin	3,6 mg alle 28 Tage	s.c.	s.o.
Leuprolid	7,5 mg alle 28 Tage	i.m.	s.o.
Triptolerin	3,75 mg alle 28 Tage	i.m.	s.o.
Antiandrogene:			
Steroidale			
Cyproteron-Azetat	150–300 mg/Tag in 2–3 Applikationen	p.o.	Gynäkomastie, Infertilität, Impotenz, Libidoverlust
Nichtsteroidale			
Casodex	50–150 mg/Tag als Einzeldosis	p.o.	Gynäkomastie, Hitzewallungen
Flutamid	750 mg/Tag in 3 Applikationen	p.o.	Gynäkomastie, Übelkeit, Durchfall, Leberfunktionsstörung
Nilutamid	150–300 mg/Tag als Einzeldosis	p.o.	Übelkeit, Libidoverlust, Impotenz, Alkoholintoleranz, interstitielle Pneumonie, Leberfunktionsstörung

Als Nebenwirkungen werden vorrangig Impotenz und Hitzewallungen angegeben. Kardiovaskuläre Komplikationen und eine Gynäkomastie treten bei Behandlung mit LHRH-Agonisten weniger häufig auf als mit DES, weswegen diese Substanz heute nur noch selten verwendet wird. Ketokonazol hemmt die Enzyme der gonadalen und adrenalen Steroidsynthese. Es wird häufig angewendet, wenn eine rasche Androgenreduktion erzielt werden soll, zum Beispiel bei drohender Rückenmarkskompression. Infolge seiner Lebertoxizität wird es jedoch nur in Ausnahmefällen verwendet [53].

Etwa 95 % des zirkulierenden Testosterons im Serum sind gonadalen Ursprungs und können durch eine ablative medikamentöse oder chirurgische Therapie supprimiert werden. Eine vollständige Androgensuppression kann erreicht werden durch Kombination mit einem Antiandrogen, das den restlichen 5 % der Androgene, die in der Nebennierenrinde gebildet werden, entgegenwirkt. Die nichtsteroidalen Antiandrogene (Flutamid, Nitulamid, Casodex) wirken als kompetitive Inhibitoren der DHT- und Testosteronrezeptoren, während das steroidale Antiandrogen Cyproteronacetat (CPA) zusätzlich eine ausgeprägte Progestagenaktivität aufweist, die die LH-Freisetzung hemmt und somit einer Kastration vergleichbare Testosteronwerte induziert. Eine Monotherapie mit nichtsteroidalen Antiandrogenen stellt daher keine geeignete Alternative zur medikamentösen oder chirurgischen Kastration dar [53], während eine Monotherapie mit CPA als Alternative zur Kastration angesehen werden kann. In einigen Studien wurde nachgewiesen, daß eine vollständige Androgenblockade durch Kombinationsbehandlung mit einem Antiandrogen gegenüber einer ablativen Therapie allein von Vorteil ist hinsichtlich einer Verlängerung des progressionsfreien Intervalls [59, 61], einer Verlängerung der Überlebenszeit [50, 59, 61] und einer höheren Rate des Tumoransprechens/der Symptomkontrolle [59, 62]. In anderen Studien konnten statistische Unterschiede hinsichtlich dieser Parameter bei Patienten mit vollständiger Androgenblockade im Vergleich zu Patienten mit einer Kastration allein nicht beobachtet werden [3]. Möglicherweise ist eine vollständige Androgenblockade bei bestimmten Patientengruppen von Vorteil, zum Beispiel bei geringer Tumorausdehnung und gutem Allgemeinzustand [61]. Eine weitere Kontroverse existiert derzeit hinsichtlich des Beginns der Hormontherapie, früher versus verzögerter Therapiebeginn. Zahlreiche aktuelle Studien deuten darauf hin, daß ein früher Beginn der Hormontherapie im Vergleich zu einem verzögerten Behandlungsbeginn eine Verbesserung der Überlebenszeiten erzielt [44–49]. Eine generelle Empfehlung bezüglich des günstigsten Zeitpunkts der Hormonbehandlung kann derzeit jedoch noch nicht gegeben werden.

5 Chemotherapie [56, 57]

Das mediane progressionsfreie Intervall nach Androgenablativer Erstbehandlung beträgt ca. 12–18 Monate. Die Ursache der Progression ist eine Androgenunabhängigkeit der Tumorzellen. Diese resultiert infolge klonaler Expansion primär oder sekundär hormonresistenter Zellklone [54, 55]. Die Durchführung und Interpretation klinischer Studien bei Patienten mit fortgeschrittener Erkrankung ist oft problematisch, da bei der Mehrzahl der Patienten keine zweidimensional meßbare Erkrankung vorliegt. Infolge der häufig nur geringen, spontanen Tumorprogredienz ist auch die Festlegung einer stabilen Erkrankung oft schwierig (s. auch Remissionskriterien S. 6–7).
Die monotherapeutischen Behandlungsergebnisse der am häufigsten angewendeten Zytostatika sind in Tabelle 2 zusammengefaßt. Komplette (CR) und partielle Remissionen (PR) werden bei 5 %–22 % der Patienten beobachtet. Eine Verbesserung weiterer, nicht zweidimensional meßbarer Tumorparameter findet sich bei 20 %–38 % der Patienten. Die mit einer zytostatischen Kombinationschemotherapie erzielten Behandlungsergebnisse (Tabelle 3) zeigen ähnliche Resultate, mit Remissionsraten (CR + PR) von 11 %–23 % und eine darüber hinausge-

Tabelle 2. Therapieresultate zytostatischer Monotherapie bei Patienten mit Prostatakarzinom und Resistenz auf Hormontherapie[a]

Medikament	Anzahl der Studien	auswertbare CR + PR[b]		übriges Ansprechen[c]	
		n	(%)	n	(%)
Doxorubicin	8	29/182	(6)	37	(20)
Cyclophosphamid	5	8/151	(5)	58	(38)
Cisplatin	7	26/176	(15)	36	(20)
5-FU	8	20/ 99	(20)	23	(23)
Estracyt	12	28/561	(5)	138	(25)
Methotrexat (MTX)	1	3/ 58	(5)	21	(36)
Hydroxyharnstoff	3	18/ 82	(22)	15/127	(12)

[a] Aus Eisenberger MA: Chemotherapy for endocrine resistant cancer of the prostate. EORTC Genitourinary Group. Monograph 8:155–164, 1990.
[b] Beinhaltet unterschiedliche Ansprechkriterien. Einige Studien verwerteten nur zweidimensional meßbare Tumorparameter.
[c] Alle auswertbaren Patienten.

Tabelle 3. Ergebnisse der zytostatischen Kombinationschemotherapie bei hormonrefraktären Prostatakarzinomen[a]

Medikament	Anzahl der Studien	auswertbare CR + PR[b]		übriges Ansprechen[c]	
		n	(%)	n	(%)
Cyclophosphamid + Doxorubicin	6	12/112	(11)	44/168	(26)
Cisplatin + Doxorubicin	3	11/ 48	(23)	19/ 55	(35)
Doxorubicin + 5-FU + Mitomycin C	3	1/ 92	(1)	45	(49)
Cyclophosphamid + MTX + 5-FU	2	4/ 35	(11)	11	(31)
Cyclophosphamid + Doxorubicin + 5-FU	2	2/ 51	(4)	10	(20)

[a] Aus Eisenberger MA: Chemotherapy for endocrine resistant cancer of the prostate. EORTC Genitourinary Group. Monograph 8:155–164, 1990.
[b] Beinhaltet unterschiedliche Ansprechkriterien. Einige Studien verwerteten nur zweidimensional meßbare Tumorparameter.
[c] Alle auswertbaren Patienten.

hende Verbesserung nicht zweidimensional meßbarer Parameter bei 20 %–40 %. Ein Nachweis, daß die zytostatische Chemotherapie bei Patienten mit disseminierter und auf eine endokrine Therapie resistenter Erkrankung im Vergleich zu einer symptomatischen palliativen Therapie das Überleben signifikant verlängert,- steht bislang aus. Es ist jedoch zu beachten, daß die Chemotherapie in der Regel nur bei Selektion ungünstiger Prognosefaktoren eingesetzt wurde (z. B. hormon-resistenter Tumor, weit fortgeschrittene Erkrankung, schlechter Allgemeinzu-stand). Es bleibt zu prüfen, ob ein frühzeitigerer Einsatz der Chemotherapie bei Patienten mit neu diagnostizierter fortgeschrittener Erkrankung die Behandlungs-ergebnisse verbessern kann.

V. Literatur

1. Carter BS, Carter HB, Isaacs JT (1990) Epidemiologic evidence regarding predisposing factors to prostate cancer. The Prostate 16:187–197
2. Devesa SS, Silverman DT, Young JL, Pollack ES et al. (1987) Cancer incidence and mortality trends among whites in the United States, 1947–1984. J Natl Cancer Inst 79:701–770
3. Zaridze DG, Boyle P (1987) Cancer of the prostate: epidemiology and aetiology. Br J Urol 59:493–502
4. Meikle AW, Smith JA Jr (1990) Epidemiology of prostate cancer. Urol Clin North Amer 17:709–718
5. Walsh EA (1992) In: Campbell's Urology, 6th ed. Saunders Company, 1162
6. Gleason DF, Veterans Administration Cooperative Urological Research Group (1977) In: Tannebaum M (ed) Urologic Pathology: The Prostate. Lea & Febiger, Philadelphia, 9:171–197
7. Gardner WA Jr, Coffey D, Karr JP, Chiarodo A et al. (1988) A uniform histopathologic grading system for prostate cancer. Human Pathology 19:119–120
8. Murphy GP, Whitmore W Jr (1979) A report of the workshops on the current status of the histologic grading of prostate cancer. Cancer 44:1490–1494
9. TNM Classification (1992) Fourth Edition 2nd revision 1992. In: UICC, Hermanek P, Sobin LH (eds). Springer, Berlin Heidelberg, 141–144
10. Schröder FH, Hermanek P, Denis L, Fair WR, Gospodarowicz MK, Pavone-Macaluso M (1992) The TNM classification of Prostate Cancer. The Prostate (Suppl 4):129–138
11. Schröder FH, Ouden D van den, Davidson P (1992) The Limits of Surgery in the Cure of Prostatic Carcinoma. EBU 1, 3:18–23
12. Kozlowski JM, Ellis WJ, Grayhack JT (1991) Advanced prostatic carcinoma. Early versus late endocrine therapy. Urol Clin North Amer 18:15–24
13. Oesterling JE (1992) Prostate-specific antigen and prostate cancer. Current Opinion in Urology 2:348–355
14. Oesterling JE (1991) Prostate specific antigen: a critical assessment of the most useful tumor marker for adenocarcinoma of the prostate. J Urol 145:907–923
15. Cooner WH, Mosley BR, Rutherford CL Jr, Beard JH, Pond HS et al. (1990) Prostate cancer detection in a clinical urological practice by ultrasonography, digital rectal examination and prostate specific antigen. J Urol 143:1146–1154
16. Perrin P (1992) Transrectal ultrasound for the diagnosis and staging of prostate cancer. Current Opinion in Urology 3:344–347
17. Ebert T, Schmitz-Dräger BJ, Bürrig KF, Miller S, Pauli N, Kahn T, Ackermann R (1992) Accuracy of imaging modalities in staging the local extent of prostate cancer. Urol Clin North Amer 18:453–457
18. Whitesel JA, Donohue RE, Mani JH, Mohr S, Scanvino DJ, Augspurger RR, Biber RJ, Fauver HE, Wettlaufer JN, Pfister RR (1984) Acid phosphatase: its influence on the management of carcinoma of the prostate. J Urol 131:70–72
19. Stamey TA, Kabalin IN, McNeal JE, Johnstone IM, Freiha F, Redwine EA, Yang N (1989) Prostate specific antigen in the diagnosis and treatment of adenocarcinoma of the prostate. II. Radical prostatectomy treated patients. J Urol 141:1076–1083
20. Whitmore WF, Warner JA, Thompson IM (1991) Expectant management of localized prostatic cancer. Cancer 67:1091–1096

21. Carr TW, Neal DE, Powell PH, Hall RR (1988) Conservative management of prostate cancer. The Lancet:776–777
22. George NJR (1988) Natural history of localized prostatic cancer managed by conservative therapy alone. The Lancet:494–497
23. Johansson JE, Andersson SO, Krusemo UB, Adami HO, Bergström R, Kraaz W (1989) Natural history of localized prostatic cancer. The Lancet:799–803
24. Jones GW (1992) Prospective conservative management of localized prostate cancer. Cancer 70:307–310
25. Schellhammer P, Debruyne F, Altwein J, Ambrose S, Jones G, Schmidt J, Smith J, Zincke H (1992) Locoregional disease. Cancer (Suppl 1) 70:362–364
26. Stamey TA, Kabalin JN (1989) Prostate specific antigen in the diagnosis and treatment of adenocarcinoma of the prostate I. Untreated patients. J Urol 141:1070–1075
27. Walsh PC, Donker PJ (1982) Impotence following radical prostatectomy: insight into etiology and prevention. J Urol 128:492–497
28. Walsh PC, Lepor H, Eggleston JC (1983) Radical prostatectomy with preservation of sexual function: anatomical and pathological considerations. The Prostate 4:473–485
29. Freiha FS, Bagshaw MA (1984) Carcinoma of the prostate: results of post-irradiation biopsy. The Prostate 5:19–25
30. Kabalin JN, Hodge KK, McNeal JE, Freiha FS, Stamey TA (1989) Identification of residual cancer in the prostate following radiation therapy: role of transrectal ultrasound guided biopsy and prostate specific antigen. J Urol 142:326–331
31. Eggleston JC, Walsh PC (1985) Radical prostatectomy with preservation of sexual function: pathological findings in the first 100 cases. J Urol 134:1146–1148
32. Catalona WJ, Bigg SW (1990) Nerve-sparing radical prostatectomy: evaluation of results after 250 patients. J Urol 143:538–544
33. Stamey TA, Villers AA, McNeal JE, Link PC, Freiha FS (1990) Positive surgical margins at radical prostatectomy: importance of the apical dissection. J Urol 143:1166–1173
34. McNeal JE, Villers AA, Redwine EA, Freiha FS, Stamey TA (1990) Histologic differentiation, cancer volume, and pelvic lymph node metastasis in adenocarcinoma of the prostate. Cancer 66:1225–1233
35. Cantrell BB, DeKlerk DP, Eggleston JC, Boitnott JK, Walsh PC (1981) Pathological factors that influence prognosis in stage A prostate cancer: the influence of extent versus grade. J Urol 125:516–520
36. Steinberg GD, Epstein JI, Piantadosie S, Walsh PC (1990) Management of stage D1 adeno-carcinoma of the prostate: the Johns Hopkins experience 1974 to 1987. J Urol 144:1425–1432
37. Walsh EA (1992) In: Campbell's Urology, 6th ed. Saunders Company, 1201–1202
38. Gibbons RP, Mason TJ, Correra RJ Jr, Cummings KB, Taylor WJ, Hafermann MD, Richard-son RG (1979) Carcinoma of the prostate: local control with external beam radiation therapy. J Urol 121:310–312
39. Holzmann M, Seale-Hawkins C, Scardino PT (1989) The frequency and morbidity of local tumor recurrences after definitive radiotherapy for stage C prostate cancer. J Urol 141:347
40. Kuban DA, Schellhammer PF, El-Mahdi AM (1991) Hemibody irradiation in advanced prostatic carcinoma. Urol Clin North Amer 18:131–137
41. Flynn DF, Shipley WU (1991) Management of spinal cord compression secondary to metasta-tic prostatic carcinoma. Urol Clin North Amer 18:145–152
42. Montie JE (1990) Significance and treatment of positive margins or seminal vesicle invasion after radical prostatectomy. Urol Clin North Amer 17:803–812
43. Sogani PC, Fair WR (1987) Treatment of advanced prostatic cancer. Urol Clin North Amer 14:353–371
44. Kramolowsky EF (1988) The value of testosterone deprivation in stage D1 carcinoma of the prostate. J Urol 139:1242–1244

45. Aubel van OGJM, Hoekstra WJ, Schröer FH (1985) Early orchiectomy for patients with stage D1 prostatic carcinoma. J Urol 134:292–294

46. Zincke H (1989) Extended experience with surgical treatment of stage D1 adenocarcinoma of prostate. Urology, XXXXIII (Suppl):27–36

47. Zincke H, Utz DG, Taylor WF (1986) Bilateral pelvic lymphadenectomy and radical prostatectomy for clinical stage C prostatic cancer: role of adjuvant treatment for residual cancer and in disease progression. J Urol 135:1199–1205

48. DeKernion JB, Neuwirth H, Stein A, Dorey F, Stenzl A, Hannah J, Blyth B (1990) Prognosis of patients with stage D1 prostate carcinoma following radical prostatectomy with and without early endocrine therapy. J Urol 144:700–703

49. Myers RP, Zincke H, Fleming TR, Farrow GM, Furlow WL, Utz DC (1983) Hormonal treatment at time of radical retropubic prostatectomy for stage D1 prostate cancer. J Urol 130:99–101

50. Crawford ED, Eisenberger MA, McLeod DG, Spaulding JT, Benson R, Dorr FA, Blumenstein BA, Davis MA, Goodman PJ (1989) A controlled trial of Leuprolide with and without flutamide in prostatic carcinoma. New Engl J Med 312:419–424

51. Keuppens F, Denis L, Smith P, Pinto Carvalho A, Newling D, Bond A, Sylvester R, Pauw de M, Vermeylen K, Ongena P, EORTC GU Group (1990) Zoladex and flutamide versus bilateral orchiectomy. Cancer 66:1045–1057

52. Labrie F, Dupont A, Giguere M, Borsanyl JP, Lacourciere Y, Monfette G, Emond J, Bergeron N (1988) Benefits of combination therapy with flutamide in patients relapsing after castration. Br J Urol 61:341–346

53. Trachtenberg J, Halpern N, Pont A (1983) Ketoconazole: a novel and rapid treatment for advanced prostatic cancer. J Urol 130:152–153

54. Isaacs JT, Coffey DS (1981) Adaptation versus selection as the mechanism responsible for the relapse of prostatic cancer to androgen ablation therapy as studied in the Dunning R-3327-H adenocarcinoma. Cancer Res 1:5050–5075

55. Isaacs JT, Wake N, Coffey DS, Sandberg AA (1982) Genetic instability coupled to clonal selection as a mechanism for tumor progression in the Dunning R-3327 rat prostatic adenocarcinoma system. Cancer Res 42:2353–2361

56. Eisenberger MA (1988) Chemotherapy for prostate cancer. NCI Monogr 7:151–163

57. Eisenberger MA (1990) Chemotherapy for endocrine resistant cancer of the prostate. EORTC Genitourinary Group Monograph 8:155–164

58. Robinson RG, Mebust WK, Davis BE, Weigel JW, Baxter KG (1990) Treatment of metastatic prostate carcinoma in bone with strontium 89. J Urol:222

59. Janknegt RA, Abbou CC, Bartoletti R, Bernstein-Hahn L, Bracken B, Brisset JM, Calaos da Silva F, Chisholm G, Crawford ED, Debruyne FMJ, Dijkman GD, Frick J, Goedhals L, Knönagel, Venner PM (1993) Orchiectomy and Nilutamide or placebo as treatment of metastatic prostatic cancer in a multinational double-blind randomized trial. J Urol 149:77–83

60. Smith JA Jr, Haynes TH, Middleton RG (1984) Impact of external irradiation on local symptoms and survival free of disease in patients with pelvic lymph node metastasis from adenocarcinoma of the prostate. J Urol 131:705–707

61. Crawford ED, Blumenstein BA, Goodman PJ, Davis MA, Eisenberger MA, McLeod DG, Spaulding JT, Benson R, Dorr FA (1990) Leuprolide with and without flutamide in advanced prostate cancer. Cancer 66:1039–1044

62. Béland G, Elhilali M, Fradet Y, Laroche B, Ramsey EW, Trachtenberg J, Venner PM, Tewari HD (1990) A controlled trial of castration with and without nilutamide in metastatic prostatic carcinoma. Cancer 66:1074–1079

63. Iversen P, Christensen MG, Friis E, Hornbøl, Hvidt V, Iversen HG, Klarskov P, Krarup T, Lund F, Mogensen P, Pedersen T, Rasmussen F, Rose C, Skaarup P, Wolf H (1990) A phase III trial of Zoladex and Flutamide versus orchiectomy in the treatment of patients with advanced carcinoma of the prostate. Cancer 66:1058–1066

Hodentumoren

L. Weißbach und *R. Bussar-Maatz*

I. Epidemiologie

Häufigkeit: 1 %–2 % aller malignen Tumoren bei Männern; häufigster maligner Tumor der 20- bis 30jährigen Männer; ca. 3000 Neuerkrankungen pro Jahr in der BRD

Inzidenz: 0,5–9,9/100 000 Männer – BRD 6,5/100 000; hohe Inzidenz (steigend) in Industrieländern, selten in Asien, Afrika und Südamerika sowie bei den Schwarzen Nordamerikas [1–5]

Altersverteilung: 10 % < 20 Jahre; 70 % 20–40 Jahre; 20 % > 40 Jahre. Altersmedian bei Nichtseminomen 27, bei Seminomen 36 Jahre [6]

Ätiologie: weitgehend ungeklärt; einziger gesicherter Risikofaktor Maldescensus testis. Weitere Risikofaktoren: weiße Rasse, Hodentumoranamnese [7].

II. Pathologie und Stadieneinteilung

Wichtigste Unterscheidung in Seminom (spermatozytär, klassisch) und Nichtseminom (embryonales Karzinom, Dottersacktumor, Chorionkarzinom, reifes und unreifes Teratom, selten: Polyembryom, Teratom mit malignen Veränderungen) – Einteilung nach WHO [8]. Histopathologische Malignitätsgrade werden nicht unterschieden. Frühform: Carcinoma in situ/Testikuläre intraepitheliale Neoplasie (Cis/TIN); in 5 % der Fälle bei Diagnose im kontralateralen Hoden vorhanden [9, 10].

Überlebensraten: Stadium I 100 % – Stadium II 98 % – Stadium III 80 % [11].

TNM-Klassifikation der UICC (1987) [12]:

pT   Primärtumor (pathologische Klassifikation):

pT x   Primärtumor kann nicht beurteilt werden
pT 0   Histologische Narbe oder kein Anhalt für Primärtumor
pT is Präinvasiver, d. h. intratubulärer Tumor
pT 1   Tumor begrenzt auf den Hoden (einschl. Rete testis)
pT 2   Tumor infiltriert jenseits der Tunica albuginea oder in den Nebenhoden
pT 3   Tumor infiltriert Samenstrang
pT 4   Tumor infiltriert Skrotum

N	Regionäre Lymphknoten:
Nx	Regionäre Lymphknoten können nicht beurteilt werden
N0	keine regionären Lymphknotenmetastasen
N1	Metastase in solitärem Lymphknoten, Durchmesser ≤ 2 cm
N2	Metastase(n) in solitärem Lymphknoten, Durchmesser > 2 cm und ≤ 5 cm, oder in multiplen Lymphknoten ≤ 5 cm
N3	Metastasen in Lymphknoten, Durchmesser > 5 cm
M	Fernmetastasen:
Mx	Das Vorliegen von Fernmetastasen kann nicht beurteilt werden
M0	keine Fernmetastasen
M1	Fernmetastasen

Stadieneinteilung [13]:

Stadium	TNM-Formel
I	pT_+ N0 N0
IIA	pT_+ N1 M0
IIB	pT_+ N2 M0
IIC	pT_+ N3 M0
III	pT_+ N0–3 M1

Die ausgezeichnete Prognose dieses Tumors erfordert eine Modifikation der bisherigen Stadieneinteilungen, vor allem des Stadium III. Bei dem Versuch, Patienten mit guter und schlechter Prognose abzugrenzen, herrscht noch Uneinigkeit über die entscheidenden Faktoren. Zu favorisieren ist zunächst die Indiana-Klassifikation, weitere Einteilungen bei: [14–21].

Indiana-Klassifikation beim metastasierten Hodentumor [22]:

Minimal:
1. Nur HCG und/oder AFP erhöht
2. Knoten zervikal ± nicht tastbare retroperitoneale Knoten
3. Nicht-resezierbare, aber nicht tastbare retroperitoneale Erkrankung
4. Minimale pulmonale Metastasen – weniger als 5 pro Lungenfeld und < 2 cm (± nicht tastbare abdominale Erkrankung)

Moderat:
5. Tastbarer abdominaler Tumor als einzige anatomische Erkrankung
6. Moderate pulmonale Metastasen – 5–10 pro Lungenfeld und < 3 cm; oder mediastinaler Tumor < 50 % des intrathorakalen Durchmessers; oder solitäre pulmonale Metastase jeder Größe > 2 cm (± nicht tastbare abdominale Erkrankung)

Fortgeschritten oder „advanced disease":
7. Fortgeschrittene pulmonale Metastasierung – mediastinaler Tumor > 50 % des intrathorakalen Durchmessers; oder mehr als 10 pulmonale Metastasen

pro Lungenfeld; oder multiple pulmonale Metastasen > 3 cm (± nicht tastbare abdominale Erkrankung)
8. Tastbare abdominale Tumormasse + pulmonale Metastasen
  8.1 minimal pulmonal
  8.2 moderat pulmonal
  8.3 fortgeschritten pulmonal
9. Leber, Knochen- oder ZNS-Metastasen.

III. Symptome

Schmerzlose Hodenschwellung, Schweregefühl, Konsistenzzunahme, unregelmäßige Oberfläche, seltener: schmerzhafte Größenzunahme.
Extratestikuläre Symptome: Gynäkomastie, Rückenschmerzen, gastrointestinale Beschwerden (durch Metastasen verursacht).

IV. Diagnostik

Metastasierung: vorwiegend lymphogen; 10 % hämatogen
              49 % Stadium I, 38 % Stadium II, 13 % Stadium III [23]
Primärtumor: Palpation, Sonographie, ggf. Kernspintomographie; Biopsie des kontralateralen Hodens (Cis/TIN)
Metastasen: CT-Thorax und Abdomen, ggf. Sonographie, Tumormarker HCG, AFP, LDH, PLAP (bei Seminomen). Skelettszintigraphie und Schädel-CT nur bei entsprechenden Symptomen.

V. Behandlungsstrategie (Abb. 1, Tabelle 1 und 3)

Primärtumor: Hohe inguinale Ablatio testis, kontralaterale Biopsie (Cis bzw. TIN).

1 Therapiefreie Beobachtung (Surveillance)

Auf Wunsch von Patienten mit hoher Risikobereitschaft im Stadium I bei Seminomen und Nichtseminomen mit engmaschiger Nachsorge (monatlich im 1. Jahr, zweimonatlich im 2. Jahr, vierteljährlich im 3. Jahr und halbjährlich bis zum 5. Jahr). Voraussetzung: gute Compliance von Arzt und Patient.

2 Bestrahlung

Bei Seminomen in den Stadien I, IIA, IIB.
Infradiaphragmale Bestrahlung der paraaortalen (und ipsilateral iliacalen) Lymphknoten mit 26 Gy im Stadium I; der paraaortalen + (ipsilateral)-iliacalen Lymphknoten mit 30 Gy im Stadium IIA bzw. 36 Gy im Stadium IIB (Tabelle 1).

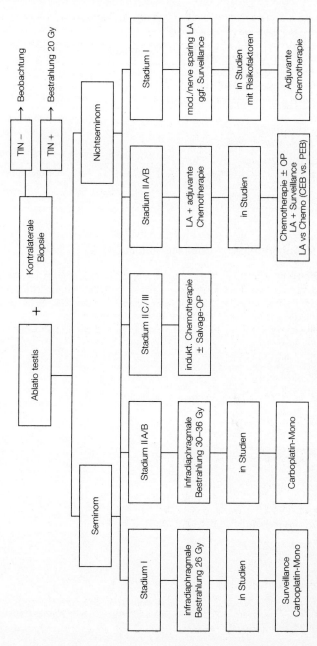

Abb. 1. Therapiestrategien bei Hodentumor (Stand Januar 1993)

Tabelle 1. Therapie, Rezidiv- und Überlebensraten bei Seminomen

Stadium	Standardtherapie	Rezidiv-/ Überlebensrate	Weitere Optionen/Studien
I	Bestrahlung paraaortal-paracaval ipsilateral iliacal 26 Gy	2,5 %/99 %	Bestrahlung paraaortal-paracaval Surveillance Carboplatin-Monotherapie
IIA/B	Bestrahlung paraaortal-paracaval bds. iliacal 30 Gy (IIA)–36 Gy (IIB)	10 %/96 %	Bestrahlung paraaortal-paracaval + ipsilateral-iliacal Bestrahlung vs. Carboplatin-Mono PE vs. Carboplatin-Mono (MRC)
IIC/III	induktive Chemotherapie PEI ± operative Entfernung des Resttumors	22 %/81 %	PEI vs. Carboplatin-Mono

3 Retroperitoneale Lymphadenektomie (LA)

Beim Nichtseminom in den Stadien I, IIA, IIB. Modifizierte LA im Stadium I (Abb. 2) entsprechend der Topographie solitärer Lymphknotenmetastasen bei rechts- und linksseitigem Hodentumor [24]. Radikale LA in den Stadien IIA/B; ggf. modifizierte LA, sofern eine adjuvante Chemotherapie angeschlossen wird. In der Entwicklung: Nerve-sparing-LA mit Erhalt der sympathischen Nervenversorgung

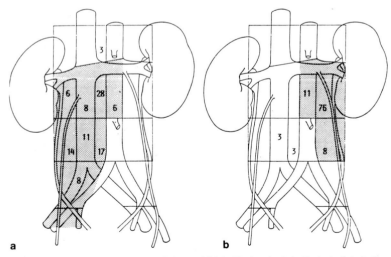

Abb. 2a, b. Dissektionsgebiet (gerastert) der mod. LA im Stadium I auf der Basis der Lokalisation solitärer Metastasen (n = 112). Die Häufigkeit des Befalls ist in den einzelnen Feldern angegeben. **a** rechtsseitiger Tumor, **b** linksseitiger Tumor

Tabelle 2. Adjuvante und induktive Chemotherapie beim Seminom

Quelle	Therapieplan	n = aw. Pat. S = Stadium H = Histologie v = vorbehandelt	CR inkl. OP %	Rezidiv n	Überlebensrate %	mediane Nachsorge (Mon.)
Kührer et al. 1991 [38]	**CBP** 400 mg/m² d 1 q 4 Wo. × 2	n = 37 S = I H = Seminom v = 0		1	100	18
Oliver 1991 [39]	**CBP**	n = 53 S = I H = Seminom v = 0		1	100	19
Horwich et al. 1991 (1989) [46, 40]	**CBP** 400 mg/m² d 1 q 3–4 Wo. × 4–6	n = 70 S ≥ IIC (n = 34) H = Seminom (v = 14)	97	16	95	36
Clemm et al. 1988 [42]	**VIP** VBL 6 mg/m² d 1+2 IFO 1,5 g/m² d 1–5 DDP 20 mg/m² d 1–5	n = 24 S ≥ IIC H = Seminom v = 7	88	1	92	29
Fossa et al. 1987 [43]	**PVB/PEB** DDP 20 mg/m² d 1–5 VBLᵃ 0,15 mg/kg d 1+2 BLM 30 mg d 2, 5, 15 ETPᵃ 100 mg/m² d 1–5	n = 39 S ≥ IIB H = Seminom v = 0	100	6	92	36

[a] VBL wurde später durch ETP ersetzt.

Tabelle 3. Therapie, Rezidiv- und Überlebensraten bei Nichtseminomen

Stadium	Standardtherapie	Rezidiv-/ Überlebensrate	weitere Optionen/Studien
CS I	mod. LA	≤15 %/99 %	Surveillance (30 %/98 %) adj. Chemotherapie bei „high risk"
CS IIA/B	rad. LA + 2 × PEB	4 %/98 %	LA + engmaschige Beobachtung (49 %/96 %) induktive Chemotherapie (4 %/98 %) LA vs. induktive Chemotherapie (PEB vs. CEB)
minimal + moderate [22]	3–4 × PEB[a] ± Salvage-Op[b]	5 %/90 %	3 × PEB vs. 4 × CEB 4 × PE
advanced [22]	4 × PEB[a] ± Salvage-Op[b]	?/68 %	PEB vs. PEI (ECOG/SWOG) PEI hochdosiert + periphere Stammzellseparation BOP/VIP-B vs. PEB (EORTC)

[a] Nach 2 Kursen Reevaluierung: bei CR 3. Zyklus PEB – bei PR 3. + 4. Zyklus PEB: Reevaluierung: bei CR Nachsorge, bei PR m–[d] sek. Chirurgie; bei PR m+[d] sowie MR/NC/PD nach dem 2. Zyklus: Wechsel des Chemotherapieregimes.

[b] Histologie des Residualtumors: Fibrose/Nekrose   12 %/90 %,
                                     diff. Teratom   14 %/88 %,
                                     aktiver Tumor[c]   72 %/56 % [27].

[c] Von einer adjuvanten Chemotherapie profitieren (66 % NED) nur Patienten, die erst eine (First-line)-Chemotherapie hatten [28].

[d] m–(Marker-Negativität); m+(Marker-Positivität)

[25, 26]. Als Salvage-Operation bei markernegativem retroperitonealen Residual-tumor nach induktiver Chemotherapie [27, 28].

4 Chemotherapie

4.1 Adjuvante Chemotherapie

Im Stadium I nur in Studien adjuvante Carboplatin-Monotherapie bei Seminomen; im Stadium I bei Nichtseminomen adjuvante Kombinationschemotherapie nur im Rahmen von Studien bei Vorhandensein von Risikofaktoren (z. B. Gefäßinvasion, Embryonal-Ca, Fehlen von Dottersackanteilen im Primärtumor, pT > 1 [29, 30] (Tabelle 2).

Im Stadium IIA/B Standardtherapie nach LA (Tabelle 4); 2–3 × PEB (DDP-ETP-BLM) – in Studien derzeit geprüft 2 × CEB (CBD-ETP-BLM) vs. 2 × PEB.

Tabelle 4. Adjuvante Chemotherapie nach rad. LA (path. Stad. IIA/B)

Quelle	Therapieplan	n = aw. Pat. S = Stadium H = Histologie v = vorbehandelt	Rezidiv n %	Über- lebens- rate %	mediane Nach- sorge (Mon.)
Weißbach u. Hartlapp 1991 [44]	**PVB:** DDP 20 mg/m^2 d 1–5 VBL 6 mg/m^2 d 1+2 BLM 12 mg/m^2 d 1–5 q 3–4 Wo. × 2 vs. × 4 Kurse	S = IIB (path.) H = Nicht- seminom v = 0 n = 114 n = 111	n = 1116 1	100 98	42 44
Williams et al. 1987 [45]	**PVB:** DDP 20 mg/m^2 d 1–5 VBL 6 mg/m^2 d 1+2 BLM 30 U d 2, 9, 16 q 4 Wo. × 2 oder **VAB-6:** CPM 600 mg/m^2 d 1 DAC 1 mg/m^2 d 1 VBL 4 mg/m^2 d 1 BLM 30 U d 1/15 U/m^2 d 1–6 DDP 120 mg/m^2 d 7 q 4 Wo. × 2	S = IIA/B H = Nicht- seminom v = 0 n = 97	6[a]	99	> 48

[a] 5/6 der Patienten hatten nicht die vorgeschriebene Chemotherapie erhalten.

4.2 Induktive Chemotherapie

Standard in den Stadien IIC und III bei Seminomen und Nichtseminomen. Bei „minimal und moderate disease" 3–4 Kurse PEB oder PEI (DDP-ETP-IFO) + operative Entfernung eventueller Resttumoren. Bei Seminomen PEI wegen Bleomycintoxizität der Lunge bei älteren Patienten.

Studien: Carboplatin-Monotherapie vs. PEI bei fortgeschrittenen Seminomen; CEB vs. PEB bei Nichtseminomen mit „minimal und moderate disease" (Tabelle 5).

4.3 Second-Line-Chemotherapie

PEI bei Vorbehandlung mit PVB (DDP-VLB-BLM) [31, 32]. VIP (VLB-IFO-DDP) bei Vorhandlung mit PEB [31] – hierzu werden auch schlechte Resultate mitgeteilt [33].

Tabelle 5. Induktive Chemotherapie bei Hodentumoren

Quelle	Therapieplan	n = aw. Pat. S = Stadium H = Histologie v = vorbehandelt	CR inkl. OP %	Rezidiv n	Überlebens-rate %	mediane Nachsorge (Mon.)
Horwich et al. 1991 [46]	**CEB:** CBP 300–450 mg/m² d 1 ETP 120 mg/m² d 1–3 BLM 30 mg d 2, 9, 16 q 3 Wo. × 4	n = 76 S = „good prognosis" H = Nichtseminom v = 1	100	2	98,5	24
Williams et al. 1987 [47]	**PVB:** DDP 20 mg/m² d 1–5 VBL 0,15 mg/kg d 1+2 BLM 30 U d 2, 9, 16 vs.	H = 19 Seminome 102 Nichtseminome v = 14 S = minimal n = 57 S = moderate n = 27 S = advanced n = 37	93 81 38	9	80	21
	PEB: DDP 20 mg/m² d 1–5 ETP 100 mg/m² d 1–5 BLM 30 U d 2, 9, 16	H = 22 Seminome 101 Nichtseminome v = 9 S = minimal n = 57 S = moderate n = 31 S = advanced n = 35	96 81 63	6	85	21

Tabelle 5. (Fortsetzung)

Quelle	Therapieplan	n = aw. Pat. S = Stadium H = Histologie v = vorbehandelt	CR inkl. OP %	Rezidiv n	Überlebens- rate %	mediane Nachsorge (Mon.)
Stoter et al. 1987 [48]	**PE:** DDP 20 mg/m² d 1–5 ETP 120 mg/m² d 1, 3, 5 q 3 Wo. × 4 vs. **PEB:** DDP 20 mg/m² d 1–5 ETP 120 mg/m² d 1, 3, 5 BLM 30 mg wöchentl. × 12 q 3 Wo. × 4	S = „good risk" H = Nichtseminom v = 0 n = 75 n = 79	95 94	8 3	96 99	
Loehrer et al. 1991 [49]	**PE:** DDP 20 mg/m² d 1–5 ETP 100mg/ d 1–5 q 3 Wo. × 3 vs. **PEB:** DDP 20 mg/m² d 1–5 ETP 100 mg/m² d 1–5 BLM 30 mg wöchentl. × 12 q 3 Wo. × 3	S = minimal + moderate H = HoTu v = 0 n = 83 n = 83	unfavourable response[a]	31 % 16 %		

[a] R = Rezidiv, persistierendes/progredientes Karzinom, Tod.

4.4 Hochdosis-Chemotherapie

Bei refraktären oder rezidivierenden Hodentumoren mit autologer Knochenmarkstransplantation oder peripherer Stammzellseparation unter Gabe von
Wachstumsfaktoren (G-CSF, GM-CSF) [34–37].

VI. Literatur

 1. Pottern LM, Goedert JJ (1986) Epidemiology of testicular cancer. In: Javadpour N (ed)
    Principles and management of testicular cancer. Thieme, New York, pp 108–119
 2. Senturia YD (1987) The epidemiology of testicular cancer. Br J Urol 60:285–291
 3. Osterlind A (1986) Diverging trends in incidence and mortality of testicular cancer in Denmark,
    1943–1982. Br J Cancer 53:501
 4. Heimdal K, Fossa SD, Johansen A (1990) Increasing incidence and changing stage distribu-
    tion of testicular carcinoma in Norway 1970–1987. Br J Cancer 62:277–278
 5. Levi F, Te VC, La Vecchia C (1990) Testicular cancer trends in the Canton of Vaud, Switzer-
    land, 1974–1987. Br J Cancer 62:871–873
 6. Sommerhoff CH (1982) Altersverteilung. In: Weißbach L, Hildenbrand G (Hrsg) (1991) Register
    und Verbund-Studie für Hodentumoren – Bonn. Ergebnisse einer prospektiven Untersuchung.
    Zuckschwerdt, München, S 209–214
 7. Forman D, Gallagher R, Moller H et al. (1990) Aetiology and epidemiology of testicular cancer:
    report of consensus group. In: Newling DWW, Jones WG (eds) Prostate cancer and testicular
    cancer. Wiley-Liss Inc, New York, pp 245–253
 8. Mostofi FK, Sobin LH (1977) Histological typing of testis tumours. International Histological
    Classification of Tumours, No 16. WHO, Genf
 9. Von der Maase H (1991) Diagnosis and management of carcinoma in situ of the testis. In:
    Horwich A (ed) Testicular cancer. Investigation and management. Chapman & Hall Medical,
    London New York, pp 319–330
10. Dieckmann KP, Loy V, Huland H (1989) Das Carcinoma in situ des Hodens: Klinische
    Bedeutung, Diagnostik und Therapie. Urologe A 28:271–280
11. Einhorn LH (1987) Treatment strategies of testicular cancer in the United States. In: Rorth M,
    Daugaard G, Skakkebaek NE et al. (eds) Carcinoma in situ and Cancer of the Testis. Blackwell
    Scientific Publ, Oxfort, pp 399–405
12. UICC (1987) TNM Classification of malignant tumours. In: Hermanek P, Sobin LH (eds)
    International Union Against Cancer, Geneva
13. Hartlapp HJ, Weißbach L (1982) Zur Notwendigkeit der Unterteilung des Stadium II bei
    Hodentumoren. In: Illiger HJ, Sack H, Seeber S, Weißbach L (Hrsg) Nicht-seminomatöse
    Hodentumoren. Beiträge zur Onkologie 8. Karger, Basel, S 72–75
14. Bosl GJ, Geller NL, Cirrincione C et al. (1983) Multivariate analysis of prognostic variables in
    patients with metastatic testicular cancer. Cancer Res 43:3403–3407
15. Cavalli F, Monfardini S, Pizzocaro G (1980) Report on the international workshop on staging
    and treatment of testicular cancer. Eur J Cancer 16:1367–1372
16. Droz JP, Kramar A, Ghosn M et al. (1988) Prognostic factors in advanced nonseminomatous
    testicular cancer. Cancer 62:564–568
17. Medical Research Council Working Party on Testicular Tumours (1985) Prognostic factors in
    advanced non-seminomatous germ-cell testicular tumours. Lancet ii:8–11
18. Ozols RF, Ihde DC, Linehan WM et al. (1988) A randomized trial of standard chemotherapy vs
    a high-dose chemotherapy regimen in the treatment of poor prognosis nonseminomatous
    germ cell tumors. J Clin Oncol 6:1031–1040
19. Scheulen ME, Niederle N, Pfeiffer R, Schmidt CG (1988) Prognostische Faktoren bei Patienten
    mit fortgeschrittenen nichtseminomatösen Hoden-Karzinomen. In: Schmoll HJ, Weißbach L
    (Hrsg) Diagnostik und Therapie von Hodentumoren. Springer, Berlin, S 96–110

20. Stoter G, Sylvester R, Sleijfer DT et al. (1987) Multivariate analysis of prognostic factors in patients with disseminated nonseminomatous testicular cancer: results from a European Organization for Research on Treatment of Cancer Multiinstitutional Phase III Study. Cancer Res 47:2714–2718

21. Stoter G, Bosl GJ, Droz JP et al. (1990) Prognostic factors in metastatic germ cell tumours. In: Newling DW, Jones WG (ed) Prostate cancer and testicular cancer. Wiley-Liss Inc, New York, pp 313–319

22. Birch R, Williams S, Cone A et al. (1986) Prognostic factors for favorable outcome in disseminated germ cell tumors. J Clin Oncol 4:400–407

23. Weißbach L, Hildenbrand G (1984) Register und Verbundstudie für Hodentumoren. Ein Ergebnisbericht nach sieben Jahren. Z allg Med 60:156–163

24. Weißbach L, Boedefeld EA for the Testicular Tumor Study Group (1987) Localization of Solitary and Multiple Metastases in Stage II Nonseminomatous Testis Tumor as Basis for a Modified Staging Lymph Node Dissection in Stage I. J Urol 138:77–82

25. Donohue JP (1990) Nerve-sparing retroperitoneal lymphadenectomy. In: Jaeger N, Hartlapp JH (Hrsg) Aktueller Stand der Diagnostik und Therapie von Hodentumoren. Karger, Basel, S 195–204

26. Huland H, Dieckmann KP, Sauerwein D (1992) Nerverhaltende retroperitoneale Lymphadenektomie mit intraoperativer Elektrostimulation bei Patienten mit nichtseminomatösen Hodentumoren. Urologe A 31:1–7

27. Jaeger N, Weißbach L (1990) Indikation und Ausmaß der Salvage-Lymphadenektomie beim germinalen Hodentumor. Akt Urol 21:57–63

28. Fox EP, Einhorn LH, Weathers T et al. (1992) Outcome analysis for patients with persistent germ cell carcinoma in postchemotherapy retroperitoneal lymph node dissections. Proc Am Soc Clin Oncol 11:608, Abstract

29. Pont J, Höltl W, Kosak D et al. (1990) Risk-Adapted Treatment Choice in Stage I Nonseminomatous Testicular Germ Cell Cancer by Regarding Vascular Invasion in the Primary Tumor: A Prospective Trial. J Clin Oncol 8:16–20

30. Cullen M (1991) Management of stage I non-seminoma: surveillance and chemotherapy. In: Horwich A (ed) Testicular Cancer. Investigation and management. Chapman & Hall Medical, London, New York, pp 149–166

31. Einhorn LH (1990) Treatment of testicular cancer: A new and improved model. J Clin Oncol 8:1777–1781

32. Loehrer PJ (1991) Etoposide therapy for testicular cancer. Cancer 67 (Suppl):220–224

33. Pizzocaro G, Salvioni R, Piva L et al. (1992) Modified cisplatin, etoposide, (or vinblastine) and ifosfamide salvage therapy for male germ cell tumors. Long-term results. Ann Oncol 3:211–216

34. Beyer J, Weissbach V, Gallardo J et al. (1991) Treatment of relapsed or refractory germ cell tumors with high dose chemotherapy and autologous stem cell rescue. Eur J Cancer, Suppl 2:661, Abstract

35. Linkesch W, Krainer M, Wagner A (1992) Phase I/II trial of ultrahigh carboplatin, etoposide, cyclophosphamide with ABMT in refractory or relapsed non-seminomatous germ cell tumors. Proc Am Soc Clin Oncol 11:600, Abstract

36. Droz JP, Ghosn M (1992) High-dose chemotherapy with autologous bone-marrow transplantation in non-seminomatous germ cell tumors. In: Giuliani L, Santi L, Boccardo F, Pescatore D (ed) New trends in diagnosis and treatment of testicular tumors. Sympomed München, pp 228–244

37. Barnett MJ, Coppin CML, Murray N et al. (1991) Intensive therapy and autologous bone marrow transplantation for patients with poor prognosis nonseminomatous germ cell tumors. Proc Am Soc Clin Oncol 10:524, Abstract

38. Kührer I, Kratzik C, Wiltschke C (1991) Single Agent Carboplatin for Stage I Seminoma. Onkologie 14, Suppl 4:23

39. Oliver RTD (1991) A comparison of the biology and prognosis of seminoma and nonseminoma. In: Horwich A (ed) Testicular cancer. Investigation and management. Chapman & Hall Medical, London New York, pp 51–67

40. Horwich B, Dearnaley DP, Duchesne GM et al. (1989) Simple nontoxic treatment of advanced metastatic seminoma with carboplatin. J Clin Oncol 7:1150–1156
41. Horwich A, Dearnaley D, Mason M, A'Hearn R (1991) Single agent carboplatin for advanced seminoma. Proc Am Soc Clin Oncol 10:550, Abstract
42. Clemm C, Hartenstein R, Willich N, Heim M, Wagner M, Williams W (1988) VIP-Chemotherapie beim Seminom mit großer Tumormasse. In: Schmoll HJ, Weißbach L (Hrsg) Diagnostik und Therapie von Hodentumoren. Springer, Berlin, S 461–467
43. Fossa SD, Borge I, Aass N et al. (1987) The treatment of advanced metastatic seminoma: Experience in 55 cases. J Clin Oncol 5:1071–1077
44. Weißbach L, Hartlapp JH (1991) Adjuvant chemotherapy of metastatic stage II nonseminomatous testis tumor. J Urol 146:1295–1298
45. Williams SD, Stablein DM, Einhorn LH et al. (1987) Immediate adjuvant chemotherapy versus observation with treatment at relapse in pathological stage II testicular cancer. N Engl J Med 317:1433–1488
46. Horwich A, Dearnaley D, Mason M, A'Hearn R (1991) Single agent carboplatin for advanced seminoma. Proc Am Soc Clin Oncol 10:550, Abstract
47. Williams SD, Birch R, Einhorn LH et al. (1987) Treatment of disseminated germ cell tumors with cisplatin, bleomycin, and either vinblastine or etoposide. N Engl J Med 316:1435–1440
48. Stoter G, Kaye S, Jones W et al. (1987) Cisplatin and VP 16 ± Bleomycin (BEP vs EP) in good risk patients with disseminated non-seminomatous testicular cancer; results of a randomized EORTC-GU group study. Proc ECCO, p 179, Abstract No 681
49. Loehrer PJ, Elson P, Johnson DH et al. (1991) A randomized trial of cisplatin plus etoposide with or without bleomycin in favorable prognosis disseminated germ cell tumors: an ECOG study. Proc Am Soc Clin Oncol 10:540, Abstract

Harnblasenkarzinom

T. Otto, S. Al Enzawi und *H. Rübben*

I. Epidemiologie

Häufigkeit:	Zweithäufigster urologischer Tumor mit einer altersunabhängigen Inzidenz von 25 pro 100 000 pro Jahr. Männer erkranken 3 × so häufig wie Frauen.
Lokalisation:	Im Grundsatz treten Urothelkarzinome in den gesamten ableitenden Harnwegen zufällig, d. h. gleichmäßig verteilt auf. Das Verteilungsmuster entspricht der urothelialen Oberfläche. So finden sich 4 % der Urothelkarzinome im Nierenbecken, 3 % im Harnleiter und 93 % in der Harnblase, was dem Anteil an der urothelialen Oberfläche des entsprechenden Organsystems entspricht. Eine bevorzugte Lokalisation von Urothelkarzinomen in der Harnblase besteht nicht.
Ätiologie:	Für den Menschen heute gesicherte Blasenkarzinogene aus der Gruppe der aromatischen Amine sind: Naphthylamin, Benzidin, 4-Aminobiphenyl, Dichlorobenzidin, Orthodianisidin, Orthotolidin, Phenacetin, Chlornaphazin, Cyclophosphamid.

Weitere ätiologisch bedeutsame Faktoren sind der Zusammenhang zwischen Zigarettenkonsum und erhöhter Blasentumorinzidenz. Das relative Risiko beträgt im Verhältnis Raucher zu Nichtraucher 2:1 bis 6:1. Chronische Infekte spielen ebenfalls hier insbesondere in der Entstehung von Plattenepithelkarzinomen eine bedeutsame Rolle. Als ätiologische Faktoren sind hervorzuheben unspezifische chronische Harnwegsinfekte in Verbindung mit Steinleiden und Fremdkörpern, Bilharziose mit Organmanifestation in der Harnblase, die Balkannephropathie sowie die chronische interstitielle Nephritis. Gefährdete Berufsgruppen: Arbeiter in der Farbindustrie, gummiverarbeitenden Industrie, Gasproduktion in der Kohleindustrie, Kammerjäger, Aluminiumindustrie, Textilfärbung, Textilindustrie, Druckindustrie, Kriminomaler, Friseure.

II. Pathologie und Stadieneinteilung

95 % aller Harnblasenkarzinome sind urothelialen Ursprungs und entsprechen histologisch Urothelkarzinomen. 5 % der Harnblasentumoren entsprechen

Adeno- und Plattenepithelkarzinomen. Die Beschreibung von Tumorausbreitung (TNM) und Differenzierungsgrad (G) der Harnblasentumoren geschieht gemäß den Richtlinien der Internationalen Union gegen den Krebs (UICC). Die Einteilung des **histopathologischen Differenzierungsgrades** gestaltet sich wie folgt:

G x: Differenzierungsgrad kann nicht beurteilt werden
G 1:   Gut differenziert
G 2:   Mäßig differenziert
G 3:   Schlecht differenziert
G 4:   Undifferenziert, anaplastisch

Die **Klassifikation des Primärtumors** in der Harnblase gestaltet sich wie folgt:
T 0:   Kein Anhalt für Primärtumor
T is: Nicht exophytischer, nicht infiltrativer, schlecht differenzierter Tumor
         (Carcinoma in situ)
T a: Exophytisch, nicht infiltrativ
T 1:   Oberflächliches Karzinom mit Invasion in die Lamina propria
T 2:   Invasion in die oberflächliche Muskulatur
T 3a   Invasion in die tiefe Muskulatur
T 3b   Invasion in das perivesikale Fettgewebe
T 4a: Invasion in Nachbarorgane
T 4b: Infiltration der Bauchdecke
T x: Angaben zur Infiltration können nicht gemacht werden.

Im Rahmen der **N-Klassifikation** erfolgt eine Beurteilung der regionären Lymphknoten. Regionäre Lymphknoten sind die iliacalen und inguinalen Lymphknoten. Die Einteilung (N 0–N 3) erfolgt nach dem jeweiligen Ausmaß des Lymphknotenbefalls.

N 0:   Nachweislich kein Befall der Lymphknoten
N 1:   Mikroskopisch nachweisbarer Lymphknotenbefall oder solitärer Lymphknoten ≤ 2 cm
N 2:   Tumorbefallene Lymphknoten, bzw. Lymphknotenmetastasen
         > 2 cm, < 5 cm
N 3:   Lymphknotenmetastasen ≥ 5 cm.

Als Fernmetastasen werden Tumormanifestationen in nicht regionären Lymphknoten (z. B. paraaortale Lymphknoten) oder Fernmetastasen in anderen Organsystemen (z. B. Lunge, Knochen, Leber) bezeichnet.

M 0:   Keine Fernmetastasen
M 1:   Nachweis von Fernmetastasen.

Tabelle 1. Basisdiagnostik Harnblasenkarzinom

Diagnostische Maßnahme	Diagnostische Aussage/Feststellung
Zytologie	Differenzierungsgrad (G2–G4)
Sonographie	Hydronephrose Lymphknotenvergrößerung Organmetastasen (z. B. Leberfiliae)
Urogramm	multilokulärer Tumor im oberen Harntrakt
Rö.-Thorax	Lungenmetastasen
TUR	T-Stadium, Histologie, begleitende Dysplasie, Lokalisation
bimanuelle Untersuchung in Narkose	Beweglichkeit der Harnblase Fixation an der Beckenwand T4-Stadium
alkal. Phosphatase	vermehrter ossärer Umbau als Hinweis auf eine Knochen- metastasierung

TUR transurethrale Tumorresektion.

III. Diagnostik (Tabelle 1)

Die Basisdiagnostik bei Verdacht auf ein Harnblasenkarzinom gestaltet sich wie folgt:

- (Spül-)Zytologie mit dem Nachweis von mäßiggradig oder schlecht differenzierten Urothelkarzinomzellen (Sensitivität > 80 %).
- Sonographie mit dem Nachweis einer Hydronephrose, Lymphknotenvergrößerung oder Organmetastasen (z. B. in der Leber).
- Urogramm zum Nachweis eines multilokulären Tumors mit Organmanifestation im oberen Harntrakt (Nierenbecken oder Harnleiter).
- Röntgen-Thorax zum Nachweis von Lungenmetastasen.
- Alkalische Phosphatase bei Verdacht auf ossäre Metastasen.
- Urethrozystoskopie und transurethrale Tumorresektion (TUR) mit gesonderten Biopsien aus dem Tumorgrund und Tumorrand. Diese Untersuchung dient der lokalen Stadieneinteilung und dem Nachweis von begleitenden Dysplasien.
- Bimanuelle Untersuchung in Narkose mit Feststellung der Beweglichkeit der Harnblase und Ausschluß einer Fixation der Harnblase an der Beckenwand.

Nicht erforderlich für die Basisdiagnostik sind die Durchführung eines Computertomogramms, eines Kernspin-Tomogramms und einer Skelett-Szintigraphie.

IV. Behandlungsstrategie (Tabelle 2)

Mittels der Basisdiagnostik erfolgt eine Stratifikation von Harnblasenkarzinomen in
- oberflächliche Harnblasenkarzinome (Ta, T1, Tis)
- muskelinvasive Harnblasenkarzinome (T2–T3b/N0/M0)

Tabelle 2. Therapiestrategie beim Harnblasenkarzinom

	Therapiestrategie	Experimentelle Verfahren
Oberflächliches Harnblasen-CA **Ta/T1/Tis**		
geringes Risiko (Ta, G1/G2)	TUR	unkonventionelle Therapie-verfahren, z.B. Mistellektine oder KLH
mittleres Risiko Ta, G3/T1, G1/G2	TUR + adj. Chemoth. oder adj. Immunth.	Lasertherapie
hohes Risiko T1 G3/Tis	radikale Zystektomie	Photodynamische Therapie
Muskelinvasives Harnblasen-CA		
T2–T3b, N0, M0	bilaterale Lymphaden-ektomie + radikale Zystektomie	(neo-)adjuvante Chemotherapie; definitive Strahlentherapie nach kompletter (R0) Resektion
Fortgeschrittenes oder lymphogen metastasiertes Harnblasen-CA		
T4/N+	induktive Chemotherapie ggf. palliative Zystektomie	rad. Zystektomie + adj. Chemoth.
Metastasiertes Harnblasen-CA		
M1	induktive Chemotherapie	dosisintensivierte Chemotherapie unter Einsatz autologer Stamm-zellen; Metastasenresektion bei partieller Remission

- lymphogen metastasierte Harnblasenkarzinome (pTx, N+, M0)
- fortgeschrittene oder metastasierte Harnblasenkarzinome (T4/M1).

Therapie oberflächlicher Harnblasenkarzinome

Die alleinige transurethrale Tumorresektion oberflächlicher Harnblasenkarzinome läßt 3 unterschiedliche Tumorentitäten mit verschiedenem Risikopotential einer Tumorprogression erkennen.

- Ta G1, d.h. Patienten mit einer nur geringen Tumorprogression (Progression 4%, Metastasierung 0,7%, 5-Jahres-Überlebensrate 95%). Bei dieser Tumor-entität ist die alleinige transurethrale Tumorresektion die Behandlung der Wahl.
- Patienten mit einem Urothelkarzinom Ta G2/G3 oder T1 G1/G2. Die Patien-ten weisen ein mittleres Risiko mit einer Progressionsrate von 19%, einer Metastasierungsrate von 14% und einer 5-Jahres-Überlebensrate von 81% auf. Hier sind neben einer kompletten transurethralen Tumorresektion adju-

Tabelle 3. Ergebnisse randomisierter Studien zur topischen Chemotherapie oder Immuntherapie beim oberflächlichen Harnblasenkarzinom

Schema	n	Rez. %	Nachsorge (Monate)	Autoren
TUR, allein	90	37		
Mitomycin, adjuvant	92	19	12	Niijima et al. 1983 [15]
TUR, allein	139	45		
Adriamycin, adjuvant	149	30	12	Niijima et al. 1983 [15]
TUR, allein	196	37		
Epirubicin, adjuvant	190	20	26	van der Meijden et al. 1992 [13]
Mitomycin, adjuvant	160	28[a]		
BCG, adjuvant	148	32[a]	12	Debruyne et al. 1987 [5]
TUR, allein	97	50		
Mitomycin, allein	106	20	26	Rübben et al. 1993 (im Druck)
BCG, adjuvant	88	26		

[a] Unterschied ist statistisch nicht signifikant.

vante Behandlungsmaßnahmen wie eine topische Chemotherapie oder topische Immuntherapie indiziert. Tritt unter adjuvanter Therapie ein Tumorrezidiv oder eine Tumorprogression auf, besteht die Indikation zur radikalen Zystektomie.

• Patienten mit einem Hochrisikotumor (T 1 G 3, Carcinoma in situ). Das Progressionspotential für diese Patienten beträgt 31 %, die Metastasierungsrate 22 % und die 5-Jahres-Überlebensrate 64 %. Bei fehlendem Einfluß einer adjuvanten Behandlungsmaßnahme (topische Chemo-/Immuntherapie) besteht hier die Indikation zur primären Zystektomie; spätestens nach erfolgloser adjuvanter Therapie.

Therapie muskelinvasiver Harnblasenkarzinome (T 2–T 3b, N 0, M 0)

Bei dieser Tumorentität besteht die Indikation zur primären radikalen Zystektomie. Die Ergebnisse einer alleinigen transurethralen Tumorresektion oder einer definitiven Strahlentherapie oder einer induktiven Chemotherapie zeigen trotz fehlendem randomisierten Vergleich schlechtere Ergebnisse als die alleinige radikale Zystektomie.

Kontrollierte Untersuchungen zum Einfluß einer neoadjuvanten Chemotherapie oder präoperativen Strahlentherapie haben keinen Vorzug gegenüber der alleinigen radikalen Zystektomie erbracht.

438   T. Otto et al.

Tabelle 4. Ergebnisse der radikalen Zystektomie beim muskelinvasiven Harnblasenkarzinom

	5-Jahres-Überlebensrate %			Lokales Rezidiv	
n	T2	T3	T4	%	Autor
227	64	36	24	16	Roehrborn et al. 1991 [16]
37	76	–	–	0	Malkowicz et al. 1990 [12]
76	72	38	–	4	Brendler et al. 1990 [4]
114	–	30	25	–	Bredael et al. 1980 [3]
312	60	25	15	–	Rutt 1985 [17]

Tabelle 5. Ergebnisse der Strahlentherapie oder Radiochemotherapie beim muskelinvasiven Harnblasenkarzinom

Schema	n	5-Jahres-Über-lebensrate %	Autoren
Definitive Strahlentherapie	34	22	Miller et al. 1977 [14]
Präoperative Strahlentherapie + radikale Zystektomie	35	46	
Definitive Strahlentherapie	91	25	Bloom et al. 1982 [1]
Präoperative Strahlentherapie + radikale Zystektomie	98	34[a]	
Definitive Strahlentherapie	54	33	Eberle et al. 1991[b] [6]
Radiochemotherapie mit Cisplatin	36	31[a]	
Radiochemotherapie mit Cisplatin + Adriamycin	44	38[a]	
Radiochemotherapie mit Adriamycin	38	31[a]	

[a] Unterschied ist statistisch nicht signifikant.
[b] Ergebnis einer *nicht* randomisierten Studie.

Therapie des lymphogen metastasierten Harnblasenkarzinoms

Die 5-Jahres-Überlebensrate ist nach alleiniger radikaler Zystektomie und Lymphadenektomie bei lymphogen metastasiertem Harnblasenkarzinom ungünstig (0 %–15 %). Ein Einfluß einer adjuvanten systemischen Chemotherapie nach radikaler Zystektomie und pelviner Lymphadenektomie ist nicht gesichert und wird z. Zt. randomisiert geprüft.

Tabelle 6. Ergebnisse der systemischen Chemotherapie beim fortgeschrittenen, metastasierten Harnblasenkarzinom

Schema	n	CR %	PR %	p-Wert	Autor
DDP	61	10	17	< 0,05	Khandekar et al. 1985 [8]
CISCA	67	10	33		
DDP	114	3	6	< 0,05	Loehrer et al. 1990 [9]
MVAC	110	13	20		
		CR + PR			
CISCA	43	46		< 0,05	Logothetis et al. 1990 [10]
MVAC	43	65			

DDP Cisplatin; *CISCA* Cisplatin, Cyclophosphamid, Adriamycin; *MVAC* Methotrexat, Vinblastin, Adriamycin, Cisplatin.

Tabelle 7. Mittlere Überlebenszeit nach systemischer Chemotherapie bei Patienten mit metastasiertem Harnblasenkarzinom

Schema	n	mittlere Überlebenszeit [Monate]	Autor
DDP, MTX	43	12	Stoter et al. 1985 [19]
CISCA	43	9	Logothetis et al. 1990 [10]
MVAC	43	15	
MVAC	83	11	Sternberg et al. 1986 [18]

DDP Cisplatin; *MTX* Methotrexat; *CISCA* Cisplatin, Cyclophosphamid, Adriamycin; *MVAC* Methotrexat, Vinblastin, Adriamycin, Cisplatin.

Therapie des metastasierten Harnblasenkarzinoms

Die Behandlung des metastasierten oder fortgeschrittenen Harnblasenkarzinoms ist die primäre induktive Chemotherapie. Hinsichtlich der Langzeit-Überlebensrate profitieren ausschließlich die Patienten, bei denen eine komplette Remission erzielt wird. Dies kann nach Durchführung einer Cisplatin- und Methotrexathaltigen Polychemotherapie bei ca. 20 % der so behandelten Patienten erzielt werden. Weitere Maßnahmen orientieren sich ausschließlich an der Symptomatik des Patienten. So kann im Einzelfall auch bei metastasiertem Harnblasenkarzinom eine Zystektomie und Harnableitung erforderlich werden, falls rezidivierende Blutungen aus der Harnblase, eine verminderte Blasenkapazität oder Schmerzen, ausgehend vom Primärtumor, im Vordergrund stehen.

Behandlungsmaßnahmen

1 Chirurgische Therapiemaßnahmen

1.1 Die transurethrale Tumorresektion

Bei der TUR wird der meist exophytische Tumor zunächst reseziert; aus der Tumorbasis mit der daruntergelegenen Muskulatur werden gesondert Proben entnommen, ebenso wie aus den Tumorrändern. Dieses Vorgehen in Verbindung mit einer getrennten histopathologischen Beurteilung der Resektate ermöglicht eine Beurteilung des Tumors sowie der benachbarten Areale im Hinblick auf eine Infiltration sowie begleitende Urotheldysplasien.

1.2 Bilaterale pelvine Lymphadenektomie und radikale Zystektomie

Der radikalen Zystektomie voraus geht die bilaterale pelvine Lymphadenektomie mit einer Schnellschnittuntersuchung der regionären Lymphknoten zum Ausschluß einer Metastasierung. Bei nachgewiesener fehlender Lymphknotenmetastasierung werden beim Mann Harnblase, Prostata und Samenblasen entfernt; bei der Frau wird die radikale Zystektomie und Uretherektomie mit der Hysterektomie unter Mitnahme der vorderen Vaginalwand kombiniert.

1.3 Blasenwandteilresektion

Selten wird die Indikation zu dieser Therapiemaßnahme gestellt. Eine Möglichkeit ist ein solitärer T 1/T 2-Harnblasentumor oder ein Adenokarzinom der Harnblase. Bei der Blasenwandteilresektion wird der Blasentumor mit einer umgebenden Blasenmanschette, die die gesamte Blasenwand miterfaßt, durch Schnitt-Operation entfernt.

1.4 Lasertherapie

Im Rahmen einer Laserbehandlung wird der Tumor über thermische Prozesse zerstört. Zur Anwendung kommen dabei Neodym-YAG-Laser. In der Regel geschieht die Laserapplikation endoskopisch, transurethral.
Eine Sonderform der Lasertherapie stellt die photodynamische Behandlung dar. Hier wird durch präoperative Verabreichung eines Photosensitizers, der sich vermehrt im Tumor anreichert, eine Lasertherapie angeschlossen. Sowohl die Lasertherapie als auch die photodynamische Therapie sind bislang ausschließlich experimentelle Therapieverfahren, die im Rahmen klinischer Studien geprüft werden.

2 Chemotherapie

2.1 Topische Chemotherapie (s. Tabelle 3)

Im Rahmen der topischen, d. h. intravesikalen Chemotherapie erfolgt die Applikation von Substanzen wie Mitomycin C, Adriamycin oder Epirubicin. Im Rahmen zahlreicher randomisierter Untersuchungen beim oberflächlichen Harnblasenkarzinom lassen sich folgende Feststellungen bezüglich der topischen Chemotherapie treffen

- Im Vergleich zur alleinigen transurethralen Tumorresektion kann die Rezidivhäufigkeit um ca. 20 % gesenkt werden.
- Gut differenzierte Urothelkarzinome haben eine günstigere Ansprechrate als schlecht differenzierte (G 3) Urothelkarzinome.
- Ein Einfluß auf die Tumorprogression ist durch topische Chemotherapie nicht feststellbar.
- Ein Chemotherapeutikum der 1. Wahl existiert nicht; die verwandten Substanzen sind äquieffektiv.
- Die direkte Instillation von Chemotherapeutika im Anschluß an die transurethrale Tumorresektion hat keinen Vorteil gegenüber der verzögerten und damit nebenwirkungsärmeren intravesikalen Chemotherapie.
- Die langdauernde (mehr als 12 Monate) topische Chemotherapie bietet keinen Vorteil gegenüber der intravesikalen Behandlung von 6–12 Monaten.

a) Dosierungs- und Applikationsschema von intravesikal angewandten Chemotherapeutika

Substanz	Dosierung
Mitomycin C	20–40 mg/20 ml NaCl
Epirubicin	40–60 mg/50 ml NaCl
Doxorubicin	50–80 mg/50 ml NaCl

	Anwendungsschema
Start:	2–4 Wochen nach TUR
Intervall:	4–6 ×/wöchentlich
	→ monatlich
Gesamtdauer:	6–12 Monate

2.2 Systemische Chemotherapie (Tabelle 6 und 7)

Die Indikation zur induktiven, systemischen Chemotherapie besteht bei fortgeschrittenen oder metastasierten Harnblasenkarzinomen. Im Rahmen randomisierter Untersuchungen hat sich die Polychemotherapie gegenüber der Monochemotherapie sowie die Polychemotherapie mit Cisplatin- und Methotrexathaltigen Substanzkombinationen als vorteilhaft erwiesen.

b) Polychemotherapie nach dem M-VAC-Schema

Substanz	Dosierung	Applikation
Methotrexat	30 mg/m^2	Tag 1, 15, 22
Vinblastin	3 mg/m^2	Tag 2, 15, 22
Doxorubicin	30 mg/m^2	Tag 2
Cisplatin	70 mg/m^2	Tag 2
Wdhg. nach 28 Tg.		

Nach Durchführung von insgesamt 2 Kursen der gewählten Substanzkombination erfolgt eine Überprüfung der Ansprechrate. Zeigt sich eine komplette Remission oder ein subjektives Ansprechen, so werden zwei weitere Kurse angeschlossen. Bei fehlendem Ansprechen der Therapie erfolgt ein Abbruch der Behandlung zugunsten supportiver Maßnahmen (Schmerztherapie, symptomatische Behandlung).
Die Durchführung einer adjuvanten Chemotherapie, d.h. Chemotherapie nach Erzielung einer kompletten chirurgischen Remission sowie einer neoadjuvanten Chemotherapie, d.h. Einleitung einer systemischen Chemotherapie vor geplanter Operation, stellen keine Standard-Therapieverfahren dar und sollten ausschließlich im Rahmen kontrollierter Studien geprüft werden.

3 Strahlentherapie (Tabelle 5)

Im Rahmen randomisierter Untersuchungen hat sich kein Vorzug einer präoperativen Strahlentherapie muskelinvasiver Harnblasenkarzinome gezeigt. Ungeprüft ist bislang der Einfluß einer adjuvanten Strahlentherapie nach kompletter transurethraler Resektion muskelinvasiver Harnblasenkarzinome (RO-Resektion). Hier konnte im Rahmen einer retrospektiven Analyse eine der radikalen Zystektomie vergleichbare Überlebensrate bei erhaltener Blasenfunktion erzielt werden. Ein Vorteil einer Kombination aus systemischer Chemotherapie mit Cisplatin und/oder Methotrexat sowie einer definitiven Strahlentherapie (Radio-Chemotherapie) konnte nicht erbracht werden.

4 Immuntherapie

Die Immuntherapie mit dem Tuberkulose-Impfstoff BCG stellt in der Behandlung des oberflächlichen Harnblasenkarzinoms ein etabliertes Therapieverfahren dar. Im Vergleich zur alleinigen transurethralen Tumorresektion findet sich eine signifikante Verringerung der Rezidivhäufigkeit. Eine vergleichbare Rezidivrate findet sich nach intravesikaler Behandlung mit BCG im Vergleich zur intravesikalen Chemotherapie mit Mitomycin C. Gegenstand von Phase I- und Phase-II-Studien ist z.Zt. die Therapie oberflächlicher Harnblasenkarzinome mit Interferon-alpha oder Interleukin-2. Ähnlich wie bei der topischen Chemotherapie werden auch

hier die Substanzen intravesikal verabreicht. Im Vergleich zur topischen Chemotherapie hat sich bislang kein gesicherter Vorteil der Zytokintherapie gezeigt
(Boccardo et al. 1992), so daß die Zytokintherapie oberflächlicher Harnblasenkarzinome bislang ausschließlich im Rahmen klinischer Studien durchgeführt werden
sollte.

Bislang liegen nur sehr wenige, experimentelle Daten zur Zytokintherapie fortgeschrittener Harnblasenkarzinome vor (Logothetis et al. 1991, Huland et al. 1989).
Ein Einsatz außerhalb klinischer Studien ist bislang nicht erkennbar. Eine Dosisintensivierung unter der Zugabe von koloniestimulierenden Faktoren in der Polychemotherapie metastasierter Harnblasenkarzinome konnte nicht erzielt werden.

5 Klinische Studien

Der Förderkreis Urologische Therapiestudien (FUT) führt in Kooperation mit der
„Arbeitsgemeinschaft Urologische Onkologie (AUO)" der Deutschen Krebsgesell-
schaft qualitativ hochstehende Studien auf dem Gebiet der urologischen Onkologie durch. Zur Zeit werden folgende FUT-geförderten Protokolle auf dem
Gebiet des Harnblasenkarzinoms durchgeführt:

- Oberflächliches Harnblasenkarzinom, Ta G1: Einfluß einer unkonventionell,
  adjuvanten Immuntherapie mit dem Mistellektin Eurixor im Vergleich zur alleinigen transurethralen Tumorresektion.
- Oberflächliches Harnblasenkarzinom, Ta, rezidivierend/T1 G1–G2/Tis: Randomisierter Vergleich einer adjuvanten topischen Chemotherapie mit Mitomycin C im Vergleich zur adjuvanten, topischen Immun-/Chemotherapie mit Mitomycin C und BCG.
- Therapie des lokal fortgeschrittenen oder lymphogen metastasierten Harnblasenkarzinoms (pT3b/N1–N2): Vergleich einer alleinigen radikalen Zystektomie
  mit der adjuvanten systemischen Polychemotherapie mit den Substanzen
  Methotrexat, Vinblastin, Epirubicin und Cisplatin in Kombination mit der Gabe
  von Granulozytenkoloniestimulierenden Faktoren.
- Therapie des metastasierten Harnblasenkarzinoms (Tx, N3/M1): Induktive
  systemische Chemotherapie mit den Substanzen Cisplatin und Methotrexat
  mit und ohne Faktor AF2.

V. Literatur

1. Bloom HJG, Hendry WF, Wallace DM (1982) Treatment of T3 bladder cancer: controlled trial of
   preoperative radiotherapy and radical cystectomy versus radical radiotherapy. Second report
   and review. Brit J Urol 54:136
2. Boccardo F, Giuliani L et al (1992) Prophylaxis of superficial bladder carcinoma with MMC or
   rh-Interferon alpha 2b. Preliminary results of a multicentric Italian study. European Urology
   (Abstract) 282:162
3. Bredael JJ, Croker BP, Glenn DF (1980) The curability of invasive bladder cancer treated by
   radical cystectomy. Eur Urol 6:206
4. Brendler CB, Schlegel PN, Walsh PC (1990) Urethrectomy with preservation of potency. J Urol
   144:270

5. Debruyne FJG, van der Meyden PM (1987) BCG versus mitomycin C intravesical therapy in patients with superficial bladder cancer: First results of a randomized prospective trial. J Urol 137:179A
6. Eberle J, Wohlgemut M, Bartsch G (1993) Results of combined radio- and chemotherapy for invasive bladder cancer. in press
7. Huland E, Huland H (1989) Local continuous high dose interleukin 2: A new therapeutic model for the treatment of advanced bladder carcinoma. Cancer Res 49:5469
8. Khandekar JD, Elson PJ, de Wys WD, Slayton RE, Harris DT (1985) Comparative activity and toxicity of cis-diamminedichloroplatinum (DDP) and a combination of doxorubicin, cyclophosphamide, and DDP in disseminated transitional cell carcinoma of the urinary tract. J Clin Oncol 3:539
9. Loehrer PJ, Elson P, Kuebler JP, Crawford ED, Tannock I, Raghavan D, Stuart-Harris R, Trump D, Einhorn LH (1990) Advanced bladder cancer: A prospective intergroup trial comparing single agent cisplatin (CDDP) vs M-VAC combination therapy (INT 0078) (Meeting abstract). Proc Am Soc Clin Oncol 9:A511
10. Logothetis CJ, Dexeus FH, Fin L, Sella A, Amato RJ, Ayala AG, Kilbourn RG (1990) A prospective randomized trial comparing MVAC and CISCA chemotherapy for patients with metastatic urothelial tumors. J Clin Oncol 8:1050
11. Logothetis CJ, Hossan B, Sella A, Dexeus FH, Amato RJ (1991) Fluorouracil and recombinant human interferon alpha-2a in the treatment of metastatic chemotherapy-refractory urothelial tumors. J Natl Cancer Inst, 33, 4:285
12. Malkowicz SB, Nichols P, Lieskovsky G, Boyd STD, Huffmann J, Skinner DG (1990) The role of radical cystectomy in the management of high grade superficial bladder cancer (PA, P1, PIS and P2). J Urol 144:641
13. van der Meuden APM, Kurth K-H, Oosterlinck W, Debruyne FMJ, and Members of the EORTC Genito-Urinary Group (1992) Intravesical therapy with Adriamycin and 4-epirubicin for superficial bladder cancer: the experiene of the EORTC GU Gruop. Cancer Chemother Pharmacol 30 (Suppl):95–98
14. Miller LS (1977) Bladder cancer: superiority of preoperative irradiation and cystectomy in clinical stages B2 and C. Cancer 39:973
15. Nijima T, Koiso K, Akaqza H (1983) Randomized clinical trial on chemoprophylaxis of recurrences in cases of superficial bladder cancer. Cancer Chemother Pharmacol 11:79
16. Roehrborn CG, Sagalowsky AJ, Peters PC (1991) Long-term patient survival after cystectomy for regional metastatic transitional cell carcinoma of the bladder. J Urol 146:36
17. RUTT (Registry for Urinary Tract Tumors: Harnwegstumorregister) (1985) Jahresbericht. Verh Dtsch Ges Urol 37:665
18. Sternberg CN, Yagoda A, Scher HJ, Whitmore WF jr, Watson RC, Hollander PS, Morse MJ, Herr HW, Sogant PC, Fair WR (1986) Surgical staging and long term survival in patients with advanced transistional cell carcinoma (TCC) of the urothelium treated with M-VAC. Proc Am Soc Clin Oncol 5:390
19. Stoter G (1985) Chemotherapy for metastatic bladder carcinoma. J Urol 3:110

Peniskarzinom

K. M. L. van Renterghem und *F. M. J. Debruyne*

I. Epidemiologie [1]

Häufigkeit: 0,3 %–0,6 % aller Malignome bei Männern.
Inzidenz: 0,5–1/100 000 Männer pro Jahr.
Lokalisationen: 48 % Glans penis, 21 % Präputium.
Ätiologie:
- mangelnde Genitalhygiene mit Phimose und Smegmaretention (Mykobakterium smegmatis?)
- viral (HPV 16 und HPV 18?)
- UV-Licht?
- prämaligne Läsionen: Balanitis xerotica obliterans; Morbus Bowen; Bowenoide Papulose; Condylomata accuminata (Riesenkondylome Buschke-Löwenstein); Erythroplasie Queyrat; Kaposi Sarkom; Leukoplakie; prämalignes Fibroepithelioma Pinkus; pseudoepitheliomatöse keratotische Balanitis.

Durch-   meistens ≥ 60 Jahre (7 %: ≤ 30 Jahre).
schnittsalter:

II. Pathologie und Stadieneinteilung [2]

95 % sind Plattenepithelkarzinome. Sie können nach Broders in 4 Arten klassifiziert werden. Ungefähr 5 % werden als maligne Melanome, Basalzellkarzinome, Sarkome, Penismetastasen und Übergangsepithelkarzinome der Urethra beschrieben.

TNM-Klassifikation:

Tis   Carcinoma in situ;
Ta   nichtinvasives Karzinom;
T1   subepitheliales Bindegewebe infiltriert;
T2   Corpus spongiosum oder cavernosum infiltriert;
T3   Infiltration von Urethra oder Prostata;
T4   Infiltration von anderen Nachbarstrukturen;

N1   Metastasen in solitären oberflächlichen Leistenlymphknoten;
N2   Mestastasen in multiplen oder bilateralen oberflächlichen Leistenlymphknoten;
N3   Metastase(n) in tiefen Leisten- oder Beckenlymphknoten (uni- oder bilateral);
M1   Fernmetastasen vorhanden.

Makroskopisch können Plattenepithelkarzinome nach Jackson eingeteilt werden:

I: Glans oder Präputium;
II: Invasion in Schaft oder Corpora;
III: auf den Penis begrenzt, operable Leistenlymphknoten;
IV: Beteiligung benachbarter Strukturen, inoperable Leistenlymphknoten und/
     oder Fernmetastasen.

III. Diagnostik

Körperliche Untersuchung.

Wachstums-muster:	papilläres und/oder verruköses flaches Ulkus.
Klinische Lymphknoten-untersuchung:	58 % haben palpable Lymphknoten; N0: 20 % sind histologisch N+; N+: 50 % sind histologisch N0 [3]; cave postoperative Inflammation: mindestens vier Wochen warten.
Technische Tumorevaluation:	In 22 % aller Fälle wird das Stadium unterschätzt [4]; Cavernosographie: gute Ergebnisse [5]; retrogrades Urethrogramm, antegrades Urethrogramm, Urethrozytoskopie; Ultraschall: präliminäre Ergebnisse; CT: geringere Genauigkeit; NMR: vielversprechend; Biopsie (Invasionsgrad? keine Ausstreuung beschrieben).
Technische Lymphknoten-evaluation:	≥ 4 Wochen postoperativ und nach antibiotischer Therapie; bipedale oder Penis-Lymphangiographie: Genauigkeit 82 % [6]; schwierige Unterscheidung von einer Entzündung; suboptimale Darstellung von Obturator- und hypogastrischer Lymphknotengruppe; Ultraschall: ungenügende Daten; CT: Genauigkeit vergleichbar mit dem Staging von Prostata- und Blasenkarzinom; perkutane Aspiration: unterschiedliche Ergebnisse [7]; Schildwächter-Lymphknoten (Cabanas) [8]; Verbindung von V. saphena und V. femoralis; mindestens 10 % der Ergebnisse sind falsch-negativ.

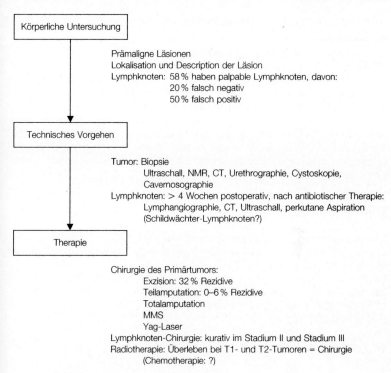

Abb. 1. Therapeutisches Vorgehen beim Peniskarzinom

IV. *Behandlungsstrategie* ([9]; Abb. 1)

1 Chirurgische Therapiemaßnahmen

1.1 *Behandlung des Primärtumors*

Biopsie: Grading?; Invasion?.

Exzision [10]: 2 cm Sicherheitsabstand (32 % Rezidive).

Teilamputation [4, 10]: 1,5 bis 2 cm Sicherheitsabstand (0 %–6 % Rezidive).

Totalamputation: Urethralöffnung: Perineostomie; in manchen Fällen bleibt die rekonstruktive Chirurgie möglich (> 1 Jahr postoperativ).

Mikrographische Chirurgie nach Mohs (MMS [11]): schrittweise Abtragung unter Schnellschnittkontrolle; absolute Kontrolle des Tumors und maximale Sparsamkeit der Resektion; 5-Jahres-Überlebensrate 68 %.

Yag-Laser [12]: die Ergebnisse bei T1- und T2-Tumoren sind mit denen von Chirurgie und Strahlentherapie identisch.

1.2 Behandlung der Lymphknoten [13–16]

Die Lymphadenektomie dient beim Peniskarzinom nicht nur der Diagnostik, sondern kann auch kurativ sein. Auf der anderen Seite ist eine sorgfältige Selektion wegen der Morbidität der Lymphadenektomie obligat. Für Tumoren im Stadium I reicht die Lokalchirurgie aus. Nur in Fällen niedriger Patientenkompliance sollte eine oberflächliche inguinale Lymphadenektomie durchgeführt werden. 40 %–60 % aller Stadium II-Tumoren sind lymphknotenpositiv. Mit einer sofortigen Lymphadenektomie liegt die 5-Jahres-Überlebensrate bei 88 %, mit einer verzögerten Lymphadenektomie nur bei 42 % [10]. Die häufigste Komplikation der Lymphadenektomie beim Peniskarzinom ist das Lymphödem (40 %), das durch die notwendige inguinale (oberflächliche und tiefe) sowie die pelvine Lymphadenektomie hervorgerufen wird.

2 Strahlentherapie [17]

Vor der Bestrahlung der Primärläsion sollte eine Circumzision durchgeführt werden. Bei T 1- und T 2-Tumoren sind die Ergebnisse der Radiotherapie mit denen der Chirurgie vergleichbar.

Das 5-Jahres-Überleben aller Tumoren nach Radiatio ist 74 %, das 10-Jahres-Überleben ist 52 %. Wenn die Lymphknoten negativ sind, beträgt das 5-Jahres-Überleben 82 %, bei Lymphknotenbefall 36 %. Wenn nötig kann eine palliative Bestrahlung aus hämostatischen oder analgetischen Gründen durchgeführt werden.

Bei Lymphknotenbeteiligung ist die Lymphadenektomie der Bestrahlung vorzuziehen.

3 Chemotherapie [18]

Eindeutige, kontrollierte Daten sind nicht verfügbar. Es wurden Studien mit Cisplatin und 5-FU, Vincristin, Bleomycin und Methotrexat sowie mit Bleomycin in Kombination mit Bestrahlung durchgeführt [19].

V. Literatur

1. Grosman HB (1992) Premalignant and early carcinomas of the penis and scrotum. Urol Clin North Am 2:221–226
2. Hoppmann HJ, Fraley Ee (1978) Squamous cell carcinoma of the penis. J Urol 120:393
3. Catalona WJ (1987) Surgical staging of genitourinary tumors. Cancer 60:459
4. De Kernion JB, Tynberg P, Persky L et al. (1973) Carcinoma of the penis. Cancer 32:1256
5. Raghavaiah NV (1978) Corpus cavernosogram in the evaluation of carcinoma of the penis. J Urol 120:423
6. Wajsman Z, Moore RH, Merrin CE et al. (1977) Surgical treatment of penile cancer: a follow-up report. Cancer 40:1697
7. Luciani L, Piscioli F, Scappini P, Pusiol T (1984) Value and role of percutaneous regional node aspiration cytology in the management of penile carcinoma. Eur Urol 10:294–302

8. Cabanas RM (1992) Anatomy and biopsy of sentinel lymph nodes. Urol Clin North Am 19:267–276
9. Bissada NK (1992) Conservative extirpative treatment of cancer of the penis. Urol Clin North Am 2:283–290
10. McDougal WS, Kirchner FK, Edwards RH, Killion L (1986) Treatment of Carcinoma of the penis: the case for primary lymphadenectomy. J Urol 136:38–41
11. Mohs FE, Snow SN, Messing EM, Kuglitsch ME (1985) Microscopically controlled surgery in the treatment of carcinoma of the penis. J Urol 133:961–966
12. Horenblas S, Van Tinteren H, Delemarre JFM, Boon TA, Moonen LMF, Lustig V (1992) Squamous cell carcinoma of the penis. II. Treatment of the primary tumor. J Urol 147:1533–1538
13. Crawford ED, Kaneshgare F (1992) Management of regional lymphatic drainage in carcinoma of the penis. Urol Clin North Am 2:305–317
14. Srinivas V, Morse MJ, Herr HW, Sogani PC, Whitmore WF (1987) Penile cancer: relation of extent of nodal metastasis to survival. J Urol 137:880–882
15. Fraley DD, Zhang G, Manivel C, Niehans G (1989) The Role of ilioinguinal lymphadenectomy and significance of histological differentiation in treatment of carcinoma of the penis. J Urol 142:1478–1482
16. Catalona WJ (1988) Modified inguinal lymphadenectomy for carcinoma of the penis with preservation of saphenous veins: technique and preliminary results. J Urol 140:306–310
17. Gerbaulet A, Lambin P (1992) Radiation therapy of cancer of the penis. Urol Clin North Am 19:325–332
18. Ahmed T, Sklaroff R, Yagoda A (1984) Sequential trials of methotrexate, cisplatin and bleomycin for penile cancer. J Urol 132:465–468
19. Edsmyr F, Andersson L, Esposti PL (1985) Combined Bleomycin and radiation therapy in carcinoma of the penis. Cancer 56:1257–1263

Mammakarzinom

G. N. Hortobagyi

I. Epidemiologie [1–3]

Häufigkeit:	32 % aller malignen Tumoren von Frauen in Industrieländern.
Inzidenz:	100/100 000 pro Jahr in den USA 50–70/100 000 pro Jahr in Europa 15–30/100 000 pro Jahr in Japan. Die Inzidenz ist altersabhängig: 71,4/100 000 pro Jahr bei Frauen < 65 Jahre 434,6/100 000 pro Jahr bei Frauen über > 65 Jahren.
Lokalisation:	Am häufigsten betroffen ist der laterale obere Quadrant. Der zentrale und retroareale Teil der Brust sowie die übrigen drei Quaranten sind in abnehmender Häufigkeit befallen.
Ätiologie:	Normalerweise unbekannt; familiäre Prädisposition, endogene und exogene Hormone, Strahlentherapie, Alkoholkonsum und Nahrungsmittel werden in epidemiologischen Studien genannt.

II. Pathologie und Stadieneinteilung [4, 5]

Acht verschiedene histologische Entitäten werden beschrieben: invasiv duktal (53 %), medullär (6 %), invasiv lobulär (5 %), mucinös (2,5 %), tubulär (1,2 %), adenoid-cystisch (0,4 %), papillär (0,3 %), Karzinosarkom (0,1 %). Nicht-invasive Varianten machen einen ansteigenden Anteil der neudiagnostizierten Mammakarzinome aus. Ein Drittel aller Mammakarzinome zeigt eine Mischhistologie. Ferner gibt es primäre Malignome der Brust, die sich nicht aus Brustdrüsengewebe entwickeln, zum Beispiel maligne Lymphome und Sarkome.

Prognosefaktoren für Rezidiv, Metastasierung und Mortalität bei Patientinnen mit Mammakarzinom und geringem Tumorstadium

1. Patientinnenabhängige Prognosefaktoren	2. Histopathologie
Alter	Ploidiestatus
menopausaler Status	histologische Differenzierung
Adipositas	histologischer Typ
Rasse	Lymphknotenbeteiligung
sozialer Status	Tumorausdehnung
	Gefäßinvasion
Immunkompetenz	Lymphgefäßinvasion
	Nekrosen

3. Proteasen	6. Genetische Abnormalitäten
Cathepsin-D	*Amplifikationen/Überexpressionen*
	HER-2/neu
4. Hormonrezeptoren	int-2
Östrogen	c-myc
Progesteron	EGF-Rezeptor
	p53
5. Kinetische Untersuchungen	*Gendeletionen*
Thymidin-Bindungs-Index	nm23
S-Phasen-Fraktion	Chromosom 11

Histologie und Differenzierungsgrad werden als Prognosefaktoren in verschiedenen Klassifizierungen verwendet (s. oben). Die am häufigsten angewendeten Klassifikationen sind die von Bloom-Scarff-Richardson und Black (s. unten). Leider ist die Numerierung in den beiden Systemen entgegengesetzt:

	Bloom-Scarff-Richardson	**Black**
gut differenziert:	Grad I	Grad III
mäßig differenziert:	Grad II	Grad II
schlecht differenziert:	Grad III	Grad I

In Abhängigkeit vom Differenzierungsgrad unterteilt man drei prognostisch unterschiedliche Gruppen. Die 5- und 10-Jahres-Überlebenszeiten innerhalb jeder dieser Untergruppen sind weiterhin abhängig von der Tumorausdehnung und dem Tumorstadium.

Gekürzte TNM-Klassifikation (UICC) und AJCC) [6]:

T   **Primärtumor**
Tis   Präinvasives Karzinom
T1   Tumorausdehnung $\leq$ 2 cm
T2   Tumorausdehnung > 2–5 cm
T3   Tumorausdehnung > 5 cm
T4   Tumor mit Infiltration von Brustwand oder Haut
N   **Regionäre Lymphknoten**
N0   Keine tastbaren/beteiligten Lymphknoten
N1   Tastbare, bewegliche Lymphknoten
N2   Tastbare axilläre Lymphknoten, verbacken/fixiert
N3   Lymphknotenmetastasen innerhalb der Brust
M   **Fernmetastasen**
M0   Keine Fernmetastasen nachweisbar
M1   Fernmetastasen vorhanden

Stadieneinteilung nach UICC:

Stadium 0	T is	N 0	M 0
Stadium I	T 1	N 0	M 0
Stadium IIA	T 0	N 1	M 0 oder
	T 1	N 1	M 0 oder
	T 2	N 0	M 0
Stadium IIB	T 2	N 1	M 0 oder
	T 3	N 0	M 0
Stadium IIIA	T 0–2	N 2	M 0 oder
	T 3	N 1–2	M 0
Stadium IIIB	T 4	jedes N	M 0 oder
	jedes T	N 3	M 0
Stadium IV	jedes T	jedes N	M 1

In die Stadieneinteilung geht der Differenzierungsgrad nicht ein.

III. Diagnostik

Nadelbiopsie oder Inzisionsbiopsie (Feinnadelaspirationszytologie nur in speziali-sierten Zentren). Lokale Tumorausdehnung: Körperliche Untersuchung, Blut-untersuchungen, Thoraxröntgenbild, Skelettszintigramm, Mammographie, Abdo-men-Sonographie/CT, Tumormarker (CEA, CA15-3).

IV. Behandlungsstrategie (Abb. 1)

Ein kombiniertes therapeutisches Vorgehen stellt die optimale Behandlung des Mammakarzinoms dar.

1 Chirurgische Maßnahmen

- Totale Mastektomie mit ipsilateraler axillärer Lymphknotendissektion (modifi-zierte radikale Mastektomie).
  Lokalrezidivrate nach Mastektomie: 10 %–20 %.
- Ausgedehnte Exzision (Tumorektomie, Quadrantenresektion) mit ipsilateraler axillärer Lymphknotendissektion gefolgt von Radiotherapie der Brust.
  Lokalrezidivrate: 20 %–40 %; nach erfolgter Radiotherapie: 10 %–20 %.
- Metastasierte Erkrankung.
  Für chirurgische Maßnahmen gibt es nur palliative Indikationen.

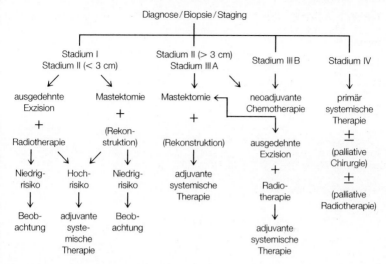

Abb. 1. Primäre Therapiestrategie bei Mammakarzinom

2 Strahlentherapie

Die Strahlentherapie ist wirksam als adjuvante Therapie nach ausgedehnter Tumorexzision. Es existiert keine Untergruppe, die mit alleiniger ausgedehnter Tumorexzision ohne Strahlentherapie behandelt werden sollte.

Mit alleiniger Strahlentherapie können kleine Tumoren behandelt werden (Stadium I und Stadium II < 3 cm). Für eine lokale Tumorkontrolle sind mit alleiniger Strahlentherapie allerdings höhere Dosen (verbunden mit einer höheren Toxizität) notwendig als mit kombinierter ausgedehnter Exzision und anschließender Bestrahlung.

Es existieren mehrere strahlentherapeutische Techniken zur brusterhaltenden Strahlentherapie. Durch perkutane Bestrahlung kann bei den meisten Patientinnen ein befriedigendes Behandlungsergebnis erreicht werden. Die Rolle eines Strahlenboosts ist noch nicht geklärt. Brachytherapie stellt eine Option dar, ist aber kein notwendiger Bestandteil einer Strahlentherapie.

3 Chemotherapie (Tabelle 1–4; [7–22])

Viele zytotoxische Substanzen sind in der Behandlung des metastasierten Mammakarzinoms wirksam, z. B.: Alkylanzien, Antimetabolite, Antibiotika, Vinca-Alkaloide und andere Substanzen. Die Ansprechraten für Einzelsubstanzen liegen zwischen 20 % und 50 %. Kombinationstherapien erzielen im Vergleich zu Monotherapien höhere Raten des Gesamtansprechens (CR + PR) sowie kompletter Remissionen, eine längere Remissionsdauer und längere Überlebenszeiten.

Tabelle 1. Wirksamkeit von Einzelsubstanzen bei metastasiertem Mammakarzinom (*NA* nicht angegeben)

| | Ansprechraten in % (Bereich) | | |
| | | vorherige Chemotherapie | |
Medikamente	Alle Patienten	Nein	Ja
Alkylanzien:			
Chlorambucil	17 (0–19)	NA	NA
Cyclophosphamid	33 (11–59)	36	22
Estracyt	20 (5–39)	20	NA
Hexamethylmelamin	11 (0–32)	NA	NA
Ifosfamid	27 (15–40)	20	32
L-Phenylalanin Mustard	20 (0–23)	25	4
Mitolactol	17 (0–44)	NA	17
Nitrogen Mustard	18 (8–25)	8	22
Peptichemio	18 (14–25)	NA	18
Prednimustin	26 (22–40)	46	21
Thiotepa	29 (8–37)	25	NA
TIC-Mustard	10	10	NA
Antibiotika:			
Doxorubicin	32 (0–87)	43	29
4'-Epidoxorubicin	34 (16–73)	62	27
Idarubicin	26 (11–50)	37	17
Pirarubicin	32 (15–43)	43	25
Mitomycin-C	22 (5–35)	NA	22
Mitoxantron	20 (3–35)	27	18
Bisantren	18 (18–22)	NA	18
Anthrapyrazol	63 (NA)	67	61
Nitrosoharnstoffe und Platinanaloga:			
Carmustin	16 (7–29)	NA	16
Lomustin	9 (0–14)	10	9
Cisplatin	12 (0–54)	51	8
Carboplatin	17 (0–33)	35	0
Iproplatin	11 (0–13)	NA	11
Pflanzenalkaloide:			
Vincristin	19 (0–40)	8	19
Vinblastin	21 (0–45)	NA	21
Vindesin	23 (4–31)	39	21
Vinorelbin	30 (20–53)	43	20
Elliptinium	27 (0–33)	37	22
Taxol	56 (NA)	NA	56
Antimetabolite:			
Methotrexat	28 (4–54)	34	17
5-Fluorouracil	27 (0–68)	29	18

Tabelle 2. Randomisierte klinische Studien zum Vergleich von Monosubstanzen vs. Kombinationschemotherapie bei Patientinnen mit metastasiertem Mammakarzinom

Medikament	Patienten-zahl (n)	Ansprech-rate (%)	Zeitdauer (Monate)		Literatur
			An-sprechen	Über-leben	
C	49	55	5,5	–	[10]
CMF	50	62	7,0	–	
L	91	20	3,3	9	[11]
CMF	93	49	6,3	12	
C	24	25	7,0	–	[12]
CMFVP	27	63	13,0	–	
F	34	18	4,0	6	[13]
CMFVP	35	46	6,5	12	
F	60	23	7,7	11,4	[14]
CMFVP	61	56	13,4	14,8	
A	79	39	4,0	14	[15]
CMFVP	106	59	9,0	14	

C Cyclophosphamid, M Methotrexat, F 5-Fluorouracil, L L-PAM, V Vincristin, P Prednison, A Adriamycin (Doxorubicin).

3.1 Chemotherapie des fortgeschrittenen Mammakarzinoms (Tabellen 2–4)

Bei Indikation zur Chemotherapie ist die Kombinationschemotherapie die Behandlung der Wahl. Die drei meist verwendeten Kombinationen sind:
a) Fluorouracil, Doxorubicin und Cyclophosphamid (FDC oder FAC)
b) Cyclophosphamid, Methotrexat und Fluorouracil (CMF) und
c) Methotrexat, Mitomycin und Mitoxantron (MMM).

Bei den meisten Patientinnen mit metastasiertem Mammakarzinom kann ein palliatives Therapieergebnis erreicht werden. Gegenüber Monosubstanzen und weniger effektiven Kombinationschemotherapien konnten durch einige, verbesserte Kombinationstherapien ein Überlebensvorteil und eine Verlängerung der Remissionsdauer erzielt werden.
In randomisierten Untersuchungen konnte der Einfluß der Dosisintensität nachgewiesen werden. Die Entwicklung der Hochdosistherapie mit anschließender autologer Knochenmark- oder peripherer Stammzelltransplantation und der Einsatz hämatopoetischer Wachstumsfaktoren haben einen Anstieg bei den Gesamt- und kompletten Remissionsraten gezeigt (Tabelle 5). Bis heute konnte jedoch kein Überlebensvorteil gegenüber einer Standarddosis-Chemotherapie beobachtet werden.

Tabelle 3. Doxorubicinhaltige vs. nicht Doxorubicinhaltige Kombinationschemotherapie bei metastasiertem Mammakarzinom: Ergebnisse randomisierter Studien

Medikamenten-kombination	Autor	Patienten-zahl (n)	Ansprechen (CR + PR) [%]	p-Wert	Überlebensdauer (Monate)	p-Wert	Remissionsdauer (Monate)	p-Wert
CMF CAF	Bull [16]	40 38	62 82	0,01	8 10	ns	17 27	0,13
CMFVP CAF	Smalley [17]	54 59	37 64	0,007	5 7	0,02	–	–
CMFVP CAFVP	Muss [18]	72 76	57 58	0,47	13 15	ns	20 33	0,07
CMFVP CAFVP	Tormey [19]	109 107	50 71	0,003	7 14	< 0,01	13 19	0,01
CMF CAF CAFVP	Aisner [20]	99 82 79	37 55 58	≦ 0,01	6 9 7	0,01	14 24 16	0,04
CMFT CAFT	Brincker [21]	154 153	45 58	0,01	13 20	0,03	–	–
CMFVP CMFAP	Kolaric [22]	36 38	55 65	n.s.	7 9	n.s.	–	–

Tabelle 4. Hochdosischemotherapie ± autologe Knochenmarktransplantation bei metastasiertem Mammakarzinom

.Chemotherapie	Patientenzahl (n)	CR [%]	CR + PR [%]
Refraktäre Mammakarzinome:			
Einzelsubstanzen	49	12	51
Alkylanzienkombinationen	111	16	70
andere Kombinationen	77	22	67
Unvorbehandelte Mammakarzinome			
Induktionstherapie	55	47	75
Konsolidierungstherapie	193	54	90

3.2 Adjuvante Chemotherapie (Tabelle 5; [23–25])

Eine adjuvante Chemotherapie reduziert das Rezidivrisiko und die Mortalität um 20 % bis 35 % bei einer Beobachtungsdauer von 10 Jahren nach Diagnosestellung. Der Effekt einer adjuvanten Chemotherapie ist für Patientinnen < 50 Jahre größer als für Patientinnen > 50 Jahre, wobei sich jedoch auch für die ältere Patientengruppe ein statistisch signifikanter Vorteil durch eine adjuvante Therapie ergibt.

Der Behandlungsvorteil einer adjuvanten Chemotherapie ist unabhängig vom Stadium der Erkrankung, der Lymphknotenbeteiligung und dem Östrogenrezeptor-Status.

3.3 Neoadjuvante Chemotherapie (Tabelle 6; [26])

Die neoadjuvante oder primäre Chemotherapie ist im Stadium III, lokal fortgeschrittener Erkrankung oder bei inflammatorischem Mammakarzinom eine

Tabelle 5. Effekt der adjuvanten Polychemotherapie in Abhängigkeit vom Alter [23]

Alter und Menopause	Patientenzahl	Prozentuale Reduktion in bezug auf	
		Rezidiv	Tod
< 50, prä	3138	36 ± 5[a]	25 ± 6[a]
< 50, post	225	37 ± 19	NS
50–59, prä	911	25 ± 9	23 ± 9
50–59, post	3128	29 ± 5	13 ± 7
60–69	3774	20 ± 5	10 ± 6
> 70	274	NS	NS
Gesamt	**11450**	**28 ± 3**	**17 ± 3**
		2 p < 0,00001	

[a] Standardabweichung.

Tabelle 6. Kombinierte Behandlungsstrategien bei inflammatorischem Mammakarzinom [24] (S Chirurgie, CT Chemotherapie, RT Radiotherapie/Hormontherapie)

Literatur	Jahr	Behandlung	Patienten (n)	% CR	medianes Überleben (Monate)	Überleben (%) 3 Jahre	Überleben (%) 5 Jahre
DeLena	1978	CT + RT ± CT	36	73	25	24	NA
Chu	1980	RT + H	14	NA[a]	15	NA	NA
		RT + CT	16	NA	> 26	NA	NA
Pouillart	1981	CT + RT + CT	77	51	34	45	NA
Zylberberg	1982	CT + S + CT ± RT	15	100	NR[b]	75	70
Pawlicki	1983	CT ± S ± RT	72	NA	NA	28	NA
Loprinzi	1984	S + CT + RT + CT	9	100	> 25	60	55
Fastenberg	1985	CT + RT ± S + CT	63	92	43	58	34
Keiling	1985	CT + S + CT	41	100	NR	75	63
Jacquillat	1986	CT + RT + CT	34	100	NR	77	NA
Alberto	1986	CT + S + CT + RT	22	95	26	47	10
Ferriere	1986	CT + RT ± S + CT	75	93	NR	68	54
Pourny	1986	CT + S ± RT + CT	33	82	70	70	60
Chevallier	1986	CT + RT ± CT ± S	56	83	30	NA	23
Rouesse	1986	CT + RT + CT	91	41	36	50	40
		CT + RT + CT	79	54	NR	80	66
Israel	1986	CT + S + CT	25	96	NR	68	62
Buzdar	1987	CT + S + CT + RT	43	95	NR	55	NA

a.: *NA* Nicht angegeben; b.: *NR* Noch nicht erreicht

Tabelle 7. Derzeitig verfügbare Hormontherapien für die Behandlung von Patientinnen mit Mammakarzinom

Ablativ		
Kastration	– chirurgisch – radiotherapeutisch	
Adrenalektomie Hypophysektomie		

Additiv	Dosis	Applikationsart	
Östrogene:			
Äthinylöstradiol	0,5–1,0 mg	p.o.	3 ×/Tag
Diäthylstilbestrol	5 mg	p.o.	3 ×/Tag
Androgene:			
Fluoxymesteron	10 mg	p.o.	2–3 ×/Tag
Gestagene:			
Medroxyprogesteron	400–1600 mg	p.o. i.m./p.o.	täglich
Megestrol	40 mg	4 ×/Tag	
Antiöstrogene:			
Tamoxifen	10–20 mg	p.o.	2 ×/Tag
Aromataseinhibitoren: Aminogluthetimid Trilostan	250–1000 mg	p.o.	täglich
LHRH-Agonisten:			
Leuprolid	7,5 mg	Depot	alle 4 Wo
Goserelin	3,6 mg	Depot	alle 4 Wo
Kortikosteroide:			
Prednison	5–40 mg	p.o.	täglich

erprobte Behandlungsform. Der neoadjuvanten Chemotherapie folgen entweder die chirurgische Therapie, die Strahlentherapie oder beide Therapieformen. Bei diesen fortgeschrittenen Erkrankungen ist hiermit eine lokale Tumorkontrolle von > 80 % erreichbar. Ein deutlicher Überlebensvorteil ergibt sich dabei für inflammatorische Mammakarzinome. Eine optimale Reihenfolge der einzelnen Behandlungsmodalitäten existiert derzeit noch nicht.

4 Hormontherapie (Tabelle 7–9)

4.1 Hormontherapie bei fortgeschrittenem Mammakarzinom [27, 28]

Etwa 60 % der invasiven Mammakarzinome haben eine hohe Konzentration an Östrogenrezeptoren. Allerdings weisen nur etwa die Hälfte dieser Tumoren ein klinisch bedeutsames objektives Ansprechen auf eine Hormontherapie auf. In dieser Gruppe (ca. 30 % aller Patientinnen) erzielt die Hormontherapie ein gutes Ansprechen, das durchschnittlich für die Dauer eines Jahres anhält. Primär hormonsensitive Tumoren sind bei sekundärer Resistenz nach Therapieumstellung häufig noch auf eine zweite, manchmal sogar auf eine dritte Hormontherapie empfindlich. Die Hormontherapie wird meist gut toleriert.

4.2 Adjuvante Hormontherapie (Abb. 2; [23–25])

Die adjuvante Gabe von Tamoxifen reduziert das Rezidivrisiko und die Mortalität um 18 % bis 30 % (Tabelle 8). Dieser Effekt ist am ausgeprägtesten bei Patientinnen > 50 Jahre (postmenopausal); bei Frauen < 50 Jahre konnte bis heute nur eine Verlängerung der rezidivfreien Überlebenszeit beobachtet werden.

Die adjuvante chirurgische Ablation der Ovarien (Tabelle 9) reduziert die Mortalitätswahrscheinlichkeit um 25 %–35 %. Aufgrund der kleinen Patientenzahlen, die

Tabelle 8a. Rezidive unter adjuvanter Tamoxifenbehandlung – alle Altersgruppen [23]

Dauer der Tamoxifenbehandlung	Anzahl Rezidive/Patientinnen		prozentuale Reduktion der Rezidive ± SA[a]
	Tamoxifen	Kontrollgruppe	
< 2 Jahre	1 793/ 4 088	1 998/ 4 122	16 % ± 3
2 Jahre	2 601/ 7 737	3 137/ 7 736	27 % ± 2
> 2 Jahre	658/ 3 202	908/ 3 196	38 % ± 4
Gesamt	**5 052/15 027**	**6 043/15 054**	**25 % ± 2**

Tabelle 8b. Mortalität unter adjuvanter Tamoxifenbehandlung – alle Altersgruppen [23]

Dauer der Tamoxifenbehandlung	Anzahl Rezidive/Patientinnen		prozentuale Reduktion der Rezidive ± SA[a]
	Tamoxifen	Kontrollgruppe	
< 2 Jahre	1 426/ 4 088	1 559/ 4 122	11 % ± 3
2 Jahre	1 953/ 7 737	2 263/ 7 736	18 % ± 3
> 2 Jahre	473/ 3 202	565/ 3 196	24 % ± 6
Gesamt	**3 852/15 027**	**4 387/15 054**	**17 % ± 2**

[a] Standardabweichung

Tabelle 9. Mortalität nach ovarieller Ablation bei Patientinnen < 50 Jahren [23]

Behandlung	Mortalität/Patientinnen		Reduktion der Mortalität (% ± SA[a])
	Ovar-Ablation	Kontrollgruppe	
Chirurgische Ovarablation	217/456	250/422	28 % ± 9
Chirurgische Ovarablation + Zytostatika	139/478	160/461	19 % ± 11
Gesamt	**356/934**	**410/883**	**25 % ± 7**

[a] Standardabweichung

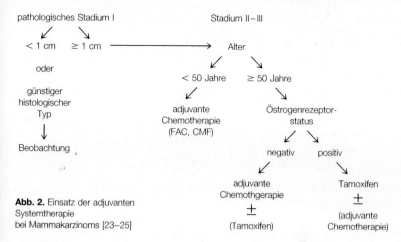

Abb. 2. Einsatz der adjuvanten Systemtherapie bei Mammakarzinoms [23–25]

in diese Untersuchung eingingen, sind die statistischen Schwankungen der Überlebensdaten allerdings größer als bei der Chemo- und der Antiöstrogentherapie.

5 „Biologic Response Modifiers"/Zytokine

Therapieversuche mit Interferon, Interleukinen, Tumornekrosefaktor und monoklonalen Antikörpern haben bisher enttäuscht. Für keine dieser Substanzen ergibt sich eine Indikation im Rahmen einer Standardtherapie. Hämatopoetische Wachstumsfaktoren (G-CSF/GM-CSF und Erythropoetin) werden zur Durchführung von Hochdosis-Chemotherapieprotokollen eingesetzt. Manchmal werden diese zusammen mit anschließender autologer Knochenmark- oder peripherer Stammzelltransplantation angewendet.

V. Literatur

1. Miller AB (1991) Causes of breast cancer and high-risk groups. In: Harris JR, Hellman S, Henderson IC, Kinne DW (eds) Breast diseases. Second edition. Lippincott, Philadelphia, pp 119–126
2. Kelsey JL, Gammon MD (1991) The epidemiology of breast cancer. CA 41:146–165
3. NCI (1992) Cancer statistics review 1973–1989. September
4. Rosen PP (1991) The pathology of invasive breast carcinoma. In: Harris JR, Hellman S, Henderson IC, Kinne DW (eds) Breast diseases. Second edition. Lippincott, Philadelphia, pp 245–296
5. Fisher ER, Gregorio RM, Fisher B (1975) The pathology of invasive breast cancer. A syllabus derived from findings of the National Surgical Adjuvant Breast Project (protocol no. 4). Cancer 36:1–84
6. Breast-Chapter 23 (1988) In: Beahrs OH, Henson DE, Hutter RVP, Myers MH (eds) Manual for staging of cancer. Third edition. Lippincott, Philadelphia, pp 145–150

7. Broder LE, Tormey DC (1974) Combination chemotherapy of carcinoma of the breast. Cancer Treat Rev 1:183–203

8. Henderson IC (1991) Chemotherapy for metastatic disease. In: Harris JR, Hellman S et al. (eds) Second edition breast diseases. Lippincott, Philadelphia, pp 604–665

9. Hortobagyi GN (1992) Overview of new treatments for breast cancer. Br Cancer Res Treat 21:3–13

10. Rubens RD, Knight RK, Hayward JL (1978) Chemotherapy of advanced breast cancer: A controlled randomized rial of cyclophosphamide vs a four-drug combination. Br J Cancer 32:730–735

11. Canellos GP, DeVita VT, Gold GL et al. (1976) Combination chemotherapy for advanced breast cancer: Response and effect on survival. Ann Intern Med 84:389–392

12. Mouridsen HT, Palshof T, Brahm M et al. (1972) Evaluation of single versus multiple-drug chemotherapy in the treatment of advanced breast cancer. Cancer Treat Rep 61:47–50

13. Lemkin SR, Dollinger MR (1973) Combination vs. single drug therapy in advanced breast cancer. Proc Amer Assoc Cancer Res 7:41

14. Chlebowski RT, Irwin LE, Pugh RP et al. (1979) Survival of patients with metastatic breast cancer treated with either combination or sequential chemotherapy. Cancer Res 39:4503–4506

15. Hoogstraten B, George SL, Samal B et al. (1976) Combination chemotherapy and adriamycin in patients with advanced breast cancer. Cancer 38:13–20

16. Bull JM, Tormey DC, Li S-H et al. (1978) A randomized comparative trial of adriamycin versus methotrexate in combination drug therapy. Cancer 41:1649–1657

17. Smalley RV, Carpenter J, Bartolucci A et al. (1977) A comparison of cyclophosphamide, adriamycin, 5-fluorouracil (CAF) and cyclophosphamide, methotrexate, 5-fluorouracil, vincristine, prednisone (CMFVP) in patients with metastatic breast cancer. Cancer 40:625–632

18. Muss HB, White DR, Richards F et al. (1978) Adriamycin versus methotrexate in five-drug combination chemotherapy for advanced breast cancer. Cancer 42:2141–2148

19. Tormey DC, Cortes E, Weinberg VE et al. (1984) A comparison of intermittent vs continuous and of adriamycin vs methotrexate 5-drug chemotherapy for advanced breast cancer. J Clin Oncol 7:231–239

20. Aisner J, Weinberg V, Perloff M et al. (1987) Chemotherapy versus Chemoimmunotherapy (CAF v CAFVP v CMF Each ± MER) for metastatic carcinoma of the breast: A CALGB Study. J Clin Oncol 5:1523–1533

21. Brincker H, Rose C, van de Maase H et al. (1984) A randomized study of CAF + TAM versus CMF + TAM in metastatic breast cancer. Proc Am Soc Clin Oncol 3:113 (abst)

22. Kolaric K, Nola P, Roth A et al. (1977) The value of adriamycin in combination chemotherapy of metastatic breast cancer – A comparative study. Libri Oncol 6:5–10

23. Early Breast Cancer Trialists' Collaborative Group (1992) Systemic treatment of Early Breast Cancer by hormonal, cytotoxic, or immune therapy. The Lancet 339:1–15, 71–85

24. NIH Consensus Conference (1991) Treatment of early-stage breast cancer. JAMA 265:391–395

25. Glick JH, Gelber RD, Goldhirsch A, Senn HJ (1992) Adjuvant therapy of primary breast cancer. 4th International conference on adjuvant therapy of primary breast cancer. J Natl Cancer Inst 84:1479–1485

26. Hortobagyi GN, Buzdar AU (1991) Locally advanced breast cancer: A review including the MD Anderson Experience. In: Ragaz J, Ariel IM (eds) High-risk breast cancer. Springer, Berlin, pp 382–415

27. Henderson IC (1991) Endocrine therapy of metastatic breast cancer. In: Harris JR, Hellman S, Henderson IC, Kinne DW (eds) Breast diseases. Second edition. Lippincott, Philadelphia, pp 559–603

28. Buzdar AU (1990) Current status of endocrine treatment of carcinoma of the breast. Sem Surg Oncol 6:77–82

Endometriumkarzinom

G. Bastert und *S. D. Costa*

I. Epidemiologie

Häufigkeit:
ca. 6 % aller weiblichen Malignome, die vierthäufigste Krebserkrankung der Frau.

Inzidenz:
In den Industrienationen 10–25/100 000 Frauen jährlich. Die Inzidenz steigt jenseits der Menopause kontinuierlich an. 75 % der an Endometriumkarzinom erkrankten Frauen sind in der Postmenopause und nur 5 % jünger als 40 Jahre. Die Inzidenz hat in den letzten Jahren zugenommen, was auf den steigenden Altersdurchschnitt der weiblichen Bevölkerung und auf die verbesserte Diagnostik zurückgeführt wird.

Lokalisation/ Ausbreitung:
Das Endometriumkarzinom entsteht überwiegend im Fundus und im Tubenwinkel und wächst exophytär in das Cavum uteri vor oder infiltrierend in das Myometrium. Bei kontinuierlichem Weiterwachsen werden Zervix und Tuben, das Parametrium, die Blase und das Rektum erreicht. Über die Tuben können Metastasen in die freie Peritonealhöhle gesetzt werden. Lymphogene Metastasierung: über die Mesosalpinx und Ligg. infundibulo-pelvica bis zur Beckenwand und in die paraaortalen Lymphknoten, ferner über das Lig. rotundum in die Leisten. Hämatogene Metastasierung: in Lunge, Leber und Knochen.

Ätiologie:
Die Ätiologie des Endometriumkarzinoms ist unbekannt. Als Ko-Karzinogene gelten eine langdauernde Östrogenwirkung ohne Progesteroneinfluß bei exogener Östrogenzufuhr, Östrogenproduzierende Granulosa- bzw. Thekazelltumoren, polyzystische Ovarien, Leberzirrhose (gestörter Abbau des Östrogens in der Leber), Corpusluteum-Insuffizienz, ferner langandauernde Tamoxifen-(Antiöstrogen) Einnahme. Es entsteht zunächst eine Endometriumhyperplasie, die sich dann in ein zumeist gut differenziertes Karzinom umwandelt. Als epidemiologische Risikofaktoren gelten die Trias Adipositas (80 % der Fälle), Diabetes mellitus (65 %) und arterielle Hypertonie (43 %), die allerdings interdependent sind. Andere Risikofaktoren deuten ebenfalls auf eine endokrine Imbalanz hin: Nulliparität (3- bis 5fach erhöhtes Risiko), frühe Menarche und späte Menopause.

In ca. 16 % der Fälle besteht eine familiäre Häufung, wobei eine oder mehrere Verwandte 1. Grades erkrankt sind. Endometriumkarzinome treten auch bei Patientinnen mit hereditären nicht-polypösen Colorektalkarzinomen auf (Lynch-Syndrom Typ II) [24].

Das Erkrankungsrisiko ist bei Frauen erniedrigt, die kombinierte orale Kontrazeptiva eingenommen haben, bei Raucherinnen, und wenn eine Progesteronsubstitution durchgeführt worden war. Das Progesteron fördert die Differenzierung der Endometriumzellen, die Umwandlung des Östrogens in das weniger aktive Östron, und erniedrigt die Anzahl der Östrogenrezeptoren.

II. Pathologie und Stadieneinteilung

Als Präkanzerosen des Endometriumkarzinoms gelten die adenomatösen Hyperplasien, die in bis zu 30 % der Fälle in ein invasives Karzinom münden können:
1. einfache Hyperplasie: zystisch, ohne Atypien, kann das ganze Endometrium erfassen oder lokalisiert bleiben (= Endometrium-Polyp); führt in 0 %–1 % zu Karzinomen.
2. Komplexe Hyperplasie: adenomatös, ohne Atypen, Entartung in 3 %.
3. atypische einfache Hyperplasie: zystisch wie 1, zusätzlich Atypien, Entartung in 8 %.
4. atypische komplexe Hyperplasie: adenomatös, auch Adenocarcinoma in situ – der Begriff „Adenocarcinoma in situ" sollte nicht mehr verwandt werden, da die Diagnose schwer reproduzierbar ist und die Behandlung sich von der komplexen Hyperplasie mit Atypien nicht unterscheidet: wie 2, zusätzlich Atypien; Entartung in 29 % der Fälle.

1. Adenokarzinom (60 %), Grad I–III
2. Adenokankroid (Adenoakanthom, 21 %)
3. Adenosquamöses Karzinom (7 %)
4. Klarzelliges Karzinom (6 %)
5. Papilläres Karzinom (5 %)
6. Sekretorisches Karzinom (1 %).

Die FIGO-Stadien (s. unten) werden weiter nach dem Grading unterteilt:
G1:   gut differenziert; < 10 % undifferenzierte Anteile,
G2:   mäßig differenziert; zwischen 10 %–50 % undifferenzierte Anteile,
G3/4:   schlecht differenziert/undifferenziert; > 50 % undifferenziert.

FIGO-Klassifikation des Endometriumkarzinoms:

FIGO-Stadien	Charakteristika
I (G I–III)	Tumor auf Corpus uteri begrenzt
IA	Tumor auf das Endometrium begrenzt
IB	< als 1/2 des Myometriums infiltriert
IC	> als 1/2 des Myometriums infiltriert

II (G I–III)	Tumor infiltriert die Zervix, keine Ausdehnung jenseits des Uterus
IIA	Endozervikaler Drüsenbefall
IIB	Zervikale Stromainfiltration
III (G I–III)	Ausdehnung jenseits des Uterus
IIIA	Tumorinfiltration der Serosa, oder der Adnexe und/oder positive Peritonealzytologie
IIIB	Befall der Vagina
IIIC	Befall der pelvinen und/oder paraaortalen Lymphknoten
IV (G I–III)	Metastasen/Befall anderer Organe
IVA	Infiltration der Schleimhaut der Blase oder des Rektums
IVB	Fernmetastasen einschl. intraabdominale u/o inguinale Lymphknoten

Prognose: Die Gesamt-5-Jahres-Überlebenszeit beträgt 65,1 % (FIGO-Annual Report). Die Aufschlüsselung nach Stadium der Erkrankung ergibt folgende Ergebnisse:

- Stadium I   = 72,3 %
- Stadium II = 56,4 %
- Stadium III = 31,5 %
- Stadium IV = 10,5 %.

Die prognostischen Parameter beim Endometriumkarzinom sind:
Grading, Invasionstiefe des Myometriums, histologischer Typ (Prognose in abnehmender Reihenfolge am besten beim Adenoakanthom, dann Adenokarzinom, papillärem, adenosquamösem, und am schlechtesten beim klarzelligen Karzinom), positive peritoneale Spülzytologie (ca. 15 % der Fälle, deutet auf eine intraabdominale Streuung hin, Prognose ungünstig), Lymphknotenbefall, Aneuploidie und S-Phase > 7,5 %, Befall der Adnexe (okkult in 7 % der Fälle im Stadium I), Tumorgröße, Steroidhormon-Rezeptoren.

III. Diagnostik

Suspekt sind jede irreguläre uterine Blutung in der Prämenopause, vor allem, wenn anamnestische Risikofaktoren vorhanden sind, sowie Blutungen in der Postmenopause. Schmerzen, Dysurie und Stuhlunregelmäßigkeiten stellen Spätsymptome dar. Klinisch können lediglich fortgeschrittene Stadien des Endometriumkarzinoms erfaßt werden.
Das entscheidende diagnostische Mittel ist die fraktionierte Kurettage (mit Hysteroskopie) mit einer Sensitivität von 92 % (mit Hysteroskopie 100 %) und einer Spezifität von 100 %. Gezielte Strichkürettagen (sogen. Endometriumbiopsien) unter hysteroskopischer Kontrolle können ambulant in Lokalanästhesie durchgeführt werden, wobei ebenfalls eine 100 %ige Sensibilität erreichbar ist.
Die Ultraschalluntersuchung (verbreitetes, hochaufgebautes Endometrium > 5 mm Dicke, vom Myometrium nicht abgrenzbar) einschl. der transvaginalen Farbdoppler-Untersuchung ist eine sehr sensitive und spezifische Methode, die sich auch zum Screening des Endometriumkarzinoms eignet.

Die Computertomographie vermag in 60 % der Fälle regionäre (v. a. paraaortale) Lymphknotenmetastasen zu erfassen. Das intravenöse Urogramm, Röntgen-Thorax und bei klinisch fortgeschrittenen Stadien die Cysto-Rektoskopie sowie ggf. eine Narkoseuntersuchung gehören zur obligatorischen präoperativen Abklärung. Der Tumormarker CA-125 gilt beim Endometriumkarzinom als Verlaufs- bzw. Metastasierungsmarker.

IV. Behandlungsstrategie (s. Abb. 1)

1 Chirurgische Therapiemaßnahmen

1.1 Operables Endometriumkarzinom

Das Endometriumkarzinom ist in 87 % der Fälle primär operabel [26]. Nach Sicherung der Diagnose mittels fraktionierter Kurettage (evtl. unter hysteroskopi-

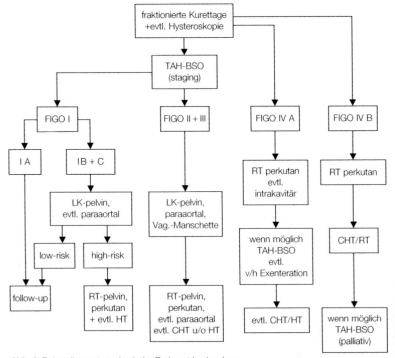

Abb. 1. Behandlungsstrategien beim Endometriumkarzinom.
TAH-BSO = totale abdominale Hysterektomie mit bilateraler Salpingo-Oophorektomie, RT = Radiotherapie, CHT = Chemotherapie, HT = Hormontherapie, v/h Exenteration = vordere/hintere Exenteration

scher Kontrolle) wird im Stadium I–II eine abdominale Hysterektomie inkl. Scheidenmanschette mit beiden Adnexen und ggf. mit pelvinem Lymphknotensampling durchgeführt (s. Abb. 1). Im Gegensatz zum Zervixkarzinom ist die Entfernung der Tuben und v. a. der Ovarien obligatorisch, weil einerseits hier häufig Metastasen auftreten und andererseits die Östrogensynthese unterbunden werden muß [36].

Intraoperativ wird makroskopisch die Ausdehnung des Endometriumkarzinoms erfaßt (Staging) und das weitere operative Vorgehen dem Befund angepaßt.

Beim Stadium FIGO IA und reifem Karzinom (G I und G II) kann auf die pelvine Lymphonodektomie verzichtet werden. In den Stadien IB und IC sollte eine pelvine Lymphonodektomie und bei palpatorisch auffälligen LK zumindest ein paraaortales LK-Sampling durchgeführt werden.

Bei den Stadien FIGO II und III wird wie beim Zervixkarzinom verfahren: erweiterte abdominale Hysterektomie mit beiden Adnexen, Scheidenmanschette und pelvine sowie paraaortale Lymphonodektomie.

Eine intraperitoneale Spülzytologie und eine zytologische Untersuchung etwaiger Aszitesflüssigkeit sollte nach Eröffnung des Peritoneums immer entnommen werden.

In fortgeschrittenen Stadien (FIGO III und IV) sollte eine individuelle kombinierte Therapie geplant werden, wobei eine (Debulking-)Operation die nachfolgende Bestrahlung günstig beeinflussen kann.

1.2 Chirurgische Therapie beim Rezidiv

Rezidive eines Endometriumkarzinoms treten häufig am Vaginalende auf (30 %). Falls das Rezidiv lokal operabel erscheint, kann eine Kolpektomie mit plastischer Deckung (z. B. mesh graft) durchgeführt werden. Das Vorgehen in solchen Fällen muß kombiniert abdominal (Beurteilung der intraabdominellen Ausdehnung) und vaginal sein. Da meistens eine postoperative Strahlentherapie erfolgt ist, kommt hier nur noch eine interstitielle lokale Bestrahlung in Betracht.

2 Strahlentherapie (Tabellen 1 und 2)

Die präoperative Bestrahlung bei operablen Endometriumkarzinomen ist verlassen worden, weil sie mit vielen Nachteilen behaftet ist [40]. Bei fortgeschrittenen Stadien (IVA und IVB) kann in einigen Fällen die Radiotherapie zur Operabilität führen, auch wenn die Operation nur palliativen Charakter hat [1].

Die adjuvante postoperative Kontakttherapie der oberen 2/3 der Vagina mit Afterloading-Technik gehört zur Standardtherapie des Endometriumkarzinoms, weil die Rezidivrate signifikant gesenkt werden kann [13].

Die postoperative Perkutanbestrahlung des Beckens ist vor allem bei ungünstigen Tumorkriterien wie G III-Tumor, Myometriuminfiltration über 1/2 der Wanddicke oder mehr als 0,5 cm indiziert [9, 21]. Die adjuvante postoperative Hochvoltbestrahlung des Beckens mit sogenannten heruntergezogenen Feldern, um

Tabelle 1. Behandlungsergebnisse mit Operation und Radiotherapie (RT) beim primären Endometriumkarzinom (histologisch Adenokarzinome, keine Vorbehandlung)

Quelle	Therapieplan	n = aw. Pat. S = Stadium H = Histologie (falls nicht Adenokarzinome)	Therapieresultate in % (–) keine Angabe		Medianes Follow-up (Monate)
			Rezidivfreies Überleben	Gesamt-überleben	
Bruckman et al. 1978 [3]	RT prä- bzw. post-op.: intrakavitär 4000 mgh Radium+ pelvin 40 Gy + TAH/BSO	n = 40 S = II	83 (5 Jahre)	80 (5 Jahre)	69
Surwitt et al. 1979 [42]	RT prä- bzw. post-op.: intrakavitär 700–3500 mgh Radium + pelvin 40–50 Gy + TAH/BSO[a]	n = 83 S = II	–	70 (3 Jahre)	36
Kinsella et al. 1980 [19]	RT prä- (meist) bzw. post-op.: intrakavitär 4000 mgh Radium + pelvin 40–50 Gy + TAH/BSO	n = 55 S = II	88 (5 Jahre) 83 (10 Jahre)	75 (5 Jahre) 56 (10 Jahre)	82
de Palo et al. 1982 [6]	TAH/BSO + post-op. RT: intrakavitär 3800 mgh Radium + pelvin 45–50 Gy	n = 36 S = II n = 17 S = III	69 (5 Jahre) 69 (5 Jahre)	69 (5 Jahre) 75 (5 Jahre)	48,5
Grigsby et al. 1985 [16]	RT prä- (meist) bzw. post-op.: intrakavitär 2000–3500 mgh uterin + 1500–3000 mgh vaginal (Afterloading) + pelvin 20–30 Gy + 20–30 Gy parametraner boost	n = 90 S = II	78 (5 Jahre) 75 (10 Jahre)	78 (5 Jahre) 61 (10 Jahre)	76,8

Tabelle 1. (Fortsetzung)

Quelle	Therapieplan	n = aw. Pat. S = Stadium H = Histologie (falls nicht Adenokarzinome)	Therapieresultate in % (-) keine Angabe — Rezidivfreies Überleben	Gesamt-überleben	Medianes Follow-up (Monate)
Marchetti et al. 1986 [25]	TAH/BSO + post-op. vaginale RT mit Radium (Cesium) 60 Gy (vaginale Mucosa) bzw. 30 Gy (0,5 cm Tiefe)	n = 68 S = I	100 (5 Jahre)	97 (5 Jahre)	57
Greven und Olds 1987 [15]	TAH/BSO + post-op. RT: pelvin 50 Gy + intrakavitär (vaginal) 40–50 Gy	n = 29 S = II H = 23 Adenokarzinome, 5 adenosquamöse Karzinome, 1 Adenoakanthom	–	86 (5 Jahre)	> 36
Vaeth et al. 1988 [49]	prä-op. pelvine RT 45–55 Gy + TAH/BSO	n = 185 S = I H = Adenokarzinom (91 %), adenosquamös (6,4 %), papilläre Adeno-karzinome (1,1 %), klarzel-liges u. Müller'sches Kar-zinom (1,5 %)	88 (5 Jahre) 82 (10 Jahre)	–	84
Sause et al. 1990 [35]	prä-op. intrakavitär RT (Cesium) 4500–5500 mgh + TAH/BSO + evtl. post-op. pelvine RT 40–45 Gy (Gruppe I n = 112)[b] TAH/BSO + pelvine RT 45–50 Gy (Gruppe II n = 117)	n = 229 S = I	92 (5 Jahre) 94 (Gruppe I) 91 (Gruppe II)	84 (5 Jahre) 88 (Gruppe I) 80 (Gruppe II)	130 (Gruppe I) 60 (Gruppe II)

[a] 10 Patientinnen wurden nur operativ behandelt (keine RT).
[b] Postoperative RT nur bei Patientinnen mit G III-Tumoren u/o > 1/3 Invasion des Myometriums.
TAH/BSO totale abdominale Hysterektomie mit bilateraler Salpingo-Oophorektomie.

Tabelle 2. Behandlungsergebnisse mit Radiotherapie beim inoperablen Endometriumkarzinom (*RT* Radiotherapie)

Quelle	Therapieplan	n = aw. Pat. S = Stadium H = Histologie v = vorbehandelt	Therapieresultate in % (auf 5 Jahre bezogen) (–) keine Angabe		mediane Beobachtungszeit (Monate)
			Rezidivfreies Überleben	Gesamt- überleben	
Rustowski und Kupsc 1982 [34]	intrauterine Radium-Einlagen 3300–7500 mgh + intravaginale Radium-Einlagen 3000–4000 mgh + pelvine RT 30–45 Gy	n = 196 S = I n = 74 S = II n = 218 S = III	– – –	61,7 53 42	–
Varia et al. 1987 [50]	1. pelvine RT 30–50 Gy + intrakavitäre RT 4000–6000 mgh Radium (n = 49) 2. intrakavitäre RT 7500–10000 mgh Radium (n = 12) 3. pelvine RT 50–60 Gy (n = 12)	n = 41 S = I n = 32 S = II	57 (5 Jahre) 26 (5 Jahre)	–	> 48

das obere 1/3 der Vagina voll zu erfassen, ist bei G III–IV-Tumoren, bei G I- und G II-Tumoren mit Tumoraussaat in Gefäße und Lymphbahnen sowie im Stadium FIGO IC indiziert [36].

Bei positiven paraaortalen LK wird eine postoperative paraaortale Bestrahlung empfohlen, wodurch noch 5-Jahres-Überlebensraten von 40 % erreicht werden können [31].

Eine primäre kombinierte Strahlentherapie (perkutane Hochvoltbestrahlung mit intrakavitärer Kontakttherapie im Afterloading-Verfahren) wird bei klinisch und lokal nicht operablen Patientinnen durchgeführt. Kontrollkurettagen sollten nach der 3. Kontakttherapie und 12 Wochen nach Abschluß der Behandlung durchgeführt werden [36].

3 Chemotherapie

Eine Chemotherapie wird meistens bei fortgeschrittenen Endometriumkarzinomen durchgeführt, entweder nach Versagen von Hormontherapien oder bei entdifferenzierten Tumoren [8]. Bei Rezidiv/Metastasierung kann die Chemotherapie wegen des hohen Alters und einer bestehenden Polymorbidität oftmals nicht angewandt werden.

In den meisten Studien wird die Chemotherapie mit einer Gestagentherapie kombiniert, so daß die Beurteilung des Chemotherapieeffektes schwierig ist.

Die größte Wirksamkeit wurde mit Doxorubicin (Adriamycin) und Cisplatin als Monotherapie erreicht, wobei in bis zu 40 % der Fälle Remissionen erzielt werden [17]. Andere wirksame Substanzen sind Carboplatin, Methotrexat, Cyclophosphamid, Hexamethylmelamin und 5-FU (Tabelle 3 und 4).

Die Ansprechdauer ist zeitlich limitiert und beträgt oft < 12 Monate, wobei Fernmetastasen empfindlicher auf die Chemotherapie als Lokalrezidive v. a. nach erfolgter Bestrahlung reagieren [4].

Eine Polychemotherapie hat keine therapeutischen Vorteile, erste vielversprechende Resultate mit Doxorubicin und Cisplatin (Remissionen in 50 %–92 % bei 16 Patientinnen) konnten bisher nicht bestätigt werden [28].

4 Adjuvante, neoadjuvante und intraarterielle Chemotherapie

Adjuvante Chemotherapien haben bisher enttäuscht. Es liegen keine Erfahrungen mit neoadjuvanter und intraarterieller Chemotherapie vor.

5 Hormontherapie

Die meisten Endometriumkarzinome weisen Östrogen- und/oder Progesteronrezeptoren auf [37], wobei die höchsten Rezeptorkonzentrationen bei differenzierten Tumoren (G I) gemessen werden [11].

Tabelle 3. Behandlungsergebnisse mit Monochemotherapie beim Endometriumkarzinom

Jahr	Therapieplan	n = aw. Pat. S = Stadium H = Histologie v = vorbehandelt	Therapieresultate in % (Anzahl Patientinnen) (–) keine Angabe					RD = Remissionsdauer ÜZ = Überlebenszeit
			CR	PR	**CR+PR**	NC	PD	Median
Horton et al. 1978 [18]	**ADM** 50 mg/m² iv q 3 Wo[a]	n = 21 S = metasierendes Endometriumkarzinom + Rezidive nach Primärtherapie H = Adenokarzinome v = 21	4,7 (1)	14 (3)	**18,7** (4)	28 (6)	53,3 (11)	RD = 1–7 Mo ÜZ = 3–9 Mo
Thigpen et al. 1979 [44]	**ADM** 60 mg/m² iv q 3 Wo × 1–10	n = 43 S = metasierendes Endometriumkarzinom + Rezidive nach Primärtherapie H = Adenokarzinome v = 43	25,6 (11)	11,6 (5)	**37,2** (16)	30,2 (13)	32,6 (14)	RD = 7,5 Mo ÜZ = 6,8 Mo
Horton et al. 1978 [18]	**CPM** 666 mg/m² iv q 3 Wo[b]	n = 19 S = metasierendes Endometriumkarzinom + Rezidive nach Primärtherapie H = Adenokarzinome v = 19	0	0	**0**	37 (7)	63 (12)	ÜZ = 3–9 Mo
Deppe et al. 1980 [7]	**DDP** 3 mg/kg KG DI q 3 Wo[b]	n = 13 S = metasierendes Endometriumkarzinom + Rezidive nach Primärtherapie H = Adenokarzinome v = 13	15,3 (2)	15,3 (2)	**30,6** (4)	15,3 (2)	54 (7)	RD = 3–4 Mo ÜZ = –

Tabelle 3. (Fortsetzung)

Jahr	Therapieplan	n = aw. Pat. S = Stadium H = Histologie v = vorbehandelt	Therapieresultate in % (Anzahl Patientinnen) (–) keine Angabe					RD = Remissionsdauer ÜZ = Überlebenszeit
			CR	PR	CR+PR	NC	PD	Median
Seski et al. 1982 [39]	**DDP** 50–100 mg/m² iv q 4 Wo × 2–11	n = 26 S = metasierendes Endometriumkarzinom + Rezidive nach Primärtherapie H = Adenokarzinome v = 25	3,8 (1)	38,4 (10)	**42,2** (11)	19,4 (5)	38,4 (10)	RD = 5 Mo ÜZ = –
Thigpen et al. 1984 [45]	**DDP** 50 mg/m² iv q 3 Wo[b]	n = 25 S = metasierendes Endometriumkarzinom + Rezidive nach Primärtherapie H = Adenokarzinome v = 25	0	4 (1)	**4** (1)	80 (20)	16 (4)	RD = – ÜZ = –
Edmonson et al. 1987 [10]	**DDP** 60 mg/m² iv q 3 Wo[b] bei **PD:** CA-Schema: **CPM** 500 mg/m² **ADM** 40 mg/m² q 3 Wo[b] vs. CAP-Schema: **CPM** 400mg/m² iv **ADM** 40 mg/m² iv **DDP** 40 mg/m² iv q 4 Wo[b] – randomisiert, prospektiv	n = 30 S = III–IV H = metastasierendes Endometriumkarzinom v = 30 DDP/CA: n = 14 CAP: n = 16	DDP/CA 7 (1) CAP: 0	14 (2) 31 (5)	**21** (3) **31** (5)	0 0	79 (11) 69 (11)	RD = DDP/CA: 56 Tage CAP: 88 Tage ÜZ = 2 Jahre: DDP/CA: 7 % CAP: 12 %

[a] Therapiedauer: bis zur Progression (Maximaldosis: ADM = 550 mg/m²). [b] Therapiedauer: bis zur Progression bzw. Absetzen wg. Toxizität.

Tabelle 4. Behandlungsergebnisse mit Monochemotherapie beim Endometriumkarzinom

Jahr	Therapieplan	n = aw. Pat. S = Stadium H = Histologie v = vorbehandelt	Therapieresultate in % (Anzahl Patientinnen) (–) keine Angabe					RD = Remissionsdauer ÜZ = Überlebenszeit Median (Monate)
			CR	PR	CR+PR	NC	PD	
Thigpen et al. 1989 [48]	**DDP** 50 mg/m² iv q 3 Wo[a]	n = 49 S = IV + Rezidive nach Primärtherapie H = Endometriumkarzinome v = 49	4 (2)	16 (8)	**20** (10)	45 (22)	35 (17)	RD = 2,9 ÜZ = 8,2
Long et al. 1988 [23]	**CBP** 300–400 mg/m² iv q 4 Wo[a]	n = 26 S = IV + Rezidive nach Primärtherapie H = Endometriumkarzinome v = 26 (RT, Operation, keine CHT)	0	28 (7)	**28** (7)	60 (15)	12 (3)	RD = 4 ÜZ = 7
Muss et al. 1990 [27]	**MTX** 40 mg/m² iv q 1 Wo × 12 danach q 2 Wo[a]	n = 33 S = III–IV H = Endometriumkarzinome V = 33 (RT, Operation, keine CHT)	3 (1)	3 (1)	**6** (2)	55 (18)	39 (13)	RD = 2,9 ÜZ = 6,7
Seski et al. 1981 [38]	**HMM** 8 mg/kg po q d für > 2 Monate	n = 20 S = IV + Rezidive nach Primärtherapie H = Endometriumkarzinom v = 20	0	30 (6)	**30** (6)	20 (4)	50 (10)	RD = 3,5 ÜZ = –

Tabelle 4. (Fortsetzung)

Jahr	Therapieplan	n = aw. Pat. S = Stadium H = Histologie v = vorbehandelt	Therapieresultate in % (Anzahl Patientinnen) (–) keine Angabe					RD = Remissionsdauer ÜZ = Überlebenszeit
			CR	PR	**CR+PR**	NC	PD	Median (Monate)
Thigpen et al. 1988 [47]	**HMM** 280 mg/m^2 po, d 1–14 q 4 Wo[a]	n = 34 S = IV + Rezidive nach Primärtherapie H = Endometriumkarzinom v = –	6 (2)	3 (1)	**9** (1)	47 (16)	44 (15)	RD = (CR: 4 bzw. 10 Mo, PR: 17 Mo) ÜZ = –

[a] Therapiedauer bis zur Progression bzw. Absetzen wg. Toxizität

Tabelle 5. Endokrine Therapiemaßnahmen beim Endometriumkarzinom

Quelle	Therapieplan	n = aw. Pat. S = Stadium H = Histologie v = vorbehandelt	Therapieresultate in % (Anzahl Patientinnen) (–) keine Angabe				RD = Remissionsdauer ÜZ = Überlebenszeit
			CR	PR	CR+PR	PD	Median
Reifenstein 1974 [33]	**HPC** 1–7 g im q Wo × > 4 (mittlere Therapiedauer 9,3 Mo)	n = 308 S = III–IV H = Adenokarzinome v = 308 (Operation, RT, CHT oder Kombinationen)	6,8 (21)	30,2 (93)	**37** (114)	63 (194)	ÜZ = 27 Mo (Responders: 31,4 %, Non-Responders 1,7 %, 5-Jahres-Überleben)
Vergote et al. 1989 [51]	**HPC** 1 g im, d 1–5 („loading dose") + 1 g im q 2 ×/Wo für 1 J – randomisiert, prospektiv HPC vs nil	n = 1148 S = I–II H = Corpuskarzinome[a] v = 1148 (TAH/BSO)	–	–	–	Rezidive: 12 % (HPC) vs. 14 % (Kontrolle)	RD = 20 Mo (verum) bzw. 17 Mo (Kontrolle) = n.s. med. follow-up = 72 Mo
Piver et al. 1980 [29]	**HPC** 1 g im q Wo für 11 1/2 Jahre (n = 70) **MPA** 1 g im q Wo für 5 1/2 J (n = 44) – prospektiv Studie	n = 114 S = III–IV (metastasierende Endometriumkarzinome + Rezidive nach Primärtherapie) H = Adenokarzinome v = 114	7 (8)	8,8 (10)	**15,8** (18)	58,8	RD = 19 Mo (MPA) vs 22 Mo (HPC) = n.s. ÜZ = 28,8 (MPA) – 59,8 (HPC) bei den Respondern
Lewis et al. 1974 [22]	**MPA** 500 mg im q Wo × 14 adjuvant – randomisiert, prospektiv MPA vs. Plazebo	n = 574 S I–II H = Adenokarzinome und Adenoakanthome v = 574 (intrakavitäre Radium-RT + TAH/BSO oder nur TAH/BSO)	–	–	–	Rezidive/verstorben: 13 % (MPA) vs. 8 % (Placebo)	ÜZ = 4 Jahre: 87 % (MPA) bzw. 92 % (Placebo) (n.s.)

Tabelle 5. (Fortsetzung)

Quelle	Therapieplan	n = aw. Pat. S = Stadium H = Histologie v = vorbehandelt	Therapieresultate in % (Anzahl Patientinnen) (–) keine Angabe				RD = Remissionsdauer ÜZ = Überlebenszeit
			CR	PR	CR+PR	PD	Median
Kohorn 1976 [20]	**MA** 40–160 mg po/Tag	n = 125 S = III–IV (metastasie-rende Endometrium-karzinome + Rezidive nach Primärtherapie) H = – v = 125	40 (50)	14 (18)	**54** (58)	46 (57)	RD/ÜZ = –
Swenerton 1980 [43]	**TAM** 10 mg po q 12 h	n = 10 S = III–IV (metastasie-rende Endometrium-karzinome + Rezidive nach Primärtherapie) H = – v = 10 (mult. Therapien, u. a. MPA)	10 (1)	20 (2)	**30** (3)	70 (7)	RD/ÜZ = –
Bonte et al. 1981 [2]	**TAM** 20 mg po q 12 h	n = 14 S = I–III H = Adenokarzinome v = 14 (u. a. MPA)	14 (2)	50 (7)	**64** (9)	36 (5)	RD = 3 Mo ÜZ = –

Tabelle 5. (Fortsetzung)

Quelle	Therapieplan	n = aw. Pat. S = Stadium H = Histologie v = vorbehandelt	Therapieresultate in % (Anzahl Patientinnen) (−) keine Angabe				RD = Remissionsdauer ÜZ = Überlebenszeit Median (Monate)
			CR	PR	CR+PR	PD	
Slavik et al. 1984 [41]	**TAM** 10 mg po q 12 h	n = 24 S = III–IV (metastasierende Endometriumkarzinome + Rezidive nach Primärtherapie) H = Adenokarzinome (n = 19), adenosquamöse Karzinome (n = 5) v = 24	0	54[b] (13)	**0**	46 (11)	RD = 1–3 Mo[b] ÜZ = −
Ehrlich et al. 1988 [12]	**MPA** 100 mg po q 12 h oder 1 g im, d 1–4 gefolgt von 400 mg im q Wo oder **MA** 80 mg po q 12 h	n = 42 S = III–IV (metastasierende Endometriumkarzinome + Rezidive nach Primärtherapie) H = Adenokarzinome v = 42	9,5 (4)	19 (8)	**28,5** (12)	71,5 (30)	RD = 27 Mo ÜZ = −

HPC Hydroxyprogesteron Caproat, *MPA* Medroxyprogesteron Azetat, *TAM* Tamoxifen, *MA* Megestrol Azetat, *TAH/BSO* totale abdominale Hysterektomie mit bilateraler Salpingo-Oophorektomie, *RT* Radiotherapie, *CHT* Chemotherapie, *n.s.* nicht signifikant.

[a] Adenokarzinome und Adenoakanthome (86 %), adenosquamöse (5 %), klarzellige (4 %), seröse, gemischte, undifferenzierte (5 %) Karzinome.

[b] Keine Tumorregression, sondern lediglich „stable disease" unter Tamoxifen.

Günstige Therapieeffekte konnten mit Gestagenen wie Medroxyprogesteron-Azetat, Megestrol-Azetat bzw. Hydroxyprogesteron-Caproat und mit Antiöstrogenen vom Typ des Tamoxifens erzielt werden, wobei die Indikation der Hormontherapie noch kontrovers diskutiert wird (vgl. Tabelle 5). Der Therapieerfolg korreliert mit der Anwesenheit der Hormonrezeptoren (v.a. des Progesteron-Rezeptors) im Tumor [5, 12, 32]. In den Stadien I und II bei Vorliegen von high-risk-Charakteristika führt die Gabe von Gestagenen zur Verlängerung der rezidivfreien Zeit, wobei jedoch das Gesamtüberleben nicht beeinflußt wird [51]. Bei fortgeschrittenen Endometriumkarzinomen und bei Rezidiven führen Hormontherapien mit Gestagenen und Tamoxifen zu Remissionen in 15 %–30 % der Fälle [30, 46]. In einer Studie wurde von Remissionen (komplett und partiell) in 60 % der Fälle mit positiven Progesteron-Rezeptoren berichtet [12], wobei diese Studie von anderen nicht bestätigt werden konnte.

Einen neuen Therapieansatz stellen GnRH-Analoge dar, die in 35 % der Fälle zu Remissionen bei Rezidiven führen [14]. Große Hoffnungen werden auch auf Antigestagene gesetzt, jedoch stehen Therapieergebnisse noch aus.

6 „Biological Response Modifiers"/Zytokine

Es liegen keine Erfahrungen vor.

V. Literatur

1. Berman ML, Berek JS (1990) Uterine Carcinomas. In: Haskell CM (ed) Cancer treatment, 3rd. ed. Saunders, Philadelphia, pp 338–348
2. Bonte J, Ide P, Billiet G, Wynants P (1981) Tamoxifen as a possible chemotherapeutic agent in endometrial adenocarcinoma. Gynecol Oncol 11:140–161
3. Bruckman JE, Goodman RL, Murthy A, Marck A (1978) Combined irradiation and surgery in the treatment of stage II carcinoma of the endometrium. Cancer 42:1146–1151
4. Brunner KW (1987) Effects and side effects of chemotherapy in endometrial cancer. In: Schulz KD, King RJB, Pollow K, Taylor RW (eds) Endometrial cancer. Zuckschwerdt, München, pp 181–190
5. Creasman WT, MacCarty KS, Barton TK (1980) Clinical correlates of estrogen- and progesterone-binding proteins in human endometrial adenocarcinoma. Obstet Gynecol 55:363–370
6. dePalo G, Kenda R, Andreola S, Bandieramonte G, Luciani L, Stefanon B (1982) A retrospective analysis of 53 patients with pathologic stage II and III endometrial carcinoma. Tumori 68:341–347
7. Deppe C, Cohen CJ, Bruckner HW (1980) Treatment of advanced endometrial adenocarcinoma with cis-Dichlorodiamine Platinum (II) after intensive prior therapy. Gynecol Oncol 10:51–54
8. Deppe G (1984) Chemotherapy of endometrical carcinoma. In: Deppe G (ed) Chemotherapy of gynecologic cancer. Liss, New York, pp 139–150
9. DiSaia P, Creasman WT (1989) Clinical Gynecologic Oncology, 3rd ed. Mosby, St Louis, pp 161–197
10. Edmonson JH, Krook JE, Hilton JF, Malkasian GD, Everson LK, Jefferies JA, Mailliard JA (1987) Randomized phase II studies of cisplatin and a combination of cyclophosphamide-doxorubicin-cisplatin (CAP) in patients with progestin-refractory advanced endometrial carcinoma. Gynecol Oncol 28:20–24

11. Ehrlich CE, Cleary RE, Young PCM (1978) The use of progesterone receptors in the management of recurrent endometrial cancer. In: Brush MG, King RJB, Taylor RW (eds) Endometrial cancer. Bailliere-Tindall, London

12. Ehrlich CE, Young PCM, Stehman FB, Sutton GP, Alford WM (1988) Steroid receptors and clinical outcome in patients with adenocarcinoma of the endometrium. Am J Obstet Gynecol 158:796–805

13. Fournier D v, Junkermann H, Anton HW (1987) Indikation zur Radiotherapie beim Kollum- und Korpuskarzinom nach Operation. Gynäkologie 20:222–227

14. Gallagher CJ, Oliver RTD, Oram DH, Fowler CG, Blake PR, Mantell BS, Slevin ML, Hope-Stone HF (1991) A new treatment for endometrial cancer with gonadotropin releasing-hormone analogue. Br J Obstet Gynecol 98:1037–1041

15. Greven K, Olds W (1987) Radiotherapy in the management of endometrial carcinoma with cervical involvement. Cancer 60:1737–1740

16. Grigsby PW, Perez CA, Camel HM, Kao MS, Galakatos AE (1985) Stage II carcinoma of the endometrium: Results of therapy and prognostic factors. Int J Radiat Oncol Biol Phys 11:1915–1923

17. Hacker NF (1989) Uterine cancer. In: Berek JS, Hacker NF (eds) Practical gynecologic oncology. Williams & Williams, Baltimore, pp 285–326

18. Horton J, Begg CB, Arseneault J, Bruckner H, Creech R, Hahn RG (1978) Comparison of adriamycin with cyclophosphamide in patients with advanced endometrial cancer. Cancer Treat Rep 62:159–161

19. Kinsella TJ, Bloomer WD, Lavin PT, Knapp RC (1980) Stage II endometrial carcinoma: 10-year follow-up of combined radiation and surgical treatment. Gynecol Oncol 10:290–297

20. Kohorn EI (1976) Gestagens and endometrial carcinoma. Gynecol Oncol 4:398–411

21. Kolstad P (1987) The role of radiation in the treatment of endometrial cancer. In: Schulz KD, King RJB, Pollow K, Taylor RW (eds) Endometrial cancer. Zuckschwerdt, München, pp 129–135

22. Lewis GC, Slack NH, Mortel R, Bross IDJ (1974) Adjuvant progestogen therapy in the primary definitive treatment of endometrial cancer. Gynecol Oncol 2:368–376

23. Long HJ, Pfeifle DM, Wieand HS, Krook JE, Edmonson JH, Bruckner JC (1988) Phase II evaluation of carboplatin in advanced endometrial carcinoma. J Natl Cancer Inst 80:276–278

24. Lynch HT, Follett KL, Lynch PM, Albano WA, Mailliard JL, Pierson RL (1979) Family history in an oncology clinic. JAMA 242:1268–1272

25. Marchetti DL, Piver MS, Tsukada Y, Reese P (1986) Prevention of vaginal recurrence of stage I endometrial adenocarcinoma with postoperative vaginal radiation. Obstet Gynecol 67:399–402

26. Marziale P, Atlante G, Pozzi M, Diotallevi, Iacovelli A (1989) 426 cases of stage I endometrial carcinoma: A clinicopathological analysis. Gynecol Oncol 32:278–281

27. Muss HB, Blessing JA, Hatch KD, Soper JT, Webster KD, Kemp GM (1990) Methotrexate in advanced endometrial carcinoma. Am J Clin Oncol 13 (1):61–63

28. Pasmantier MW, Coleman M, Silver RT, Mamril AP, Quiguyan CC, Galindo A (1984) Treatment of advanced endometrial carcinoma with doxorubicin and cisplatin: effects on both untreated and previously treated patients. Cancer Treat Rep 69:539–542

29. Piver MS, Barlow JJ, Lurain JR, Blumenson LE (1980) Medroxyprogesterone acetate (Depo-Provera) vs. hydroxyprogesterone caproate (Delalutin) in women with metastatic endometrial adenocarcinoma. Cancer 45:268–272

30. Piver MS, Marchetti DL (1989) Endometrial Carcinoma. In: Piver MS (ed) Manual of gynecologic oncology and gynecology. Little, Brown, Boston, pp 87–101

31. Potish RA, Twiggss LB, Adcock LL, Savage JE, Levitt SH, Prem KA (1985) Para-aortic lymph node radiotherapy in cancer of the uterine corpus. Obstet Gynecol 65 (2):251–256

32. Quinn MA, Cauchi M, Fortune D (1985) Endometrial carcinoma: Steroid receptors and response to medroxyprogesterone acetate. Gynecol Oncol 21:314–319

33. Reifenstein EC (1974) The treatment of advanced endometrial cancer with hydroxyprogesterone caproate. Gynecol Oncol 2:377–414
34. Rustowski J, Kupsc W (1982) Factors influencing the results of radiotherapy in cases of inoperable endometrial cancer. Gynecol Oncol 14:185–193
35. Sause WT, Fuller DB, Smith WG, Johnson GH, Plenk HP, Menlove RB (1990) Analysis of preoperative intracavitary cesium application versus postoperative external beam radiation in stage I endometrial carcinoma. Int J Radiat Oncol Biol Phys 18:1011–1017
36. Schmidt-Matthiesen H, Bastert G (1993) Endometriumkarzinom. In: Gynäkologische Onkologie, 4. Aufl. Schattauer, Stuttgart New York, pp 33–48
37. Schulz KD, Schmidt-Rhode P, Zippel HH, Sturm G (1987) New concepts of adjuvant drug treatment in endometrial cancer. In: Schulz KD, King RJB, Pollow K, Taylor RW (eds) Endometrial cancer. Zuckschwerdt, München, pp 169–180
38. Seski JC, Edwards CL, Copeland LJ, Gershenson DM (1981) Hexamethylmelamine chemotherapy for disseminated endometrial cancer. Obstet Gynecol 58 (3):361–363
39. Seski JC, Edwards CL, Herson J, Rutledge FN (1982) Cisplatin chemotherapy for disseminated endometrial cancer. Obstet Gynecol 59 (2):225–228
40. Sevin BU (1986) Primär operative Therapie des Korpuskarzinoms. Gynäkologie 19:88–93
41. Slavik M, Petty WM, Blessing JA, Creasman WT, Homesley HD (1984) Phase II clinical study of tamoxifen in advanced endometrial adenocarcinoma: A Gynecologic Oncology Group Study. Cancer Treat Rep 68:809–811
42. Surwitt EA, Fowler WC Jr, Rogoff EE, Jelovsek F, Parker RT, Creasman WT (1979) Stage II carcinoma of the endometrium. Int J Radiat Oncol Biol Phys 5:323–326
43. Swenerton KD (1980) Treatment of advanced endometrial adenocarcinoma with tamoxifen. Cancer Treat Rep 64:805–811
44. Thigpen JT, Buchsbaum HJ, Mangan C, Blessing JA (1979) Phase II trial of adriamycin in the treatment of advanced or recurrent endometrial carcinoma: A Gynecological Oncology Group Study. Cancer Treat Rep 63:21–27
45. Thigpen JT, DiSaia PJ, Blessing JA, Homesley HD, Lagasse LD (1984) Phase II trial of cisplatin as second-line chemotherapy in patients with advanced or recurrent endometrial carcinoma. Am J Clin Oncol 7:253–256
46. Thigpen JT, Vance R, Lambuth B, Ablducci L, Khansur T, Blessing JA, McGehee R (1987) Chemotherapy for advanced or recurrent gynecologic cancer. Cancer 60:2104–2116
47. Thigpen JT, Blessing JA, Ball H, Hanjani P, Manetta A, Homesley HD (1988) Hexamethylmelamine as first-line chemotherapy in the treatment of advanced or recurrent carcinoma of the endometrium: A phase II trial of the Gynecologic Oncology Group. Gynecol Oncol 31:435–438
48. Thigpen JT, Blessing JA, Homesley HD, Creasman WT, Sutton G (1989) Phase II trial of cisplatin as first-line chemotherapy in patients with advanced or recurrent endometrial carcinoma: A Gynecologic Oncology Group Study. Gynecol Oncol 33:68–70
49. Vaeth JM, Fontanesi J, Tralins AH, Chauser BM (1988) External radiation therapy of stage I cancer of the endometrium: A need for reappraisal of this adjunctive modality. Int J Radiat Oncol Biol Phys 15:1291–1297
50. Varia M, Rosenman J, Halle J, Walton L, Currie J, Fowler W (1987) Primary radiation therapy for medically inoperable patients with endometrial carcinoma – Stages I–II. Int J Radiat Oncol Biol Phys 13:11–15
51. Vergote I, Korstadt K, Abeler V, Kolstad P (1989) A randomized trial of adjuvant progesteron in early endometrial cancer. Cancer 64:1011–1016

Chorionkarzinom und destruierende Blasenmole

G. Bastert und *S. D. Costa*

I. Epidemiologie

Inzidenz: Blasenmole 0,5–2,5/1000, Chorionkarzinome 2,46/100000 Schwangerschaften.

Lokalisationen: Uterus, sehr selten Tuben. Primäre Chorionkarzinome anderer Lokalisation (Ovar, Lunge, Magen, Pankreas, Harnblase, Niere) entstehen durch eine Trophoblastmetaplasie und werden den Teratomen zugeordnet.

Ätiologie: *Blasenmole:* defekte Keimanlage mit Verlust des Zellkernes, Verdoppelung des eingedrungenen väterlichen Chromosomensatzes (90 % der Blasenmolen sind XX-homozygot, der XX-Chromosomensatz entsteht durch die Verdoppelung eines väterlichen X-Spermiengenoms) oder Eindringen von je einem X- und eines Y-Spermiengenoms in die Eizelle (10 % sind XY-heterozygote Blasenmolen). Der Konzeptus kann als komplettes väterliches Transplantat angesehen werden und dementsprechend spielen immunologische Reaktionen des mütterlichen Organismus eine Rolle bei der Tumorentstehung (Einzelheiten noch nicht geklärt). *Chorionkarzinom:* häufiger nach Molenschwangerschaften (Blasenmole gilt als Präkanzerose), Aborten, EUG, kann jedoch auch nach normalen Schwangerschaften bzw. Geburten entstehen. Die Blasenmole und das Chorionkarzinom korrelieren mit einem erhöhten mütterlichen Alter (ab 40 J vermehrt).

II. Pathologie und Stadieneinteilung

Übergänge fließend: Blasenmole (nicht maligne, geringe Trophoblastproliferation), Destruierende Mole (zunehmende Trophoblastproliferation, Invasion des Myometriums, hämatogene Aussaat in Vagina, Lunge), Plazentanaher Pseudotumor (Überschießende Gewebereaktion an der Implantationsstelle, keine Metastasen), Chorionkarzinom.

Prognose: Heilungsrate (Gesamtüberleben): invasive Blasenmole 100 %, Chorionkarzinom 80 %–90 %. Für die Prognose der Erkrankung hat sich die klinische Einteilung nach Hammond et al., zuletzt modifiziert nach Soper [12, 13], als praxisrelevant bewährt (s. unten).

Klinische Einteilung der gestationsbedingten Trophoblasterkrankungen (GTE):

I. Nichtmetastasierende GTE
II. Metastasierende GTE

A. GTE mit guter Prognose (low-risk)
   - < 4 Monate seit der letzten Schwangerschaft
   - keine vorangegangene ausgetragene Schwangerschaft (am Termin)
   - β-hCG – Werte i. S. < 40 000 mIE/ml (umstritten)
   - keine Hirn- bzw. Lebermetastasen
   - keine vorangegangene Chemotherapie

B. GTE mit schlechter Prognose (high risk)
   - > 4 Monate seit der letzten Schwangerschaft
   - β-hCG – Werte i. S. > 40 000 mIE/ml (umstritten)
   - Hirn- bzw. Lebermetastasen
   - vorangegangene ausgetragene Schwangerschaft (am Termin)
   - vorangegangene Chemotherapie

Eine andere Einteilung nach Prognosefaktoren wurde von Bagshawe am Charing Cross Hospital in London [3] entwickelt und wird von einigen Autoren verwendet (s. unten).

Bagshawe-Score-System für die Einteilung der invasiven Blasenmolen und der Chorionkarzinome nach Prognosefaktoren:

Prognosefaktoren	Score			
	0	1	2	6
Alter (Jahre)	≤ 39	> 39	–	–
letzte Schwangerschaft	Blasenmole	Abort	am Termin	–
Zeitintervall seit der letzten Schwangerschaft (Monate)	4	4–6	7–12	> 12
hCG i. S.	< 1000	1000–10 000	10 000–100 000	> 100 000
ABO-Blutgruppen (mütterl. X väterl.)	–	0 × A A × 0	B AB	–
Größter Tumor (in cm)	–	3–5	5	–
Metastasen (Lokalisation)	–	Milz, Nieren	GI-Trakt, Leber	Gehirn
Anzahl Metastasen	–	1–4	4–8	8
vorangegangene Chemotherapie	–	–	Monochemotherapie	Polychemotherapie

484   G. Bastert und S. D. Costa

Durch Addition der Punkte wird ein prognostischer Score definiert:
≤ 5 = low-risk
6–8   = medium-risk
≥ 9 = high-risk.

FIGO-Stadieneinteilung:

I   auf Uterus beschränkt
II   außerhalb des Uterus, auf die Genitalorgane beschränkt
III Lungenmetastasen
IV andere Metastasen.

III. Diagnostik

Klinik: uterine Blutungen, weiche Vergrößerung des Uterus insbesondere nach Ausstoßung einer Mole, Rückbildungsstörungen des Uterus nach einem Abort; je nach Metastasensitz spezifische Symptome (pulmonal, hepatisch, zerebral). Präeklampsiezeichen in der Frühgravidität, Zeichen einer Hyperthyreose.

Apparative Diagnostik, Labor:
• Gravidität: ungewöhnlich hohe, persistierende β-HCG-Werte i. S. (bei Werten > 500 000 mIE/ml ist die Diagnose fast sicher), niedrige, absinkende HPL-Werte; Ultraschall: „Schneegestöber".
• außerhalb der Gravidität: bimanuelle Palpation (evtl. in Narkose), Ultraschall (Uterus, Becken, Leber, Abdomen), Curettage nach Prostaglandin-priming (cave: Perforation, Blutungsgefahr – daher Oxytocin-Infusion während des Eingriffes), Hysteroskopie.
• Ausdehnung der Erkrankung: Röntgen-Thorax, Beckenangiographie, Laparoskopie (Becken, Leber), CT- bzw. MRT-Schädel, Knochenszintigraphie; HCG im Liquor falls eine ZNS-Beteiligung angenommen wird (Verhältnis HCG i. S./i. Liquor < 70/1).

Das **β-HCG im Serum** als Tumormarker nimmt eine ganz besondere Stellung ein. Der Verlauf der β-HCG-Werte korreliert derart präzise mit dem Tumorverhalten, daß auch Remissionen bzw. Progression nach Ab- bzw. Zunahme der Werte definiert werden kann.

IV. Behandlungsstrategie (Abb. 1)

1 Chirurgische Therapiemaßnahmen

Blasenmole: vollständige Uterusentleerung (Prostaglandin-induzierte Ausstoßung, Nachcurettage); adjuvante Chemotherapie mit MTX umstritten (s. Chemotherapie).

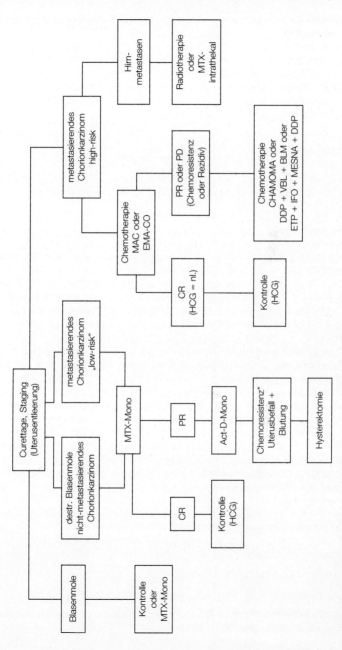

Abb. 1. Behandlungsstrategien bei gestationsbedingten Trophoblasterkrankungen

*Bei Chemoresistenz bzw. Toxizität Chemotherapie wie beim metastasierten High-risk-Chorionkarzinom

Plazentanaher Pseudotumor: Hysterektomie, da schlechtes Ansprechen auf Chemotherapie.

Destruierende Mole und Chorionkarzinom: Operation nur selten indiziert, darf nie am Anfang einer Therapie stehen, bei Vorliegen von Metastasen kontraindiziert. Indikationen für Hysterektomie: nicht-metastasierende, chemotherapieresistente Blasenmolen und Chorionkarzinome, therapierefraktäre uterine Blutungen bei Uterusbefall. Eine operative Entfernung kann bei isolierten, therapieresistenten Leber- oder Hirnmetastasen indiziert sein.

2 Strahlentherapie

Die einzige Indikation für eine Strahlentherapie ist bei zerebralen Metastasen eines Chorionkarzinoms (Ganzhirnbestrahlung mit 30–50 Gy) gegeben.

3 Chemotherapie

Die adjuvante (prophylaktische) Chemotherapie mit MTX ist bei der Blasenmole umstritten. Fasoli et al. konnten die Rezidive durch MTX bei 104 Patientinnen auf 3% (n = 3) senken im Vergleich zu 9% (n = 23) bei 250 Patientinnen aus der Kontrollgruppe [4]. Kashimura et al. erreichten bei 420 Patientinnen eine Verminderung der Rezidivrate von 18% auf 7%, aber das Auftreten von metastatischen Trophoblasttumoren (22%) und Chorionkarzinomen (1% bzw. 2%) blieb gleich [6].

Die Chemotherapie ist die Behandlung der Wahl der destruierenden Molen und Chorionkarzinome, wobei mit MTX und Act-D spezifische und sehr wirksame Einzelsubstanzen zur Verfügung stehen. Die Chemotherapie richtet sich im Einzelfall nach den in der GTE-Einteilung (s. S. 483) aufgeführten Risikomerkmalen und ist in den Tabellen 1 und 2 aufgeführt. Prinzipiell werden destruierende Blasenmole, nicht-metastasierende und low-risk Chorionkarzinome primär mit MTX und Folinsäure behandelt, während metastasierende high-risk Chorionkarzinome entweder mit high-dose MTX + Leucovorin [10] oder mit Polychemotherapie nach dem MAC- oder EMA-CO-Schema behandelt [5, 8]. Bei Chemoresistenz und/oder bei Unverträglichkeit unter MTX (v. a. Hepatotoxizität) sollte ein Wechsel auf Polychemotherapie wie bei High-risk-Chorionkarzinomen vorgenommen werden.

Die Anzahl der Therapiezyklen richtet sich nach den β-HCG-Konzentrationen im Serum. Die meisten Autoren führen die Chemotherapie so lange durch, bis die β-HCG-Werte unter der Therapie während 8–12 Wochen negativ bleiben (d. h. bei Negativwerten werden noch etwa 2–3 Zyklen zur Stabilisierung des Therapieeffektes verabreicht).

3.1 Chemotherapie bei fortgeschrittenen Chorionkarzinomen

Bei primär fortgeschrittenen GTE [metastasierte high-risk GTE (s. GTE-Einteilung S. 483)] werden die besten Resultate durch eine Polychemotherapie mit Methotre-

Tabelle 1. Destruierende Blasenmole und nicht metastasierendes Chorionkarzinom (low-risk) – Behandlungsergebnisse mit Monochemotherapien (Methotrexat und Actinomycin-D)

Quelle	Therapieplan	n = aw. Pat. / S = Stadium / H = Histologie / v = vorbehandelt	Therapieresultate in % (Anzahl Patientinnen) (–) keine Angabe				RD = Remissionsdauer / ÜZ = Überlebenszeit Median
			CR	PR	CR+PR	PD	
Hammond et al. 1973 [5]	**MTX** 15–25 mg im, d 1–5 oder **Act-D** 10–13 µg/kg iv, d 1–5	n = 71, S = metast. low-risk, H = Blasenmole, destr. Blasenmole, Chorion-Ca, v = 0	91 (65)	7 (5)	**98** (70)	2 (1)	RD = ÜZ, ÜZ = 5 J
Smith et al. 1982 [11]	**MTX** 0,4 mg/kg im, d 1–5, 7 d Pause	n = 39, S = low-risk (keine Met.), H = destr.Mole + Chorion-Ca, v = 0	92 (36)	8 (3)	**100** (39)	–	RD = 12 Mo, ÜZ = n.a.
	MTX 1 mg/kg im, d 1, 3, 5, 7, 7 d Pause; **CF** 0,1 mg/kg im, d 2, 4, 6, 8, 7 d Pause	n = 29, S = low-risk (keine Met.), H = destr. Mole + Chorion-Ca, v = 0	72,5 (21)	27,5 (8)	**100** (29)	–	Rd = 12 Mo, ÜZ = n.a.
Wong et al. 1985 [15]	**MTX** 0,4 mg/kg, d 1–5, 7 d Pause	n = 33, S = low-risk, H = destr. Mole + Chorion-Ca, v = 0	75,8 (25)	18,1 (6)	**93,9** (31)	–	RD = ÜZ, ÜZ = 8–11 J (1 †)
	MTX 1 mg/kg im, d 1, 3, 5, 7; **CF** 0,1 mg/kg im, d 2, 4, 6, 8	n = 68, S = low-risk, H = destr. Mole + Chorion-Ca, v = 0	83,9 (52)	11,8 (8)	**95,7** (60)	–	RD = ÜZ, ÜZ = 4–9 J

Tabelle 1. (Fortsetzung)

Quelle	Therapieplan	n = aw. Pat. S = Stadium H = Histologie v = vorbehandelt	Therapieresultate in % (Anzahl Patientinnen) (–) keine Angabe				RD = Remissionsdauer ÜZ = Überlebenszeit
			CR	PR	CR+PR	PD	Median
Bagshawe et al. 1989 [2]	**MTX** 50 mg im, d 1, 3, 5, 7 **CF** 6 mg im, d 2, 4, 6, 8	n = 348 S = low-risk H = Chorionkarzinom v = 0	96 (335)	–	**96** (335)	4 (13) (Rezidive)	RD = n.a. ÜZ = 16 Mo–15 J
		n = 13 (Rezidiv n. MTX) S = medium-risk H = Chorion-Ca v = 0	92 (12)	–	**92** (12)	8 (1 †)	RD = n.a. ÜZ = 16 Mo–15 J

† verstorben;
CF Calciumfolinat

Tabelle 2. Metastasierende GTE (medium- und high-risk) – Behandlungsergebnisse mit Polychemotherapien

Quelle	Therapieplan	n = aw. Pat. S = Stadium H = Histologie v = vorbehandelt	Therapieresultate in % (Anzahl Patientinnen) (–) keine Angabe				RD = Remissionsdauer ÜZ = Überlebenszeit
			CR	PR	CR+PR	PD	Median
Hammond et al. 1973 [5]	**MTX** 15 mg im, d 1–5 **Act-D** 10–13 µg/kg KG iv, d 1–5 **CAB** 8–10 mg po, d 1–5 q 2 Wo × 2–3 danach **Act-D** 10–13 µg/kg KG iv, d 1–5 q 7–14 d	n = 17 S = metast. high-risk H = destr. Blasenmole, Chorion-Ca v = 7	47 (8)		**47** (8)	53 (9 †)	RD = n.a. ÜZ = n.a.
Newlands et al. 1986 [8]	a A., d 1–5: **ETP** 100 mg/m² iv B., d 1: **HU** 500 mg po q 12 h, d 2, 4, 6, 8: **MTX** 50 mg im, d 3, 5, 7, 9: **6-MP** 75 mg po + **CF** 6 mg im C., d 1–5: **Act-D** 0,5 mg iv D., d 1, 3: **VCR** 0,8 mg/m² iv + **CPM** 400 mg/m² iv	n = 76 S = medium-risk H = Chorionkarzinom v = 0	96 (73)		**96** (73)	4 (3) (Rezidive)	RD = ÜZ ÜZ = 38 Mo
	b 1: d 1: **Act-D** 0,5 mg iv **ETP** 100 mg/m² iv/30 min **MTX** 100 mg/m² iv (bolus) **MTX** 200 mg/m² iv, 12 hi, d 2: **Act-D** 0,5 mg iv **ETP** 100mg/m² iv/30 min + **CF** 100 mg po/im, q 12 h, d 3: **CF** 15 mg po/um, q 12 h 2: **VCR** 1 mg/m² iv **CPM** 600 mg/m² iv/30 min	n = 56 S = high-risk H = Chorionkarzinom v = 27	84 (47)		**84** (47)	16 (9 †)	RD = ÜZ ÜZ = 24 Mo

a Zyklenfolge: A-B-C-B-A-B-C-B-A-B-C-B alle 7 Tage je nach Myelosuppression, bei Resistenz Ersatz des ineffizienten Zyklus durch D.

b Zyklen 1-2-2-1-usw. alternierend in 6tägigen Abständen je nach Mukositis; bei Hirnmetastasen zusätzlich 12 mg MTX intrathekal mit dem Zyklus 2.

Tabelle 2. (Fortsetzung)

Quelle	Therapieplan	n = aw. Pat. S = Stadium H = Histologie v = vorbehandelt	Therapieresultate in % (Anzahl Patientinnen) (–) keine Angabe				RD = Remissionsdauer ÜZ = Überlebenszeit
			CR	PR	**CR+PR**	PD	Median (Monate)
Azab et al. 1989 [1]	**VBL** 0,3 mg/kg KG iv, d 1 **BLM** 15 mg ci, d 1–3 **DDP** 100 mg/m² ci, d 2	n = 8 S = metast. high-risk H = Chorion-Ca (7), destr. Blasenmole (1) v = 8	50 (4)	37 (3)	**87** (7)	13 (1)	RD = 24 Mo ÜZ = n.a.
Theodore et al. 1989 [14]	**Act-D** 300 µg/m² iv **ETP** 100 mg/m² iv oder 200 mg/m² po, d 1–3 + 14–16 **DDP** 100 mg/m² ci q 4 Wo × 4 (1–7)	n = 22 S = metast. high-risk H = Chorion-Ca v = 14	86 (19)	4 (1)	**90** (20)	10 (2)	RD = 24 Mo ÜZ = RD

xat, Actinomycin-D und Cyclophosphamid oder Chlorambucil (MAC-Schema, s. Tabelle 2) oder mit einer alternierenden Kombinationstherapie mit Etoposid, Methotrexat, Actinomycin bzw. Cyclophosphamid und Vincristin (EMA-CO Schema, s. Tabelle 2) erreicht. Durch diese Primärtherapie werden Dauerheilungen in 91 % [5] bzw. 84 % der Fälle [8] erreicht.

Bei Therapieresistenz gegenüber Monotherapien mit Methotrexat oder Actinomycin bei low-risk GTE können in über 80 % der Fälle Dauerheilungen mit Polychemotherapien nach dem EMA-CO-Schema erzielt werden [8].

Wenn die Chemoresistenz nach einer primären Polychemotherapie auftritt, verschlechtert sich die Prognose deutlich. Die erneute Behandlung („Salvage therapy", nach den MAC-, CHAMOMA- und EMA-CO-Schema) muß individualisiert erfolgen und richtet sich nach der Vortherapie. Azab und Mitarbeiter haben in 50 % der vorbehandelten Fälle komplette Remissionen mit Cisplatin, Vinblastin und Bleomycin [1] erzielen können (s. Tabelle 2). In einzelnen Fällen von GTE, bei denen multiple Chemotherapien angewandt worden waren, konnten noch gute Ergebnisse mit Etoposid, Ifosfamid und Cisplatin erzielt werden. Dieses Schema wird erfolgreich bei therapieresistenten Keimzelltumoren der Hoden angewandt [7].

4 „Biological Response Modifiers"/Zytokine

Immunologische Faktoren sind bei GTE von besonderer Bedeutung, weil es sich um einen „transplantierten Tumor" handelt: die Antigene stammen von den väterlichen Chromosomen ab. Die meist untersuchten Antigene sind die Blutgruppen-Antigene AB0 und die Histocompatibilitäts-Antigene HLA.

Die ätiologische Bedeutung der AB0- und HLA-Antigene ist nicht gesichert, weil die Auftretenswahrscheinlichkeit einer GTE bei einer nachfolgenden Schwangerschaft mit 1,5 % sehr niedrig ist.

Die Analyse der AB0-Antigene hat ergeben, daß die Prognose der GTE ungünstiger ist, wenn die Mutter die Blutgruppe B oder AB und der Vater 0 oder A hat. Bei den meisten Chorionkarzinomen ist die mütterliche Blutgruppe A oder 0 und die väterliche ist 0 oder A, wobei in diesen Fällen die Prognose als günstiger angesehen wird (s. auch Tabelle 2).

In der high-risk Gruppe kommen häufiger Kompatibilitäten zwischen mütterlichen und väterlichen Antigenen am HLA Locus vor. Diese Daten werden auch dadurch unterstützt, daß eine auffallende Immuntoleranz der Patientinnen mit GTE gegenüber den väterlichen Antigenen besteht: Tumoren mit rein väterlichem Antigenbesatz (komplette Blasenmolen) persistieren und gehen in ein Chorionkarzinom häufiger über als Tumoren mit mütterlichen und väterlichen Antigenen (partielle Blasenmole) [13].

V. Literatur

1. Azab M, Droz JP, Theodore C et al. (1989) Cisplatin, Vinblastine, and Bleomycin combination in the treatment of resistant high-risk-gestational trophoblastic tumors. Cancer 64:1829–1832

2. Bagshawe KD, Dent J, Newlands ES, Begent RHJ, Rustin GJS (1989) The role of low-dose methotrexate and folinic acid in gestational trophoblastic tumours (GTT). Br J Obstet Gynecol 96:795–802

3. Bagshawe KD (1992) Trophoblastic tumors: Diagnostic methods, epidemiology, clinical features and management. In: Coppelson M (ed) Gynecologic Oncology. Churchill Livingstone, Edinburgh London Melbourne New York Tokyo, pp 1027–1043

4. Fasoli M, Ratti E, Franceschi S et al. (1982) Management of gestational trophoblastic disease: Results of a cooperative study. Obstet Gynecol 60:205–209

5. Hammond CB, Borchert LG, Tyrey L et al. (1973) Treatment of metastatic trophoblastic disease: Good and poor prognosis. Am J Obstet Gynecol 115 (4):451–457

6. Kashimura Y, Kashimura M, Sugimori H et al. (1986) Prophylatic chemotherapy for hydatidiform mole. Cancer 58:624–629

7. Loehrer PJ Sr, Einhorn LH, Williams SD (1986) VP-16 plus Ifosfamide plus cisplatin as salvage therapy in refractory germ cell cancer. J Clin Oncol 4:528–536

8. Newlands ES, Bagshawe KD, Begent RHJ et al. (1986) Developments in chemotherapy for medium- and high-risk patients with gestational trophoblastic tumours (1979–1984). Br J Obstet Gynecol 93:63–69

9. Petrilli ES, Morrow CP (1980) Actinomycin D toxicity in the treatment of trophoblastic disease. Gynecol Oncol 9:18–22

10. Schmidt-Matthiesen H, Bastert G (1993) Gynäkologische Onkologie. Schattauer, Stuttgart New York, pp 89–93

11. Smith EB, Weed JC, Tyrey L, Hammond CB (1982) Treatment of nonmetastatic gestational trophoblastic disease: results of Methotrexate alone versus Methotrexate-folinic acid. Am J Obstet Gynecol 144:88–92

12. Soper JT, Clarke-Pearson D, Hammond CB (1988) Metastatic gestational trophoblastic disease: Prognostic factors in previously untreated patients. Obstet Gynecol 71 (3):338–343

13. Soper JT, Hammond CB, Lewis JL Jr (1992) Gestational trophoblastic disease. In: Hoskins WJ, Perez CA, Young RC (eds) Principles and practice of gynecologic oncology. Lippincott, Philadelphia, pp 795–825

14. Theodore C, Azab M, Droz JP et al. (1989) Treatment of high-risk gestational trophoblastic disease with chemotherapy combinations containing cisplatin and etoposide. Cancer 64:1824–1828

15. Wong LC, Choo YC, Ma HK (1985) Methotrexate with citrovorum factor rescue in gestational trophoblastic disease. Am J Obstet Gynecol 152:59–62

Vaginalkarzinom

G. Bastert und *S. D. Costa*

I. Epidemiologie

Häufigkeit:	1 %–2 % aller gynäkologischen Malignome.
Inzidenz:	0,7/100 000 pro Jahr. Altersverteilung zwischen 25–84 Jahren mit einem Altersgipfel zwischen 60–70 Jahren.
Lokalisationen, Ausbreitung:	Die meisten Vaginalkarzinome sind im oberen 1/3 an der hinteren Vaginalwand lokalisiert. Das Vaginalkarzinom breitet sich lokal zur Harnblase und zum Rektum hin aus und weist in ca. 20 % der Fälle primär Lymphknotenmetastasen auf. (Die Lymphdrainage der oberen 2/3 der Vagina erfolgt in die Lymphknoten der Fossa obturatoria und entlang der Iliakalgefäße, während das untere 1/3 in die inguinalen und femoralen LK drainiert werden.) Pulmonale, hepatische und ossäre Fernmetastasen kommen selten vor (v. a. beim Vaginal-Melanom bzw. Sarkom). Im fortgeschrittenen Stadium kommt es zur Ausmauerung des Beckens mit Kompression/Infiltration der Ureteren und Urämie (häufigste Todesursache).
Ätiologie:	Die Ätiologie des Vaginalkarzinomes ist unbekannt. Als prädisponierend wirken:

- Chronische Traumatisierung des Vaginalepithels: bei Fluor, Leukorrhoe, Vaginalpessar, Prolaps der Vaginalwände, Syphillis.
- Strahlenexposition: Vermehrt Vaginalkarzinome nach Bestrahlung des kleinen Beckens.
- Neoplasien der Vulva, Zervix: gleichzeitiges oder späteres Auftreten von Vaginalkarzinomen hat zur Formulierung der „Feldtheorie" geführt: durch die ontogenetisch gemeinsame Herkunft dieser Organe soll ihnen eine erhöhte Anfälligkeit gegenüber Karzinogenen gemeinsam sein.
- Diethylstilbestrol (DES)-Einnahme in der Schwangerschaft: Adenokarzinome der Vagina (Clearcell-Karzinome) sind gehäuft bei Mädchen und jungen Frauen beobachtet worden, deren Mütter Diethylstilbestrol (DES) in der Frühschwangerschaft eingenommen hatten. DES verhindert die Umwandlung des glandulären (Zylinder-)Epithels der oberen 2/3 der Vagina in Plattenepithel. Die erneute Stimulation dieses Gewebes durch endogene Östrogene in der Pubertät führt zu einer Vaginaladenose (benigne), kann aber im Sinne einer ko-karzinogenen

Wirkung zur malignen Transformation führen. Da DES 1971 verboten wurde, wird dieses Karzinom zunehmend seltener.

Die Inzidenz ist bei Völkern niedriger, bei denen eine Circumcision der Männer durchgeführt wird (z. B. Juden, Moslems) und bei denen Peniskarzinome seltener sind.

II. Pathologie und Stadieneinteilung

Isolierte primäre Präkanzerosen der Vagina (Vaginale intraepitheliale Neoplasien = VAIN) sind sehr selten und sie müssen immer von einer primären Läsion der Vulva bzw. der Cervix uteri abgegrenzt werden, die häufig auf die Vagina übergreifen.

- 90 % Plattenepithelkarzinome, überwiegend nicht verhornend, seltener verhornend oder kleinzellig.
- 10 % Adenokarzinome, maligne Melanome, Rhabdomyosarkome (im Kindesalter).

Die histomorphologische Diagnose eines primären Adenokarzinoms ist schwierig und kann nur nach Ausschluß einer Metastase eines Zervix-, Endometrium-, Ovarial- und eventuell auch eines Rektumkarzinomes gestellt werden.
Die absolute 5-Jahres-Überlebenszeit beträgt 38,6 % (FIGO – Annual Report).
Die Prognose nach Stadien ist wie folgt:
- Stadium I   = 53,4 %,
- Stadium II   = 42,9 %,
- Stadium III = 27,7 %,
- Stadium IV   = 12,5 %.

Die FIGO- bzw. UICC-Einteilung gilt nur für primäre Vaginalmalignome.

TNM- und FIGO-Klassifikation der Vaginalkarzinome:

TNM	FIGO	Charakteristika
T x	–	Primär-TU kann nicht beurteilt werden
T 0	–	Primär-TU unbekannt
T is	0	Carcinoma in situ
T 1	I	TU begrenzt auf die Vagina
T 2	II	TU infiltriert paravaginales Gewebe, nicht bis zur Beckenwand
	IIA	Parametrien frei
	IIB	Parametrien befallen
T 3	III	TU erreicht die Beckenwand
T 4	IVa	TU infiltriert Mucosa der Blase und/oder des Rectums und/oder überschreitet die Grenze des kleinen Beckens
M 1	IVb	Fernmetastasen

Nx   regionäre LK nicht beurteilbar
N0   keine regionären LK befallen
N1   unilateral befallene LK (Tumor im oberen 2/3 der Vagina: Becken-
            LK, Tumor im unteren 1/3 der Vagina: inguinale LK befallen)
N2   bilateral befallene LK (Becken- bzw. inguinale LK)

TU Tumor, *LK* Lymphknoten.

Es werden 3 (4) histopathologische Malignitätsgrade (UICC) unterschieden:
GX: Differenzierungsgrad nicht bestimmbar,
G1:   gut differenziert,
G2:   mäßig differenziert,
G3/4: schlecht differenziert/undifferenziert.

Da die Therapie identisch ist, soll ein Vaginalkarzinom, das den äußeren Mutter-
mund erreicht, den Zervixkarzinomen und eines, das die Vulva mitbefällt, den
Vulvakarzinomen zugeordnet werden.

III. Diagnostik

Frühformen der Vaginalkarzinome symptomlos, am häufigsten Fluor und vaginale
(Kontakt-)Blutungen. Unterleibsschmerzen und Blasen-/Darm-Symptomatik nur
in fortgeschrittenen Stadien.

Lokale Ausbreitungsdiagnostik: Klinisch (am besten Narkoseuntersuchung) bimanuelle vaginale und rektovaginale Palpation, Palpation der inguinalen LK, Kolposkopie, Zellabstrich nach Papanicolaou, Biopsie unter kolposkopischer Sicht
(Exzision oder Exkochleation mit scharfem Löffel). Ultraschall (transabdominal,
perineal bzw. transvaginal, NMR-Untersuchung des kleinen Beckens, Cystou-
rethroskopie, Rectosigmoidoskopie.

Systemische Ausbreitungsdiagnostik: CT des Retroperitonealraumes (LK-Befall),
Ultraschall der Leber, Thoraxröntgen.

IV. Behandlungsstrategie (s. Abb. 1 und 2)

1 Chirurgische Therapiemaßnahmen

Die Therapie der VAIN I und II besteht aus Überwachung, bei Progression sollte
eine Laservaporisation mit dem CO_2-Laser durchgeführt oder, bei multizentrischen Läsionen die Lasertherapie mit lokaler Applikation von 5-Fluorouracil-
Creme kombiniert werden [6]. Beim Rezidiv und bei multilokulärem VAIN II sollte
eine partielle oder totale Kolpektomie mit operativer Rekonstruktion (falls Kohabi-
tationswunsch besteht) durchgeführt werden [1].
Eine radikale Operation des Vaginalkarzinomes ist technisch nur im Stadium I
und II bei zervix- bzw. introitusnahen Karzinomen möglich und sinnvoll (s. Abb. 1):

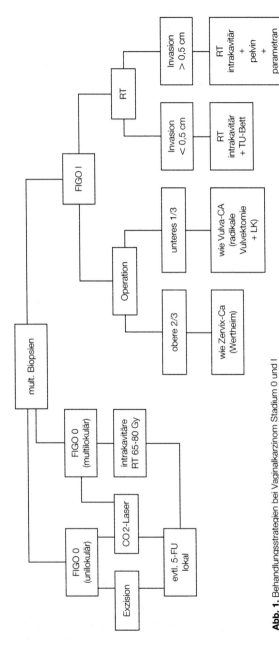

Abb. 1. Behandlungsstrategien bei Vaginalkarzinom Stadium 0 und I
(*RT* Radiotherapie, *Gy* Gray, *5-FU* 5-Fluorouracil, *TU* Tumor)

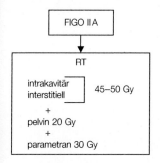
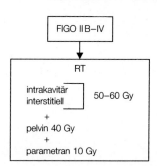

Abb. 2. Behandlungsstrategien beim Vaginalkarzinom in den Stadien FIGO II–IV
RT Radiotherapie, *Gy* Gray

beim Befall der oberen 2/3 der Vagina erfolgt die Operation wie beim Zervixkarzinom (Operation nach Wertheim mit ausreichender Scheidenmanschette), beim unteren 1/3 wie beim Vulvakarzinom (Vulvektomie mit inguinaler und ggf. pelviner Lymphonodektomie) [10].

Radikale Eingriffe wie die vordere und/oder hintere Exenteration werden nur selten durchgeführt, weil die Ergebnisse der modernen radiotherapeutischen Techniken sehr gut und weniger belastend sind [11]. Bei lokalisierter, fortgeschrittener Erkrankung bzw. beim Rezidiv nach Bestrahlung mit Knochenbeteiligung kann mittels Knochenresektion (Ramus inferior ossis pubis, Symphysis pubica) eine Tumorresektion im Gesunden durchgeführt werden, wobei hohe Überlebensraten ohne wesentliche Morbidität erreicht werden können [5].

Das Rhabdomyosarkom im Kindesalter wird möglichst konservativ, durch z. B. lokale Exzisionen operiert, weil durch zusätzliche Chemotherapie eine potentielle Kurabilität erreichbar ist [2]. Zur Tumorverkleinerung kann die Laserabtragung eingesetzt werden. Eine Lasertherapie wird auch zur Blutstillung bzw. zur Abtragung von großen, exulzerierenden Tumormassen durchgeführt.

2 Strahlentherapie

Die Strahlentherapie stellt die Behandlung der Wahl bei den meisten Vaginalkarzinomen dar (s. Abb. 1 und 2). Der Nutzen und die Komplikationen der Radiotherapie müssen in Abhängigkeit vom Alter, Allgemeinzustand und sexueller Aktivität der Patientin besonders erwogen werden.

Die Radiotherapie des Vaginalkarzinoms besteht aus intrakavitärer bzw. interstitieller Behandlung und externer Teletherapie (kombinierte Bestrahlung). Die externe Bestrahlung bezieht die pelvinen Lymphknoten und die Parametrien ein, die bei alleiniger Brachytherapie nur unzureichend behandelt wären [4].

Die Bestrahlung wird vor allem in den Stadien I und IIA individualisiert durchgeführt, weil in diesen Fällen Dauerheilungen möglich sind. Je nach Tumorsitz bzw. Infiltrationstiefe des paravaginalen Gewebes wird die gesamte Mucosa mit 65–80 Gy bestrahlt und es wird eine zusätzliche Dosis oder eine interstitielle Bestrahlung

Tabelle 1. Vaginalkarzinom – Behandlungsergebnisse mit Radiotherapie (RT). Lokalrezidive und Metastasen nach primärer Radiotherapie (Rez.)

Quelle	Therapieplan	n = aw. Pat. S = Stadium H = Histologie v = vorbehandelt	Therapieresultate in % (Anzahl Patientinnen) (–) keine Angabe				RD = Remissionsdauer ÜZ = Überlebenszeit
			CR	PR	CR+PR	Rez.	
Marcus et al. [7]	Stadium I–II: pelvine RT 40–50 Gy + intrakavitär 40–70 Gy (Radium)	n = 16 S = I–II H = Plattenepithel-Ca v = 2	93 (15)	7 (1)	**100** (16)	18 (3)	ÜZ (5 J) Stadium I: 80 % Stadium II: 50 %
	Stadium III–IV: pelvine RT 37,5–60 Gy + intrakavitär 15–50 Gy (Radium)	n = 6 S = III–IV H = Plattenepithel-Ca v = 2	83 (5)	17 (1)	**100** (6)	17 (1)	ÜZ (2–5 J) Stadium III: 100 % Stadium IV: 50 %
Dancuart et al. [3]	intrakavitäre RT 50–60 Gy interstitielle RT 60–70 Gy perkutane (externe) RT 20–50 Gy (Dosisreduktion wenn kombiniert mit intrakavitärer bzw. interstitieller RT)	n = 71 S = I H = Plattenepithel-Ca v = 0	66[a] (47)	–	–	34 (24)	ÜZ/RD = k.A.
		n = 42 S = II H = Plattenepithel-Ca v = 0	77[a] (32)	–	–	23 (10)	ÜZ/RD = k.A.
		n = 38 S = III H = Plattenepithel-Ca v = 0	61[a] (23)	–	–	39 (15)	ÜZ/RD = k.A.
		n = 11 S = IVA H = Plattenepithel-Ca v = 0	55[a] (6)	–	–	45 (5)	ÜZ/RD = k.A.

Tabelle 1. (Fortsetzung)

Quelle	Therapieplan	n = aw. Pat. S = Stadium H = Histologie v = vorbehandelt	Therapieresultate in % (Anzahl Patientinnen) (–) keine Angabe				RD = Remissionsdauer ÜZ = Überlebenszeit
			CR	PR	CR+PR	Rez.	
Perez et al. [8]	intrakavitäre RT 60–70 Gy	n = 16 S = 0 H = Carcinoma in situ v = 0	93[a] (15)	–	–	7 (1)	ÜZ (10 J) = 94 %
	intrakavitäre/interstitielle RT 60–70 Gy + pelvine (externe) RT 10–20 Gy + parametrane RT 40–50 Gy	n = 50 S = I H = Plattenepithel-Ca v = 0	76[a] (38)	–	–	24 (12)	ÜZ (10 J) = 75 %
	intrakavitäre/interstitielle RT 60–70 Gy + pelvine (externe) RT 20–40 Gy + parametrane RT 50–60 Gy	n = 49 S = IIA H = Plattenepithel-Ca v = 0	49[a] (24)	–	–	51 (25)	ÜZ (10 J) = 55 %
	pelvine (externe) RT 40 Gy + parametrane RT 55–60 Gy	n = 26 S = IIB H = Plattenepithel-Ca v = 0	34[a] (9)	–	–	64 (17)	ÜZ (10 J) = 43 %
		n = 16 S = III H = Plattenepithel-Ca v = 0	38[a] (6)	–	–	62 (10)	ÜZ (10 J) = 32 %
		n = 8 S = IVA H = Plattenepithel-Ca v = 0	25[a] (2)	–	–	75 (6)	ÜZ (5 J) = 10 %

[a] Als CR werden Dauerheilungen ohne Rezidive aufgeführt (die Autoren liefern keine Angaben über die primäre Erfolgsrate der Radiotherapie, so daß eine echte Einteilung in CR, PR und PD nicht möglich ist).

des Tumors mit 15–20 Gy appliziert. Die pelvine und parametrane Bestrahlung wird im Stadium I nur bei tiefen, entdifferenzierten Läsionen und im Stadium IIA immer durchgeführt.
Auch in den Stadien IIB–IV kann die Bestrahlung in 10%–50% der Fälle zu dauerhaften Remissionen führen [7, 8].
Behandlungsergebnisse sind in Tabelle 1 zusammengefaßt.

3 Chemotherapie

Über den Stellenwert einer Chemotherapie im Rahmen der Primärtherapie des Plattenepithelkarzinoms der Vagina gibt es keine hinreichenden Untersuchungen [9, 12]. Die bisher angewandten Zytostatika (Cisplatin, Mitoxantron) zeigten nur eine sehr begrenzte Wirksamkeit.

4 „Biological Response Modifiers"/Zytokine

Es liegen keine Erfahrungen vor.

V. Literatur

 1. Bender H (1984) Tumoren der Vagina. In: Bender H (Hrsg) Gynäkologische Onkologie für die Praxis. Thieme, Stuttgart, pp 246–256
 2. Copeland LJ, Gershenson DM, Saul PB, Sneige N, Stringer CA, Edwards CL (1985) Sarcoma botryoides of the female genital tract. Obstet Gynecol 66:262–266
 3. Dancuart F, Delclos L, Wharton JT, Silva EG (1988) Primary squamous cell carcinoma of the vagina treated by radiotherapy: A failures analysis – The MD Anderson Hospital experience 1955–1982. Int J Radiat Oncol Biol Phys 14:745–749
 4. Fournier D, Leppien G, Junkermann H (1986) Präneoplasien und Malignome der Vagina. In: Wulf KH, Schmidt-Matthiesen H (Hrsg) Klinik der Frauenheilkunde und Geburtshilfe – Spezielle gynäkologische Onkologie, Bd 11, pp 131–152
 5. King LA, Downey GO, Savage JE, Twiggs LB, Oakley GJ, Prem KA (1989) Resection of the pubic bone as an adjunct to management of primary, recurrent, and metastatic pelvic malignancies. Obstet Gynecol 73:1022–1026
 6. Krebs HB (1989) Treatment of vaginal intraepithelial neoplasia with laser and topical 5-Fluorouracil. Obstet Gynecol 73:657–660
 7. Marcus RB, Million RR, Daly JW (1978) Carcinoma of the vagina. Cancer 42:2507–2512
 8. Perez CA, Camel HM, Galakatos AE, Grigsby PW, Kuske RR, Buchsbaum G, Hederman MA (1988) Definitive irradiation in carcinoma of the vagina: Long-term evaluation of results. Int J Radiat Oncol Biol Phys 15:1283–1290
 9. Peters WA III, Kumar NB, Morley GW (1985) Carcinoma of the vagina – Factors influencing treatment outcome. Cancer 55:892–897
10. Schmidt-Matthiesen H, Bastert G (1993) Vaginalkarzinom. In: Gynäkologische Onkologie, 4. Aufl. Schattauer, Stuttgart New York, pp 87–88
11. Soper JT, Berchuk A, Creasman WT, Clarke-Pearson DL (1989) Pelvic exenteration: Factors associated with major surgical morbidity. Gynecol Oncol 35:93–98.
12. Thigpen JT, Blessing JA, Homesley HD, Berek JS, Creasman WT (1986) Phase II trial of cisplatin in advanced or recurrent cancer of the vagina: A Gynecologic Oncology Group Study. Gynecol Oncol 23:101–104

Vulvakarzinom

G. Bastert und *S. D. Costa*

I. Epidemiologie

Häufigkeit: 4 %–5 % aller Genitalmalignome;
Inzidenz: 1,5/100 000 pro Jahr;
Lokalisationen: 60 % Labia majora, seltener Labia minora, Klitorisregion (auch „Klitoriskarzinom" genannt) und die hintere Kommissur. Meist einseitig, kontralaterale Abklatschtumoren müssen jedoch ausgeschlossen werden;
Ätiologie: weitgehend unbekannt. Risikofaktoren: HPV 16/18-Infektion, Chronische Reize (Pruritus vulvae, Kratzen), Lichen sclerosus, hyperplastische und gemischte Dystrophien, Condylomata acuminata, atypische Condylome, Vulvadysplasien (VIN).

II. Pathologie und Stadieneinteilung

90 % Plattenepithelkarzinome, 4,8 % Melanome, 3,9 % undifferenzierte Karzinome, 2,2 % Sarkome, 1,4 % Basalzellkarzinome, 1 % Karzinome der Bartholinischen Drüsen, 0,6 % Adenokarzinome.
Das histopathologische Grading korreliert gut mit der Prognose:
G 1: hochdifferenziert verhornend,
G 2: mäßig differenziert oder gemischtzellig, unvollständig verhornend,
G 3: gering differenziert, nicht verhornend.

Zwischen der klinisch erhobenen (präoperativen) FIGO- und der histopathologischen (postoperativen) UICC-Stadieneinteilung bestehen deutliche Diskrepanzen (Tabelle 1): 15 % der klinisch auffälligen inguinalen Lymphknoten sind histologisch frei, 30 % der klinisch unauffälligen Lymphknoten sind befallen.

Stadieneinteilung des Vulvakarzinoms nach FIGO- bzw. UICC-Kriterien:

FIGO	UICC	Tumorausdehnung
0	Tis	Carcinoma in situ
I	T1 N0 M0	Tumordurchmesser < 2 cm, auf Vulva u/o Perineum beschränkt
II	T2 N0 M0	Tumordurchmesser > 2 cm, auf Vulva u/o Perineum beschränkt
III	T3 N0 M0	Befall der unteren Urethra u/o Vagina u/o Anus u/o
	T1–3 N1 M0	einseitiger Befall der regionären Lymphknoten
IVA	T4 N0–2 M0	Befall der oberen Urethra u/o Blasen/Rektum-Mukosa u/o Beckenwand u/o
	T1–3 N2 M0	beidseitiger Befall der regionären Lymphknoten
IVB	T1–4 N0–2 M1	Fernmetastasen

Das stadiengerechte 5-Jahresüberleben beträgt:
- FIGO I   = 90 %
- FIGO II = 77 %
- FIGO III = 51 %
- FIGO IV = 18 %

III. Diagnostik

Klinische Untersuchung mit Kolposkopie und Anwendung von 3 % Essigsäure und/oder 1 % Toluidinblau (Collins-Test) zur besseren Darstellung suspekter Areale, Biopsie (auch in LA). Zum Staging Zysto-Rektoskopie, CT-Retroperitoneum (pelvine und paraaortale Lymphknoten).

IV. Behandlungsstrategie (Abb. 1)

1 Chirurgische Therapiemaßnahmen

Radikale operative Verfahren stellen die Therapie der Wahl dar: radikale Vulvaektomie mit en-bloc-Ausräumung der inguinalen und femoralen Lymphknoten, beim Befall der inguinalen Lymphknoten auch pelvine Lymphonodektomie. Von besonderer Bedeutung ist die tumorfreie Umgebung des Primärtumors, die mindestens 1, besser 2 cm breit sein sollte, weil ansonsten die Lokalrezidivrate sehr hoch ist

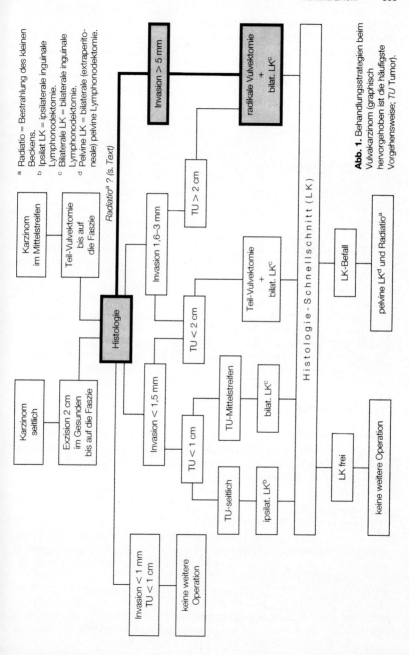

Abb. 1. Behandlungsstrategien beim Vulvakarzinom (graphisch hervorgehoben ist die häufigste Vorgehensweise; *TU* Tumor).

[7]. Zur Auswahl des operativen Vorgehens bei klinisch als T1–T2 N0 eingestuften Karzinomen, sollte zunächst eine Biopsie (Schnellschnitt-Diagnostik oder zweizeitiges Vorgehen, vgl. Abb. 1) durchgeführt werden. Konservative Operationen (z. B. Exzision mind. 2 cm im Gesunden oder partielle Vulvektomie) sind problematisch, weil auch oberflächliche Karzinome mit einer Invasionstiefe ≤ 5 mm in inguinale Lymphknoten metastasieren können [5]. Konservative Operationen dürfen nur in Ausnahmefällen bei pTis und pT1 Karzinomen (< 1 cm Durchmesser und < 1,5 mm Invasionstiefe) erfolgen.

2 Strahlentherapie

Die Strahlensensibilität des Vulvakarzinoms ist gering. Eine primäre Bestrahlung kann nur bei inoperablen Fällen indiziert sein. Oberflächliche Befunde werden mit schnellen Elektronen (bis zu 60 Gy) und die Leisten mit Telekobalt (40–60 Gy) bestrahlt. Die 5-Jahres-Überlebensraten werden mit 50 % angegeben [4]. Es gibt nur wenige Berichte über die präoperative Radiotherapie beim lokal fortgeschrittenen Vulvakarzinom, die im Sinne eines Debulkings mit 30–55 Gy durchgeführt wurde. In bis zu 50 % der Fälle wurde im Operationspräparat keine Tumoren mehr nachgewiesen [1] und das 5-Jahres-Überleben wird mit 75,6 % angegeben [2]. Die Anzahl der untersuchten Patientinnen ist jedoch niedrig (14 bzw. 48), so daß eine abschließende Beurteilung dieses therapeutischen Ansatzes nicht möglich ist. Die postoperative Radiotherapie wird bei großen Tumoren > 4 cm, bei Resektionen nicht oder nur knapp im Gesunden und bei ausgedehnter Hämangiosis/ Lymphangiosis carcinomatosa angewandt. Bei nachgewiesenem regionalen Lymphknotenbefall (inguinal und v. a. pelvin, N2) führt die postoperative Bestrahlung der Inguina und des Beckens mit Telekobalt zu besseren Ergebnissen als die inguino-pelvine Lymphonodektomie alleine: 2-Jahres-Überleben von 59 % gegenüber 31 % [8]. Bei den N0- und N1-Fällen wird die Prognose durch die Bestrahlung des Beckens nicht beeinflußt. Behandlungsergebnisse des Vulvakarzinoms mit Radio- und Chemotherapie sind in Tabelle 1 zusammengefaßt.

3 Chemotherapie

Eine effektive Chemotherapie kann wegen des fortgeschrittenen Alters und des reduzierten Allgemeinzustandes der meisten Patientinnen nicht angewandt werden.

3.1 Chemotherapie bei fortgeschrittenen Vulvakarzinomen

Unter den Monochemotherapien besitzen lediglich Adriamycin und Bleomycin eine gewisse Wirksamkeit und in einigen Fällen konnten partielle Remissionen

Tabelle 1. Vulvakarzinom – Behandlungsergebnisse mit Radio- *(RT)* und Chemotherapie

Quelle	Therapieplan	n = aw. Pat. S = Stadium H = Histologie v = vorbehandelt	Therapieresultate in % (Anzahl Patientinnen)				RD = Remissionsdauer ÜZ = Überlebenszeit Median
			CR	PR	CR+PR	PD	
Deppe et al. [3]	**ADM** 50–60 mg/m² iv q 3 Wo × 3–10	n = 4 S = IV H = – v = 4	0	75 (3)	**75** (3)	25 (1)	RD = 7–8 Mo
Trope et al. [10]	**BLM** 15 mg im q 3 d (Max. Dosis ≤ 300mg) **BLM** 5 mg iv, d 1–7 **MIM** 10 mg iv, d 8 q 1 Wo × 4	n = 20 S = I–IV H = invasives Vulvakarzinom v = 18	15 (3)	35 (7)	**50** (10)	35 (7)	RD = 2–24 Mo ÜZ = 1–24 Mo
Acosta et al. [1]	präoperative RT mit 3600–5500 rad (⁶⁰Co)	n = 14 S = I–III H = invasives Vulvakarzinom v = –	35 (5)	65 (9)	**100** (14)	–	ÜZ = 2 Mo–8 Jahre
Hacker et al. [6]	präoperative RT mit 4400–5400 rad (⁶⁰Co, Hochvolt)	n = 8 S = III–IV H = invasives Vulvakarzinom v = –	50 (4)	37,5 (3)	**87,5** (7)	12,5 (1)	ÜZ = 10 Mo–10 Jahre
Homesley et al. [8]	postoperative pelvine RT (Operation: Vulvektomie ohne pelvine Lymphonodektomie) mit 4500–5000 rad, 180–200 rad tgl. (⁶⁰Co)	n = 59 S = I–IV H = invasives Vulvakarzinom v = –	67,8 (40)	–	**67,8** (40)	32,2 (19)	RD = ÜZ = 36 Mo

Tabelle 1. (Fortsetzung)

Quelle	Therapieplan	n = aw. Pat. S = Stadium H = Histologie v = vorbehandelt	Therapieresultate in % (Anzahl Patientinnen)				RD = Remissionsdauer ÜZ = Überlebenszeit Median
			CR	PR	CR+PR	PD	
Boronow et al. [2]	RT prä- u/o postoperativ 1. perkutane + intrakavitäre RT mit 6350–14 660 rad (n = 26) 2. intrakavitäre RT mit 4500–10 000 rad (n = 13) 3. perkutane RT mit 4500–5220 rad (n = 9)	n = 48 S = III–IV H = invasives Vulvakarzinom (n = 43), Vulva + Vaginal + Zervixkarzinome („field cancers" – n = 5) v = 11	72 (34) 42,5[a] (17)	– –	**72** (34) **42,5**[a] (17)	28 (14) –	ÜZ = 60 Mo

[a] Komplette Remission nach präoperativer RT (Vulvektomie in 40 Fällen durchgeführt).

erzielt werden [3, 10] (s. Tabelle 1). Bei fortgeschrittenen, primär inoperablen Vulvakarzinomen sind in wenigen Fällen Remissionen erzielt worden und einige der Patientinnen konnten sekundär operiert werden. In der Untersuchung von Thomas et al. [9] wurden erste Ergebnisse einer kombinierten Radio-Chemotherapie (5-FU und in einigen Fällen Mitomycin C) präsentiert (neoadjuvant, kurativ und als Rezidivbehandlung), durch die Langzeitremissionen erzielt werden konnten. 7 von 9 neoadjuvant Behandelten und 6 von 9 in kurativer Absicht adjuvant behandelten Patientinnen hatten komplette Remissionen für 5 bis 45 bzw. 43 Monate. In der Gruppe der Patientinnen mit Rezidiven waren 7 von 15 für die Dauer von 5 bis 45 Monaten tumorfrei. Die Autoren nehmen einen radiosensibilisierenden Effekt der Chemotherapie an.

In der Studie von Whitaker et al. [11] wurden in 5 (von 12) Fällen komplette und in den anderen 7 Fällen partielle Remissionen durch die kombinierte Radio-Chemotherapie erzielt. Die Remissionen waren jedoch von kurzer Dauer (rezidivfreie Zeit: Median = 5 Monate, Gesamtüberleben = 7 Monate).

Die kombinierte Therapie bedarf noch weiterer Untersuchungen, bevor sie abschließend beurteilt werden kann.

3.2 Adjuvante und intraarterielle Chemotherapie

Es liegen keine Erfahrungen vor.

4 „Biological Response Modifiers"/Zytokine

Es liegen keine Erfahrungen mit BRM und Zytokinen bei Vulvakarzinomen vor.

V. Literatur

1. Acosta AA, Given FT, Frazier AB, Cordoba RB, Luminari A (1978) Preoperative radiation therapy in the management of squamous cell carcinoma of the vulva: Preliminary report. Am J Obstet Gynecol 132:198–206
2. Boronow RC, Hickman BT, Reagan MT, Smith RA, Steadham RE (1987) Combined therapy as an alternative to exenteration for locally advanced vulvovaginal cancer. Am J Clin Oncol 10 (2):171–181
3. Deppe G, Bruckner HW, Cohen CJ (1977) Adriamycin treatment of advanced vulvar carcinoma. Obstet Gynecol 50 (1s):13–14
4. Fairey RN, MacKay PA, Benedet JL, Boyes DA, Turko M (1985) Radiation treatment of carcinoma of the vulva, 1950–1980. Am J Obstet Gynecol 151:591–597
5. Hacker NF, Nieberg RK, Berek JS, Leuchter RS, Lucas WE, Tamimi HK, Nolan JF, Moore JG, Lagasse LD (1983) Superficially invasive vulvar cancer with nodal metastases. Gynecol Oncol 15:65–77
6. Hacker NF, Berek JS, Juillard GJF, Lagasse LD (1984) Preoperative radiation therapy for locally advanced vulvar cancer. Cancer 54:2056–2061
7. Heaps JM, Fu YS, Montz FJ, Hacker NF, Berek JS (1990) Surgical-pathologic variables predictive of local recurrence in squamous cell carcinoma of the vulva. Gynecol Oncol 38:309–314

8. Homesley HD, Bundy BN, Sedlis A, Adcock L (1986) Radiation therapy versus pelvic node resection for carcinoma of the vulva with positive groin nodes. Obstet Gynecol 68 (6):733–740
9. Thomas G, Dembo A, DePetrillo A, Pringle J, Ackerman I, Bryson P, Balogh J, Osborne R, Rosen B, Fyles A (1989) Concurrent radiation and chemotherapy in vulvar carcinoma. Gynecol Oncol 34:263–267
10. Trope C, Johnsson JE, Larsson G, Simonsen E (1980) Bleomycin alone or combined with mitomycin C in treatment of advanced or recurrent squamous cell carcinoma of the vulva. Cancer Treat Rep 64:639–642
11. Whitaker SJ, Kirkbride P, Arnott SJ, Hudson CN, Shepherd JH (1993) A pilot study of chemo-radiotherapy in advanced carcinoma of the vulva. Br J Obstet Gynecol 97:436–442

Zervixkarzinom (Collumkarzinom)

G. Bastert und *S. D. Costa*

I. Epidemiologie [7]

Häufigkeit:
6 % aller weiblichen Neoplasien, vierthäufigste Krebserkrankung der Frau (wie das Endometriumkarzinom); Altersmaximum: Dysplasien: 25–34 Jahre
Carcinoma in situ: 35–44 Jahre
Karzinome: 45–54 Jahre.

Inzidenz:
variiert weltweit zwischen 48,2 (Kolumbien) und 3,8 (Israel) / 100 000 Frauen, in Entwicklungsländern wesentlich höher als in Industrienationen: in Deutschland 20/100 000. Die Mortalität infolge invasiver Zervixkarzinome hat in den letzten 4 Jahrzehnten weltweit um 70 % abgenommen, was auf die frühzeitigere Diagnostik zurückgeführt wird (ca. 60 % im Stadium I diagnostiziert).

Ätiologie:
Von ätiologischer Relevanz sind epidemiologische (endogene) Faktoren und exogene Noxen, die im Sinne einer Initiation (Schädigung der zellulären DNA) und einer Promotion (klonales Wachstum durch die Einwirkung von Tumor-Promotoren) zur Malignität führen.

a) Epidemiologische Faktoren:

- frühzeitige erste Kohabitation (vor dem 20. Lebensjahr)
- häufiger Partnerwechsel (mehr als zwei männliche Partner)
- frühzeitige 1. Schwangerschaft
- Sexualhygiene des Mannes: karzinogene Substanzen im Smegma (protektive Wirkung der Circumzision)
- Multiparität (5 × häufiger bei Frauen mit 14 Schwangerschaften)
- niedriger sozio-ökonomischer Status

b) Initiation:

- Infekte mit human papilloma-Viren (HPV), vor allem die HPV-Typen 16 und 18 (in bis zu 44 % aller schweren Dysplasien, 77 % der Carcinomata in situ und in 89 % der invasiven Plattenepithelkarzinomen nachgewiesen). Untersuchungen am HPV Typ 16 und 18 haben gezeigt, daß die viralen DNA-loci E6 und E7 in der Wirtszelle Proteine produzieren, die an die zelluläre DNA binden und die Transkription beeinflussen. Die zelluläre DNA synthetisiert dann die viralen E6- bzw. E7- (genannt Ela-)Proteine, die zur Transformation der Wirtszellen führen [24].

c) Promotion:

- Rauchen: im Zervikalsekret Bestandteile von Tabak assoziiert mit erhöhter Mutationsrate; bei Raucherinnen erhöhte Prädisposition zu HPV-Infektion und vermehrt Condyloma acuminata, die auch als Risikofaktoren gelten.
- Infekte mit Herpes simplex Viren Typ 2 (HSV-2): Korrelation zwischen Antikörpern gegen HSV-2 und Inzidenz des Zervixkarzinomes.
- Genitalinfektionen mit Chlamydia trachomatis, AIDS, und orale Contraceptiva (umstritten).

II. Pathologie und Stadieneinteilung

Ausgangspunkt prämaligner und maligner Veränderungen ist am häufigsten die Grenzzone zwischen Zylinder- und Plattenepithel. Als Präkanzerosen der Zervix gelten die Zervixdysplasien und das Carcinoma in situ, als *zervikale intraepitheliale Neoplasien* (CIN) zusammengefaßt:

1. **CIN Grad I** = leichte Dysplasie mit Aufhebung der Schichtung, Störung der Differenzierung, keine oder nur wenige Mitosen im unteren 1/3 des Epithels;
2. **CIN Grad II** = mäßiggradige Dysplasie, gleiche Veränderungen wie CIN I nehmen die unteren 2/3 des Epithels ein;
3. **CIN Grad III** = schwere Dysplasie und Carcinoma in situ mit Schichtungsverlust, Aneuploidie der Kerne, atpyischen Mitosen, entdifferenziertem Epithel.

Etwa 90 % der Zervixkarzinome sind Plattenepithelkarzinome. Von den restlichen 10 % sind die meisten Adenokarzinome, während andere Typen Raritäten darstellen.

Lokalisation/Ausbreitung: Die Lokalisation im Portiobereich außen und intrazervikal ist etwa gleich häufig, dabei weisen ältere Frauen häufiger intrazervikale Karzinome auf, entsprechend der altersbedingten Verschiebung der Grenzzone Plattenepithel/Zylinderepithel nach innen. Ausgeprägte Exophyten finden sich nur bei ca.13 %, Endophyten bei ca. 60 % der Patientinnen. Inbesondere das endophytische Zervixhöhlenkarzinom neigt zu früher lymphogener Streuung (60 %) [67]. Das fortschreitende Wachstum eines Zervixkarzinoms kann die Zervix tonnenförmig auftreiben ("Tonnenkarzinom") oder die Zervix völlig durchsetzen und zur Entstehung eines Zerfallskraters führen.

Die Ausbreitungswege des Zervixkarzinoms sind in der Regel kontinuierlich über:

1. die Wand der Zervix
2. die Parametrien
3. das Vaginalepithel
4. die Lymphknoten (die Zervix hat eine reiche Lymphgefäßversorgung) parazervical, parametran, entlang der A. iliaca externa et interna, präsakral und sakral *(primäre LK)*
5. die Lymphknoten der Aa. iliacae communes, inguinal und paraaortal *(sekundäre LK)*

Der Befall pelviner bzw. paraortaler Lymphknoten korreliert mit dem FIGO-Stadium und mit der lokalen Invasionstiefe (Tabelle 1)

Tabelle 1. Befall pelviner und paraaortaler Lymphknoten beim Zervixkarzinom in Abhängigkeit vom FIGO-Stadium und Invasionstiefe (modifiziert nach [23, 50])

LK[a]-Befall (%)	FIGO-Stadium				Invasionstiefe in cm[b]			
	I	II	III	IV	≤ 0.5	0.5–0.9	1–1.9	≥ 2.0
pelvine LK	11–18	27–45	47–66	> 70	1	12	30	> 36
paraaortale LK	0– 8	7–33	19–46	18–57				

[a] = Lymphknoten
[b] = Korrelation zwischen Invasionstiefe und pelvinen und/oder paraaortalen LK

Das Zervixkarzinom breitet sich hauptsächlich lokal im kleinen Becken aus und führt zur Ummauerung der Iliakalgefäße und der Ureteren, ferner zur Infiltration von Blase und Rektum. Folgen sind: Stauung des venösen Abflusses aus den Beinen, Nierenstau, Verlust der Nierenfunktion mit Urämie (die häufigste Todesursache beim Zervixkarzinom), ferner Fistelbildungen (vesico-vaginal, recto-vaginal, Kloakenbildung) mit septischen Erkrankungsbildern. Fernmetastasen in Leber, Lunge und Knochen sind eher selten.
Die Stadieneinteilungen des Zervixkarzinoms nach UICC und FIGO sind in Tabelle 2 gegenüber gestellt.

Tabelle 2. TNM- und FIGO-Klassifikation des Zervixkarzinomes

TNM-Kategorien	FIGO-Stadien	
Tx	–	Primär-TU kann nicht beurteilt werden
T0	–	Kein Anhalt für Primär-TU
Tis	O	Carcinoma in situ
T1	I	Begrenzt auf den Uterus
T1a	Ia	Präklinisches, mikroskopisches, invasives Karzinom
T1a$_1$	Ia$_1$	minimale Stromainvasion
T1a$_2$	Ia$_2$	Invasion > 6 mm von der Basis des Epithels und < 8 mm in horizontaler Ausbreitung
T1b	Ib	TU größer als in T1a$_2$
T2	II	Ausdehnung jenseits des Uterus, aber nicht zur Beckenwand und nicht zum unteren 1/3 der Vagina
T2a	IIa	Parametrium frei
T2b	IIb	Parametrium befallen
T3	III	Ausdehnung bis zur Beckenwand und/oder unteres 1/3 der Vagina und/oder Hydronephrose/stumme Niere
T3a	IIIa	Befall des unteren 1/3 der Vagina
T3b	IIIb	Ausdehnung bis zur Beckenwand und/oder Hydronephrose/stumme Niere
T4	IVa	Infiltration der Schleimhaut der Blase oder des Rektums und/oder Überschreitung der Grenzen des kleinen Beckens
M1	IVb	Fernmetastasen

Das histopathologische Grading wird wie folgt unterteilt:

Gx   Differenzierungsgrad kann nicht bestimmt werden
G1   gut differenziert
G2   mäßig differenziert
G3/4 schlecht differenziert/undifferenziert

Prognose: Die Gesamt-5-Jahresüberlebensrate beträgt 53,5 % (FIGO-Annual Report). Die Aufschlüsselung nach Stadium der Erkrankung ergibt folgende Ergebnisse:

- Stadium I = 75,7 %
- Stadium II = 54,6 %
- Stadium III = 30,6 %
- Stadium IV = 7,3

Der aussagekräftigste Prognoseparameter ist der Lymphknotenbefall (pelvin und paraaortal). Dabei wird die Prognose schlechter, wenn mehr als 5 und wenn paraaortale Lymphknoten ausgedehnt befallen sind. Die Wahrscheinlichkeit eines Lymphknotenbefalles ist höher beim Grading 3/4 und bei Tumoren mit höherer Invasionstiefe (Tabelle 1).

III. Diagnostik

Das Zervixkarzinom erlaubt die Möglichkeit, eine Vorsorgeuntersuchung (Exfoliativzytologie und Färbung nach Papanicolaou = PAP-Abstrich) durchzuführen, durch die 80–90 % der Präkanzerosen erkannt werden können.
Die Präkanzerosen und die invasiven Frühfälle sind meistens symptomlos.

Frühsymptome können sein:
- dünner, wäßriger, blutig tingierter Ausfluß (häufig unbemerkt)
- intermittierende, schmerzlose Metrorrhagie
- leichte Kontaktblutung (typisch, aber selten)
- sonstige vaginale Blutungen.

Spätsymptome sind:
- übelriechender Fluor mit Gewebeabgang (Tumornekrose)
- Flankenschmerzen (Nierenstau)
- ischialgiforme Schmerzen (Befall der Beckenwand)
- Dysurie, Hämaturie und Defäkationsbeschwerden (Befall der Blase, des Rektums)
- Anschwellung der unteren Extremitäten (venöse und/oder lymphatische Stauung)

Bei jeder inspektorisch auffälligen Veränderung der Zervix sollte ein PAP-Abstrich unter kolposkopischer Kontrolle entnommen werden. Die wichtigste präoperative

Untersuchung ist die bimanuelle, rekto-vaginale Palpation, wobei die Größe und Beweglichkeit des Uterus, die Beschaffenheit der Parametrien und der Beckenwände beurteilt werden. Präoperativ wird in Narkose palpiert (optimale klinische Beurteilung bei der relaxierten Patientin) und eine histologische Sicherung durch Biopsie (Knipsbiopsie, Bröckelentnahme mit dem scharfen Löffel, fraktionierte Curettage) erzielt. Eine Konisation kann als diagnostischer Eingriff (Gewebe für die Histologie) und, im Falle einer im Gesunden entfernten prämalignen Veränderung, auch als therapeutische Maßnahme durchgeführt werden. Eine Konisation ist beim Vorliegen eines Karzinomes kontraindiziert.

Als *Tumormarker* für das Zervixkarzinom gelten SCC (squamous cell carinoma – Antigen) und CEA, die allerdings nur bei großen Tumoren oder bei Rezidiven, im Blut nachgewiesen werden können (Verlaufsbeurteilung bzw. Therapiemonitoring).

Lokale und systemische Ausbreitungsdiagnostik: (Chromo)Zystoskopie, intravenöses Urogramm, Rektoskopie. Zur Beurteilung der pelvinen und paraaortalen Lymphknoten sollte eine Computertomographie des Retroperitonealraumes durchgeführt werden. Die Kernspintomographie eignet sich besonders zur Bestimmung der Tumormetrik und der Ausdehnung im kleinen Becken (Beckenwandbefall). Bei entsprechenden Symptomen sollte eine Koloskopie und/oder transrektale Sonographie durchgeführt werden. Zur Komplettierung des Stagings gehören Röntgen-Thorax und Ultraschalluntersuchung der Leber. Eine Skalenusbiopsie kann nützlich sein, wenn mit einem Befall höherer Lymphregionen zu rechnen ist.

IV. Behandlungsstrategie (s. auch Abb. 1 und Abb. 2 S. 515)

1 Chirurgische Therapiemaßnahmen

a) CIN

Die Therapie der präinvasiven Zervixläsionen ist in Abbildung 1 zusammengefaßt. Bei Vorliegen einer bakteriellen/mykotischen oder einer atrophischen Kolpitis (PAP III) sollte nach Behandlung eine zytologische Kontrolle nach 3 Monaten durchgeführt werden. Ebenso beim PAP IIID. Bei Persistenz eines PAP III bzw. IIID ist eine Konisation indiziert, weil eine CIN II–III nicht ausgeschlossen ist. Bei PAP IVa kann bei (kinderlosen) jungen Frauen eine Konisation, postmenopausal und beim Vorliegen zusätzlicher uteriner Symptome eine Hysterektomie durchgeführt werden. Beim PAP IVb sind konservative Maßnahmen wie Hysterektomie, Laservaporisation kontraindiziert, weil eine frühe Invasion nicht auszuschließen ist. Daher sollte die histologische Diagnostik mittels Konisation und ggf. Hysteroskopie mit Abrasio erfolgen. Beim PAP V sollten multiple Biopsien und eine fraktionierte Kürettage durchgeführt werden, da ein invasives Karzinom wahrscheinlich ist. Falls kein Karzinom nachweisbar ist, wird eine Konisation durchgeführt.

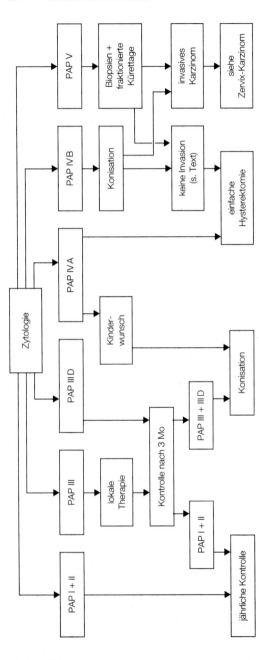

Abb. 1. Prämaligne Veränderungen der Zervix – Behandlungsstrategie in Abhängigkeit von zytologischen Befunden

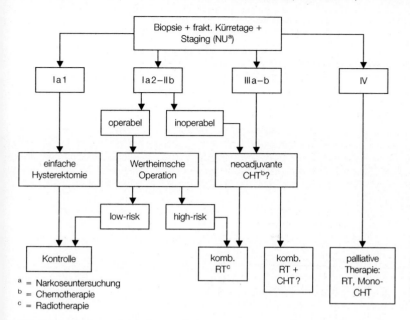

Abb. 2. Zervixkarzinom – Behandlungsstrategie

Nach Erhalt der Histologie ist folgendes individualisiertes Vorgehen empfehlenswert:
- CIN II oder III eindeutig im Gesunden entfernt: engmaschige zytologische Kontrollen mit Kolposkopie.
- ausgedehnte oder multizentrische CIN III, nicht sicher im Gesunden entfernte CIN III: Hysterektomie. Nachkonisation nur bei ausgeprägtem Kinderwunsch der Patientin und nach ausgiebiger Beratung.
- invasives Karzinom: s. u.

Die Langzeitprognose ($\geq$ 10 Jahre Gesamtüberleben) der CIN beträgt 94,6 %, wenn alle dysplastischen Areale bei der Primäroperation entfernt worden sind [9]. Rezidive bzw. invasive Karzinome nach CIN-Therapie werden auf unvollständig entfernte präinvasive oder histologisch übersehene invasive Anteile zurückgeführt. Dies wird häufiger nach lokalen Exzisionen mit ausgedehnter Gewebezerstörung (Kryochirurgie, Abtragung mit der Diathermieschlinge) beobachtet, bei denen die histologische Beurteilung beeinträchtigt ist [8].
Beim Vorliegen eines Carcinoma in situ bei einer aus anderen medizinischen Gründen inoperablen Patientin führt eine Kontaktbestrahlung zu sehr guten Heilungsergebnissen [17].

b) invasives Zervixkarzinom

Die Therapie des Zervixkarzinoms wird stadiengerecht (bei Vorliegen des klinischen Stagings) durchgeführt. Da sowohl operative als auch radio- und chemotherapeutische Maßnahmen möglich sind, sollte eine individualisierte Behandlung nur interdisziplinär von Gynäkologen, Radiotherapeuten und Onkologen geplant und durchgeführt werden.
Operative Eingriffe stellen die Therapie der Wahl dar bei den Stadien Ia1–IIb sofern die Patientin medizinisch als operabel gilt. Obwohl durch eine primäre (definitive) Radiotherapie (s. IV.2) ähnliche 5-Jahres-Überlebenszeiten erzielt werden können, hat die Operation folgende Vorteile: besseres pelvines und intraabdominelles Staging, kein Verlust der Kohabitationsfähigkeit (Vaginalstenosen nach Bestrahlung) und Erhalt der Ovarialfunktion bei prämenopausalen Patientinnen [57, 66].
Eine einfache Hysterektomie mit kleiner Scheidenmanschette kann nur im *Stadium Ia1 („Mikrokarzinom")* bei beginnender, früher Stromainvasion, bei plumper Infiltration, ohne Einbrüche in Lymphspalten oder Gefäße empfohlen werden [18].
Bei den *Stadien Ia2 [16], Ib, IIa und IIb (operabel: Beckenwand frei)* sollte eine erweiterte Hysterektomie nach Wertheim-Meigs-Okabayashi mit systemischer pelviner und ggf. selektiver paraaortaler Lymphonodektomie durchgeführt werden. Ziel der Operation nach Wertheim-Meigs-Okabayashi ist es, den Uterus, das obere 1/3 der Vagina, beide Parametrien, die Ligg. sacrouterina und vesicouterina vollständig bis zur Beckenwand en-bloc zu entfernen. Außerdem müssen die Lymphknoten entlang der Ureteren, aus der Fossa obturatoria und entlang der Iliakalgefäße exstirpiert werden. Die Mitnahme der Ovarien ist bei prämenopausalen Patientinnen nicht obligatorisch, da sie nur sehr selten (< 0.5 %) metastatisch befallen sind [63]. Eine Clipmarkierung der am besten aus dem kleinen Becken hochluxierten und fixierten Ovarien (Erhaltung eines Ovars ausreichend) kann eine Aussparung bei einer nachfolgenden Radiotherapie ermöglichen.
Die Ergebnisse der radikalen operativen Therapie und der primären Radiotherapie sind in den Tabellen 3 (Stadium I) und 4 (Stadium II) gegenübergestellt.
Bei den *Stadien IIb (inoperabel), IIIa und IIIb* wird eine primäre kombinierte Radiotherapie durchgeführt (s. IV.2.).
Eine Operation kann auch im *Stadium IV* indiziert sein, wenn das Karzinom noch zentral beweglich (von der Beckenwand abgrenzbar) ist und keine Fernmetastasen bestehen. Bei gleichzeitigem großen Uterus myomatosus kann eine operative Verkleinerung (Debulking) des Uterus die Chancen einer Bestrahlung verbessern, das Gesamtüberleben wird jedoch nicht beeinflußt. Der Wert großer, mutilierender Operationen wie der vorderen Exenteration bei ausschließlichem Blasenbefall oder der hinteren Exenteration bei Rektum- ohne Blasen- und/oder Ureterbefall ist umstritten.
Als innovatives, neues Therapiekonzept wurde in den letzten zwei Jahren die laparoskopische pelvine und paraaortale Lymphadenektomie präsentiert, die als Stagingmaßnahme der definitiven Therapie (radikale Operation bzw. Radiothera-

pie) vorangestellt wird [10, 19]. Dieses Vorgehen verbindet die Vorteile der Laparoskopie (wesentlich bessere Verträglichkeit im Vergleich zur Laparotomie, weniger Blutverlust, kürzere Liegezeiten) mit einer präzisen Beurteilung der intraabdominalen Verhältnisse (Entzündungen, Adhäsionen) und des metastatischen Lymphknotenbefalles, so daß eine bessere Planung der definitiven Therapie des Zervixkarzinoms ermöglicht wird. Dieses neue Konzept erfordert jedoch eine große Erfahrung mit den laparoskopischen Techniken und bedarf weiterer Studien vor der endgültigen Beurteilung seines Stellenwertes.

2 Radiotherapie

2.1 Primäre Radiotherapie

Die Therapie-Methode der Wahl beim inoperablen Zervixkarzinom im Stadium IIb, IIIa und IIIb und bei medizinisch inoperablen Patientinnen in allen Stadien ist die primäre kombinierte Strahlentherapie. Sie besteht aus einer fraktionierten Kontaktbestrahlung (= Brachytherapie) mit Radium oder Caesium (seltener Iridium oder Californium) im Nachlade(Afterloading)-Verfahren und aus perkutaner Hochvolttherapie des kleinen Beckens.

In kurativer Absicht werden lokale Dosisapplikationen von 200–250 Gy für die Zervix, 80–90 Gy für Parametrien und 40–50 Gy für die Beckenwand verabreicht [56]. Die hohe Dosis an den Parametrien und der Beckenwand kann nicht allein durch die Kontaktbestrahlung erreicht werden, sondern nur in Kombination mit der perkutanen Bestrahlung mit ultraharten Röntgenstrahlen bzw. Telekobaltgammastrahlen.

Im Stadium IVa und IVb kann durch Strahlentherapie nur eine lokale Tumorkontrolle erreicht werden.

Die Ergebnisse der primären Radiotherapie und der chirurgischen Therapie sind in den Tabellen 3 und 4 dargestellt.

2.2 Postoperative Radiotherapie

Die meisten Autoren empfehlen eine postoperative (adjuvante) Bestrahlung bei pelvinen Lymphknotenmetastasen, bei Tumorbefall der chirurgischen Resektionsrändern bzw. bei knapper Resektion im Gesunden (< 0,5 cm), bei tiefer Stromainvasion oder bei Tumoreinbruch in Lymph/Blutgefäßen [50]. Die postoperative Radiotherapie reduziert zwar die lokale Rezidivrate um 20–40 % [4, 30], beeinflußt jedoch das 5-Jahres-Überleben nur um etwa 10 % (72 % vs. 64 %, bzw. 65 % vs. 51 %) [3, 30].

Beim Befall der paraaortalen Lymphknoten sollte postoperativ eine adjuvante, pelvine Bestrahlung ergänzt durch paraaortale Felder durchgeführt werden. In einer randomisierten Studie konnte gezeigt werden, daß durch die adjuvante paraaortale Bestrahlung bei den Stadien IB–IIB das 5-Jahres-Überleben von 55 % auf 66 % gesteigert werden konnte [54].

Tabelle 3. Zervixkarzinom Stadium I – Behandlungsergebnisse (5-Jahres-Überlebensraten) der radikalen Hysterektomie mit systematischer pelviner Lymphonodektomie nach Wertheim im Vergleich zur primären (definitiven) Radiotherapie

Quelle	n = aw Pat.	Wertheim Therapieresultate in %	Radiotherapie Therapieresultate in %
Christensen et al. 1964 [11]	168	82.7	–
Masubuchi et al. 1966 [41]	296 152	90,5	88,2
Wall et. al. 1966 [65]	101	–	86,4
Masterson 1967 [40]	120	87	–
Kline et al. 1968 [31]	198	–	81.4
Muirhead & Green 1968 [42]	194	–	78
Ketcham et al. 1971 [29]	28	86	–
Hsu et al. 1972 [26]	234	88	–
Park et al. 1973 [47]	126 (IB)	91	–
Newton 1975 [44]	58 61	81 bzw. 75[a]	74 bzw. 65[a]
Hoskins et al. 1976 [22]	56 (IB)	84	–
Allen & Collins 1977 [1]	116 (IB)	88	–
Underwood et al. 1979 [64]	54	96	–
Perez et al. 1986 [49]	29(IA) 312 (IB)	–	100 85
Perez et al. 1986 [51]	318	–	95
Artman et al. 1987 [2]	153 (1B)	84	–
Horiot et al. 1988 [21]	229	–	80[b]
Lee et al. 1989 [38]	237 (IB)	86	–
Fuller et al. 1989 [13]	285 (IB)	86	–

[a] = Beobachtungszeit 5 bzw. 10 Jahre
[b] = Beobachtungszeit 9 Jahre

Tabelle 4. Zervixkarzinom Stadium II – Behandlungsergebnisse (5-Jahres-Überlebensraten) der radikalen Hysterektomie mit systemischer pelviner Lymphonodektomie nach Wertheim im Vergleich zur primären (definitiven) Radiotherapie

Quelle	n = aw Pat.	Wertheim Therapieresultate in %	Radiotherapie Therapieresultate in %
Christensen et al. 1964 [11]	52	55.8	–
Masubuchi et al. 1966 [41]	266 450	74.4	68.7
Wall et al. 1966 [65]	107	–	62.8
Masterson 1967 [40]	30	63	–
Kline et al. 1968 [31]	105	–	52
Muirhead & Green 1968 [42]	258	–	60
Ketcham et al. 1971 [29]	14 (IIA) 26 (IIB)	88 78	–
Hsu et al. 1972 [26]	112	72	–
Perez et al. 1986 [49]	98 (IIA) 276 (IIB)	–	70 68
Perez et al. 1986 [51]	304	–	74
Horiot et al. 1988 [21]	629	–	67[a]
Lee et al. 1989 [38]	106 (IIA) 95 (IIB)	72 60	–
Fuller et al. 1989 [13]	133	72	–

[a] = Beobachtungszeit 9 Jahre

2.3 Präoperative Radiotherapie

Eine kontrovers diskutierte, eher negativ zu beurteilende therapeutische Modalität stellt die primär intrakavitäre Bestrahlung gefolgt von „adjuvanter" radikaler Hysterektomie dar. Dieses Vorgehen beruht auf der geringeren Strahlensensibilität der zentralen (häufig nekrotischen) Anteile großer Tumoren, die nach Verkleinerung durch Radiotherapie operativ entfernt werden könnten. Während Perez et al. keine Verbesserung der rezidivfreien Zeit und der Überlebenszeiten fanden [48], konnten Gallion et al. eine Reduktion der Rezidivraten von 47 % auf 16 % (P <0,01) feststellen [14].

3 Chemotherapie

3.1 Chemotherapie bei fortgeschrittenem Zervixkarzinom und beim Rezidiv

Chemotherapien wurden bislang vor allem bei Rezidiven und beim metastasierten Zervixkarzinom angewandt. Da die meisten Patientinnen bereits Operationen und/oder Beckenbestrahlungen hatten, wird der Effekt einer Chemotherapie durch die verringerte Blutversorgung, durch Strahlenfolgen im Gewebe und durch die verminderte Knochenmarksreserve beeinträchtigt [50]. Eine weitere Dosislimitierung v. a. bei nephrotoxischen Substanzen wie Cisplatin wird durch die im fortgeschrittenen Stadium häufige Niereninsuffizienz (mechanische, tumorbedingte Nierenstauung) herbeigeführt.

Plattenepithelkarzinome der Zervix sind in bis zu 30 % der Fälle gegenüber Monochemotherapien mit Cisplatin, Carboplatin, Ifosfamid, Mitolactol und 5-Fluorouracil sensibel, wobei jedoch die Remissionen $\leq$ 4 Monate anhalten [60] (Tabelle 5). Höhere Remissionsraten von ebenfalls nur kurzer Zeitdauer werden durch Kombinationen von Cisplatin mit Cyclophosphamid, Bleomycin, Mitomycin C, Vinblastin, Vincristin und Methotrexat erreicht [50] (Tabelle 6).

3.2 Adjuvante Chemotherapie

Die meisten Studien konnten keine Verbesserung der Resultate der Radiotherapie und der radikalen Operationen durch eine adjuvante Chemotherapie aufzeigen [59]. Eine Ausnahme bilden die Studien von Lahousen et al. und von Lai et al. [36, 37]. Lahousen et al. verglichen in einer nichtrandomisierten, prospektiven Studie an 161 Patientinnen die Effekte der adjuvanten, postoperativen Polychemotherapie (Vincristin + Bleomycin + Cisplatin + Mitomycin C, bzw. Carboplatin + Bleomycin) mit der Wertheim'schen Operation allein bzw. mit Wertheim'scher Operation + Radiotherapie. Alle untersuchten Patientinnen wiesen entweder nodal-positive Karzinome oder einen Gefäßeinbruch auf. Die 37 chemotherapeutisch behandelten Patientinnen zeigten signifikant weniger Rezidive und eine höhere 5-Jahres-Überlebensrate (p = 0.05) gegenüber den beiden anderen Gruppen [36]. In einer ähnlichen Studie (gleiche Indikationen zur Chemotherapie, 119 Patientinnen) verglichen Lai et al. die Wertigkeit der adjuvanten Polychemotherapie mit Ciplatin + Vinblastin + Bleomycin mit den Ergebnissen der Operation ohne adjuvante Therapie. Nach 3 Jahren betrug das Gesamtüberleben in der Chemotherapie-Gruppe 75 % gegenüber 47 % bei den nicht behandelten Patientinnen [37]. Diese Studien bedürfen weiterer Bestätigungen v. a durch prospektiv-randomisierte Studien mit längerer Beobachtungszeit.

3.3 Neoadjuvante Chemotherapie, Radio-Chemotherapie

Die neoadjuvante Chemotherapie wird eingesetzt, um bei primärer Inoperabilität ein Down-Staging zu erreichen. Erste Erfahrungen liegen mit Kombinationen von Vinblastin, Bleomycin und Cisplatin vor, wodurch partielle und kom-

Tabelle 5. Zervixkarzinom – Behandlungsergebnisse der Monochemotherapie (Therapie des Rezidivs bzw. der Metastasen, Remissions-Dauer ≤ 4 Monate, modifiziert nach [50])

Substanz	Therapieresultate in % (CR + PR/aw.Pat.)	Substanz	Therapieresultate in % (CR + PR/aw.Pat.)	Substanz	Therapieresultate in % (CR + PR/aw.Pat.)
Amino-thiadizol	5 (1/21)	ETP (VP-16)	0 (0/38)	Me-CCNU	7 (7/94)
AMSA	4 (1/25)	Esorubicin	0 (0/28)	MOX	8 (2/26)
Baker's Antifol	16 (5/32)	5-FU	20 (29/142)	N-Methylfor-mamid	0 (0/20)
CBP	15 (27/175)	Galactitol	19 (7/36)	PALA	0 (0/36)
CCNU	5 (3/63)	HMM	19 (12/64)	Piperazin-dion	13 (5/38)
CAB	25 (11/44)	HU	0 (0/14)	Profiromycin	22 (17/78)
DDP	23 (182/785)	ICRF-159	18 (5/28)	Spiroger-manium	0 (0/18)
CPM	15 (38/251)	IFO	29 (25/84)	TNP(VM 26)	14 (3/22)
Diaziquone	4 (1/26)	Iproplatin	11 (19/177)	VBL	10 (2/20)
Dibromdul-citol	29 (16/55)	Maytansine	3 (1/29)	VCR	18 (10/55)
Dichlor MTX	8 (3/37)	MLP	20 (4/20)	VDS	24 (5/21)
ADM	16 (33/205)	6-MP	5 (1/18)	Yoshi 864	0 (0/18)
Echino-mycin	7 (2/28)	MTX	18 (17/96)		

plette Remissionen in ca. 80 % der Fälle erreichbar sind [35]. Es ist zur Zeit noch unklar, ob die erzielten Remissionen die Gesamtprognose der Erkrankung beeinflussen.

Der Einsatz einer primären simultanen Radio-Chemotherapie bei inoperablen Fällen kann sich den radiosensibilisierenden bzw. additiven Effekt von Zytostatika zunutze machen [34, 61]. Die Therapieergebnisse sind in der Tabelle 7 zusammengefaßt.

Tabelle 6. Zevixkarzinom – Behandlungsergebnisse der Polychemotherapie (Therapie des Rezidivs bzw. der Metastasen)

Quelle	Therapieplan	n = aw. Pat. S = Stadium H = Histologie v = vorbehandelt (Op, RT, CHT)	Therapieresultate in % (Anzahl Patientinnen) (keine Angabe = (–))					RD = Remissionsdauer ÜZ = Überlebenszeit Median (Monate)
			CR	PR	CR+PR	NC	PD	
Jobson et al. 1984 [28]	**CPM** 1000 mg/m^2 iv **DDP** 100 mg/m^2 iv q 3 Wo	n = 12 S = Rezidive H = Plattenepithel-Ca v = 12 (Op, RT)	17 (2)	25 (3)	**42** (5)	50 (6)	8 (1)	RD = 8
Bonomi et al. 1989 [5]	**DDP** 50 mg/m^2 iv, T 1 **5-FU** 1000 mg/m^2 24 hi, T 1-5 q 3 Wo	n = 55 S = Rezidive bzw. metast. Zervix-Ca H = Plattenepithel-Ca v = 55 (48 RT, 29 Op)	13 (7)	9 (5)	**22** (12)	40 (22)	38 (21)	RD = 2,1 ÜZ = 6.4
Kumar et al. 1991 [33]	**DDP** 50 mg/m^2 iv, T 1 **IFO** 1 g/m^2 iv, T 1-5 **Mesna** 200 mg/m^2 iv 0, 4, 8 h, T 1-5 **BLM** 15 mg iv, T 1	n = 21 S = Rezidiv bzw. metast. Zervix-Ca H = Plattenepithel-Ca v = 21 (13 RT, 1 Op, 3 Op + RT 4 RT + CHT)	19 (4)	48 (10)	**67** (14)	24 (5)	9 (2)	–
Hoffman et al. 1991 [20]	**DDP** 50 mg/m^2 iv q 4 Wo **BLM** 15 mg/m^2 iv q 4 Wo **MIM** 15 mg/m^2 iv q 8 Wo	n = 22 S = Rezidive H = Plattenepithel-Ca v = 22 (22 RT, 11 Op, 5 CHT)	0	27 (6)	**27** (6)	41 (9)	32 (7)	RD= 3,5 ÜZ = 7,5

Tabelle 6. (Fortsetzung)

Quelle	Therapieplan	n = aw. Pat. S = Stadium H = Histologie v = vorbehandelt (Op, RT, CHT)	CR	PR	CR+PR	NC	PD	RD = Remissionsdauer ÜZ = Überlebenszeit Median (Monate)
Kredentser 1991 [32]	**ETP (VP 16)** 75 mg/m² iv **IFO** 1 g/m² iv **Mesna** 200 mg/m² iv 5, 9, 13 h **DDP** 25 mg/m² iv, T 1-3 q 4 Wo × 6 (max)	n = 14 S = Rezidive H = 11 Plattenepithel-Ca 1 Adenosquamöses-Ca, Adeno-Ca v = 14 (9 RT, 6 Op. 2 CHT)	57 (8)	0	**57** (8)	0	43 (6)	RD = 14 ÜZ = –
Reichman et al. 1991 [53]	**DDP** 200 mg/m² iv Na₅S₂O₃[a] 3.3 g/m² 1 h vor DDP + 6,6 g/m² während DDP	n = 11 S = Rezidive bzw. metast. Zervix Ca H = 9 Plattenepithel-Ca, 2, Adeno-Ca v = 11 (11 RT, 1 CHT)	0	27 (3)	**27** (3)	0	73 (8)	RD = 4 (max.[b])
Ramm et al. 1992 [52]	**BLM** 30 mg iv **DDP** 50 mg/m² iv **IFO** 5 g/m² iv **Mesna** 5 g/m² DI q 4 Wo × 6 (max)	n = 20 S = Rezidive H = 13 Plattenepithel-Ca, 2 Adenosquamöses-Ca, 3 Adeno-Ca[c] v = 24[c] (24 RT, 3 Op)	0	15 (3)	**15** (3)	40 (8)	45 (9)	RD = 9 ÜZ = 10 (Responders) bzw. 6 (Non-Responders)

Therapieresultate in % (Anzahl Patientinnen) (keine Angabe = (–))

Na₅S₂O₃ [a] = Natrium Thiosulfat zur Nephroprotektion

[b] = maximale Remissionsdauer angegeben

[c] = 4 Patientinnen wegen Toxizität nicht auswertbar (Phase II Studie)

Tabelle 7. Zervixkarzinom – Behandlungsergebnisse der kombinierten Radio-Chemotherapie

Quelle	Therapieplan	n = aw. Pat. S = Stadium H = Histologie v = vorbehandelt (Op, RT, CHT)	Therapieresultate in % (Anzahl Patientinnen) (keine Angabe = (–))						RD = Remissiondauer ÜZ = Überlebenszeit FU = follow-up Median (Monate)
			CR	PR	CR+PR	NC	PD		
Hreshchyshyn et al. 1979 [25]	**HU** 80 mg/Kg po q 3 T (Max. 6 g bzw. 12 Wo) vs. Placebo + RT extern 5000 rad + intrakavitär 3000 rad	n = 104 S = IIIB + IVA H = Plattenepithel-Ca v = 0	68.1[a] (32) 48.8 (21)	19.2 (9) 16.3 (7)	**87.3** (41) **65.1** (28)	2.1 (1) 16.3 (7)	10.6 (5) 18.6 (8)	ÜZ = 19.5 RD = 13.6 ÜZ = 10.7 RD = 7.6
Thomas et al. 1984 [61]	**MIM** 6 mg/m² iv T 1 + 35 **5-FU** 1.5 g ci T 1-4 + T 35-38 + RT pelvin 4560 cGy + RT paraaortal 3600 cGy	n = 35 S = IIB-IVA + IB-IIB mit LK-Met (27), Rezidive (8) H = Plattenepithel-Ca v = 8 (Op)	74[b] (20) 37.5 (3)	0 0	**74** **37.5** (3)	0 0	26 (7) 62.5 (5)	ÜZ = 6 RD = 6 (FU = 4-24)[c] ÜZ = – RD = 19-22
Kuske et al. 1989 [34]	**DDP** 50 mg/m² iv, T 1 **5-FU** 750 mg/m² DI, T 1-5 q 3-4 Wo × 3 RT pelvin 2000 cGy + RT split-fields 3000–4000 cGy + RT intrakavitär 7500–8000 cGy	n = 19 S = IIB-IV (15), Rezidive (4) H = Plattenepithel-Ca v = 4 (Op)	58 (11)	11 (2)	**69** (13)	0	31 (6)	RD = – ÜZ = – FU = 12–36
Thomas et al. 1990 [62]	**5-FU** 1 g/m² DI T 1-4 + 35-38 **MIM** 6 mg/m² iv, T 1 + 35[d] RT extern 40-65 Gy + RT intrakavitär 40 Gy	n = 200 S = IB-IV (Tumor > 5 cm) H = – v = O	–	–	**58.5[e]** (117)	–	41.5[f] (83)	RD = – ÜZ = – FU = 30

Tabelle 7. (Fortsetzung)

Quelle	Therapieplan	n = aw. Pat. / S = Stadium / H = Histologie / v = vorbehandelt (Op, RT, CHT)	Therapieresultate in % (Anzahl Patientinnen) (keine Angabe = (–))					RD = Remissionsdauer / ÜZ = Überlebenszeit / FU = follow-up / Median (Monate)
			CR	PR	**CR+PR**	NC	PD	
Malfetano et al. 1991 [39]	**DDP** 1 mg/kg (max. 60 mg) iv q 1 Wo × 5–6 RT extern/pelvin 50 Gy + RT paraaortal 45 Gy + RT intrakavitär 30 Gy	n = 13 S = IB (2), IIB (3), IIIB (8) mit paraaortalen LK-Mets. H = Plattenepithel-Ca (11), Adeno-Ca (2) v = 13 (Op)	62 (8)	7.7 (1)	**69.7** (9)	–	30.3 (4)	RD = – ÜZ = 48.7 FU = –
Nguyen et al. 1991 [45]	**MIM** 10 mg/m^2 iv, T 1 + 30 **5-FU** 1 g/m^2 DI, T1-4 + 30-33 RT extern 45–50 Gy + RT intrakavitär 80–100 Gy	n = 36 S = IB-IVA H = Plattenepithel-Ca (37), Adeno-Ca (1) v = 0	80 (29)	20 (7)	**100** (36)	–	11[g] (4)	RD = – ÜZ = – FU = 20
Drescher et al. 1992 [12]	**5-FU** 350 mg/m^2 DI (gleichzeitig) RT extern 45–50 Gy + RT paraaortal 44–50 Gy + RT intrakavitär 72–88 Gy	n = 10 S = I-IVA mit paraaortalen LK-Mets. H = Plattenepithel-Ca v = 1 (Op)	40 (4)	50 (5)	**90** (9)	–	10 (1)	RD = 11.8 (für CR) RD = 3.6 (für PR) ÜZ = – FU = –

[a] = prospektive, Placebo-kontrollierte Studie (doppelblind); oben in der Spalte = Ergebnisse mit HU, unten = Ergebnisse mit Placebo

[b] = Ergebnisse: oben in der Spalte primär fortgeschrittene Karzinome (IIIB + IVA), unten Rezidive

[c] = FU = follow-up in Monaten

[d] = Gabe nur bei den ersten 78 Patientinnen aus der Studie, danach wegen Komplikationen keine MIM-Gabe mehr

[e] = Ergebnisse von den Autoren als „pelvic control" nach 3 Jahren follow-up angegeben (CR + PR)

[f] = Rezidive in den ersten 3 Jahren des follow-up

[g] = Rezidive in den ersten 2 Jahren, nach primär CR bzw. PR

4 Besondere therapeutische Situationen: Zervixkarzinom in der Schwangerschaft, Zervixstumpfkarzinom, Rezidivtherapie

Zervixkarzinom in der Schwangerschaft: Das Auftreten eines Zervixkarzinomes oder eines Carcinoma in situ in der Schwangerschaft ist zwar selten (0.07 % invasive Karzinome und 0.14 % Carcinoma in situ bezogen auf 95 000 Schwangerschaften [6]), stellt jedoch den behandelnden Arzt vor schwierige Entscheidungen. Jeder therapeutischen Entscheidung muß eine ausführliche Besprechung der Risiken mit der werdenden Mutter vorausgehen. Prinzipiell kann das folgende Vorgehen befolgt werden:

- CIN III: Konisation mit Cerclage, monatlich zytologische Kontrollen unter kolposkopischer Sicht.
- invasives Zervixkarzinom vor der 20. Schwangerschaftswoche: erweiterte Hysterektomie nach Wertheim-Meigs-Okabayashi mit Lymphonodektomie und nachfolgender Bestrahlung.
- invasives Zervixkarzinom zwischen der 20.–32. Schwangerschaftswoche: das Vorgehen individuell abstimmen. In der Literatur gibt es Berichte, in denen gezeigt wurde, daß ein Zuwarten von 7 bis zu 17 Wochen den Krankheitsverlauf nicht wesentlich beeinflußt [15]. Die Mehrheit der Autoren empfiehlt jedoch eine Beendigung der Schwangerschaft innerhalb von 6 Wochen nach Diagnosestellung [55].
- invasives Zervixkarzinom nach der 33.–35. Schwangerschaftswoche (Foet lebensfähig): die Schwangerschaft per sectio caesarea beendigen und die kurative Therapie (Wertheimsche Operation) wie bei Nichtschwangeren anschließen.

Die Prognose des Zervixkarzinomes wird durch die Schwangerschaft nicht beeinflußt.

Zervixstumpfkarzinom: Die früher durchgeführte subtotale, supracervicale Hysterektomie wird nur noch in Ausnahmen vorgenommen. Dementsprechend sind Fälle von Zervixstumpfkarzinomen heute selten. Die Stagingmaßnahmen und die Behandlung entsprechen denen beim Zervixkarzinom, dabei sind jedoch sowohl die Operation als auch die Bestrahlung wegen veränderter Topographie erschwert.

Behandlung des Rezidivs: Die häufigsten Frührezidive (< 3 Jahre) gehen von Lymphknoten im kleinen Becken aus und sind an der Beckenwand lokalisiert. Spätrezidive nach 3 und mehr Jahren treten am häufigsten zentral in der Umgebung des Scheidenendes auf.
Die Behandlung des Rezidives hängt von der Art der Primärtherapie ab. *Nach einer primären Strahlentherapie* kann bei einem Rezidiv eine erneute externe Bestrahlung mit 40–45 Gy eingesetzt werden, wobei jedoch die Morbidität der Zweitbehandlung hoch und die Strahlensensibilität des Gewebes niedrig ist. Die Wirksamkeit der Zweitbestrahlung ist höher, wenn eine möglichst lange Zeit nach der Primärtherapie vergangen ist. Zusätzlich können operative Maßnahmen wie

Tumorreduktion ggf. Exenterationen und Chemotherapien mit Cisplatin oder 5-FU durchgeführt werden. Das 5-Jahresüberleben nach Rezidivbehandlung durch kombinierte operative und Strahlentherapie wird mit ca. 30 % angegeben. Höhere 5-Jahresüberlebensraten bis 61 % lassen sich nach einigen Autoren durch Exenterationen erzielen [58]. Neue Therapieansätze durch eine interstituelle Bestrahlung (Bestrahlung eines Tumors durch operative Einlage von Trägerschläuchen, die dann mit radioaktiven Substanzen beschickt werden) führen zur Tumorreduktion, Langzeitergebnisse stehen noch aus.

Rezidive nach primärer Operation eines Zervixkarzinomes werden mit gutem Erfolg mittels Bestrahlung (kombiniert intrakavitär, extern und interstitiell) behandelt. Kurative Bestrahlungsdosen (extern bis 50–60 Gy, intrakavitär bis 95–140 Gy) können in nicht vorbestrahlten Gewebe eingesetzt werden. Übereinstimmend werden von mehreren Autoren 5-Jahres-Überlebensraten um 40 % angegeben. Eine Exenteration kann bei Vorliegen von Fisteln oder einer Kloakenbildung indiziert sein, wobei das Befinden der Patientin vorübergehend wesentlich verbessert werden kann. Ein operatives Vorgehen (Kolpektomie, partielle oder totale Exenteration) beim Lokalrezidiv ist nur dann zu erwägen, wenn ein zentrales Rezidiv ohne Beckenwandbeteiligung und keine Fernmetastasierung vorliegt.

5 „Biological Response Modifiers"/Zytokine

Die theoretische Grundlage für die Anwendung von Immuntherapien beim Zervixkarzinom wird von der ätiologischen Bedeutung der HPV-Viren geliefert. Erste Erfahrungen mit dem Immunmodulator OK-432 aus Streptococcus pyogenes liegen vor, der zytotoxische Zellen aktiviert und die Synthese mehrerer Zytokine induziert. Noda et al. konnten in einer randomisierten Studie an 382 Patientinnen zeigen, daß eine additive subcutane Gabe von OK-432 die Ergebnisse der Radiotherapie bei Zervixkarzinomem im Stadium II signifikant verbesert: nach Radiotherapie mit OK-432 waren 69 % der Patientinnen nach 5 Jahren rezidivfrei gegenüber nur 51 % nach Radiotherapie allein [46].
Erste Erfahrungen über die Anwendung von Interferonen bei CIN liegen vor (Übersicht bei [43]). Beispielsweise kann die lokale Applikation von Interferon-γ bei CIN in einem hohen Prozentsatz (8 von 9 Patientinnen) zu einer Normalisierung der Befunde führen [27].
Die systemische Gabe von Interferon-α 2a in Kombination mit Retinoiden (13-cis-Retinoesäure) wirkt beim fortgeschrittenen Zervixkarzinom tumorizid und radiosensibilisierend [68]. Nach dem ersten Bericht von Lippman et al. beträgt die Remissionsrate bei dieser kombinierten Radio-Immuntherapie 61 % (56 % komplett!), wobei über die Remissionsdauer noch keine Aussage gemacht werden kann.

V. Literatur

1. Allen HH, Collins JA (1977) Surgical management of carcinoma of the cervix. Am J Obstet Gynecol 127:741–744

2. Artman LE, Hoskins WJ, Bibro MC, Heller PB, Weiser EB, Barnhill DR, Park RC (1987) Radical hysterectomy and pelvic lymphadenectomy for stage IB carcinoma of the cervix: 21 years experience. Gynecol Oncol 28:8–13

3. Berman ML, Bergen S, Salazar H (1990) Influence of histological factures and treatment on the prognosis of patients with cervical cancer metastatic to pelvic lymph nodes. Gynecol Oncol 39:127–131

4. Bianchi UA, Sartori E, Pecorelli S, et al (1988) Treatment of primary invasive cervical cancer: Considerations on 997 consecutive cases. Eur J Gynaccol Oncol 9:47–53

5. Bonomi P, Blessing J, Ball H, Hanjani P, DiSaia PJ (1989) A phase II evalation of cisplatin and 5-fluorouracil in patients with advanced squamous cell carcinoma of the cervix: A Gynecologic Oncology Group Study. Gynecol Oncol 34:357–359

6. Boutseclis JG (1972) Intraepithelial carcinoma of the cervix associated with pregnancy. Obstet Gynecol 40:657–666

7. Brinton LA, Hoover RN (1992) Epidemiology of Gynecologic Cancers. In: Principles and Practice of Gynecologic Oncology, WJ Hoskins, CA Perez, RC Young, eds. J. B. Lippincott Co., Philadelphia, pp 3–26

8. Burghardt E (1993) Cervical intraepithelial neoplasia – Results after conization and hysterectomy. In: Surgical Gynecologic Oncology, E Burghardt, ed. Georg Thieme Verlag, Stuttgart-New York, pp 302–304

9. Burghardt E, Holzer E (1980) Treatment of carcinoma in situ: evaluation of 1609 cases. Obstet Gynecol 55:539–545

10. Childers JM, Hatch K, Surwitt EA (1992) The role of laparoscopic lymphadenectomy in the management of cervical carcinoma. Gynecol Oncol 47:38–43

11. Christensen A, Lange P, Nielsen E (1964) Surgery and radiotherapy for invasive cancer of the cervic. Surgical treatment. Acta Obstet Gynecol Scand 43(S2):59–87

12. Drescher CW, Reid GC, Terada K, Roberts JA, Hopkins MP, Perez-Tamayo C, Schoeppel SL (1992) Continuous infusion of low-dose 5-Fluorouracil and radiation therapy for poor-prognosis squamous cell carcinoma of the uterine cervix. Gynecol Oncol 44:227–230

13. Fuller AF, Elliott N, Kosloff C, Hoskins WJ, Lewis JL Jr (1989) Determinants of increased risk for recurrence in patients undergoing radical hysterectomy for stage IB and IIA carcinoma of the cervix. Gynecol Oncol 33:34–39

14. Gallion HN, van Nagell JR, Donaldson GS et al (1985) Combined radiation therapy and extrafascial hysterectomy in the treatment of stage IB barrel-shaped cervical cancer. Cancer 56:262–265

15. Greer BE, Easterling TR, McLennan DA, et al (1989) Fetal and maternal considerations in the management of stage IB cervical cancer during pregnancy. Gynecol Oncol 34:61–65

16. Greer BE, Figge DC, Tamimi HK, et al (1990) Stage Ia2 squamous carcinoma of the cervix: Difficult diagnosis and therapeutic dilemma. Am J Obstet Gynecol 162:1406–1411

17. Grigsby PW, Perez CA (1991) Radiotherapy alone for medically inoperable carcinoma in situ of the cervix: Stage IA and carcinoma in situ. Int J Radiat Oncol Biol Phys 21:375–378

18. Hasumi K, Sakamoto A, Sugano H (1980) Microinvasive carcinoma of the uterine cervix. Cancer 45:928–931

19. Herd J, Fowler JM, Shenson D, Lacy S, Montz FJ (1992) Laparoscopic para-aortic lymph node sampling: Development of a technique. Gynecol Oncol 44:271–276

20. Hoffmann MS, Kavanagh JJ, Roberts WS, LaPolla JP, Fiorica JV, Hewitt S, Cavanagh D (1991) A phase II evaluation of cisplatin, bleomycin, and mitomycin-C in patients with recurrent squamous cell carcinoma of the cervix. Gynecol Oncol 40:144–146

21. Horiot JC, Pigneux J, Pourquier H, Schraub S, Achille K, Keiling R, Combes P, Rozan R, Vrousos C, Daly N (1988) Radiotherapy alone in carcinoma of the intact uterine cervix according to G H Fletcher guidelines: A french cooperative study of 1383 cases. Int J Radiat Oncol Biol Phys 14:605–611

22. Hoskins WJ, Ford JH, Lutz MH, Averette HE (1976) Radical hysterectomy and pelvic lymphadenectomy for the management of early invasive cancer of the cervix. Gynecol Oncol 4:278–290

23. Hoskins WJ, Perez CA, Young RC (1989) Gynecologic Tumors. In: Cancer: Principles and Practice of Oncology, 3rd Ed., VT De Vita, S Hellmann, SA Rosenberg, eds. JB Lippincott Co, Philadelphia, pp 1099–1161

24. Howley PM (1991) Role of the human papillomaviruses in human cancer. Cancer Res 51 (18 Suppl) 5019–5020

25. Hreshchyshyn MM, Aron BS, Boronow RC, Franklin EW III, Shingleton HM, Blessing JA (1979) Hydroxyurea or placebo combined with radiation to treat stages IIIB and IV cervical cancer confined to the pelvis. Int J Radiat Oncol Biol Phys 5:317–322

26. Hsu CT, Cheng YS, Su SC (1972) Prognosis of uterine cervical cancer with extensive lymph node metastases. Special emphasis on the value of pelvic lymphadenectomy in the surgical treatment of uterine cervical cancer. Am J Obstet Gynecol 114:954–962

27. Iwasaka T, Hayashi Y, Yokoyama M (1990) Interferon-gamma treatment for cervical intraepithelial neoplasia. Gynecol Oncol 37:96–102

28. Jobson VW, Muss HB, Thigpen JT, Homesley HD, Bundy B (1984) Chemotherapy of advanced squamous carcinoma of the cervix: A phase I–II study of high-dose cisplatin and cyclophosphamide. J Clin Oncol 7:341–345

29. Ketcham AS, Hoye RC, Taylor PT, Deckers PJ, Thomas LP, Chretien PB (1971) Radical hysterectomy and pelvic lymphadenectomy for carcinoma of the uterine cervix. Cancer 28:1272–1277

30. Kinney WK, Alvarez RD, Reid GC et al (1989) Value of adjuvant whole-pelvis irradiation after Wertheim hysterectomy for early stage squamous carcinoma of the cervix with pelvic nodal metastasis: A matched-control study. Gynecol Oncol 34:258–262

31. Kline JC, Schultz AE, Vermund H, Peckham BM (1969) High-dose radiotherapy for carcinoma of the cervix. Method and results. Am J Obstet Gynecol 104:479–484

32. Kredentser DC (1991) Etoposide (VP-16), ifosfamide / mesna, and cisplatin chemotherapy, for advanced and recurrent carcinoma of the cervix. Gynecol Oncol 43:145–148

33. Kumar L, Bhargava VL (1991) Chemotherapy in recurrent and advanced cervical cancer. Gynecol Oncol 40:107–111

34. Kuske RR, Perez CA, Grisgby PW, Lovett RD, Jacobs AJ, Galakatos AE, Camel HM, Kao MS (1989) Phase I/II study of definitive radiotherapy and chemotherapy (Cisplatin and 5-Fluorouracil) for advanced or recurrent gynecologic malignancies. Preliminary report. J Clin Oncol 12:467–473

35. Lahousen M (1993) Cervical Cancer – Chemotherapy. In: Surgical Gynecologic Oncology, E Burghardt, ed. Thieme Verlag, Stuttgart–New York, pp 299–302

36. Lahousen M, Pickel H, Haas J 1988) Adjuvant chemotherapy after radical hysterectomy for cervical cancer. Bailliere's Clin Obstet Gynecol 4:1049–1057

37. Lai CH, Lin TS, Soong YK, Chen HF (1989) Adjuvant chemothreapy after radical hysterectomy for cervical cancer. Gynecol Oncol 35:193–198

38. Lee YN, Wang KL, Lin MH, Liu CH, Wang KG, Lan CC, Chuang JT, Chen AC, Wu CC (1989) Radical hysterectomy with pelvic lymph node dissection for treatment of cervical cancer: A clinical review of 954 cases. Gynecol Oncol 32:135–142

39. Malfetano JH, Keys H (1991) Aggressive multimodality treatment for cervical cancer with paraaortic lymph node metastases. Gynecol Oncol 42:44–47

40. Masterson JG (1967) The role of surgery in the treatment of early carcinoma of the cervix. Clin Obstet Gynecol 10:922–939

41. Masubuchi K, Tenjin Y, Kubo H, Kimura M (1969): Five-year cure rate for carcinoma of the cervix uteri. With special reference to the comparison of surgical and radiation therapy. Am J Obstet Gynecol 103:566–573

42. Muirhead W, Green LS (1968) Carcinoma of the cervix. Five-year results and sequelae of treatment. Am J Obstet Gynecol 101:744–749

43. Neis KJ, Bastert G (1989) Möglichkeiten der Therapie mit Interferonen in der Gynäkologie. TW Gynäkologie 2:346–358

44. Newton M (1975) Radical hysterectomy or radiotherapy for stage I cervical cancer. A prospective comparison with 5 and 10 year follow-up. Am J Obstet Gynecol 123:535–542

45. Nguyen PD, John B, Munoz AK, Yazigi R, Graham M, Franklin P (1991) Mitomycin-C / 5-FU and radiation therapy for locally advanced uterine cervical cancer. Gynecol Oncol 43:220–225

46. Noda K, Teshima K, Uekenti K et al. (1989) Immunotherapy using the streptococcal preparation OK-432 for the treatment of uterine cervical cancer. Gynecol Oncol 35:367–372

47. Park RC, Patow WE, Rogers RE, Zimmermann E (1973) Treatment of stage I carcinoma of the cervix. Obstet Gynecol 41:117–122

48. Perez CA, Breaux S, Askin F et al (1979) Irradiation alone or in combination with surgery in stage IB and IIA carcinoma of the uterine cervix: A non-randomized comparison. Cancer 43:1062–1072

49. Perez CA, Camel HM, Kuske RR, Kao MS, Galakatos A, Hederman MA, Powers WE (1986) Radiation therapy alone in the treatment of carcinoma of the uterine cervix: A 20-year experience. Gynecol Oncol 23:127–140

50. Perez CA, Kurman RJ, Stehman FB, Thigpen JT (1992) Uterine Cervix. In: Principles and Practice of Gynecologic Oncology, WJ Hoskins, CA Perez, RC Young, eds. JB Lippincott Co, Philadelphia, pp 591–662

51. Perez CA, Kuske RR, Camel HM, Galakatos AE, Hederman MA, Kao MS, Walz BJ (1986) Impact of pelvic tumor control after definitive irradiation of carcinoma of the uterine cervix: Int J Radiat Oncol Biol Phys 12(S1):96

52. Ramm K, Vergote IB, Kaern J, Trope CG (1992) Bleomycin –Ifosfamide –cis-Platinum (BIP) in pelvic recurrence of previously irradiated cervical carcinoma: A second look. Gynecol Oncol 46:203–207

53. Reichman B, Markman M, Hakes T, Budnick A, Rubin S, Jones W, Almadrones L, Lewis JL, Hoskins W (1991) Phase II trial of high-dose cisplatin with sodium thiosulfate nephroprotection in patients with advanced carcinoma of the uterine cervix previously untraeted with chemotherapy. Gynecol Oncol 43:159–163

54. Rotman M, Choi K, Guze C et al. (1990) Prophylactic irradiation of the para-aortic node chain in stage IIB and bulky stage IB carcinoma of the cervix: Initial treatment results of RTOG 7920. Int J Radiat Oncol Biol Phys 19:513–521

55. Schmidt-Matthiesen H, Bastert G, Granitzka S, Schmid H (1993) Gynäkologische Onkologie. Schattauer, Stuttgart–New York

56. Schmidt-Matthiesen H, Kühne H (1986) Präncoplasien und Karzinome der Cervix uteri. In: Klinik der Frauenheilkunde und Geburtshilfe Band 11 – Spezielle gynäkologische Onkologie I, 2nd Ed., KH Wulf, H Schmidt-Matthiesen, eds. Urban & Schwarzenberg, München, pp 153–229

57. Siebel M, Freeman MG, Graves WL (1979) Carcinoma of the cervix and sexual function. Obstet Gynecol 55:484–487

58. Soper JT, Berchuck A, Creasman WT, Clarke-Pearson DL (1989) Pelvic exenteration: Factors associated with major surgical morbidity. Gynecol Oncol 35:93–98

59. Tattersall MHN, Ramirez C, Coppleson M (1992) A randomized trial of adjuvant chemotherapy after radical hysterectomy in stage Ib–IIa cervical cancer patients with pelvic lymph node metastases. Gynecol Oncol 46:176–181

60. Thigpen JT, Vance RB, Balducci L, Blessing J (1981) Chemotherapy in the management of advanced or recurrent cervical and endometrial carcinoma. Cancer 48:658–665

61. Thomas G, Dembo A, Beale F, Bean H, Bush R, Herman J, Pringle J, Rawlings G, Sturgeon J, Fine S, Black B (1984) Concurrent radiation, mitomycin C and 5-fluorouracil in poor prognosis carcinoma of the cervix: Preliminary results of a phase I–II study. Int J Radiat Oncol Biol Phys 10:1785–1790

62. Thomas G, Dembo A, Fyles A, Gadalla T, Beale F, Bean H, Pringle J, Rawlings G, Bush R, Black B (1990) Concurrent chemoradiation in advanced cervical cancer. Gynecol Oncol 38:446–451

63. Toki N, Tsukamoto N, Kaku T, Toh N, Saito T, Kamura T, Matsukama K, Nakano H (1991) Microscopic ovarian metastasis of the uterine cervical cancer. Gynecol Oncol 41:46–51

64. Underwood PB, Wilson WC, Kreutner A, Miller MC, III, Murphy E (1979) Radical hysterectomy: A critical review of twenty-two years' experience. Am J Obstet Gynecol 134:889–898

65. Wall JA, Collins VP, Hudgins PT, Kaplan AL, Adams RM (1966) Carcinoma of the cervix, Review of clinical experience during a 20 year period (1946–1965). Am J Obstet Gynecol 96:57–63

66. Webb GA (1975) The role of ovarian conservation in the treatment of carcinoma of the cervix with radical surgery. Am J Obstet Gynecol 122:476–484

67. Zander J, Baltzer J et al (1981) Carcinoma of the cervix. An attempt to individualize treatment. Am J Obstet Gynecol 139:752

68. Lippman SM, Kavanagh JJ, Paredez M, Delgadillo F, Hong WK, Figuerda F, Olguin A, Freedman RS, Massimini G, Holdener EE, Krakoff IH (1993) 13-cis-Retinoic acid (13cRA), interferon-α 2a and radiotherapy for locally advanced cancer of the cervix. Proc. Am Soc Clin Oncol 12:257

Maligne Ovarialtumoren

G. Bastert und S. D. Costa

I. Epidemiologie [53, 54]

Häufigkeit:	4 % aller weiblichen Neoplasien, die sechsthäufige Krebserkrankung der Frau mit der zweitschlechtesten Prognose nach dem Bronchialkarzinom.
Inzidenz:	in Deutschland 12.8/100 000/Jahr; ca. 1–2 % aller Frauen erkranken im Laufe ihres Lebens. Maligne Tumoren der Ovarien treten auch in der Kindheit und während der Adoleszenz auf (Keimzelltumoren), ab 40 Jahren steigt die Inzidenz auf 15/100 000 und erreicht zwischen 65–85 Jahren 54/100 000. Das Durchschnittsalter beim Ovarialkarzinom beträgt 55 Jahre (Borderline-Tumoren = 49 J., benigne Tumoren = 45 Jahre).
Ätiologie:	Die Ursache des Ovarialkarzinoms ist unbekannt. Als Risikofaktoren gelten:

- **familiäre Häufung:** autosomal dominanter Übertragungsmodus mit unterschiedlicher Penetranz angenommen:
  - „site-specific ovarian cancer syndrome" = Mutter oder eine Schwester mit Ovarialkarzinom.
  - „breast-ovarian cancer syndrome" = Mutter oder eine Schwester mit Mammakarzinom und/oder Ovarialkarzinom.
  - „cancer family syndrome" = familiäre Häufung eines Malignoms des Colons, Magens, Schilddrüse oder eines Sarkoms.
- **Reproduktionsfaktoren:** die Unterdrückung der Ovulation durch Schwangerschaften, Stillen und orale Kontrazeptiva hat einen protektiven Effekt (Hypothese: karzinogene Wirkung der Vorgänge an der Ovaroberfläche bei der Ovulation = sogen. „vergebliche Ovulation", engl. „incessant ovulation").
- **Anzahl der Schwangerschaften:** Nulliparae um 40 % erhöhtes Risiko im Vergleich zu einer Frau, die schon 2 Kinder geboren hat (Nonnen haben eine zweifach höhere Inzidenz als die weibliche Bevölkerung).
  - orale Kontrazeptiva: protektiver Effekt proportional zur Dauer der Pilleneinnahme [28].
  - Frauen, die gestillt haben, und solche mit später Menopause haben ein erhöhtes Risiko eines Ovarialkarzinoms.
  - Infertilität: Frauen, die über mehrere Jahre erfolglos eine Schwangerschaft anstreben (keine hormonale Kontrazeption, multiple Ovulationen bzw. Stimulation der Ovulationen), haben ein 8fach erhöhtes Risiko [69].

- **Ernährung:** Das Risiko ist in den industrialisierten Ländern erhöht (Einfluß der Fette und Milchprodukte?). Adipöse Frauen erkranken häufiger.
- **Bestrahlung, Umweltfaktoren:** erhöhte Inzidenz des Ovarialkarzinoms: nach Strahlenexposition bei Bestrahlung des Beckens und bei Überlebenden der Atombombe, bei Umweltfaktoren wie eine vermehrte Exposition gegenüber Asbest und Talg (Talg in manchen Monatsbinden enthalten [29]).
- **Zytogenetische Faktoren:** Deletionen/Allel-Verluste an den Chromosomen 3 und 6 (Verlust von sogenannten Suppressor-Genen p53- und RB1?). In bis zu 20 % der Ovarialkarzinome sind die Onkogene HER-2/neu, c-myc, H-ras und K-ras alteriert oder überexprimiert.

II. Pathologie und Stadieneinteilung

Alle ovariellen Zelltypen können proliferieren oder entarten, und benigne, intermediäre (borderline) oder maligne Neoplasien hervorrufen.
Es gibt zahlreiche Einteilungen der Ovarialtumoren. In der letzten Zeit hat sich die histogenetische Einteilung durchgesetzt (Tabelle 1).

Tabelle 1. Histogenetische Einteilung der Ovarialtumoren

1. Epitheliale Tumoren (ca. 65–75 %) seröse Tumoren (46 %) muzinöse Tumoren (36 %) endometrioide Tumoren (8 %) mesonephroide (klarzellige) Tumoren (3 %) Übergangszelltumoren (2 %) gemischte epitheliale Tumoren (3 %) undifferenzierte Karzinome (1 %) unklassifizierte epitheliale Tumoren (1 %)	**5. Gonadoblastome (< 1 %)** reine Gonadoblastome gemischt mit Dysgerminomen und anderen Keimzelltumoren
2. Tumoren des gonadalen Stromas (ca. 7 %) Granulosa-Stromazell-Tumoren Androblastome; Sertoli-Leydig-Zelltumoren Gynandroblastome Unklassifizierte	**6. Unspezifische Bindegewebstumoren (< 1 %)** Fibrome Hämangiome Leiomyome Lipome Lymphome Sarkome
3. Lipidzelltumoren (< 1 %)	**7. Unklassifizierte Tumoren (< 1 %)**
4. Keimzelltumoren (ca.15 %) Dysgerminome Endodermale Sinustumoren (Yolk sac tumor) Teratome embryonale Karzinome Polyembryom Chorionkarzinome	**8. Ovarialmetastasen anderer Neoplasien (6–10 %)** gastrointestinale Tumoren (Krukenberg) Brust Endometrium Lymphome

1 Epitheliale Borderline-Tumoren
(tumors of low malignant potential)

Borderline-Tumoren entsprechen den Präkanzerosen der anderen Genitalneoplasien. Sie weisen eine verstärkte Proliferation, Mitosen und Zell- und Kernatypien auf, ohne jedoch das Stroma zu infiltrieren (also keine Invasion als Malignitätskriterium). Maligne Tumoren können nach einer Latenzphase von über 20 Jahren in ca. 25 % aller Patientinnen aus Borderline-Tumoren entstehen. Die therapierelevanten Eigenschaften dieser Gruppe sind in der Tabelle 2 dargestellt.
Die Prognose der Läsionen wird durch die Ploidie und die S-Phase entscheidend bestimmt. Diploide Borderline-Tumoren mit einer S-Phase $\leq$ 7,5 % bedürfen nur einer regelmäßigen Kontrolle, Tumoren mit Aneuploidie und S-Phase > 7,5 % sollten nach der Operation mit Chemotherapie (Cisplatin/Cyclophosphamid) behandelt werden.

Tabelle 2. Epitheliale Borderline-Tumoren des Ovars – Vorkommen und Prognose (aus [52])

Typ	Häufigkeit[a] (%)	Bilateralität (%)	Prognose
serös	17	33	75 % > 12 J.
muzinös	16	6	95 % > 10 J.
endometrioid	20	13	100 % ?[c]
mesonephroid (klarzellig)	selten	0	?[b]
Brennertumoren	selten	7	?[c]
gemischt-epithelial	selten	?	?[c]

[a] = bezogen auf die jeweilige Gruppe (z. B. seröse Borderline-Tumoren bezogen auf die Gruppe aller serösen Ovarialtumoren)
[b] = Unterscheidung zwischen malignen und Borderline-Tumoren sehr schwierig
[c] = Borderline-Tumoren dieser Typen sehr selten, Aussage zur Prognose nicht möglich

2 Epitheliale Ovarialkarzinome

Die epithelialen Ovarialkarzinome sind sowohl in histologischer als auch in prognostischer Hinsicht heterogen.
Die Hälfte aller Ovarialkarzinome sind **maligne seröse Zystadenokarzinome**. Das Grading korreliert gut mit dem Stadium der Erkrankung (fast 90 % der Ovarialkarzinome in den Stadien IIb–IV mit Grading 2–4, 72 % der Frühfälle I–IIa mit G1). Das 5-Jahresüberleben beträgt 15–30 %.
Die **muzinösen Adenokarzinome** im Stadium I sind oft gut differenziert (G1) und zu 90 % auf ein Ovar beschränkt, die selteneren G2–4 Tumoren zur Hälfte bilateral. Eine Besonderheit dieser Tumoren ist, daß sie manchmal pulmonale Fernmetastasen setzen bevor ein Lokalrezidiv auftritt. Außerdem sind sie weniger

chemosensibel als andere Ovarialmalignome. Prognose: ca. 45 % 5-Jahresüberleben (hoher Anteil gut differenzierter Tumoren). **Die endometroiden Karzinome** sind in 25 % der Fälle mit einem Endometriumkarzinom assoziiert. Varianten sind **Stroma-Sarkome** (ausschließlich aus Endometrium-Stroma aufgebaut) und die **mesodermalen (Müller'schen) Mischtumoren** (heterolog mit Anteilen von Fett-, Bindegewebe, Knochen oder homolog aus malignen Stroma- und epithelialen Anteilen aufgebaut). Prognose: im Stadium I 10-Jahresheilungsraten bis 100 %.

Mesonephroide (klarzellige) Ovarialkarzinome sind fast immer einseitig lokalisiert und können makroskopisch nicht von den serösen Karzinomen unterschieden werden. Die Prognose ist mit 12 % 5-Jahresüberleben sehr schlecht, auch im Stadium I werden lediglich 60 % der Patientinnen 5 Jahre überleben.

Maligne Brennertumoren sind äußerst selten, urothelähnlich aufgebaut. Eine Aussage über die Prognose ist nicht möglich.

Übergangszellkarzinome ähnlich im histologischen Aufbau den Brennertumoren, sind jedoch oft entdifferenziert und aggressiver, aber gleichzeitig sehr chemosensibel.

Gemischte epitheliale Ovarialkarzinome werden als solche bezeichnet, wenn mehr als 10 % eines Tumors aus histologischen Anteilen eines anderen Tumortyps bestehen. Entscheidend für die Prognose ist der Tumoranteil mit der niedrigeren Differenzierungsstufe.

Undifferenzierte Ovarialkarzinome sind Tumoren, deren ausgeprägter Entdifferenzierungsgrad keine Einteilung zu den anderen o. g. Typen erlaubt. In diese Gruppe gehören die seltenen **kleinzelligen Ovarialkarzinome**, die bei jungen Frauen (Altersdurchschnitt 22 Jahre) auftreten und die unklaren Ursprungs sind. Typisch für diese Tumoren ist eine Hyperkalzämie, die nach Tumorentfernung verschwindet.

Der *Differenzierungsgrad der Ovarialkarzinome nach UICC* korreliert gut mit der Prognose der Erkrankung und ist unabhängig von den anderen Prognosefaktoren:

Gx = Differenzierungsgrad nicht bestimmbar
Gx = Borderline-Malignität
GB = gut differenziert
G1 = mäßig differenziert
G2 = 4 = schlecht differenziert bis undifferenziert

Ausbreitung des Ovarialkarzinoms: nach Durchbruch der Ovarialkapsel über die Peritonealflüssigkeit zur rechten parakolischen Rinne, Diaphragma, Leberoberfläche, Omentum majus und zu den anderen intraperitonalen Organen. Lymphogene Ausbreitung über das Lig. infundibulo-pelvicum zu den retroperitonealen Lymphknoten entlang der Aorta und Vena cava (deshalb hohes Absetzen des Lig. infundibulo-pelvicum bei der Operation). Ein anderer lymphogener Metastasierungsweg führt durch das Lig. latum und durch die Parametrien zur Beckenwand mit Befall der iliakalen, hypogastrischen und Obturatoria-Lymphknoten. **Fernmetastasen** treten am häufigsten an der Pleura (klinisch Pleuraerguß rechts häufiger als links), im Leberparenchym und in der Lunge auf. Eine Generalisierung der Metastasierung (z. B. Knochen, Hirn) tritt typischerweise nur im Finalstadium auf. Das Fortschreiten der Erkrankung führt zur ausgeprägten Kompression des Darmes mit rezidivierenden Subileus- und Ileuszuständen, die letztlich zum Tode führen.

Prognose: wird durch das Tumorstadium, Menge des Residualtumors bei der Erstoperation, histologischen Typ, Grading, Alter der Patientin, Tumorploidie und S-Phase, HER-2/NEU-Onkogen (Expression und/oder Amplifikation), und Tumormarker CA 125 vor und 1 Monat nach Operation (bei muzinösem Karzinom CA 19-9) bestimmt (s. Tabelle 3).

Tabelle 3. Prognoseparameter beim Ovarialkarzinom

Prognoseparameter	gute Prognose	schlechte Prognose
Residual-Tumoren	< 2 cm	> 2 cm
Ploidie	diploid	aneuploid
S-Phase	< 7,5 %	> 7,5 %
CA 125-Verlauf*	deutlicher Abfall (7fach)	kein oder nur leichter Abfall
HER 2/NEU Onkogen	keine Amplifikation	Amplifikation

* Wertevergleich prä-operativ versus 1 Monat post-operativ.

Wenn man das Tumorstadium allein berücksichtigt, wobei ein exaktes chirurgisches Staging vorausgesetzt wird, setzt sich die *5-Jahres-Überlebensrate* des Ovarialkarzinoms wie folgt zusammen:
- Stadium I – 80–90 %
- Stadium II – 40–60 %
- Stadium III – 10–15 %
- Stadium IV – < 5 %

3 Maligne Keimzelltumoren

Keimzelltumoren sind Abkömmlinge pluripotenter Keimzellen, die sich sehr unterschiedlich differenzieren und zu klinisch und biologisch völlig verschiedenartigen Neoplasien führen können. Sie treten typischerweise bei jungen Frauen auf und sind um so maligner, je jünger die Patientin ist.
- **Dysgerminom:** mit 0,9 bis 2 % aller Ovarialmalignome der häufigste maligne Keimzelltumor. Das Altersmedian beträgt 20 Jahre, das häufigste Ovarialmalignom bei Kindern, Adoleszenten und in der Schwangerschaft (17 % aller Dysgerminome), häufig mit Gonadoblastomen assoziiert (bei Gonadendysgenesie und bei der testikulären Feminisierung). Bilateralität in 20 % der Fälle, die Hälfte davon in makroskopisch unauffälligen Ovarien. Bei reinen Dysgermino-

men ist die Histologie identisch mit Seminomen anderer Lokalisation (Testis, Mediastinum, Sakrokokzygeal- und Pinealregion). Die Metastasierung ist vor allem lymphogen und findet nur bei großen Dysgerminomen statt. Das 5-Jahres-Überleben beträgt insgesamt 70–75 % für das Stadium I 96 %.

– **Endodermale Sinustumoren (yolk sac tumor oder Dottersack-Tumoren):** Die zweithäufigsten Keimzelltumoren (1 % aller Ovarialmalignome). Das Alter der Patientinnen beträgt 14 Monate (!) – 45 Jahre mit einem Altersmedian von 19 Jahren. Sie treten in 95 % der Fälle unilateral auf und werden in 71 % der Fälle im Stadium Ia, 6 % im Stadium II und 23 % im Stadium III diagnostiziert (fast nie im Stadium IV). Das 5-Jahres-Überleben wird mit 70 % angegeben [13].

– **Teratome: maligne (unreife) Teratome** sind seltene, unilaterale Tumoren, die fast ausschließlich in den ersten 2 Lebensjahrzenten auftreten. Histologisch können zahlreiche, unreife Gewebsarten (Glia, Retina, Nervenbündel, Bindegewebe, glatte Muskelzellen, respiratorische und enterale Epithelien) nachgewiesen werden, wobei für die Prognose und Therapie der Reifegrad und Menge des Neuroepithels entscheidend sind:
  – Grading 0 = reifes Gewebe
  – Grading 1 = hauptsächlich reif, wenig Mitosen, Neuroepithel nur auf einem Feld des Objektträgers sichtbar (40 × Vergrößerung)
  – Grading 2 = zunehmende Unreife, Neuroepithel auf max. 3 Felder sichtbar (40 × Vergrößerung)
  – Grading 3 = unreif, Neuroepithel auf mehr als 4 Feldern gemischt mit sarkomatösem Stroma.
  Das 5-Jahres-Überleben beträgt bei G1 82 %, G2 63 % und bei G3 30 % [48].

– **embryonales Karzinom, (nongestationales) Chorionkarzinom des Ovars, Polyembryom:** treten sehr selten in reiner Form auf und werden meist als Bestandteile gemischter Keimzelltumoren neben Dysgerminomen nachgewiesen. Die Tumoren sind schnellwachsend, strahlenresistent aber äußerst chemosensibel (zur Therapie s. u.). Die 5-Jahres-Überlebensraten werden mit 30–50 % angegeben, die allerdings mit älteren Chemotherapie-Schemata erreicht wurden. Neuere Studien stehen noch aus.

4 Maligne Tumoren des gonadalen Stromas (= Keimstrang-Stromatumoren)

Die Tumoren des gonadalen Stromas bestehen aus Zellabkömmlingen der primitiven Keimstränge und des sexuell determinierten Mesenchyms, sind semimaligne und produzieren Steroidhormone.

Granulosazelltumoren: 70 % aller Tumoren des gonadalen Stromas, produzieren meist Östrogen und sind zu 10–30 % maligne. Sie treten in 97 % der Fälle einseitig auf. Histologisch ähneln die Zellen den Granulosazellen der Graaf'schen Follikel (Makro- und/oder Mikrofollikel = Call-Exner-Körperchen). In bis zu 25 % mit Endometriumkarzinomen assoziiert (Stimulation des Endometrium durch die Östrogenproduktion).

Prognose: im Stadium I > 90 % 10-Jahres-Überlebensraten.

Androblastome (Arrhenoblastome): Diese Keimstrang-Tumoren entstehen aus Zellen, die eine inkomplette testikuläre Differenzierung aufweisen und die Zellen der embryonalen Gonaden ähneln. 0,2 bis 0,5 % der Ovarialneoplasien sind Androblastome. Das Durchschnittsalter beträgt 28 Jahre, 5 % treten bei Mädchen vor der Pubertät auf und nur 10 % bei Frauen über 45 Jahren. Sie treten fast immer unilateral auf (97 %) und sind aus Sertoli-, Leydig- oder aus beiden Zelltypen aufgebaut **(reine Sertoli-Zelltumoren, Sertoli-Leydig-Zelltumoren)**. Androblastome sind in bis zu 25 % maligne. Das 5-Jahres-Überleben beträgt zwischen 70–90 %.

5 Lipidzelltumoren

Lipidzelltumoren sind Neoplasien, die aus Zellen des ovariellen Stromas (Theka-Luteinzellen), des Hilus (Leydig-Zellen) oder der Nebennierenrinde bestehen, und die meist Androgene, seltener Östrogene produzieren. Der Name der Tumoren stammt von den typischen zytoplasmatischen Lipid- und Lipochromeinschlüssen. Die Tumoren sind in der Regel klein und einseitig lokalisiert. Lipidzelltumoren sind in etwa 20 % maligne. Aussagen über Prognose sind wegen der Seltenheit dieser Tumorform nicht möglich.

6 Gonadoblastome

Gonadoblastome sind gemischte Keim- und Stromazelltumoren, die fast ausschließlich in dysgenetischen Gonaden auftreten und die mit Intersexualität assoziiert sind. Sie sind sehr selten (bislang 100 Fälle berichtet). Sie bestehen aus primordialen Keimzellen (wie beim Dysgerminom) und Zellen, die den Granulosazellen ähneln. Auch Leydig'sche Zellen oder luteinisierte Stromazellen können vorhanden sein. Anteile von Dysgerminomen sind am häufigsten vorhanden, gefolgt von endodermale Sinustumoren, embryonalen Chorionkarzinomen.

7 Unspezifische Bindegewebstumoren (mesenchymale Tumoren)

Die mesenchymalen Tumoren des Ovars können als Fibrome, Hämanglome, Leiomyome, Lipome oder Lymphome auftreten. Der häufigste Tumor dieser Gruppe ist das Ovarialfibrom, dessen Bedeutung in der Differentidaldiagnose des Ovarialkarzinoms liegt: in 25 % der Fälle entwickelt sich ein **Demons-Meigs-Syndrom**, das durch Aszites und ein- oder doppelseitigen Pleuraerguß gekennzeichnet ist. Zytologisch finden sich in den Pleura- bzw. Aszitespunktaten proliferierende Mesothelien, jedoch keine malignen Zellen. Die Heilungsrate ist 100 %, nach Entfernung des Tumors bilden sich Aszites und Pleuraerguß innerhalb einer Woche spontan zurück.
Primäre Sarkome des Ovars als maligne mesenchymale Tumoren sind Raritäten mit infauster Prognose (medianes Überleben 10,6 Monate [2]).

8 Ovarialmetastasen anderer Neoplasien

10–30 % aller Ovarialmalignome sind Metastasen anderer Primärtumoren, zu 3/4 im Gastrointestinaltrakt, in der Brust oder im Uterus lokalisiert. Die Metastasen entstehen per continuitatem (Endometrium, Colon, Tube, Harnblase), über die peritoneale Flüssigkeit (jeder Tumor mit Peritonealmetastasen), über die Tuben (Uterus), lymphogen (Tuben, Uterus, Kolon, Magen, Brust), hämatogen und iatrogen bei Punktionen, Laparoskopien, Paracentese und Laparotomien.

Die histologische Diagnose, v. a. bei unbekanntem Primärtumor, ist oft problematisch. **Krukenberg-Tumoren** sind Neoplasien aus dem Gastrointestinaltrakt (Magen, Darm, Gallenblase), die in die Ovarien metastasieren. Typischerweise sind beide Ovarien symmetrisch befallen, die Kapsel ist leicht brüchig und rupturiert oft. Die Metastasen und auch die Aszitesflüssigkeit enthalten muzinsezernierende Siegelringzellen.

Die Prognose bei Vorhandensein von Ovarialmetastasen ist generell ungünstig: nur 12 % 5-Jahres- und 7 % 10-Jahres-Überlebensraten.

9 Stadieneinteilung der malignen Ovarialtumoren

Für alle malignen Ovarialtumoren gilt, daß die Stadieneinteilung chirurgisch erfolgt. Bei der Operation (s. u.) wird eine sorgfältige Inspektion des gesamten Abdomens vorgenommen und systematisch, multiple Biopsien entnommen, um eine mikroskopische Aussaat erfassen zu können.

Tabelle 4. Stadieneinteilung der malignen Ovarialtumoren nach FIGO bzw. UICC

TNM-Kategorien	FIGO-Stadien	Tumorausbreitung
Tx	–	Primärtumor nicht beurteilbar
To	–	Kein Anhalt für Primärtumor
T1	I	begrenzt auf Ovarien
T1a	Ia	auf ein Ovar begrenzt. Kapsel intakt. Kein Tumor auf der Ovaroberfläche
T1b	Ib	beide Ovarien befallen. Kapsel intakt. Kein Tumor auf der Ovaroberfläche
T1c	Ic	wie Ia oder Ib, zusätzlich: Kapseldurchbruch oder Tumor auf Ovaroberfläche oder maligne Zellen in Aszites/Peritonealspülung (Zytologie)
T2	II	Befall eines oder beider Ovarien, Tumor-Ausbreitung im Becken
T2a	IIa	Ausbreitung auf Uterus und/oder Tube(n)
T2b	IIb	Ausbreitung auf andere Beckengewebe
T2c	IIc	wie 2a oder 2b und maligne Zeilen im Aszites oder in der Peritonealspülung

Tabelle 4. Stadienteilung der malignen Ovarialtumoren nach FIGO bzw. UICC (Fortsetzung)

TNM-Kategorien	FIGO-Stadien	Tumorausbreitung
T3	III	Befall eines oder beider Ovarien, Peritonealmetastasen außerhalb des Beckens und/oder Metastasen an der Leberkapsel
T3a T3b T3c (N1)	IIIa IIIb IIIc	mikroskopische Peritonealmetastasen außerhalb des Beckens makroskopische (< 2 cm) Peritonealmetastasen außerhalb des Beckens Peritonealmetastasen außerhalb des Beckens > 2 cm und/oder befallene regionäre Lymphknoten
M1	IV	Fernmetastasen: z. B. Leberparenchymmetastasen, Pleura (zytologisch nachgewiesen)

III. Diagnostik

Symptome: Es gibt keine Frühsymptome einer Ovarialneoplasie (Erstdiagnose in 70 % aller Fälle im Stadium III und IV). Selten treten diskrete Abdominalschmerzen, Fremdkörpergefühl, Pollakisurie auf, im späteren Stadium Aszites, Blutungsanomalien (in ca. 25 % der Fälle), Gewichtsabnahme, Ileuserscheinungen und Dyspnoe (Pleuraerguß). Eine Ausnahme stellen die Dottersack-Tumoren dar, die zumeist ein akutes Erkrankungsbild hervorrufen: plötzlich aufgetretene, heftige abdominale Schmerzen, großer, abdominaler oder pelviner Tumor. Die Symptome entstehen durch häufige Rupturen, Torsionen und Einblutungen in den Tumor. Hormonaktive Tumoren können zu Blutungsanomalien, durch die Proliferation des Endometriums, zu einer Pseudopubertas praecox (Granulosazelltumoren – Östrogenproduktion) oder zum Hirsutismus und zur Virilisierung (Androblastome) führen.

Lokale Ausbreitungsdiagnostik: Bei der *bimanuellen vaginalen Untersuchung* sind die meisten Ovarialkarzinome nicht druckdolent, schlecht beweglich, mit höckeriger Oberfläche, wechselnder Konsistenz, doppelseitig.

Ultraschall (vaginal und transabdominal): zystische und solide Anteile. Ein- und Mehrkammerigkeit, freie Flüssigkeit im Douglas (Aszites). Die Einschätzung der Dignität eines Adnextumors mittels Ultraschall ist nach wie vor schwierig. Experimentell werden Vaginalsonden eingesetzt, die nach der farbkodierten Dopplermethode die Tumorneoangiogenese nachweisen können. Für ein Malignom sprechen ein hohes Flußvolumen, höhere systolische Spitzen (peaks) und der Verlust der Variation Systole/Diastole.

Eine *Magen-Darm-Passage* oder besser eine *Endoskopie des Sigma und des Kolons* kann bei Vorliegen von Symptomen eine Darmbeteiligung bzw. ein Kolonkarzinom ausschließen.

Präoperativ sollte immer ein *intravenöses Urogramm* (Ureterverlauf), eine *Zystoskopie* und eine *Rekto(Colo)skopie* durchgeführt werden, um eine Tumorimpression und -invasion in die Harnblase und in den Darm, auszuschließen.

Systemische Ausbreitungsdiagnostik: *CT- bzw. NMR-Untersuchung* zur Ausdehnung der Ovarialtumoren und ihrer Beziehung zu den Nachbarorganen, sowie Beurteilung der pelvinen und der paraaortalen Lymphknoten. Die Röntgen-Untersuchung des Abdomens (Abdomenübersicht) vermag Kalzifikationen (Myome, Teratome) und knöcherne, zahnartige Strukturen (benigne Teratome) nachzuweisen.

Die Punktion eines zystisch-soliden und gar eines soliden Adnexbefundes bei einer Patientin älter als 40 Jahre ist wegen der Verschleppungsgefahr von Tumorzellen absolut kontraindiziert (bis zu 40 % aller borderline- und malignen zystisch-soliden Tumoren können zytologisch nicht identifiziert werden, auch bei Borderline-Tumoren Gefahr eines Pseudomyxoma peritonei). Mittels Aszites-punktion können nur in etwa 50 % der Fälle Tumorzellen nachgewiesen werden.

Tumormarker: Bei Ovarialkarzinomen reagieren mehrere Marker „positiv" ohne hinreichend sensitiv und spezifisch zu sein: CEA (ca. 35 %), TPA (ca. 60 %), CA 15-3 (30 %), CA 74-2 (50 %) und CA 125 (85 %). Der beste Marker für seröse Adenokarzinome und für undifferenzierte Karzinome ist CA 125 mit einer Sensitivität von 80–90 %. Die Spezifität beträgt für postmenopausale Frauen 78 %, ist allerdings in der Prämenopause niedriger, weil eine CA 125-Erhöhung auch bei Endometriose, Uterus myomatosus, benignen Ovarialtumoren, Entzündungen, Lebererkrankungen, Cholezystis, Pancreatitis, Endometrium-, Mamma-, Magen-, Bronchial-, Colon-, Pancreas-, Lebermalignomen nachweisbar sein kann. Ca 125 ist falsch-negativ in 40 % der endometroiden und muzinösen Adenokarzinome.

CA 125 ist als Verlaufsparameter beim Ovarialkarzinom geeignet. Die Abnahme der CA-125-Werte postoperativ korreliert mit der Menge an Residualtumor [6]. Normale CA 125-Werte 3 Monate nach der Primäroperation und nach postoperativer Chemotherapie sind signifikant mit einer Vollremission bei der second-look Operation vergesellschaftet. Annähernd alle Patientinnen mit erhöhtem CA 125 zum Zeitpunkt der Zweitoperation werden Residualtumoren aufweisen. Steigende CA 125-Werte deuten auf eine Progression des Ovarialkarzinomes bzw. auf eine Resistenz gegenüber der Chemotherapie hin. Allerdings sind in ca. 15 % der Fälle abnehmende CA 125 Werte bei Tumorprogression beschrieben worden.

Das alfa-Fetoprotein reagiert sehr spezifisch nur bei Keimzelltumoren (Dottersacktumoren), während das β-HCG bei embryonalen Karzinomen und beim Choriokarzinom positiv ist. Beim malignen Dysgerminom können LDH, die plazentare AP und CA 125 eingesetzt werden, wobei eine LDH-Erhöhung postoperativ auf ein Rezidiv hinweisen kann. Beim muzinösen Ovarialkarzinom wird oft der Marker CA 19-9 erhöht gefunden.

Bei malignen Teratomen können alle gängigen Tumormarker positiv sein.

IV. Behandlungsstrategie (Abb. 1)

1. Chirurgische Therapiemaßnahmen

1.1 Allgemeines

Bei allen malignen Ovarialtumoren steht die Operation im Vordergrund. Beim Verdacht auf ein Malignom wird primär eine untere mediane Laparotomie durchgeführt, wobei eine Entfernung aller bzw. aller erreichbaren Tumoren (debulking), sowie ein exaktes Staging angestrebt wird. Im Rahmen des chirurgischen Stagings wird auf Lokalisation (einseitig/doppelseitig), Ovaroberfläche (Kapseldurchbruch), Tumorbeweglickeit, Adhäsionen, Übergang auf benachbarte Strukturen, okkulten Befall des Peritoneums bzw. der Abdominalorgane (Biopsien vom Bla-

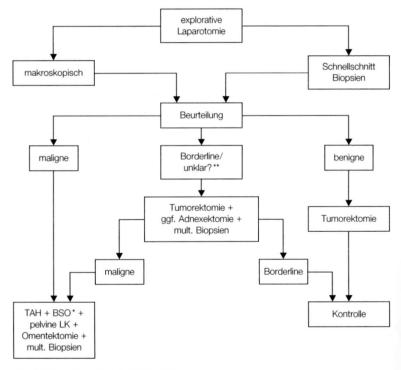

Abb. 1. Behandlungsstrategie bei Ovarialtumoren
TAH + BSO* = totale abdominale Hysterektomie + beidseitige Salpingo-Oophorektomie
** = bei Borderline-Tumoren kann eine Invasion nicht immer bei der Schnellschnitt-Untersuchung ausgeschlossen werden. Radikaloperation erst nach Erhalt der endgültigen Histologie.

sen-, Douglas-, Bauchwand (Nabelgegend)-Peritoneum, Lig. sacrouterinum, parakolische Rinnen, Netz, Leber, Diaphragma) geachtet. Ein genaues Protokollieren ist unerläßlich.

1.2 Fertilitätserhaltende Operationen

Eine organerhaltende, begrenzte Operation kann bei jungen Frauen mit noch bestehendem Kinderwunsch in Erwägung gezogen werden. Voraussetzungen hierfür sind:
- ausschließlicher Befall eines Ovars (ohne Kapseldurchbruch)
- histologisch „low-risk" Tumor (Borderline Tumor, Karzinom im Stadium IA-IB/G1–2, Granulosazelltumor, reines Dysgerminom, Androblastom)
- histologisch Dottersacktumor bzw. endodermaler Sinustumor (kann durch Chemotherapie auf Dauer geheilt werden)

Eine exakte Diagnose am Schnellschnitt kann problematisch sein. Die Patientin muß über das potentielle Restrisiko einer eingeschränkten Therapie informiert sein und sich mit ihm einverstanden erklären. Die eingeschränkte Operation in diesen Fällen besteht aus folgenden Schritten:
- hohes Absetzen der befallenen Adnexe
- Keilexzision aus dem anderen Ovar
- Omentektomie
- pelvine Lymphonodektomie (auf der betroffenen Seite oder besser beidseitig)
- alle Staging-Maßnahmen

Falls suspekte Befunde am 2. Ovar oder Zweifel am Staging auftreten, muß die Radikalität durch eine Relaparotomie nachgeholt werden.

1.3 Radikale Operationen

Ziel der Operation beim Ovarialkarzinom sollte die Tumorreduktion sein. Der Durchmesser pro Restmetastase sollte 2 cm nicht übersteigen, um eine nachfolgende Chemotherapie besonders effektiv einsetzen zu können. Wenn die Tumorreste $\leq$ 2 cm sind, beträgt das Gesamtüberleben nach 5 Jahren 62 % und nach 10 Jahren 37 %, während bei Residuen > 5 cm die entsprechenden Überlebensraten 13 bzw. 9 % betragen [45].
Nach der Sicherung der Malignität und Staging sind Ovarialkarzinome in den Stadien I und II, seltener Stadium III (im Stadium III nur dann, wenn zuvor alle makroskopisch erkennbaren Tumoranteile entfernt werden konnten, d. h. R_O-Situation) als operabel anzusehen. Die pelvine Lymphonodektomie sollte zumindest im Stadium I und II erfolgen, weil in 24 % (Stadium I) bzw. 50 % (Stadium II) der Fälle Lymphknotenmetastasen vorhanden sind [7]. Die Entfernung der Lymphknoten (LK) über den Vasa iliaca externa et communis hat einen zweifelsfrei diagnostischen und einen möglichen therapeutischen Nutzen. Die paraaortale Lymphonodektomie ist dringlich, wenn ein Befall der pelvinen LK nachgewiesen wird.
Im Stadium III sollte auf jeden Fall versucht werden, möglichst viel Tumor zu entfernen, da die Prognose maßgeblich von der Residualmenge abhängt. Eine

kürzlich publizierte Meta-Analyse von 58 Studien an über 6962 Patientinnen mit Ovarialkarzinomen in den Stadien III–IV hat ergeben, daß die operative Zytoreduktion das Gesamtüberleben nur im Stadium III beeinflußt: pro 10 % Fälle mit erreichter optimaler Zytoreduktion (≤ 2 cm) wird eine Zunahme des medianen Gesamtüberleben um 16,3 % erreicht [30]. Entsprechend führt im Stadium IV eine optimale Zytoreduktion nur zu einer Verbesserung des Gesamtüberlebens um 2,6 %.

1.4 Palliative operative Maßnahmen

Im Stadium III und IV des Ovarialkarzinomes, wenn die operative Entfernung der Tumormassen eine Mitentfernung großer Anteile des Darmes mit einer eventuellen Anlage eines Stomas erfordert oder wenn andere Abdominalorgane befallen sind, führt eine Radikaloperation zu keiner Verbesserung des Gesamtüberlebens [57].
Bei therapieresistenten, fortgeschrittenen Ovarialkarzinomen mit Subileus- und Ileuszuständen führen Stomaanlagen nur zur vorübergehenden Linderung der Symptomatik.

1.5 Second look Laparotomie, Interventionslaparotomie

Die **second look-Laparotomie** stellt eine rein diagnostische Maßnahme bei asymptomatischen Patientinnen ohne Hinweise auf Tumorresiduen dar. Nach erfolgter Primäroperation und abgeschlossener Chemotherapie (nach 4–6 Zyklen) wird eine systematische Re-Exploration vorgenommen. Nach Auswertung der großen Studien über die Wertigkeit der second-look Laparotomie ist festzustellen, daß diese Operation keinen Platz mehr in der Routinebehandlung des Ovarialkarzinoms hat. Die Gründe sind [3, 17, 44, 56]:
– es gibt bislang keine Alternative zur platinhaltigen Chemotherapie, die im Falle einer Resistenz eingesetzt werden könnte (also keine echte „second-line" Therapie);
– prognostisch wichtige mikroskopische Residualtumoren und Leberparenchym- wie auch Pleurametastasen werden durch diesen Eingriff nicht erfaßt;
– auch wenn keine Residuen nachgewiesen werden (Fälle mit kompletter Remission), rezidivieren 50 % dieser Patientinnen;
– eine erneute Tumorreduktion bei intraoperativ festgestelltem Resttumor verändert die Prognose der Erkrankung nicht;
– obwohl diese Operation keinen Nutzen hat, ist sie mit der üblichen Morbidität der Laparotomien behaftet.

Eine Indikation für eine second look Operation/Laparoskopie wäre nur dann gegeben, wenn die Wirksamkeit neuer therapeutischer Mittel (Chemotherapeutika, Immuntherapeutika) im Rahmen kontrollierter Studien erprobt würde [56]. Diese muß den Zentren vorbehalten bleiben, die solche Studien durchführen.
Als **Interventionslaparotomie** wird der operative Eingriff bezeichnet, der nach einer Probelaparotomie ohne mögliche Tumorreduktion und nach einer primären

Chemotherapie mit dem Ziel einer definitiven chirurgischen Sanierung durchgeführt wird. Wenn unter Chemotherapie eine Remission erzielt wird, was in der Regel nach 2–4 Zyklen eintritt, und Operabilität gegeben erscheint, sollte die Interventionslaparotomie durchgeführt werden. Nur wenige Patientinnen sind mittels neoadjuvanter, platinhaltiger Chemotherapie mit nachfolgender Interventionslaparotomie behandelt worden [31], so daß eine Bewertung dieses Vorgehens noch nicht möglich ist.

2 Strahlentherapie

Die Wertigkeit der Strahlentherapie beim Ovarialkarzinom wird kontrovers diskutiert. Eine primäre Strahlentherapie bringt den Nachteil eines unzureichenden Stagings und einer unzureichenden Therapie retroperitonealer Metastasen. Die für solide Tumoren benötigten zytotoxischen Dosierungen können bei einer Ganzabdomenbestrahlung nicht ohne Schädigung von Abdominalorganen erreicht werden, so daß die Wirksamkeit nur bei Tumoren < 5 mm gegeben ist [52].

Die meisten großen Studien zur Effektivität der Strahlentherapie wurden zu einer Zeit durchgeführt, als das ausführliche, systematische chirurgische Staging und die platinhaltige Chemotherapie nicht zum Standardvorgehen gehörten [12]. Obwohl die Wirksamkeit der Bestrahlung unbestritten ist, ist der historische Vergleich mit den gegenwärtigen Therapieformen erschwert.

Eine mögliche Indikation zur Ganzabdomenbestrahlung ist bei mikroskopischen Residuen nach abgeschlossener platinhaltiger Chemotherapie gegeben. In einer nicht-randomisierten Studie wurde eine Ganzabdomenbestrahlung bei 26 Patientinnen nach second-look Laparotomien appliziert, bei der entweder Residuen ≤ 5 mm oder mikroskopische Reste festgestellt wurden. Das 3-Jahresüberleben betrug 50 % für die Patientinnen mit mikroskopischen bzw. 25 % beim Vorliegen von makroskopischen Tumorresten [5]. In der prospektiv-randomisierten Studie von Vergote et al. wurde die Ganzabdomenbestrahlung mit Cisplatin-Monotherapie und mit ^{32}P-Instillation intraperitoneal verglichen [67]. Es konnte kein signifikanter Unterschied zwischen den 3 Therapie-Gruppen festgestellt werden, wobei jedoch die ^{32}P-Instillation mit mehr Nebenwirkungen behaftet war.

Die Therapieergebnisse der Ganzabdomenbestrahlung beim Ovarialkarzinom sind in Tabelle 5 zusammengefaßt.

Die intraperitonale ^{32}P-Instillation (Beta-Strahler), die in einigen Zentren vor Jahren verwendet wurde, ist zwischenzeitlich verlassen worden. Die Nebenwirkungen am Darm sind massiv (Darmperforationen, Peritonitis, Ileus), die Verteilung im Abdominalraum nicht vorhersehbar und der therapeutische Effekt auf pelvine und retroperitoneale Lymphknoten vernachlässigbar [52].

Tabelle 5. Ovarialkarzinom = Behandlungsergebnisse der Radiotherapie (Ganzabdomenbestrahlung = GA-RT)

Quelle	Therapieplan	n = aw. Pat. S = Stadium H = Histologie v = vorbehandelt (Op, RT, CHT)	Therapieresultate in % (Anzahl der Patientinnen) keine Angabe = (–)		OAS = Gesamtüberleben DFS = rezidivfreie Zeit FU = medianes follow-up (Monate)
			OAS[a]	DFS[a]	
Dembo et al. 1979 [12]	A. pelvine RT 45 Gy B. pelvine RT 22.5 Gy + GA-RT 22.5 Gy C. pelvine RT 45 Gy + CAB 6 mg po/die für 2 Jahre bzw. bis zur Progression	n = 132 S = IB-III H = epitheliales Ovarial-Ca v = 132 (Op-Residualtumor ≤ 2 cm)	A.47[b] (15) B.78 (39) C.45 (28)	A.– B.81 (41) C.51 (26)	OAS = 60 DFS = 60 FU = 52
Klaassen et al. 1988 [32]	A. GA-RT 22.5 Gy B. pelvine RT 40–45 Gy + MLP 8 mg/m² d1–4 q 4 Wo (Max. 70 mg) C. pelvine RT 40–45 Gy+ ³²P 10–20 mCi[c]	n = 257 S IA–IIIA H = epitheliales Ovarial-CA v = 257 (Op)	A.62 (66) B.61 (65) C.66 (29)	–	OAS = 60 FU = 96
Sell et al. 1990 [60]	A. GA-RT 22.5 Gy B. pelvine RT 45 Gy + CPM 200 mg/m² po ,d1–5 q 4 Wo × 12	n = 118 S = IB–C, IIA–C H =epitheliales Ovarial-Ca v = 118 (Op)	A:63 (38) B:55 (32)	A:60 (36) B:53 (28)	OAS = 48 DSF = 48
Arian-Schad et al. 1990 [1]	GA-RT 30 Gy + Diaphragma-Boost 42 Gy + pelviner Boost 51.6 Gy	n = 17 S = III H = epitheliales Ovarial-Ca v = 17 (Op + CHT[d])	69 (12)	47 (8)	OAS = 36 DSF = 36 FU = 24
Bolis et al. 1990 [5]	GA-RT 22.5 Gy + pelviner Boost 50 Gy	n = 26 S =III (25) + IV (1) H = epitheliales Ovarial-Ca v = 28 (Op + CHT[e])	38.5 (10)	23 (6)	OAS = 60

Tabelle 5. Ovarialkarzinom = Behandlungsergebnisse der Radiotherapie (Ganzabdomenbestrahlung = GA-RT) (Fortsetzung)

Quelle	Therapieplan	n = aw. Pat. S = Stadium H = Histologie v = vorbehandelt (Op, RT, CHT)	Therapieresultate in % (Anzahl der Patientinnen) keine Angabe = (–)		OAS = Gesamtüberleben DFS = rezidivfreie Zeit FU = medianes follow-up (Monate)
			OAS[a]	DFS[a]	
Ledermann et al. 1991 [33]	GA-RT 22,5 Gy + pelviner Boost 15–22,5 Gy	n = 44 S = II + III H = epitheliales Ovarial-Ca v = 28 (Op + CHT[f])	54 (24)	42.5 (19)	OAS = 60 DFB = 60 FU = 79
Franchin et al 1991 [18]	GA-RT 22 Gy + pelviner Boost 18 Gy	n = 28 S = III + IV H = epitheliales Ovarial-Ca v = 28 (Op + CHT[g])	45 (13)	30 (8)	OAS = 60 DFS = 80 FU = 50
Vergote et al 1992 [67]	A. DDP 50 mg/m^2 iv q 3 Wo × 6 B. ^{32}P 7–10 mCi intraperitoneal C. GA-RT 22 Gy + pelviner Boost 22 Gy	n = 340 S = IA–III H = epitheliales Ovarial-Ca v = 340 (Op)	A.81 (138) B.83 (117) C.86 (24)	A.75 (128) B.81 (114) C.80 (22)	OAS = 60 DFS = 60 FU = 82

[a] = Die Therapieresultate in % (OAS, DFS) beziehen sich auf die in der rechten Spalte für OAS und DFS angegebene Zeitdauer (in Monaten)

[b] = Angaben in % auf jede Therapiegruppe bezogen (Gruppe pelvine RT n = 31 Pat. pelvine + abdominale RT n = 50 Pat. pelvine RT + CAB n = 51 Pat.)

[c] = wegen hoher Rate an Spätkomplikationen nach 44 Patienten keine Randomisation mehr.

[d] = Op. maximale cytoreduktive Operationen, in 40% keine makroskopischen Residualtumoren, in 15 % ≤ 2 cm, in 45 % > 2 cm; CHT: verschiedene, platinhaltige Polychemotherapien.

[e] = Op. maximale cytoreduktive Operationen; in 45 % Residualtumoren ≤ 2 cm, in 54 % > 2 cm; CHT: verschiedene, platinhaltige Polychemotherapien.

[f] = Op: maximale cytoreduktive Operationen: 6 Zyklen DDP + CPM + ADM

[g] = Op: maximale cytoreduktive Operationen, in 42 % keine Residualtumoren, in 21 % mikroskopisch, in 36 % ≤ 2 cm; 3 Zyklen intraperitoneale CHT mit 60 mg DDP, dann 3 Zyklen alternierend DDP bzw. CPM + ADM

3 Chemotherapie

3.1 Chemotherapie beim epithelialen Ovarialkarzinom, Vorbemerkung

Das epitheliale Ovarialkarzinom gilt als extrem chemosensibel. Zahlreiche zytotoxische Substanzen haben sich als wirksam erwiesen. Einige Fragen zur Indikation, Art und Dauer der Chemotherapie wurden mehrfach in großen, randomisierten Studien untersucht. Folgende Probleme gelten als ungelöst und sind Gegenstand intensiver Untersuchungen: Chemoresistenz gegen platinhaltige Chemotherapeutika (primär, sekundär, spät), Stellenwert der Taxoltherapie, Stellenwert der intraperitonealen Chemotherapie und der Immuntherapie, kombinierte Radio-Chemotherapie, second-line Chemotherapie.

Tabelle 6. Chemotherapie beim fortgeschrittenen Ovarialkarzinom. Ergebnisse der Meta-Analyse der „Advanced Ovarian Cancer Trialists Group" [61].

Therapien	Anzahl Patienten	Anzahl Studien[a]	Behandlungsergebnisse
nicht-platinhaltige Monochemotherapien vs. nicht-platinhaltige Polychemotherapien	3146	16	kein Unterschied
nicht-platinhaltige Monochemotherapien[b] vs. platinhaltige Polychemotherapien	659	11	nach 2 Jahren platinhaltige Polychemotherapien günstiger, nach 6 Jahren kein Unterschied
nicht-platinhaltige Mono- bzw. Polychemotherapie vs. zusätzlich Cisplatin	1408	13	Verlängerung des Gesamtüberlebens durch Cisplatin-Zusatz ab dem 6. Jahr (Trend zur Signifikanz)
platinhaltige[c] Monochemotherapie vs. platinhaltige Polychemotherapie	925	6	längeres Gesamtüberleben nach Polychemotherapie (Trend zur Signifikanz)
Cisplatin vs. Carboplatin	2061	11	kein Unterschied

[a] = 53 randominisierte Studien, einige zum Zeitpunkt der Veröffentlichung nicht publiziert. An der Auswertung nahmen die meisten Studienleiter teil.
[b] = Substanzen: CAB, CPM, PDM, TREO, MLP.
[c] = Cisplatin bzw. Carboplatin

3.2 Adjuvante Chemotherapie im Stadium I–II (s. Tab. 7)

Im Frühstadium des Ovarialkarzinoms sollte eine adjuvante Chemotherapie nur bei high-risk-Tumoren (IA–B mit Grading 2–3, alle IC und II) durchgeführt werden. Meistens werden platinhaltige Polychemotherapien angewandt (Cisplatin + Cyclophosphamid, oder Cisplatin + Cyclophosphamid + Adriamycin), wodurch gleiche 5-Jahres-Überlebensraten um 70–80 % wie bei nicht-platinhaltigen Poly- und Monochemotherapien (z. B. Melphalan) erreicht werden [59, 75]. In einer kürzlich publizierten, prospektiven Studie wurde bei 32 Patientinnen mit Ovarialkarzinomen im Stadium IA-B/G3 und IG/G1-3 eine Induktionstherapie mit Cisplatin (4 wöchentliche Zyklen) gefolgt von 5 Zyklen Cisplatin + Cyclophosphamid oder Cisplatin + Cyclophosphamid + Adriamycin verabreicht [55]. Bei einer medianen Beobachtungszeit von 5 Jahren wurde eine rezidivfreie Zeit von 90,5 % und ein Gesamtüberleben von 93,3 % erreicht.

Solche platinhaltigen Kombinationstherapien stellen in den meisten Zentren die Therapie der Wahl dar. Obwohl die Melphalan-Monochemotherapie wirksam und von der Applikationsart attraktiv ist (orale Gabe, ambulante Behandlung), sind die Spätkomplikationen so erheblich (in 3–5 % der Fälle myelodysplatische Syndrome, aplastische Anämien und Leukämien), daß diese Behandlungsform weitgehend verlassen wurde.

Eine mögliche Alternative beim Ovarialkarzinom im Stadium II ist auch die intraperitoneale ^{32}P-Instillation, durch die in der prospektiv-randomisierten Untersuchung von Walton et al. (Melphalan versus einmalige ^{32}P-Instillation) 5-Jahres-Überlebensraten von 78 % erreicht wurden [68]. Zur intraperitonealen Therapie s. 3.6).

Auf eine adjuvante Chemotherapie kann bei „low-risk" Ovarialkarzinom (Stadium IA–B mit Grading 1 und ggf. 2) verzichtet werden, wenn eine günstige Konstellation weiterer Prognoseparameter vorliegt (niedrige S-Phase, diploide Tumoren, kein klarzelliges Karzinom).

3.3 Chemotherapie im Stadium III–IV (s. Tab. 8)

Eine Kurabilität ist in den Stadien III und IV durch eine Operation nicht erreichbar, weil nur in 35–40 % der Fälle eine optimale chirurgische Zytoreduktion möglich ist (Resttumor ≤ 1(2 cm) [52]. In diesen Stadien ist die Chemotherapie von eminenter Bedeutung.

Ende der 70er Jahre wurde die Effektivität von Cisplatin beim Ovarialkarzinom erstmals nachgewiesen und seit dieser Zeit stellen platinhaltige Kombinations-Chemotherapien die Behandlung der Wahl dar. In einer prospektiv-randomisierten Studie der Mayo-Klinik wurde bei 42 Patientinnen mit Ovarialkarzinomen im Stadium III + IV die Kombination Cisplatin + Cyclophosphamid mit der Cyclophosphamid-Monotherapie verglichen [11]. Die Cisplatin-haltige Therapie führte zu einer signifikant längeren rezidivfreien Zeit (52,4 % gegenüber 9,5 %) und Gesamtüberleben (61,9 %, bzw. 19 %) nach 2 Jahren. Auch in der prospektiv-randomisierten Studie der Gynecologic Oncology Group (GOG) an 227 Patientinnen konnte gezeigt werden, daß die Kombinationstherapie Cyclophosphamid + Adriamycin + Cisplatin (CAP-Schema) der Therapie ohne Cisplatin (Cyclophos-

Tabelle 7. Epitheliales Ovarialkarzinom Stadium I und II – Behandlungsergebnisse mit adjuvanter Mono- und Polychemotherapie

Quelle	Therapieplan	n = aw. Pat. S = Stadium v = vorbehandelt (Vortherapie[a])	Therapieresultate in % (Anzahl der Patientinnen) keine Angabe = (–)			OAS = Gesamtüberleben DFS = rezidivfreie Zeit FU = medianes follow-up (Monate)
			OAS[b]	DFS[b]	Rezidive	
Gallion et al. 1989 [21]	**MLP** 1 mg/Kg (Max. 60 mg) po, T 1–5 q 4 Wo × 6–12	n = 50 S = I v = 50 (Op)	94	98	2	OAS = 60 DFS = 60 FU = 64
Young et al. 1990 [75]	**MLP** 0,2 mg/Kg po, T1–5 q 4–6 Wo × 12 vs. Kontrolle	n = 81 S = IA–B/G1–2 v = 81 (Op)	98 vs. 94	98 vs. 91	2 vs. 11	OAS = 60 DFS = 60 FU = 72
	MLP 0,2 mg/Kg po, T1–5 q 4–6 Wo × 12 vs. ^{32}**P** 15 mCi ip	n = 141 S = IA–B/G3, IC–II v = 141 (Op)	81 vs. 78	80 vs. 80	19 vs. 19	
Lentz et al. 1991 [34]	**MLP** 0,2 mg/Kg po oder **CPM** 1000 mg/m^2 iv (n = 30) oder **CPM** 1000 mg/m^2 iv + **DDP** 60 mg/m^2 iv (n = 13) oder ^{32}**P** 15 mCi ip (n = 8)	n = 55 S = I v = 55 (Op)	80^c	–	20	OAS = 94 DFS = – FU = 94
Walton et al. 1992 [66]	**MLP** 0,2 mg/Kg po, T 1–5 q 4 Wo × 12–18 vs. ^{32}**P** 15 mCi ip	n = 93 S = II v = 93 (Op)	78^c	74	20	OAS = 60 DFS = 60 FU = 96
Piver et al. 1992 [55]	**DDP** 1 mg/Kg iv q 1 Wo × 4 gefolgt von **DDP** 50 mg/m^2 iv + **ADM** 50 mg/m^2 iv + **CPM** 750 mg/m^2 iv q 4 Wo × 5	n = 32 S = IC + IA-C/G3 v = 32 (Op)	93	90	9	OAS = 60 DFS = 60 FU = 60,5
Rubin et al. 1993 [59]	**DDP** 50–100 mg/m^2 + **CPM** ± **ADM**	n = 62 8 = IA-B/G2–3, IC v = 62 (Op)	–	76	24	OAS = – DFS = 60 FU = 40

^{a} = Vortherapie: Op = Operation, CHT = Chemotherapie, RT = Radiotherapie
^{b} = Die angegebenen Therapieresultate in % (OAS, DFS) beziehen sich auf die in der rechten Spalte für OAS und DFS angegebene Zeitdauer (in Monaten)
^{c} = Therapieergebnisse in allen Behandlungsgruppen gleich.

Tabelle 8a. Epitheliales Ovarialkarzinom Stadium III und IV – Behandlungsergebnisse mit Mono- und Polychemotherapie

Quelle	Therapieplan	n = aw. Pat. S = Stadium v = vorbehandelt	Therapieresultate in % (Anzahl Patienten) (–) = keine Angabe					RD = Remissionsdauer ÜZ = Überlebenszeit
			CR	PR	CR+PR	NC	PD	Median (Monate)
Greco et al. 1961 [24]	**HMM** 150 mg/m² po, T1–14 **CPM** 350 mg/m² iv, T 1–8 oder **5-FU** 400 mg/m² iv, T1 **ADM** 20 mg/m² iv ,T1 + 8, q 4 Wo × 6	n = 58 S = III – IV v = 58 (Op), 13 (CHT)	67 (39)	28 (16)	**96** (55)	–	5 (3)	RD = 11 ÜZ = 13
Decker et al. 1992 [11]	**CPM** 1 g/m² iv **CPM** 1 g/m² iv + **DDP** 50 mg/m² iv q 3 Wo× 12	n = 42 S = III + IV v = 42 (Op)	–	–	**9,5** (2) **28,5** (6)		4,7 (1) 19 (4)	RD = 7,4 ÜZ = 16,5 RD = 27,6 ÜZ = 40
Louis et al. 1988 [36]	**5-FU** 600 mg/m² iv, T 1 + 8 **DDP** 30 mg/m² iv, T1 + 8 **CPM** 150 mg/m² po ,T1–16 **HMM** 150 mg/m² po, T1–16 q 4 Wo × 6	n = 62 S = III–IV v = 62 (Op)	47 (29) bzw. 19 (12)[a]	22 (14)	**69** (43)	–	31 (19)	RD[b] = 3,8–53,1 ÜZ = 9,5 > 53
Conte et al. 1988 [8]	**DDP** 50 mg/m² iv **CPM** 800 mg/m² iv, T1 q 4 Wo × 6 (12°) vs. **DDP** 50 mg/m² **CPM** 600 mg/m² iv **ADM** 45 mg//m² iv, T1 q 4 Wo × 6 (12°)	n = 125 S = IC, IIB–C, III–IV v = 125 (Op)	20 (7) 40,6 (13)	34,3 (12) 15,6 (5)	**54,3** (19) **56,2** (18)	14,3 (5) 12,5 (4)	31,4 (11) 31,3 (10)	RD = 31,6 ÜZ = 56,6 RD = 33,3 ÜZ = 66,6

Tabelle 8a. Epitheliales Ovarialkarzinom Stadium III und IV – Behandlungsergebnisse mit Mono- und Polychemotherapie (Fortsetzung)

Quelle	Therapieplan	n = aw. Pat. S = Stadium v = vorbehandelt	Therapieresultate in % (Anzahl Patienten) (–) = keine Angabe					RD = Remissionsdauer ÜZ = Überlebenszeit
			CR	PR	CR+PR	NC	PD	Median (Monate)
Omura et al. 1986 [49]	**CPM** 500 mg/m² iv + **ADM** 50 mg/m² iv + **DDP** 50 mg/m² iv q 3 Wo × 8	n = 227 S = III–IV v = 107 (Op, keine RT bzw. CHT)	51,4 (56)	24,3 (26)	**75,7** 81	18,7 (20)	5,6 (6)	RD = 13,1 ÜZ = 19,3
	CPM 500 mg/m² iv + **ADM** 50 mg/m²iv q3 Wo × 8ᵈ		25,8 (31)	21,7 (26)	**47,5** (67)	43,3 (52)	9,2 (11)	RD = 7,7 ÜZ = 16,4

a = bei 29 Patientinnen in klinisch kompletter Remission wurde eine second-look Laparotomie durchgeführt. Histologisch waren 12 diese Patientinnen tumorfrei.

b = Überlebensdaten getrennt angegeben; klinische CR: RD = 8,5 Mo, ÜZ = 28,9 Mo, histologische CR: RD = 53,1 Mo, ÜZ > 53 Mo, PR: RD = 3,8 Mo, ÜZ = 15 Mo.

c = 6 zusätzliche Zyklen (insgesamt 12) nur bei Patientinnen, die bei der second-look Operation Tumorresiduen hatten

d = wenn bei der second-look Operation (bei 23 Pat. in der ADM/CPM-Gruppe, 39 in der ADM/CPM/DDP-Gruppe) tumorfrei, Konsolidierungs-Chemotherapie mit CPM 500–1100 mg/m² (Dosiseskalation) bis zum Rezidiv bzw. max. 12 Monate außerhalb der Studienbedingungen

Tabelle 8b. Epitheliales Ovarialkarzinom Stadium III und IV – Behandlungsergebnisse mit Mono- und Polychemotherapie

Quelle	Therapieplan	n = aw. Pat. S = Stadium v = vorbehandelt	Therapieresultate in % (Anzahl Patienten) (–) = keine Angabe					RD = Remissionsdauer ÜZ = Überlebenszeit Median (Monate)
			CR	PR	**CR+PR**	NC	PD	
Neijt et al. 1987 [46]	**ADM** 35 mg/m² iv, T1 + **DDP** 20 mg/m² iv, T1-5 + **HMM** 150 mg/m² po + T15-29 **CPM** 100 mg/m² po, T15-29 q 5 Wo × ≥ 6ᵃ	n = 182 S = II–IV v = 182 (Op)	35ᵇ (31)	45 (39)	**50** (70)	10 (9)	10 (9)	RD = 18 ÜZ = 31
	CPM 750 mg/m² iv **DDP** 75 mg/m² iv q 3 Wo × > 6ᵇ		38 (36)	38 (34)	**74** (70)	12 (11)	14 (13)	RD = 17 ÜZ = 24
GICOG [23]	**CPM** 650 mg/m² iv **ADM** 50 mg/m² iv **DDP** 50 mg/m²	n = 516 S = III–IV v = 518 (Op)	30,1ᵇ (51)	40,8 (69)	**70,9** (120)	–	29,1 (49)	RD = 6,5 ÜZ = 23,8
	CPM 650 mg/m² iv **DDP** 50 mg/m²		25,3 (44)	36,2 (63)	**61,5** (107)	–	38,5 (67)	RD = 6,3 ÜZ = 21,4
	DDP 50 mg/m²		21,9 (38)	29,5 (51)	**49,1** (85)	–	50,9 (84)	RD = 6,0 ÜZ 19,4
Mangioni et al. 1989 [38].	**CBP** 400 mg/m² iv	n = 163 S = III–IV v = 163 (Op)	28 (23)	33 (27)	**61** (50)	–	39 (22)	RD/ÜZ = –ᶜ
	DDP 100 mg/m² iv q 4 Wo × 5		25,9 (21)	46,9 (38)	**72,8** (59)	–	27,2 (32)	RD/ÜZ = –
Sutton et al. 1989 [63]	**DDP** 20 mg/m² ivᵈ, T1–5 **ADM** 50 mg/m² ivᵉ, T1 **CPM** 750 mg/m² iv, T1 q 4 Wo × ?(ᵈ,ᵉ)	n = 58 S = III–IV v = 58 (Op)	44 (11)	44 (11)	**88** (22)	0	12 (3)	RD = 22,7 ÜZ = 23,5
	DDP 50 mg/m² ivᵈ **ADM** 50 mg/m² ivᵉ **CPM** 750 mg/m² iv, T1 q 4 Wo × ?(ᵈ,ᵉ)		39 (12)	36 (11)	**75** (23)	9 (3)	16 (5)	RD = 27,5 ÜZ = 15,7

a = bei CR-Fällen weitere 3-Zyklen Chemotherapie, bei PR oder mikroskopischen Residuen weitere 6 Zyklen, bei NC bzw. PD keine weitere Therapie

b = bei klinischen CR-Fällen Remission mittels second-look Laparotomie objektiviert

c = follow-up (Median) 15 Monate, beim Vergleich beider Therapien RD bzw. ÜZ als „gleich" angegeben

d = DDP-Gabe bis zur Gesamtdosis 300 mg/m²

e = ADM-Gabe bis zur Gesamtdosis 450 mg/m²; nach Erreichen der ADM-Gesamtdosis weitere Therapie mit CPM 1000 mg/m² po monatlich für 12 Monate

Tabelle 8c. Epitheliales Ovarialkarzinom Stadium III und IV – Behandlungsergebnisse mit Mono- und Polychemietherapie

Quelle	Therapieplan	n = aw. Pat. / S = Stadium / v = vorbehandelt	Therapieresultate in % (Anzahl Patienten) (–) = keine Angabe					RD = Remissionsdauer / ÜZ = Überlebenszeit / Median (Monate)
			CR	PR	CR+PR	NC	PD	
Lund et al. 1969 [37]	**CBP** 300 mg/m² iv, T1; **DDP** 50 mg/m² iv, T 2-3; q 4 Wo × 6	n = 37; S = III–IV; v = 37 (Op)	22[a] (8)	40 (15)	**62** **(23)**	**11** **(4)**	**27** **(10)**	–
Masding et al 1990 [42]	**TREO** 7-9 g/m² iv	n = 157; S = IC–IV; v = 157 (Op)	64 (44)	7 (5)	71[b] (49)	–	29 (20)	RD = 22 / ÜZ = > 31
	TREO 7-9 g/m² + **DDP** 50 mg/m² iv; q 3 Wo × 3–16		80 (53)	6 (4)	88[b] (67)		14 (9)	RD = 22,8 / ÜZ = > 31
Tattersall et al. 1992 [64]	**CAB** 7,5 mg/m² po, T1-14; **DDP** 50 mg/m² iv, T14	n = 369; S = III–IV; v = 369 (Op)	28[b] (40)	18 (25)	48[b] (65)	22 (32)	32 (46)	RD = – / ÜZ = 16
	CAB 7,5 mg/m² po, T1-14; **DDP** 50 mg/m² iv, T1; q 4 Wo × 8 (CAB 12 Mo)		38 (50)	19 (25)	57[b] (75)	22 (29)	21 (27)	RD = – / ÜZ = 17,5
Gershenson et al 1992 [22]	**DDP** 20 mg/m² iv, T2-4; **MLP** 0,2 mg/m² po, T1-5	n = 116; S = III–IV; v = 116 (Op)	50[c] (13)	27 (7)	77[b] (20)	12 (3)	12 (3)	RD = 15 / ÜZ = 58[b]
	DDP 50 mg/m² iv; **CPM** 500–1000 mg/m² iv, T1		38 (5)	23 (3)	61[b] (8)	15 (2)	23 (3)	RD = 23 / ÜZ = 29[b]
	DDP 50 mg/m² iv; **CPM** 750 mg/m² iv, T1; q 4 Wo × 12		24 (9)	34 (13)	58[b] (21)	32 (12)	11 (4)	RD = 37 / ÜZ = 35[b]

[a] = bei allen (Ausnahme: 7 Patientinnen (19 %) mit PD) second-look Laparotomie
[b] = Unterschiede zwischen den Therapiegruppen statistisch nicht signifikant
[c] = bei 39 Patientinnen keine second-look Operation (wurden bei der Verlaufsanalyse nicht berücksichtigt)

phamid + Adriamycin, CA-Schema) signifikant überlegen ist. Die rezidivfreien Zeiten betrugen 13 Monate (CAP) bzw. 7 Monate (CA) und das Gesamtüberleben entsprechend 20 bzw. 16 Monate [49].

Kürzlich wurde von der Advanced Ovarian Cancer Trialists Group (AOCTG) eine Meta-Analyse von 53 randomisierten Studien zur Chemotherapie beim Ovarialkarzinom im Stadium III–IV publiziert, in der insgesamt 8139 Patientinnen berücksichtigt wurden [61]. Die Ergebnisse dieser Studie sind in Tabelle 6 dargestellt.

Die Ergebnisse der AOCTG-Analyse deuten daraufhin, daß eine Überlegenheit platinhaltiger gegenüber nicht-platinhaltigen Polychemotherapien, und platinhaltiger Poly- gegenüber Monochemotherapien (gleiche Platindosis) besteht. Die Wirksamkeit von Cisplatin und Carboplatin ist identisch, wobei allerdings die Carboplatin-Toxizität deutlich geringer ist (niedrigere Neuro- und Nephrotoxizität, weniger emetogen). In einer prospektiven, randomisierten Multizenter-Studie wird gegenwärtig die Kombination Cisplatin + Cyclophosphamid + Adriamycin mit der Carboplatin-Monotherapie verglichen.

In einer weiteren Meta-Analyse verglichen Fanning et al. die Kombination Cisplatin + Cyclophosphamid mit Cisplatin + Cyclophosphamid + Adriamycin beim Ovarialkarzinom Stadium III + IV [16]. 30 Studien mit insgesamt 2060 Patientinnen wurden ausgewertet. Allen Studien war gemeinsam, daß die mediane Beobachtungszeit mindestens 3 Jahre betrug, keine weiteren Chemo- bzw. Radiotherapien durchgeführt worden waren und daß die wichtigsten Prognoseparameter (Alter, Stadium, Grading, Residualtumor) bekannt waren. Durch den Adriamycin-Zusatz erhöhte sich das 3-Jahres-Gesamtüberleben von 36 % auf 43 % und dieser Unterschied war statistisch signifikant. Die Dosiserhöhung der einzelnen Substanzen führte zu keiner Änderung der Überlebensdaten. Die Autoren folgern daraus, daß die besseren Therapieresultate auf der zusätzlichen Gabe von Adriamycin beruhen, wodurch die Chemoresistenz der Ovarialtumoren erst später manifest wird.

In der prospektiven, randomisierten Studie von Hakes et al. wurde bei 77 Patientinnen die Bedeutung der Chemotherapie-Dauer untersucht [27]. Es konnte gezeigt werden, daß die Verlaufsergebnisse nach 5 bzw. 10 Zyklen Cisplatin + Cyclophosphamid + Adriamycin gleich waren und daß nach 10 Zyklen die Toxizität erhöht war.

3.4 Chemotherapie beim Rezidiv und bei Resistenz gegenüber platinhaltigen Chemotherapien

Eine Kurabilität kann weder beim rezidivierenden Ovarialkarzinom noch bei primär chemoresistenten Tumoren erreicht werden. Allerdings ist die Prognose eines Ovarialkarzinom-Rezidivs relativ günstiger, wenn die primäre Chemotherapie wirksam war. Eine erneute platinhaltige Chemotherapie kann in bis zu 30 % der Fälle zu Remissionen (6–8 Monate) führen. Wegen der geringeren Toxizität bei gleicher Wirksamkeit kann Carboplatin verwendet werden. Dabei erwiesen sich Dosierungen von 800 mg/m^2 Carboplatin iv q 3–4 Wochen als wirksamer als z. B. 400 mg/m^2 [51, 58].

In einer Studie führte die erneute Gabe von Cisplatin in Kombination mit Etoposid bzw. Epirubicin in 60 % der Fälle zu Remissionen (25 % komplett), die 7 Monate anhielten (Gesamtüberleben 13,5 Monate) [76].

Bei Ovarialkarzinom-Rezidiven nach primärer Chemotherapie mit Alkylanzien konnten durch eine Kombination von Cisplatin mit Ifosfamid in 45 % der Fälle Remissionen (20 % komplett) erzielt werden, wobei die rezidivfreie Zeit 9 Monate betrug (4 Patientinnen überlebten 2 Jahre) [25].

Beim Vorliegen einer primären Resistenz gegenüber platinhaltigen Chemotherapien sollten experimentelle Protokolle unter Studienbedingungen angewandt werden. Remissionen können durch Ifosfamid (20 %, Remissiondauer 7 Monate) und durch Hexamethylmelamin (14 % Remissionsdauer 8 Monate) erzielt werden [62, 66]. Eine besondere Rolle nimmt Taxol ein, dessen Wirkung durch eine Polymerisierung von Microtubuli mit resultierender Hemmung der Zellteilung zustande kommt. In einer ersten Untersuchung konnten bei Cisplatin-resistenten Patientinnen noch in 36 % Remissionen (PR = 25 %, CR = 12 %) erreicht werden [43]. Diese Ergebnisse sind mittlerweile auch von anderen bestätigt worden (21–40 % Remissionen) [14]. Eigene Erfahrungen an der Universitäts-Frauenklinik Heidelberg zeigen, daß die Wirksamkeit von Taxol bei höherer Dosierung (170 mg/m^2 und mehr) ausgeprägter ist, so daß möglicherweise eine Dosiseskalation mit Stammzell-Support die Resultate weiter zu verbessern vermag. In einer Phase III-Studie der GOG wird gegenwärtig die Rolle von Taxol beim primären Ovarialkarzinom untersucht.

3.5 Neoadjuvante Chemotherapie

Als neoadjuvante Chemotherapie gilt beim Ovarialkarzinom die Chemotherapie nach einer Probelaparotomie, bei der lediglich eine histologische Sicherung erfolgte (inoperable Situation, Überraschungsbefund). Der Vergleich der neoadjuvanten Chemotherapie gefolgt von zytoreduktiver Chirurgie mit primärer Operation und nachfolgender Chemotherapie zeigte keine Unterschiede hinsichtlich des Verlaufes [31]. Bei großen, inoperablen Tumoren wird zwar häufiger die Operabilität durch die vorhergehende Chemotherapie erreicht, ohne allerdings die Prognose der Erkrankung zu beeinflussen. Im Falle eines Überraschungsbefundes sollte in einer zweiten Sitzung die Radikaloperation nachgeholt werden, damit die Bedingungen für die Chemotherapie optimiert werden.

3.6 Intraperitoneale Chemotherapie

Die intraperitoneale Chemotherapie hat den Vorteil einer hohen, lokalen Dosis bei nur geringen systemischen Auswirkungen, und dementsprechend niedriger Toxizität. Die erreichten Plasmakonzentrationen sind je nach Substanz um 8–1000fach niedriger als die intraperitonealen Konzentrationen [52].
Eine intraperitoneale Therapie mit Cisplatin beim rezidivierenden bzw. therapieresistenten Ovarialkarzinom führt in ca. 30 % der Fälle zu objektiven Remissionen [26, 47, 65]. Durch die Kombination Cisplatin + Etoposid konnten in 38 % Remissionen (CR = 25 %, PR = 13 %) ohne Zunahme der Toxizität erreicht werden [40]. Es konnte jedoch bislang keine Verlängerung des Gesamtüberlebens durch intraperitoneale Chemotherapie gezeigt werden.
Als problematisch gilt die intraperitoneale Verteilung der verabreichten Substanz, wobei postoperative/entzündliche Adhäsionen den freien Zugang zur gesamten

Peritonealhöhle verhindern können. Die prognostisch wichtigen retroperitonealen Lymphknoten werden nicht erreicht. Im Tierversuch konnte gezeigt werden, daß die Eindringtiefe des Cisplatin in Tumorgewebe nur 1–2 mm beträgt [35]. Aus diesem Grund sollte die intraperitoneale Chemotherapie nur bei Residualtumoren ≤ 2(1) cm durchgeführt werden [50]. In laufenden prospektiven Studien wird die intraperitoneale Gabe von Cisplatin mit der systemischen Therapie (Cisplatin + Cyclophosphamid) verglichen und die Rolle der adjuvanten intraperitonealen Cisplatin-Therapie bei Patientinnen ohne makroskopische Tumorreste postoperativ (Cisplatin vs. Kontrolle) [50].

3.6 Chemotherapie nicht-epithelialer maligner Ovarialtumoren

Dysgerminome: auf eine adjuvante systemische Therapie kann im Stadium IA/G1 verzichtet werden. Bei allen anderen Stadien sollte eine adjuvante Strahlen- oder Chemotherapie durchgeführt werden, da Dysgerminome auf beide Therapieformen in hohem Maße ansprechen [10, 73]. Die Radiotherapie birgt jedoch den Nachteil, daß bei ursprünglich fertilitätserhaltenden Operationen eine Radiokastration der zumeist jungen Patientinnen erfolgt. Beim Befall retroperitonealer Lymphknoten empfehlen De Palo et al. auch eine Bestrahlung des Mediastinums und der supraclaviculären Lymphknoten [10]. Das 5-Jahres-Überleben bei primärer Radiotherapie beträgt 89,5 %. In einer prospektiven Studie wird gegenwärtig die Wirksamkeit einer Induktionschemotherapie nach dem PEP-Schema (Cisplatin, Etoposid, Bleomycin) gefolgt von VAC (Vinblastin, Adriamycin, Cyclophosphamid) untersucht [73]. Nach 26 Monaten sind in dieser Studie 17 der 18 Patientinnen rezidivfrei.

Die adjuvante Therapie der anderen malignen Keimzelltumoren **(endodermale Sinustumoren, unreife Teratome, embryonale Karzinome, Polyembryome)** richtet sich nach den gleichen Prinzipien wie die Therapie des Hodenkarzinoms. Mit platinhaltigen Kombinations-Chemotherapien können Dauerheilungen in bis zu 100 % der Fälle erreicht werden, wenn nach einer optimalen chirurgischen Entfernung eine Chemotherapie nach dem PVB-(Cisplatin, Vinblastin, Bleomycin) oder PEP-Schema (Cisplatin, Etoposid, Bleomycin) angeschlossen wird [73].

Bei fortgeschrittenen Primärstadien bzw. beim Rezidiv werden mit den PVB- bzw. PEP-Chemotherapien Langzeitremissionen in 50–80 % der Fälle erzielt [70–72]. Bei großen Tumoren sollte Etoposid statt Vinblastin verwendet werden, weil der Therapieeffekt ausgeprägter und die neurologische bzw. gastrointestinale Toxizität geringer ist [74].

Die Kurabilität ist fraglich, wenn eine (äußerst seltene) primäre Resistenz gegenüber Cisplatin besteht. Eine Dosiseskalation von Carboplatin und Etoposid mit begleitender autologer Knochenmarkstransplantation kann in einigen Fällen zu Remissionen führen [47].

Das **nongestationale (primäre) Chorionkarzinom des Ovars** sollte primär mit Polychemotherapie (unter Einschluß von Methotrexat, z. B. MAC-Schema) behandelt werden, weil es auf eine Methotrexat-Monotherapie nicht in dem Maße anspricht wie die Chorionkarzinome uterinen Ursprungs (s. gestationsbedingte Trophoblasterkrankungen). Dies wird auf die vorhandenen Anteile von embryonalem bzw. Keimzellengewebe zurückgeführt, ferner auf die Tatsache, daß ein nongestationales im Gegensatz zum gestationalen Chorionkarzinom kein „halber Transplantationstumor" (halber Chromosomensatz vom Vater) ist [13]. Die Tumoren des gonadalen Stromas **(Granulosazelltumoren** und **Androblastome)** gelten als Borderline-Tumoren. Im Stadium I sollten fertilitätserhaltende Operationen durchgeführt werden, eine adjuvante systemische Therapie ist nicht erforderlich. Bei den seltenen fortgeschrittenen Stadien II–III wurden Chemotherapie nach dem PVB-, BEP- und VAC-Schema angewandt, wobei komplette Remissionen in ca. 60 % der Fälle erzielt wurden [13].

4 „Biological response modifiers"/Zytokine/Immunotoxine

Verschiedene Immuntherapieformen sind beim Ovarialkarzinom angewandt worden. In zwei randomisierten Studien der GOG wurden die unspezifischen Immunmodulatoren (biological response modifiers = BRM) Corynebacterium parvum bzw. BCG als Zusätze zur Monochemotherapie mit Melphalan bzw. zur Kombination Cyclophosphamid + Adriamycin + Cisplatin eingesetzt [9, 20]. Nur bei Ovarialkarzinomen mit kleinvolumigen Tumorresiduen postoperativ konnte eine Wirksamkeit des Corynebacterium parvum objektiviert werden, während das Gesamtüberleben unbeeinflußt blieb.

Da Interferon eine Wachstumshemmung bei Ovarialkarzinomzellen in vitro bewirkt, wurden Interferon α und γ in mehreren Studien allein oder als Adjuvans neben Cisplatin intravenös bzw. intraperitoneal angewandt [4, 15, 19, 39, 41]. Während bei der systemischen Interferontherapie in 18 % der Fälle Remissionen erreicht wurden [15, 19], führte die intraperitoneale Gabe zu keiner meßbaren Aktivität.

Ein ganz wichtiges Anwendungsgebiet für TNF-α ist die symptomatische, therapieresistente Aszitesbildung beim Ovarialkarzinom. In bis zu 80 % der Fälle kommt es zu einem dauerhaften Rückgang des Aszites nach intraperitonealer Gabe von TNF-α (H. Schmidt et al., in Vorb.).

Weitere Immuntherapieformen, die beim Ovarialkarzinom gegenwärtig erprobt werden, sind die aktivspezifische Immuntherapie (ASI), die Gabe von IL-2 aktivierten T-Lymphozyten (LAK), und Immunotoxine. Bis auf die ASI-Therapie haben alle anderen im klinischen Einsatz bisher enttäuscht.

V. Literatur

1. Arian-Schad KS, Kapp DS, Hackl A, Juettner FM, Leitner H, Porsch G, Lahousen M, Pickel H (1990) Radiation therapy in stage III ovarian cancer following surgery and chemotherapy. Prognostic factors, patterns of relapse, and toxicity: A preliminary report. Gynecol Oncol 39:47–55
2. Barakat RR, Rubin SC, Wong G, Saigo PE, Markman M, Hoskins WJ (1992) Mixed mesodermal tumor of the ovary. Analysis of prognostic factors in 31 cases. Obstet Gynecol 80:660–664
3. Berek JS (1992) Second-look versus second-nature. Gynecol Oncol 44:I–2
4. Berek JS, Welander C, Schink JC, Grossberg H, Montz FJ, Zigelbeom J (1991) A phase I–II trial of intraperitoneal cisplatin and alpha-interferon in patients with persistent epithelial ovarian cancer. Gynecol Oncol 40:237–243

5. Bolis G, Zanaboni F, Vanoli P, Russo A, Franchi M, Scarfone G, Pecorelli S (1990) The impact of whole-abdomen radiotherapy on survival in advanced ovarian cancer patients with minimal residual disease after chemotherapy. Gynecol Oncol 39:150–154

6. Brand E, Lidor Y (1993) The decline of CA 125 level after surgery reflects the size of residual ovarian cancer. Obstet Gynecol 81:29–32

7. Burghardt E, Girardi F, Lahousen M, Tamussino K, Stettner H (1991) Patterns of pelvic and paraaortic lymph node involvement in ovarian cancer. Gynecol Oncol 40:103–106

8. Conte PF, Bruzzone M, Chiara S, Sertoli MR, Daga MG, Rubagotti A, Conlo A, Ruvolo M, Rosso R, Santi L, Carnino F, Cottini M, Mossetti C, Guercio E, Gatti M, Siliquini PN, Prelato ML, Durando C, Giaccone G, Calciati A, Farinini D, Centonze M, Rugiaii S, Parodi G, Messineo M, Storace A, Bernardini G, Misurale F, Alessandri S, Casini M, Ragni N, Foglia G, Bentivoglio G, Pescetto G (1986) A randomized trial comparing cisplatin plus cyclophosphamide versus cisplatin, doxorubicin, and cyclophosphamide in advanced ovarian cancer. J Clin Oncol 4:965–971

9. Creasman WT, Omura GA, Brady MF, Yordan E, DiSaia PJ, Beecham J (1990) A randomized trial of cyclophosphamide, doxorubicin, and cisplatin with or without Bacillus Calmette-Guerin in patients with suboptimal stage III and IV ovarian cancer: A Gynecology Oncology Group Study. Gynecol Oncol 39:239–243

10. DePalo G, Pilotti S, Kenda R et al (1982) Natural history of dysgerminoma. Am J Obstet Gynecol 143:799–805

11. Decker DG, Fleming TR, Malkasian GD, Webb MJ, Jefferies JA, Edmonson JH (1982) Cyclophosphamide plus cis-platinum in combination: Treatment program for stage III or IV ovarian carcinoma. Obstet Gynecol 60(4):481–487

12. Dembo AJ, Bush RS, Beale FA, Bean HA, Pringle JF, Sturgeon J, Reid JG (1979) Ovarian carcinoma: Improved survival following abdominopelvic irradiation in patients with a completed pelvic operation. Am J Obstet Gynecol 134(7):793–800

13. DiSaia PJ, Creasman WT (1993) Germ cell, stromal, and other ovarian tumors. In: Clinical Gynecologic Oncology, 4th Ed, PJ DiSaia. WT Creasman, eds. Mosby Year Book, St. Louis, pp 426–457

14. Donehower RC, Rowinsky EK (1993) Anticancer drugs derived from plants. In: Cancer – Principles and Practice of Oncology, 4th Ed, VT DeVita, S Hellman, SA Rosenberg, eds. J.B. Lippincon Co., Philadelphia, pp 409–417

15. Einhorn N, Cantell K, Einhorn S, Strander H (1982) Human leukocyte interferon therapy for advanced ovarian carcinoma. J Clin Oncol 5:167–172

16. Fanning J, Bennett TZ, Hilgers RD (1992) Meta-analysis of cisplatin, doxorubicin, and cyclophosphamide versus cisplatin and cyclophosphamide chemotherapy of ovarian carcinoma. Obstet Gynecol 80:954–960

17. Ferrier AJ, De Petrillo AD (1992) Second-look laparotomy in the routine management of ovarian cancer. In: Ovarian Cancer 2 – Biology, diagnosis and management, F Sharp, WP Mason, WT Creasman, eds. Chapman & Hall Medical, London, pp 385–394

18. Franchin G, Tumolo S, Scarabelli C, De Paoli A, Boz G, Crivellari D, Areicasa M, Bortolus R, Gobitti C, Minatel E, Roncadin M, Trovo MG (1991) Whole abdomen radiation therapy after short chemotherapy course and second-look laparatomy in advanced ovarian cancer. Gynecol Oncol 41:206–211

19. Freedman RS, Gutterman JU, Wharton JT, Rutledge FN (1983) Leukocyte interferon (IFN alpha) in patients with epithelial ovarian carcinoma. J Biol Response Modif 2:133–138

20. Gall S, Bundy B, Beecham J, Wilson H, Noburu O, Hilgers RD, O'Toole R, Thigpen JT (1986) Therapy of stage III (optimal) epithelial carcinoma of the ovary with melphalan or melphalan plus Corynebacterium parvum. Gynecol Oncol 25:26–36

21. Gallion HH, van Nagell JR, Donaldson ES, Higgins RV, Powell DE, Kryscio RJ (1989) Adjuvant oral alkylating chemotherapy in patients with stage I epithelial ovarian cancer. Cancer 63:1070–1073

22. Gershenson DM, Mitchell MF, Atkinson N, Silva EG, Kavanagh JJ, Morris M, Burke TW, Warner D, Wharton JT (1992) The effect of prolonged cisplatin – based chemotherapy on progression-free survival in patients with optimal epithelial ovarian cancer: „Maintenance" therapy reconsidered. Gynecol Oncol 47:7–13

23. GICOG (1987) Randomized comparison of cisplatin with cyclophosphamide/cisplatin and with cyclophosphamide/doxorubicin/cisplatin in advanced ovarian cancer. Lancet 353–359

24. Greco FA, Julian CG, Richardson RL, Burnett L, Hande KR, Oldham RK (1981) Advanced ovarian cancer: Brief intensive combination chemotherapy and second-look operation. Obstet Gynecol 58:199–205

25. Green JA, Slater AJ (1989) A study of cis-platinum and ifosfamide in alkylating agent-resistant ovarian cancer. Gynecol Oncol 32:233–235

26. Hacker NF, Berek JS, Preforious G et al (1987) Intraperitoneal cisplatin as salvage therapy for refractory epithelial ovarian cancer. Obstet Gynecol 70:759–764

27. Hakes TB, Chalas E, Hoskins WJ, Jones WB, Markinan M, Rubin SC, Chapman D, Almadrones L, Lewis JLJr (1992) Randomized prospective trial of 5 versus 10 cycles of cyclophosphamide, doxorubicin, and cisplatin in advanced ovarian cancer. Gynecol Oncol 45:284–289

28. Hankinson SE, Colditz GA, Hunter DJ, Spencer TL, Rosner B, Stampfer MJ (1992) A quantitative assessment of oral contraceptive use and risk of ovarian cancer. Obstet Gynecol 80:708–714

29. Harlow BL, Cramer DW, Bell DA, Welch WR (1992) Perineal exposure to talc and ovarian cancer risk. Obstet Gynecol 80:19–26

30. Hunter RW, Alexander NDE, Soutter WP (1992) Meta-analysis of surgery in advanced ovarian carcinoma: Is maximum cytoreductive surgery an independent determinant of prognosis? Am J Obstet Gynecol 166(2):504–511

31. Jacob JH, Gershenson DM, Morris M, Copeland LJ, Burke TW, Wharton JT (1991) Neoadjuvant chemotherapy and interval debulking for advanced epithelial ovarian cancer. Gynecol Oncol 42:146–150

32. Klaassen D, Shelley W, Starreveld A, Kirk M, Boyes D, Gerulath A, Levitt M, Fraser R, Carmichael J, Methot Y, Willan A (1988) Early stage ovarian cancer: A randomized clinical trial comparing whole abdominal radiotherapy, melphalan, and intraperitoneal chromic phosphate: A National Cancer Institute of Canada Clinical Trials Group report. J Clin Oncol 6:1254–1263

33. Ledermann JA, Dembo AJ, Sturgeon JFG, Fine S, Bush RS, Fyles AW, Pringle JF, Rawlings GA, Thomas GM, Simm J (1991) Outcome of patients with unfavorable optimally cytoreduced ovarian cancer treated with chemotherapy and whole abdominal radiation. Gynecol Oncol 41:30–35

34. Lentz SS, Cha SS, Wieand HS, Podratz KC (1991) Stage I ovarian epithelial carcinoma: Survival analysis following definitive treatment. Gynecol Oncol 43:198–202

35. Los G, Mutsaers PHA, Lenglet WJM et al (1990) Platinum distribution in intraperitoneal tumors after intraperitoneal cisplatin treatment. Cancer Chemother Pharmacol 25:389–394

36. Louie KG, Ozols RF, Myers CE, Ostehega Y, Jenkins J, Howser D, Young RC (1986) Long-term results of a cisplatin-containing combination chemotherapy regimen for the treatment of advanced ovarian carcinoma. J Clin Oncol 4:1579–1585

37. Lund B, Hansen M, Hansen OP, Hansen HH (1989) High-dose platinum consisting of combined carboplatin and cisplatin in previously untreated ovarian cancer patients with residual disease. J Clin Oncol 7:1469–1473

38. Mangioni C, Bolis G, Pecorelli S, Bragman K, Epis A, Favalli G, Gambino A, Landoni F, Presti M, Torri W, Vassena L, Zanaboni P, Marsoni S (1989) Randomized trial in advanced ovarian cancer comparing cisplatin and carboplatin. J Natl Cancer Inst 81:1464–1471

39. Markman M, Berek JS, Blessing JA, McGuire WP, Bell J, Homesley HD (1992) Characteristics of patients with small-volume residual ovarian cancer unresponsive to cisplatin-based ip chemotherapy: Lessons learned from a Gynecology Oncology Group phase II trial of ip cisplatin and recombinant alfa-interferon. Gynecol Oncol 45:3–8

40. Markman M, Reichman B, Hakes T, Rubin S, Jones W, Lewis JLJr, Barakat RR, Curtin JP, Almadrones L, Hoskins W (1992) Phase 2 trial of intraperitoneal carboplatin and etoposide as salvage treatment of advanced epithelial ovarian cancer. Gynecol Oncol 47:353–357

41. Marth C, Mull R, Gastl G, Herold M, Steiner E, Daxenbichler G, Hetzel H, Flener R, Huber C, Dapunt O (1989) Die intraperitoneale Instillation von Interferon-gamma zur Behandlung des refraktären Ovarialkarzinoms. Geburtsh u Frauenheilk 49:987–991

42. Masding J, Sarkar TK, White WF, Barley VL, Chawla SL, Boesen E, Rostom AY, Menday AP (1990) Intravenous treosulfan versus intravenous treosulfan plus cisplatinum in advanced ovarian carcinoma. Br J Obstet Gynecol 97:342–351
43. McGuire WP, Rowinsky EK, Rosenshein NB et al (1989) Taxol: A unique antineoplastic agent with significant activity in advanced ovarian epithelial neoplasms. Ann Intern Med 111:273–279
44. Miller DS, Spirtos NM, Ballon SC, Cox RS, Soriero OM, Teng NNH (1992) Critical reassement of second-look exploratory laparatory for epithelial ovarian carcinoma. Cancer 69:502–510
45. Neijt JP (1991) Ovarian cancer treatment. Time for some hard thinking. Eur J Cancer 27:680–681
46. Neijt JP, ten Bokkel Huinink WW, van der Burg MEL, van Oosterom AT, Willemse PHB, Heintz APM, van Lent M, Trimbos JB, Bouma J, Vermorken JB, van Houwelingen JC (1987) Randomized trial comparing two combination chemotherapy regimes (CHAP-5 v CP) in advanced ovarian carcinoma. J Clin Oncol 5:1157–1168
47. Nichols CR, Tricot G, Williams SD et al (1989) Dose-intensive chemotherapy in refractory germ cell cancer. A phase I/II trial of high-dose carboplatin and etoposide with autologous bone marrow transplantation. J Clin Oncol 7:932–937
48. Norris HJ, Zirkin HJ, Benson WL (1976) Immature (malignant) teratoma of the ovary: A clinical and pathology study of 58 cases. Cancer 37:2359–2365
49. Omura G, Blessing JA, Ehrlich CE, Miller A, Yordan E, Creasman WT, Hornesly HD (1986) A randomized trial of cyclophosphamide and doxorubicin with or without cisplatin in advanced ovarian carcinoma. Cancer 57:1725–1730
50. Ozols RF (1991) Intraperitoneal therapy in ovarian cancer: Time's up. J Clin Oncol 9:197–199
51. Ozols RF, Ostchega Y, Curt G, Young RC (1987) High-dose carboplatin in refractory ovarian cancer patients. J Clin Oncol 5:197–201
52. Ozols RF, Rubin SC, Dembo AJ, Robboy S (1992) Epithelial Ovarian Cancer. In: Principles and Practice of Gynecologie Oncology; WJ Hoskins, CA Perez, RC Young, eds., J. B. Lippincott Co., Philadelphia, pp 731–781
53. Parazzini F, Franceschi S, La Vecchia C, Fasoli M (1991) The epidemiology of ovarian cancer. Gynecol Oncol 43:9–23
54. Pfleiderer A (1989) Malignome des Ovars: In: Klinik der Frauenheilkunde und Geburtshilfe – Spezielle gynäkologische Onkologie II, 2nd Ed., KH Wulf, H Schmidt-Matthiesen, eds. Urban & Schwarzenberg Verlag, München-Wien-Baltimore, pp 45–129
55. Piver MS, Malfetano J, Baker TR, Hempling RE (1992) Five-year survival for stage IC or stage I grade 3 epithelial ovarian cancer treated with cisplatin – based chemotherapy. Gynecol Oncol 46:357–360
56. Potter ME, Hatch KG, Soong SJ, Patridge EE, Austin JM, Shingleton HM (1992) Second-look laparotomy and salvage therapy: A research modality only? Gynecol Oncol 44:3–9
57. Potter ME, Partridge EE, Hatch KD, Soong SJ, Austin JM, Shingleton HM (1991) Primary surgical therapy of ovarian cancer: How much and when. Gynecol Oncol 40:195–200
58. Repetto L, Chiara S, Mammoliti S, Guido T, Bruzzone M, Secondo V, Donadio G, Odicino F, Ragni N, Conte PF, Rosso P (1990) Crossover study with cisplatin or carboplatin in advanced ovarian cancer. Gynecol Oncol 39:146–149
59. Rubin SC, Wong GYC, Curtin JP, Barakat RR, Hakes TB, Hoskins WJ (1993) Platinum-based chemotherapy of high-risk stage I ovarian cancer following comprehensive surgical staging. Obstet Gynecol 82:143–147
60. Sell A, Bertelsen K, Andersen JE, Stroyer I, Pandura J (1990) Randomized study of whole-abdomen irradiation versus pelvic irradiation plus cyclophosphamide in treatment of early ovarian cancer. Gynecol Oncol 37:367–373
61. Stewart LA, AOCTG (1991) Chemotherapy in advanced ovarian cancer. An overview of randomized clinical trials. Br Med J 303:884–893
62. Sutton GP, Blessing JA, Homesley HD et al (1989) Phase II trial of ifosfamide and mesna in advanced ovarian carcinoma. A Gynecologic Oncology Group study. J Clin Oncol 7:1672–1676

63. Sutton GP, Stehman FB, Einhorn LH, Roth LM, Blessing JA, Ehrlich CE (1989) Ten-year follow-up of patients receiving cisplatin, doxorubicin, and cyclophosphamide chemotherapy for advanced epithelial ovarian carcinoma. J Clin Oncol 7:223–229

64. Tattersall MHN, Swanson CE, Solomon HJ (1992) Long-term survival with advanced ovarian cancer: An analysis of 5-year survivors in the Australian Trial comparing combination versus sequential chloramcil and cisplatin therapy, Gynecol Oncol 47:292–297

65. ten Bokkel Huinink WW, Dubblemann R, Aarsten E et al (1985) Experimental and clinical results with intraperitoneal cisplatin. Semin Oncol 12(3S):43–55

66. Vergote I, Himmelmann A, Frankendal B, Scheitströen M, Vlachos K, Trope C (1992) Hexamethylmelamine as second-line therapy in platin-resistant ovarian cancer. Gynecol Oncol 47:282–286

67. Vergote IB, Vergote-De Vos L, Abeler VM, Aas M, Lindegaard MW, Kjorstad KE, Trope CG (1992) Randomized trial comparing cisplatin with radioactive phosphorus or whole-abdomen irradiation as adjuvant treatment of ovarian cancer. Cancer 69:741–749

68. Walton LA, Yadusky A, Rubinstein L, Roth LM, Young RC (1992) Stage II carcinoma of the ovary: An analysis of survival after comprehensive surgical staging and adjuvant therapy. Gynecol Oncol 44:55–60

69. Whittemore AS, Wu ML, Paffenbarger RSJr, Saries DL, Kampert JB, Grosser S, Jung DL, Ballon S, Hendrickson M, Mohle-Boetani J (1989) Epithelial ovarian cancer and the ability to conceive. Cancer Res 49:4047–4052

70. Willemse PHB, Aalders JG, Bourna J, Mulder NH, Verschueren RCJ, de Vries EGE, Sleijfer DT (1987) Long-term survival after vinblastine, bleomycin, and cisplatin treatment with germ cell tumors of the ovary: An update. Gynecol Oncol 28:268–177

71. Williams SD, Birch R, Einhorn LH et al (1987) Disseminated germ cell tumors: Chemotherapy with cisplatin plus bleomycin plus either vinblastine or etoposide. N Engl J Med 316:1435–1440

72. Williams SD, Blessing JA, Moore DH et al (1989) Cisplatin, vinblastine, and bleomycin in advanced and recurrent ovarian germ-cell tumors. Ann Intern Med 111:22–27

73. Williams SD, Gershenson DM, Horowitz CJ, Scully RE (1992) Ovarian Germ Cell and Stromal Tumors. In: Principles and Practice of Gynecologic Oncology, WJ Hoskins, CA Perez, RC Young, eds. J. B. Lippincott Co., Philadelphia, pp 715–730

74. Wong LC, Collins RJ, Ngan HYS, Ma HK (1990) Etoposide combination chemotherapy in refractory ovarian malignant germ cell tumor. Gynecol Oncol 39:123–126

75. Young RC, Walton LA, Ellenberg SS, Homesley HD, Wilbanks GD, Decke DG, Miller A, Park R, Major FJr (1990) Adjuvant therapy in stage I and stage II epithelial ovarian cancer. N Engl J Med 322:1021–1027

76. Zanaboni F, Scarfone G, Presti M, Maggi R, Borello C, Bolis G (1991) Salvage chemotherapy for ovarian cancer recurrence: Weekly cisplatin in combination with epirubicin or etoposide. Gynecol Oncol 43:24–28

Notizen

Notizen

Notizen

Notizen

Notizen

Notizen

Notizen

Notizen

Notizen

Notizen

Notizen

Notizen

Notizen